症状別―理論と42症例による訓練・治療の実際

失語症臨床ガイド

竹内愛子 編集

協同医書出版社

序　文

　失語症臨床の場にある言語治療の専門家たち（以下，本書ではSTの用語を使用する）は，失語症を理解するだけでは不十分で，そうした障害を持った人々に対してどのように働きかけ，援助をするかという視点が重要であることはいうまでもないだろう．失語症を対象にしながら，人の言語情報処理機構の解明を目指して，医学的，神経心理学的，言語学的など，さまざまな観点から毎年，多数の論文が公にされている．STにとって，こうした知識は失語症臨床の基底部分にあるものであり，我々は，それらが示す結果を自身の患者に対する働きかけ・援助を考える資料として利用している．近年，失語症の理解だけではなく，訓練・治療に着目した成書が増えはじめており，失語症臨床に携わる者にとっては喜ばしい限りである．こうした傾向は，STの臨床能力を磨くために今後さらに強められることが望まれる．本書もこの流れを増すための一滴として編纂されたものである．

　本書は，章ごとに失語症の代表的な症状を取り上げている．各章ではまず，その症状を文献的に理解するために解説し，次いで文献に見られる訓練・治療法を紹介する．これが章の前半部の「概説」を構成する．後半部は，臨床経験豊富なSTたちが，各章で取り上げられた症状に対して，現実にどのような訓練・治療法で対処しているかの具体例を，数例ずつ紹介する．本書全体では42症例が提示されている．この症例紹介部分の構成は，通常のいわゆる「症例報告」とは趣を異にしている．本書では，一症例の問題を広範囲に，縦断的に記述するのではなく，1人の患者が示すさまざまな失語症状のうち，訓練・治療の対象とする特定の症状に対して，目標をどこに置き，どのような訓練・治療仮説を持って，方法・材料を選択し，実行したかを明らかにすることに焦点を置いた．我々は，このように障害についての解釈，それを改善するための仮説がなければ，自分にも他者にも説明できる失語症臨床は実行できないと考えている．本書では，できるだけ多種類の症例を掲載したいと考えたので，紙面の都合上，治療経過についての記述はほとんど省略して，結果・考察を述べることとした．また，患者の心理・社会面の問題も省略したが，第9章において横断的に，この面の問題と援助のしかたをさまざまな症例によって紹介した．各章の症例提示では失語タイプによって，あるいは類似の症状によってまとめた後，順序づけを行った．

　以上のように，本書の各章は概説と症例紹介によって構成されている．前者は主として，文献的知識に基づいて症状とその訓練・治療法の理解を目指し，後者は，必ずしも文献に縛られることなく，現に実施されている訓練・治療の理解を目指した．STはこの両方から，自身の失語症臨床を組み立てるヒントを得ることができるであろう．

　本書は9章より構成されている．1.総論：失語症臨床における基本的諸問題，2.語産生改善の

ための働きかけ，3. 聴覚過程改善のための働きかけ，4. 動詞と文処理改善のための働きかけ，5. 実用コミュニケーション改善のための働きかけ，6. 最重度失語症改善のための働きかけ，7. 読みの改善のための働きかけ，8. 書字の改善のための働きかけ，9. 心理・社会的問題への働きかけ，であり，各章の内容・構成は先の記述から推測していただけると思う．

　本書は，主として臨床経験の浅いSTを対象にしているが，経験の長いSTの方々にも自身の臨床を見直すヒントとして役立つものと考えている．また，言語聴覚士を目指して臨床実習に出ようとしている学生には，失語症臨床を考える具体的な材料を提供するだろう．

　最後に，編者の意図を汲んで本書の執筆に御協力いただいたSTの皆様に深謝申し上げる．また，編者と多数の筆者との度重なるやり取りを援助していただいた協同医書出版社・編集担当の関川宏氏にもお礼を申し上げたい．

2003年8月

竹内　愛子

執筆者一覧

総論・概説（執筆順）

竹内　愛子（元・七沢リハビリテーション病院脳血管センター言語科，第1章，第6章）
石坂　郁代（北里大学医療衛生学部リハビリテーション学科，第2章）
金子　真人（帝京平成大学健康メディカル学部言語聴覚学科，第3章）
今村恵津子（第4章）
土橋三枝子（虎の門病院リハビリテーション部言語聴覚室，第4章）
堀田　牧子（七沢リハビリテーション病院脳血管センター言語科，第5章）
長谷川啓子（千葉大学医学部附属病院リハビリテーション部，第7章）
毛束真知子（昭和大学医学部内科学講座神経内科学部門，学習院大学文学部英語英米文化学科，第8章）
藤林眞理子（元・初台リハビリテーション病院教育管理部，第9章）

症　例（五十音順）

井口　ナホ（きせがわ病院リハビリテーション課言語室，6-2, 8-2, 9-3）
石坂　郁代（3-5, 9-1）
今井　眞紀（横浜市総合リハビリテーションセンター医療部言語聴覚・心理課，2-4, 2-8, 4-3, 7-3, 7-4）
今村恵津子（2-1, 3-4, 4-2, 7-2, 8-4, 9-6）
荻野　　恵（上智大学言語聴覚研究センター，6-2, 8-2, 9-3）
金子　真人（2-5, 3-2, 3-3, 8-3）
毛束真知子（8-1）
千葉　明子（東京都立神経病院リハビリテーション科，8-1）
土橋三枝子（2-2, 2-6, 4-1, 9-4）
中尾貴美子（調布市社会福祉協議会総合福祉センター，6-3）
中桐あずさ（ベネッセスタイルケア首都圏エリアカンパニー本部，2-4）
中西　之信（慶應義塾大学月が瀬リハビリテーションセンター言語聴覚科，6-5, 6-6）
永見亜希子（立川相互病院リハビリテーション室，2-8）
中村　やす（調布市総合福祉センター，5-3, 6-3, 9-7）
野副めぐみ（川崎市北部リハビリテーションセンター，9-5）
長谷川啓子（2-7, 7-1, 7-5）
細川　惠子（元・東北厚生年金病院言語心理部，2-3, 6-1, 8-5）
堀田　牧子（3-1, 5-1）
八鍬　央子（山形徳洲会病院リハビリテーション科，5-2, 6-4）
吉原　　博（慶應義塾大学月が瀬リハビリテーションセンター言語聴覚科，9-2）

目　次

序文　iii
執筆者一覧　v

1　総論：失語症臨床における基本的諸問題 …………………………………… 1

　1．失語症における障害の範囲と特徴　1
　2．失語症治療の目標　5
　3．失語症治療法：理論的枠組みと患者の援助　7
　4．治療計画と治療手続き　25
　5．失語症の回復と言語治療効果　37

2　語産生改善のための働きかけ ……………………………… 49

　概説：単語産生の障害とその訓練　49
　1．喚語障害による産生の障害　49
　2．発語失行による産生の障害　50
　3．認知神経心理学的な単語産生のプロセス　51
　4．単語産生の評価と訓練　54
　5．発語失行の評価と訓練　58
　6．まとめ　58

　症例2-1　伝導失語例に対する音韻処理過程の賦活訓練　60
　症例2-2　ブローカ失語例の発語失行に対するプロソディ重視の訓練　64
　症例2-3　重度ブローカ失語例の喚語と発語失行に対する並行訓練　68
　症例2-4　ブローカ失語例に対する発語改善のためのモーラ抽出訓練　72
　症例2-5　ウェルニッケ失語例に対する，迂回路と自発キューを利用した喚語訓練　77
　症例2-6　命題設定（焦点を定めた表現）を取り入れたウェルニッケ失語例の発話訓練　80
　症例2-7　ウェルニッケ失語例の仮名1文字音読強化による発話訓練　84
　症例2-8　重度超皮質性感覚失語例に遮断除去法を用いた発話訓練　90

3　聴覚過程改善のための働きかけ ……………………………… 95

　概説：聴覚的理解障害の臨床と訓練　95
　1．はじめに　95
　2．聴覚的理解障害の認知神経心理学的構造　96
　3．意味システムの障害に起因する理解障害の臨床と訓練　98

  4．語の音韻分析障害（語音認知から語の音韻型同定の段階）に対する臨床と訓練　*99*

  5．聴覚的な音韻の把持障害に対する臨床と訓練　*102*

  6．語の音韻型から意味システムへのアクセス障害に対する臨床と訓練　*104*

 症例3-1　重度ウェルニッケ失語例に対する，良好なモダリティを利用した訓練　*108*

 症例3-2　ウェルニッケ失語例に対する，意味を利用した単音節認知訓練　*112*

 症例3-3　緩徐進行性失語例の意味システム崩壊による理解障害に対する訓練　*115*

 症例3-4　語義理解障害例に対するメタ言語レベルでの理解の訓練　*118*

 症例3-5　皮質下性失語例にみられた音韻把持障害に対する訓練　*122*

4　動詞と文処理改善のための働きかけ　………………………………………… *127*

 概説Ⅰ：失文法－形態的・統語的側面から訓練へ　*127*

  1．文法障害の研究史と定義　*127*

  2．形態面の障害　*127*

  3．統語的側面の障害　*128*

  4．交叉性失語と電文体　*130*

  5．失文法の発現機序　*130*

  6．統語にかかわる脳領域　*131*

  7．統語の訓練法　*132*

 概説Ⅱ：マッピング仮説とマッピング訓練　*137*

  1．マッピングとは？　*137*

  2．マッピング障害仮説　*138*

  3．マッピング訓練　*139*

 症例4-1　ブローカ失語例に対する動詞と文処理の訓練（マッピング訓練）　*142*

 症例4-2　超皮質性運動失語例に対するマッピング訓練　*147*

 症例4-3　書字において錯文法が著明な健忘失語例に対する文法訓練　*152*

5　実用コミュニケーション改善のための働きかけ　……………………………… *157*

 概説：実用コミュニケーション能力改善のための訓練　*157*

  1．相互作用を重視したアプローチ　*157*

  2．代償的アプローチ　*161*

  3．今後の展望　*165*

 症例5-1　重度ブローカ失語例に対する代償手段実用化のための訓練　*168*

 症例5-2　重度ブローカ失語例に対するPACEによるコミュニケーション改善の訓練　*173*

 症例5-3　最重度失語例に対する非言語的な代償手段の実用化訓練　*177*

6 最重度失語症改善のための働きかけ …………………………………… 183

概説：失語症の臨床的特徴と訓練　183

1. はじめに　183
2. 全失語の臨床像　183
3. 出現率　185
4. 全失語の予後に関連する重要な要因　185
5. 訓練・治療　188

症例 6-1　発症から6年以上経過し，現在も発語面で改善のみられる全失語例の訓練　198

症例 6-2　重度混合型失語例に対する動作性課題を中心にした訓練　202

症例 6-3　最重度混合型失語例に対する家族が参加した小グループ訓練　206

症例 6-4　全失語例に対する，覚醒レベルの改善を目指した発症後早期からの訓練　210

症例 6-5　「言語機能」・「実用的コミュニケーション能力」"以前"に注目した全失語例の訓練　214

症例 6-6　「コミュニケーションの感覚」に注目した全失語例の訓練　219

7 読みの改善のための働きかけ …………………………………………… 225

概説：読字障害のメカニズムと読みの訓練　225

1. はじめに　225
2. 文字の違いによる症状の相違　226
3. 読みの障害の分類　229
4. 訓練方法　234

症例 7-1　側頭葉後下部を含む損傷により失読失書を呈した症例における漢字の読字訓練　238

症例 7-2　純粋失読例への視覚系全般を対象とした基礎訓練　244

症例 7-3　失読失書例に対する漢字と仮名の読みの訓練　248

症例 7-4　深層性失読を呈した健忘失語例に対する漢字の音読訓練　253

症例 7-5　流暢型失語例の左手なぞり読みによる仮名読字訓練　258

8 書字の改善のための働きかけ …………………………………………… 265

概説：失書を理解するために－症状の特徴と訓練　265

1. はじめに　265
2. 失書の分類　265
3. 書字の機構　270
4. 失書の訓練方法　273
5. おわりに　276

症例 8-1　日記書字が可能になった伝導失語例の書字訓練　278

症例8-2　構成障害を伴ったブローカ失語例の書字訓練　*283*

症例8-3　重度混合型失語例のキーワード法による仮名書字訓練　*287*

症例8-4　漢字失書例に対する音・訓の同時刺激訓練　*292*

症例8-5　モヤモヤ病により失語・失読・失書を呈した症例の読み・書き訓練　*296*

9　心理・社会的問題への働きかけ　………………………………………………… *301*

概説：心理・社会的問題に対する援助の実践　*301*

1. はじめに　*301*
2. 心理的問題　*302*
3. 心理・社会的問題への対処法　*303*

症例9-1　STがカウンセリングと環境調整を中心に行った若年発症の重度皮質下性失語例　*310*

症例9-2　描画の展開とともに精神的変化が認められた全失語例　*314*

症例9-3　職場復帰に向けて援助を行ったブローカ失語例　*320*

症例9-4　家族の期待が高く，障害受容が困難だったブローカ失語例　*324*

症例9-5　社会参加を果たした重度ブローカ失語例　*328*

症例9-6　友だち作りから地域のサークル活動参加へ－重度ウェルニッケ失語の2例－　*332*

症例9-7　心理・社会的問題へのアプローチを中心としたグループ訓練　*336*

索　引　……………………………………………………………………………………… *346*

総論：失語症臨床における基本的諸問題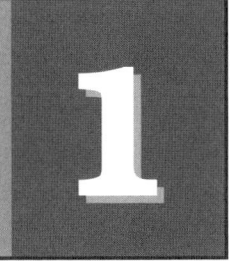

　本章では，第2章以下の失語症治療の具体的な検討に先立って，失語症臨床における基本的な諸問題について述べる．STが患者のリハビリテーションを考えるとき，失語症臨床の向かうべき方向を基底のところでしっかりと持っていれば，1人ひとりの失語症者にとって最良と思われる臨床の展開が可能になるのではないかと考えている．

1. 失語症における障害の範囲と特徴

1) 失語症における障害の相互関係的モデル

　研究史上，失語症によって引き起こされる機能障害を言語に限定した，Broca以来の局在論と呼ばれる考え方の流れは，失語症を知能障害とする考え方の呪縛から解放し，医学的観点からの失語症研究の進歩に大きく貢献したと考えられる．こうした流れの中にあって，STが行う失語症臨床は，多くの場合，医療施設での言語機能中心の回復訓練であったといっても過言ではないだろう．しかし近年，この傾向は変わりつつあり，失語症によって引き起こされる障害とは何か，また，その考え方と表裏をなす失語症リハビリテーションはどうあるべきかについての議論が盛んである．最近の成書や研究では，失語症による障害の範囲は言語機能のみならず，非言語的認知・行動面や心理・社会面にわたるとする主張がしばしばみられる．近年では，特に失語症者の心理・社会面への援助の重要性が強調される傾向がある．

　失語症者がもつ可能性がある障害の範囲と特徴を，Herrmanら（1993）のモデル（図1）を借りて，筆者の観点から検討してみよう．図中の矢印は，ある障害面が他の障害面に影響することを表している．矢印には双方向の関係を示すものもあり，失語症者のコミュニケーション障害はさまざまな要因が複雑に影響し合って出現することが示されている．

　まず，失語症者には**「脳損傷」**によって**「失語症」**のほかに，図中左側の**「非言語的認知・行為の障害」**が出現する場合がある．これには感覚・運動レベルから非言語的な高次機能までの問題が含まれる．例えば，運動レベルでは，片麻痺の問題があり，書字に利き手が使えるか，治療や地域活動に参加するために移動はできるかといった懸念が関わってくるだろう．こうした障害面は，患者の言語治療の進め方や社会参加を制限するかもしれない効果をはらんでいる．失語症者の高次機能障害には，さまざまな失認・失行の合併が考えられる．例えば，合併する発語失行

が，非流暢型の失語症者の発話の流れを滞らせていることはよく知られているところである．また，非言語的記号能力の問題は，近年，失語症の議論の中で大きなテーマになっている．例えば，この能力障害は実用コミュニケーションを重視した治療を行う際に，ジェスチャーや描画など，さまざまな非言語的コミュニケーション手段の獲得に影響し，その結果，実用的コミュニケーション能力の改善に影響を及ぼすにいたるだろう．

Herrmanらは失語症者の非言語的記号能力を，図1にみられるように，失語症者の合併障害として位置づけている．しかし，この問題については議論があり，失語症を言語・非言語の両面にわたる全般的な記号障害と捉え，非言語的記号障害は失語症の本質の一部分であるとする考え方（Duffyら1981，Gainotti 1988）と，図1のモデルと同様に，合併障害とする考え方（GoodglassとKaplan 1963，Vignolo 1989）がある点を追記しておきたい．

以上，脳損傷によって引き起こされる非言語的認知・行為の障害が，失語症者のコミュニケーション障害に影響を及ぼす可能性について検討したが，図1には逆に失語症者のコミュニケーション能力障害が，非言語的認知・行為の障害に影響を及ぼす逆方向の矢印も描かれている．例えば，理解障害のために失語症者は一見，認知・行為の障害と誤解される行動を行うかもしれない．また，言語把持能力が低下しているので，言われたことを覚えておけずトンチンカンな行動に出たりすると，一般的には記憶障害と考えられてしまう可能性がある．しかし非言語的認知・行為の障害が失語症者のコミュニケーション能力やその改善に及ぼす効果の大きさを考えると，逆方向の効果はそれほど重大なものではないかもしれない．

一方，脳損傷による「非言語的認知・行為の障害」が脳損傷に対応した失語症自体とはかかわりなく，失語症者の心理面・社会面に影響する矢印も認められる．例えば，片麻痺があること，それが改善しないことが，職場復帰を不可能にし，失語症者の気分を暗くする状況を，STはしばしば経験しているであろう．

図中，右側に，「脳損傷」から**「心理・社会的変化」**にいたる矢印がある．STは言語室に来る

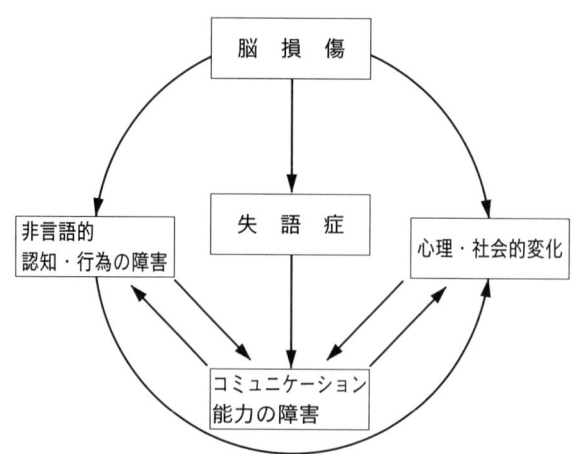

図1　失語症における障害の相互関係的モデル
（Herrmanら1993より改変）

患者の中に，明らかなうつ，多幸状態，妄想など心理的変化を持つ患者を，ときに経験することがあるが，これはそうした変化を示している．しかし，失語症者の場合こうしたことはむしろ少なく，複数の要因による反応性の心理的問題を示す例が多い．

脳卒中という極限状況を経験し，しかも永続する後遺症を残した場合，人はどのような心理的体験をするのか，健常者には想像を越えるものがあるが，一般的に失語症者の心理的問題として取り上げられるのは，危機によって変化した自己・家族関係・社会－職業的面におけるアイデンティティの崩壊，人生における役割の喪失感などである．また，情緒面では怒り・不安・あせり・悲しみ・抑うつなどさまざまな負の感情を経験した後，なお失語症をもったまま生きていくために，患者はいわゆる「悲哀のしごと」を行わなければならない問題がある（Létourneau 1993）．失語症者の心理的反応は，他の慢性疾患の患者とは異なった個有の特徴があるのか，また，どのようなアプローチが有効なのかなどについての研究はまだ未熟であり，現在，体系化されるまでには至っていないといってもよいだろう．

失語症者の「心理・社会的変化」に影響を及ぼす要因として，図中の矢印にみられるように，脳損傷，非言語的認知・行為の障害，コミュニケーション能力の障害の3側面があり，また，これらの3要因は相互に関連し合って効果を及ぼしていると思われる．Herrmanらは「心理・社会的変化」の領域として心理面・家族関係・社会的関係・職業面の4種の問題を挙げているが，本章ではそれらの詳細にはふれないこととする．「心理・社会的変化」から「コミュニケーション能力の障害」への逆方向の矢印があるが，患者は一般的に社会的接触が少なく，中には家族からも孤立してしまうために，コミュニケーションのチャンスはますます減少し，その能力の改善にマイナスの効果を及ぼす悪循環の例はこれに該当するだろう（Kagan 1998）．

図中，中央には，「脳損傷」によって引き起こされた**「失語症」**を経て**「コミュニケーション能力の障害」**にいたる矢印がある．失語症者の実際のコミュニケーション能力の障害は，脳損傷に対応した言語機能障害としての失語症のみでなく，その他の要因からの複数の矢印によって表現されるさまざまな問題が加わって，修飾されることを図は示している．例えば，失語症検査上で同じ特徴や重症度をもつ失語症者が，実際のコミュニケーション場面では同じ能力を示さないことを，この図は物語っている．

以上のように，失語症者のコミュニケーション障害は，単なる言語機能障害ではなく，非言語的な認知・行動面や心理・社会面とも関連し合っているから，我々が臨床で接する患者は，これらの相互関係の中で複雑化した症状をもった"人"として捉えなければならない．Sarno（1993）は失語症研究の多くが，失語症をもつ"人"の部分や，言語の障害と非言語的変数との関係の問題にかかわろうとせず，コミュニケーション障害自体に極端に集中する傾向があった点を指摘しているが，本項で借用したHerrmanらのモデルは，Sarnoの指摘した諸側面がコミュニケーション障害と相互作用的に関連し合っている様相を明示している．

2）WHOの「国際生活機能分類（ICF）」に基づいた失語症の把握

失語症における障害の範囲と特徴を説明し，治療アプローチの枠組を示す手段として，WHO

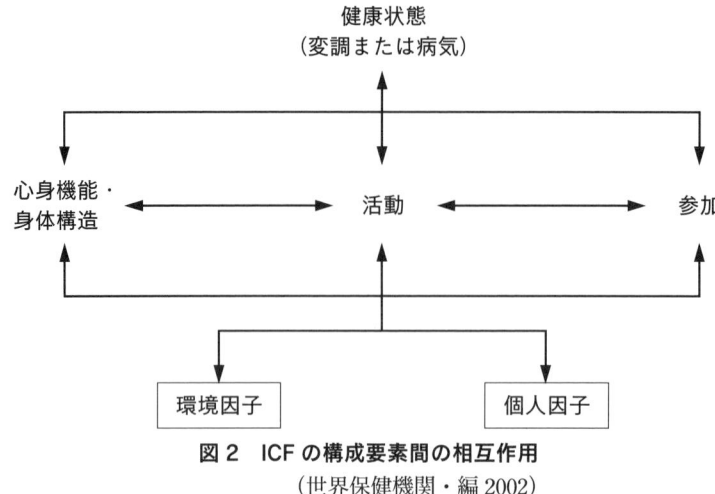

図2　ICFの構成要素間の相互作用
（世界保健機関・編 2002）

（世界保健機関）が定めた障害分類（1980），すなわち機能障害（impairment），能力障害（disability），社会的不利（handicap）の3種のカテゴリーが，国の内外でしばしば用いられてきた（例えば，JordanとKaiser 1996，笹沼 2001）が，2001年，WHOは新しい分類法として「国際生活機能分類」（International Classification of Functioning, Disability and Health，ICFと略称）を採択した．世界保健機関・編（2002）によると，前回の分類法が，障害面に注目したものだったのに対して，今回の分類は生活機能（functioning）に重点を置いている．そして，ICFの構成要素として，心身の機能と構造，活動，参加という3つの要素を挙げており，生活機能の障害（disability）としては，機能障害（impairments），活動制限（activity limitations），参加制約（participation restrictions）の用語を対応させている．

　機能障害とは著しい変異や喪失などといった，心身機能または身体構造上の問題である．**活動制限**とは，個人が活動を行うときに生じる難しさのことであり，**参加制約**とは個人が何らかの生活・人生場面に関わるときに経験する難しさと定義されている．

　図2に，ICFの構成要素間の相互作用が示されている．これは，個人の生活機能あるいは障害の状態が，3種の構成要素に背景因子として環境・個人因子を加えた，要因間の相互作用的関係によって決まることを表している．前回の分類法である機能障害，能力障害，社会的不利の概念は，いわば「障害」を中心に据え，一方向的に障害レベルをみるといってもよい考え方であった．ICFでは，「障害をもつ人の生活」を中心に置いて問題を包括的に把握しようとする視点から，障害を構成する要素間の相互作用的な関係が強調されている．失語症における活動制限とは，実生活でのコミュニケーションの問題であり，参加制約とは，社会参加における不利益の問題に対応すると考えられる．すなわち，ICFのモデルによると，失語症者は，脳損傷による基本的な言語機能障害，実生活における活動制限，社会への参加制約の問題があり，さらにそれらに背景因子が加わって，障害像は複雑化され，改善もそれら要因の相互関係的ななかたちで進むと捉えることができる．

2. 失語症治療の目標

　失語症リハビリテーションの目標をどこに置くかの問題は，失語症臨床におけるSTの役割は何かを考えることと，表裏をなした問題であることを意識しながら検討を進めたい．

　30年ほど前までは，失語症リハビリテーションの目標は，患者の言語能力を可能な限り病前のレベルに回復させることだと考えられた．従って，STは言語機能の回復を中心にした治療を行うことが，自分の役割と考える臨床態度をもっていた．しかし「1．失語症における障害の範囲と特徴」のところで検討したように，近年では，患者のコミュニケーション能力障害が原因となって引き起こされる心理・社会的変化の面へのアプローチの重要性が認識されている．言語機能回復の治療が誤りというのではなく，失語症が言語機能障害以上の障害であることは，すべての研究者や臨床家が認めるところであり，こうした方向の中で，STが本来果たすべき役割の範囲が，明確に意識化されてきたといってよいのではないだろうか．Rosenbekら（1989b）は，失語症治療の目標について次のように，より具体的な3つの項目を挙げている．

1. 患者のニードがあり，また脳損傷の状態が可能である限り，患者のコミュニケーション再獲得を援助する．
2. 残存能力を利用し，コミュニケーションを改善する方法を患者が学ぶのを援助する．
3. 患者が病前の自分と現在の自分を調和させ適応して生きることを学ぶのを援助する．

　1番目の目標は失語症臨床での伝統的な目標である．2番目の目標は言語機能を病前のレベルに近づけようとするのではなく，残存能力を利用してコミュニケーションの改善をはかっていく，実用性重視の治療目標である．3番目の目標は患者の心理面のみでなく，広く，心理・社会的変化に対する適応の援助を指しているものと解釈できる．Rosenbekらはこの3番目の目標に関連して，失語症臨床家としてのSTの能力を越えたカウンセリングや，仕事・退職など社会・職業問題への過度の介入の危険を指摘している．患者とSTが1対1で，あるいはそれに家族が加わった形で行われる個人（個別）治療は，心理療法の構造に類似していると言われる．患者や家族は，身体的麻痺がはかばかしく回復しないことまで含めて，さまざまな悩みや不安を訴えてくることを，STはしばしば経験しているだろう．しかし，STは他領域の問題に対処するための深い専門教育は受けておらず，充分な技術はないはずだから，Rosenbekらはこのような能力を超えた領域へSTが介入することの危険を指摘しているのである．STは患者や家族のかかえる問題に敏感で，共感的理解をもって接しなければならない．また，失語症が原因で発生したさまざまな問題に関して，STは自身の能力の範囲で患者や家族に対する相談・援助を行わなければならない．Rosenbekらの，STが能力の範囲を越える問題に介入することについての上述の発言は，STの相談・援助業務を否定しているのではなく，こうした問題に独善的態度で向かう危険を述べたものと思われる．必要に応じて，精神科の医師や臨床心理士との相談，他職種のスタッフへの紹介や，チーム協力などが重要になってくるだろう．

　失語症臨床におけるSTの役割について，狭義には言語機能改善のための治療，広義には失語

症によって引き起こされた患者や家族の心理・社会的問題に対する相談・援助の役割を含める，といった表現が一般的に行われている．しかし今までの検討から，STの役割を狭義，広義といったかたちで分類するのは不適切であることがわかる．狭義も広義もなく，すべて含めてSTが果たすべき役割である．今日までの多くの失語症治療は，言語機能障害の効果を減じようとする，いわば障害志向型の臨床であったが，これからは残存能力を利用して，有効なコミュニケーション・ストラテジーの獲得を援助するととも患者が変形してしまった自己を再形成し，人間関係を再構築するなど，新しい状況へ適応するのを援助する，適応可能性へのアプローチに注目点を変化させていくべきであるとする主張がある（Lapointe 1997, WenigerとSarno 1990）．この主張は先のRosenbekらの3つの目標のうち，2番目と3番目の目標に注目することの重要性を述べたものである．

Rosenbekらの，前述の具体的なリハビリテーション目標の立て方とは表現を替えて，近年では，むしろ個々の患者のQOL（Quality of Life，生活の質）の向上援助に目標を置く考え方が，一般化している．筆者も数年来，失語症治療の目標を「コミュニケーション障害に関連して引き起こされる諸問題を軽減し，患者のQOLの向上を援助する」と表現してきた．QOLとは「人が生活している文化・価値システムの文脈において，その人の人生の目標・期待・基準・関心事に照らしてみて，自分が置かれている生活の状況についての個人的な認識」と定義される（The WHO QOL Group 1996 － RossとWertz（2002）より引用）．このようにQOLは基本的には患者の個人的な認識であるといえる．例えば，失語症の言語治療効果についても，納得し満足する患者もいるが，もっと病前に近い能力の回復を期待していた患者の場合は，全く不満かもしれない状況が考えられる．

RossとWertz（2002）の最近の研究によれば，慢性期失語症者の言語障害の程度とQOLには有意の相関がなかったという．この研究では多種類の標準化されたテストを使用し，言語障害については，言語機能レベルと実用性レベルの2種が評価された．またQOLは，個々の患者の状況についての主観的評価を，2種類の質問紙を用いて行うなど詳細な調査を行っている．言語障害の程度とQOLに相関がないというこの結果は，失語症が重度でもQOLは低いとは限らず，逆に軽度失語症でもQOLは高いといえないことを意味している．自然治癒期を過ぎた重度失語症者を考えた場合，STが，彼らのコミュニケーション能力の改善に果たし得る役割には，かなり制限があるだろう．我々は基底的な脳損傷を越えることはほとんどできず，重度失語症を軽度レベルに上げることは不可能だからである．こうした患者のQOLが低いままでは救われないが，しかし，彼らも発症後の時間経過の中で，心の安寧を得て，変化してしまった人生を受け入れ，楽しむことができるのを考えると，STとしては，ほとんど自分たちの力が及ばないところでの患者の適応に救われる思いがするのではないだろうか．

重度失語症という状況は，失語症の外側にいる我々健常者にとっては，到底生きていけないほどの状況に思えるのである．しかしコミュニケーション手段が崩壊し，人生での役割，人間関係，社会での位置などが大きく変化してしまっても，人は生きていくためには，新しいかたちの"自己"という核を形成し，それをしっかりと持っていなければならない．STは，こうした失語症

者を対象に，自分の専門職としての能力の範囲で，個々の患者のニーズや状況に合った「患者－"人"中心」のセラピーを行うために，最大限の努力をする役割を担っている．

3．失語症治療法：理論的枠組と患者の援助

　脳損傷部位やその拡がりについては，CT，MRI などの画像診断によって，近年容易に捉えられるようになったが，言語システムの構造や崩壊がどのようになっているのか，治療アプローチによって言語システムに何が起こっているのかといった機能面については，fMRI（機能的磁気共鳴画像法）が開発された現在でも，ほとんど説明困難といってよいだろう．従って，失語症治療法の理論的枠組の説明は現在も仮説に依存せざるを得ない．失語症治療が言語障害の専門家によって実施されるようになってから，約半世紀が経過し，その間にさまざまな治療理論が提出されてきた．ここではそうした治療技法の問題を検討する．

1）治療－回復過程についての仮説

　それぞれの治療法の基底には，提出した研究者の言語システムの構造や機能の仕方についての仮説があり，それと表裏をなすかたちで，「こうすれば回復するはず」という言語機能の回復メカニズムについての仮説がある．こうした治療法の基底にあるストラテジー（方略）についての表現は，研究者によって使用される用語は統一されていないが，以下の文献から大体次のようにまとめられる（Edmundson と McIntoch 1995, Howard と Hatfield 1987a, Howard と Patterson 1989, 佐藤 2001, Weniger と Sarno 1990）．

■促通（facilitation）

　失語症は，言語処理機構を崩壊・消失させているのではなく，機能が抑制されている，あるいは情報処理要素へのアクセスに問題がある状態，という仮説に立っている．従って治療ストラテジーは，残存機能に適切な刺激を加えて，抑制された機能を促通しようとする手続きを用いる．

■機能再編成（reorganization）

　失語症によって障害された，あるいは消失した言語処理機構は，通常の直接刺激では回復しないという仮説が基底にある．従って治療ストラテジーは，正常な言語獲得とは異なった，非通常的な手段を利用して，それを再構築しようとする手続きをとる．

　以上の代表的な考え方のほかに，失語症によって障害された，あるいは消失した言語機能を回復するための方法として再学習（relearning）の用語が使用されることがある．その表現には促通や非通常的手段による再編成など，特定の概念はないようである．

■代償的方法（compensation）

　いずれの治療ストラテジーによっても言語能力はある程度改善するが，失語症が永続する機能障害を残すことは明らかである．そこで言語機能の不足分を補うために，代償手段を利用するストラテジーを使用する．

　以上，失語症治療の基底にあるストラテジーをまとめた．そのうち，代償的方法は近年の実用

性重視の治療アプローチにとっては，欠かせない1つの方略となっている．特に重度・中度レベルの失語症者の治療には，この方略によるコミュニケーション手段の獲得が欠かせない場合が多い．以下の項では，今日，STが臨床で参考にしている代表的な失語症治療法について検討する．ただし，最近の具体的治療例は第2章以下にゆずり，ここでは基本的な考え方について述べ，さらに筆者の臨床経験に照らしてそれらを考えることとする．

2）言語機能障害の治療アプローチ
（1）伝統的刺激法

「治療－回復過程についての仮説」で検討した促通法のカテゴリーに入る治療法である．刺激法（stimulation approach）は，Wepman（1951）によって提唱され，Schuell（1964）によって発展・拡充された治療法であり，我が国においても古くから失語症臨床に取り入れられてきた．Wepman（1953）は失語症回復にかかわる重要な因子として動機づけ（motivation），刺激（stimulation），促通（facilitation）を挙げ，これらの3要因が相互作用的に働きながら回復が進むとしている．そして，患者の動機づけが高い言語領域を対象に，動機づけの高い材料を用いて，患者の言語システムを刺激することによって，そのシステムの再統合が促通されると述べている．

SchuellはWepmanの刺激－促通の考え方を，自身の失語症観に基づいた展開している．**表1**にその治療原則を示した．この方法では聴覚刺激が強調されているが，これは言語獲得過程における聴覚入力の重要性から，言語機構をコントロールする中心に聴覚系をおいた治療仮説である．この聴覚系重視の考え方に対して，HowardとHatfield（1987a）は，その根拠の不明瞭さを指摘し，Schuellが重視した「聴覚的理解」の重要性は支持されないとしている．Schuellは，失語症

表1 Schuellの治療原則

強力な聴覚刺激の使用	この原則はSchuellの刺激法の根幹をなす考え方である．しかし，聴覚刺激単独で刺激として不充分な場合は他様式（視覚－特に文字，触覚など）の刺激も併用する．
適切な刺激の使用	患者の症状に合わせて刺激条件がコントロールされなければならない．この場合「適切」とは正反応が引き出せるレベルの刺激とされている．しかし，最近は必ずしも正反応が引き出せなくとも，自己修正，不完全な正反応，あるいはヒントによる正答でも，患者が積極的になり，適切性が増大するレベルの刺激が考えられている（Duffy 1994）．
感覚刺激の反復使用	1回提示だけでは効果のない聴覚刺激も，患者が反応する前にくり返し提示すると有効になる．
反応を生起させる刺激の使用	与えた刺激に患者が注意を集中し，適切に反応することによって言語系の活動回路全体が働きはじめ回復につながる．したがって生起した反応を参考に，刺激や反応方法の変更の必要性の有無を検討する．
強制や矯正を受けない反応の生起	引き出し得る反応の種類は患者の重症度によって異なるが，刺激が適切であれば正反応が生じるであろうから，患者が誤った場合は，それを矯正するよりも適切な刺激を工夫することが重要である．
最大限の反応の生起	適切な刺激によって言語過程の活動を促し，最大限の正反応を得るようにする．そのために，残存する言語様式を用いて他の言語様式の促通をはかるのは，妥当な方法であるとしている．

（竹内 1992より改変）

の核となるのは全言語様式にわたる機能の減弱，とする単一次元的な考え方を持っていた．今日の認知神経心理学的な言語処理システムの考え方では，それぞれの言語要素（例えば，語の音韻出力レキシコン：表出のための語の音韻型を貯蔵している仮説上の心内辞書）はバラバラに障害される可能性があるとする立場がとられており，Schuell の考え方はまさに対極にある仮説である．

確かに Schuell の治療仮説には，時代的背景もあって指摘されるような不明瞭さがあるが，刺激の適切性の主張は，その後の刺激特性の研究の進歩（Duffy 1994）に貢献しているのではないだろうか．Schuell の聴覚重視は，理解にいたる以前の音韻処理レベルから聴覚的な言語短期記憶も含めて言及しているものである．聴覚様式の重要性は，臨床の立場からみると現在でも納得できるものがある．例えば，重度非流暢型失語症の例に考えてみよう．この群の発語困難の原因として，第一に考えられ治療対象とされがちなのは発語失行である．しかしこうした重度失語症者の発語困難の基底には，語の音韻の把握や想起の問題，ときには意味処理の困難も含めて，多数の要因が分かち難く存在する場合が多い．また，非流暢な発話特徴とともに，本来のブローカ失語とは異なった聴覚的意味理解の低下を持っている混合型に近い例もある．以上のような患者に対しては，発話面に対するアプローチを重視した方法だけでは不充分であり，聴覚―音韻の治療（ときには文字刺激も併用する），あるいは聴覚面と発話面を結びつけた治療アプローチが必要となるだろう．Schuell の言語系の中心としての聴覚様式，という仮説とは観点が異なるが，臨床の立場からみると，失語症治療における聴覚刺激の重要性が低下することはないと考えられる．

刺激法の適応対象患者として Schuell は，全失語以外のすべての患者を挙げている．今日では，刺激によって言語系が全体的に賦活される可能性が残っている自然治癒力のある患者や，慢性期の患者の場合には，この治療法が比較的やさしい課題を用いるので，治療の初期に有効といわれている．

（2）遮断除去法

遮断除去（deblocking）法は Weigl（1970，1981）によって提唱された方法で，「治療－回復過程についての仮説」で検討した促通法のカテゴリーに入る治療法である．失語症者が障害を示す言語様式は，言語システムの中でその機能が抑制されている（blocking）結果であるとする仮説に立っている．そこで，機能が抑制されず，能力が高い言語様式を前刺激として用い，続いて遮断された様式で反応を行わせると遮断が除去（deblocking）され，正反応が生じたという実験結果から，この技法が提唱された．

遮断除去法で基本的な事項は次の諸点である．❶前刺激とする言語機能はほとんど完全に残存し，deblocking の目標とする言語様式と関連がある必要がある．例えば，Weigl が記述している混合型失語例の，呼称の治療では，患者に語の模写と文字単語の音読能力が残存することから，まず呼称にもっていきたい語を模写し，その音読を行うことを前刺激として，呼称の改善を行っている．この例における前刺激の音読と治療目標の呼称は，音韻型の想起―発語過程の面で密接な関連が仮定される．今日でも，語の音読後，文字をはずして呼称するストラテジーは，失語症

臨床でしばしば利用されている．❷複数の前刺激を連鎖的に使用し，遮断除去を行った方が，単純に一種の前刺激を用いた遮断除去よりも，改善の効果が持続する．こうした連鎖的方法では多種機能が総合的に参加することによって，deblocking が固定的になると推測される．❸前刺激と遮断を除去する言語様式の組み合わせは，患者ごとに異なる．従って個々の患者の症状を適切に把握し，遮断除去の可能性についての仮説を持つ必要がある（Howard と Hatfield 1987a）．❹遮断除去過程は患者にほとんど意識されることなく遂行される．

この方法でいう「前刺激」とは残存機能と言い替えてもよい．Schuell の刺激法の考え方の中心にも，聴覚刺激のみでは困難が大きい場合には，他様式の刺激の併用によって促通をはかるという主張はあるが，Schuell の方法の主眼は，適切な聴覚刺激を使用して目標対象を直接刺激することにあると考えられる．一方，遮断除去法は残存機能という迂回路を重視し，この様式を経由して目標に達する方法がとられ，刺激よりも「促通」に重点が置かれていると考えられる．このように，遮断除去法における個々の患者の残存能力を利用するという方法は，臨床経験からすると，患者にもっとも無理がなく，有効な方法と考えられ，実際しばしば臨床に使用されている．

(3) 機能再編成法

機能再編成（reorganization）による治療法は，Luria（1963, 1970）によって提唱された．彼は，言語やその他の高次機能に重要な脳部位の損傷は，回復不能の機能障害を残すために，その機能系の直接刺激では，回復は得られないとする仮説に立っており，促通法の考え方とは質的に異なっている．この方法は，言語の正常な発達や健常な言語使用とは異なった，非通常的な方法を用いて，機能の再統合をはかろうとするものである．

Luria は，この技法をシステム内再編成と，システム間再編成の2タイプに分類している．前者の方法は，機能レベルを下げることによって障害の効果を減じようとするものである．例えば，健常成人が使用する複雑な文型の表出が困難な場合，構造のやさしい単純な文型に置き換えて表出するといったように，当該の言語様式内でコミュニケーション効率をあげるための方略の獲得

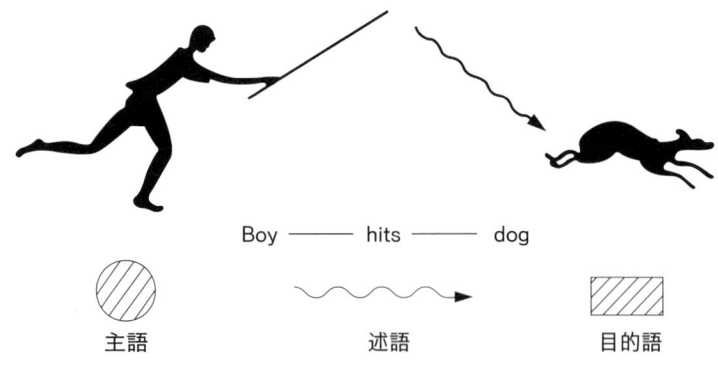

図3　機能再編成法の例（Luria 1963 より改変）
外的補助手段（図形）を利用して，失文法例に文作成を援助する方法．

を目指す方法をとる．

Luriaの方法を代表するものとして，よく知られているのは，後者の方法，すなわち，言語システム以外の外的補助手段を利用して，機能の再編成を目指す方法である．例えば，単音の構音が困難な発語失行を伴う患者の治療で，目標音の構音時の口唇や舌の位置，空気の流れを模式的に記した図版や，STの口型をみせるための鏡を使用するなど，外的補助手段を利用する方法がとられる．またもう1つの代表例として，失文法の患者の治療法がある．Luriaは，失文法の患者は語彙はあっても，それを文として線型に配列できないという．そこで図3のように，外的補助手段として主語・述語・目的語の文内での位置をそれぞれ異なった図形で示し，文構成の練習を行う例が挙げられている．

遮断除去法の治療過程は，患者がほとんど意識せずに進められるのに対し，Luriaの方法は，治療過程を高度に意識化して進め，習熟度が上がるにつれて，その過程は内在化され，やがて自動的に使用できる，すなわち再編成が完成するといったプロセスをたどることになる．非通常的な手段を用いる機能再編成法は，今日の失語症臨床において，発展的に捉えられ，広範囲に使用されている．例えば，音韻操作能力が低く，仮名文字の獲得が悪い重度ブローカ失語症者に，患者がよく知っている漢字単語をキーワードとして，仮名1文字の音化訓練を行うなどのキーワード法は，その一例である（竹内1977）．

(4) 認知神経心理学的手法

1970年代後半から英国を中心に開発された考え方である．初期的には失読，失書といった単一様式の障害を研究対象としていたが，今日では，対象が失語症全般に拡大され，この考え方に基づく失語症治療研究が盛んである．ここでは，認知神経心理学的手法の特徴を次の文献（EdmundsonとMcIntoch 1995，HowardとHatfield 1987a，HowardとPatterson 1989，Kayら1992）から検討し，その臨床的意義を考える．

■ **主な特徴**

①情報処理モデルの使用

上述の(1)～(3)で紹介した失語症治療法は，それぞれの提唱者の失語症における言語処理の仕方についての仮説を反映したものであったが，それらの仮説は大まかな概念レベルにとどまり，言語要素間がどのように関連し合って改善が進むのかは明確化されていなかった．

認知神経心理学的手法では，言語情報がどのように処理されるかについての仮説を提示し，情報処理のモデル上に患者の障害を位置づける方法がとられる．モデルは研究者によって異なるが，箱と矢印による表記は共通している．図4（EllisとYoungに基づいたEdmundsonとMcIntoshのモデル1995）にその一例を示した．

箱の部分は通常「言語要素」と呼んでいるが，詳しくは，言語情報の貯蔵場所，あるいは，その貯蔵の中から必要な情報を取り出すための処理システム，のどちらかあるいは両方の機能を持っていると仮定される．矢印は，これらの言語要素（箱）間の連絡路（アクセスルート）と考えられている．しかし，このアクセスルートがどのように作働するのか，単なる伝導路ではなく，何らかの情報処理を行っているはずだが，それは明確にされていない．矢印は一方向性のものと

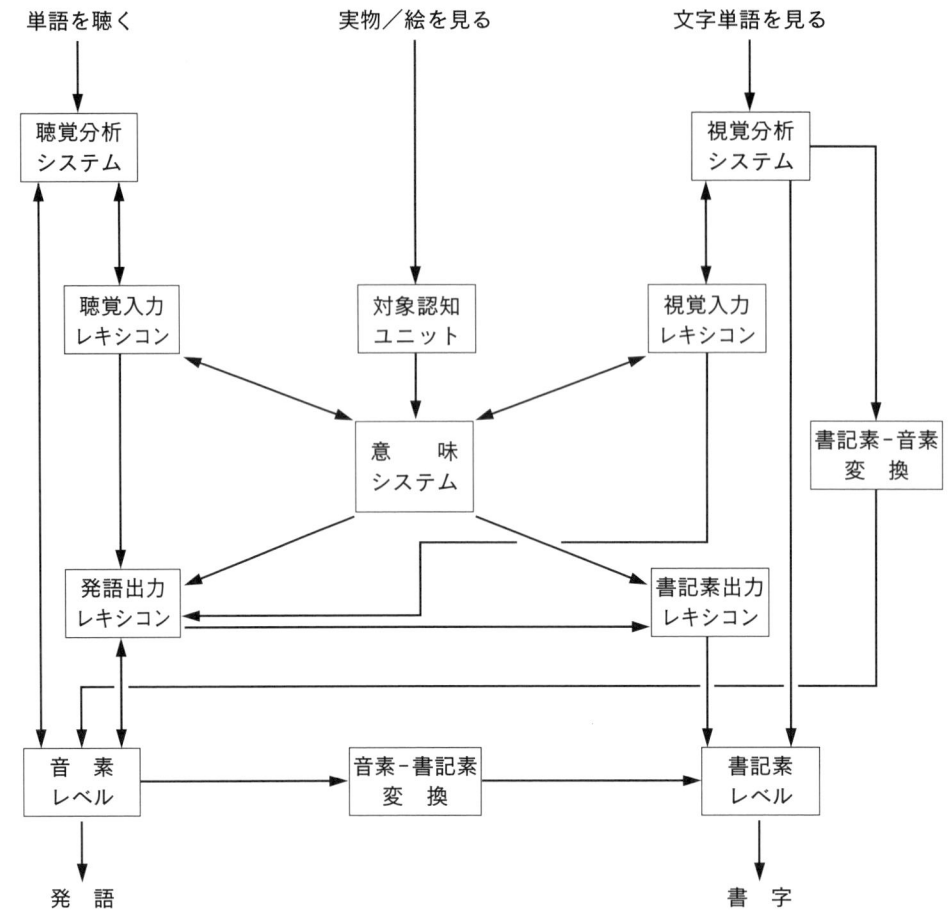

図4 単語の理解・呼称・復唱・読み書きに関する処理過程
(Edmundson と McIntosh 1995)

双方向性のものがある．失語症治療に情報処理モデルを使用する効果について，個々の患者の障害されている要素と残存する要素が，モデル上で詳細に分析・把握できる点が挙げられている．例えば，ある患者の呼称障害が，絵カードを見てから発語にいたるまでのどのレベルの情報処理に問題があるかがより把握しやすくなると考えられる．

②情報処理システムのモジュール構成仮説

　例えば，**図4**に示した言語情報処理システムにおける，個々の言語要素は，他の言語要素とはほとんど独立的に作働している．ある1個以上の言語要素が障害を受けると，それらの要素を除外したかたちで，残りの健常な言語要素は作働すると仮定されている．

③失語タイプの軽視

　古典論的な医学モデルでは，失語症は言語野の損傷部位と拡がりに対応した失語症症候群，すなわち，それぞれ質的に特徴が異なる失語タイプとして出現すると考えられており，失語症の鑑別診断においてまず求められるのは，患者の失語タイプと重症度の評価である．一方，認知神経心理学的立場の研究者は失語症を説明する概念として，失語症症候群の考え方を退け，また，大脳

における言語機能の局在の問題も議論の対象とはしない．それらの理由は，失語症候群の考え方は，個々の患者の失語症状の基底にある選択的障害の特徴を明確に説明するものではないからとしている．

④固有の治療方略はない

　刺激法，促通法，機能再編成法などは，すでに検討したように，これらの治療ストラテジーを提案した研究者たちの失語症理論と，不可分なかたちで開発された方法であった．認知神経心理学的手法では，治療アプローチの前提である障害の評価・診断に主な関心が注がれており，明らかにされた言語処理障害をどのように治療するかは，今までの方略を利用するとしている．例えば，HowardとHatfield（1987b）は，言語機能の何が悪いかを知ることは，それについて何をなすべきかを決定してくれるものでないと述べ，そのために利用可能な治療ストラテジーとして，促通法，機能再編成法，代償的方法の3種のカテゴリーを挙げている．さらに，この学派の諸研究を見ると，上記のほかに，治療ストラテジーとして再学習の表現が追加されている場合もある．

⑤単一事例による治療研究の手続き

　失語タイプや重症度といった非等質な群から得られた治療効果のデータは，明確に治療そのものの効果を表しているかどうかは不明である．そこで，1症例またはごく少人数の等質群を対象に治療を行い，その有効性を客観的に提示する方法がとられる．

　こうした単一事例を対象とした言語治療では，明確な治療実験手続きをとることになり，ここでは，臨床と研究が直結していると考えられる．Lesser（1993）は，認知神経心理学的手法は，言語処理モデルに基づいて，個々の患者の問題についての仮説を立て，それを実際の臨床過程で確かめる方法をとるので，臨床家は訓練者であり研究者でもあるという立場に立つことになるという．Lesserは，認知神経心理学的手法はこのように，臨床業務の中に研究者としての役割をも内在させることになる点を挙げ，それをこの手法のメリットとしている．

　以上，認知神経心理学的手法の主な特徴を列挙した．この考え方には功罪の両面があり，いくつかの無視できない批判もある．

■臨床的意義

　Byngら（1996）は認知神経心理学的手法は治療理論ではなく，治療を進めるために既存の治療法からいずれを選択すべきかという，治療法選択のための理論も持っていないとしている．また，情報処理モデルを具体化したテストであるPALPA（Psycholinguistic Assessments of Language Processing in Aphasia. Kayら 1992）について，Lesser（1995）も，その検査成績から直接的に治療計画が示唆されないことを指摘している．

　このように認知神経心理学的手法は，失語症の治療理論ではなく，治療には間接的に関連があるというのが実体である（Holland 1994）．ではこの手法の最大のメリット，失語症臨床における意義はどこにあるかを検討する必要があるだろう．この点に関して，多くの研究者が指摘するのは，個々の患者の失語症像を詳細に把握し，それを言語処理モデル上で説明することによって明確化しようとしたことである．すなわち，失語症臨床における認知神経心理学的手法の最大の

意義は，先にも述べたが失語症の評価・診断面にあるということができる．Byngら（1996）は，今までの失語症検査は，失語症の基底にある性質について，解釈できる情報をほとんど提供できないと指摘している．そして，認知神経心理学的手法と心理言語学的に統制された材料を用いる評価のメリットは，個々の患者の失語症状の特徴は何か，障害されたあるいは逆に健全な言語様式は何か，各々の言語様式で成績が崩壊するのはどのレベルか，なぜそのような崩壊が起こるのか，などの理由を知ることができることとしている．

確かに，失語症研究における認知神経心理学的手法の流れは，STが個々の患者の障害像を観察する目を敏感にした効果は大きいと考えられる．例えば，我が国で使用されている失語症検査で評価を行う場合でも，STは，検査中の患者の反応特徴や検査成績の解釈に注意深くなり，個々の患者の言語症状の拠ってくるところを以前より慎重に考えるようになったのではないかと思われる．

■臨床の場からの疑問
①言語処理モデルの妥当性

NickelsとBest（1996）は，呼称障害を示す3症例に，PALPAの下位検査も含めた詳細な検査結果から意味障害が疑われたため，意味に関連する治療を実施したところ，2名は改善したが，他の1名は検査上の障害パターンが類似していたにもかかわらず改善せず，音韻治療によって改善したと報告している．このことから，評価結果が特定の治療法を予見させるものであっても，治療が言語様式にどのように作用し，またどの障害レベルに効果を及ぼしているのか，現在のところ明確にはできないとして，治療効果を連続してみていく必要性を述べている．

以上のNickelsらの結果が示唆するのは，12種という多量の検査を用いた詳細な検査結果が類似の障害パターンを示しても，個々の患者の障害の基底にある問題を説明することはできないということである．これは，認知神経心理学的手法が今までの失語症検査の欠点として否定していた問題である．言い換えれば，失語症の治療計画を立てる上で，理論に基づいた根拠を提供する（Lesser 1993）というこの手法の主張にそぐわない結果となっている．

言語処理モデルに関する研究は，現在も発展の途上にあり，STが日々経験している実際の失語症状を説明するには，まだまだ不充分といってよいのではないだろうか．失語症臨床ではこの点を考慮した上で，個々の患者の障害像が，認知神経心理学的モデルによって説明し得るか否か，患者ごとにこの手法の臨床への適用可能性を考えていくのがよいと思われる．

②コミュニケーションの実用性重視からの後退か

1970年代頃からの語用論の隆盛に伴い，失語症治療においても，言語機能そのものの改善をめざす治療から，コミュニケーションの実用性改善のアプローチが重要視されるようになった．今日，失語症臨床ではこの考え方は一般的に受け入れられている．Basso（1989）は認知神経心理学的手法が，言語処理モデルをより詳細に進めようとする研究方向を持つことによって，言語の実用性レベルへの関心が忘れられ，失語症治療が後退するのではないかとの危惧を述べている．この疑問に対して，Lesser（1993）は認知神経心理学的手法は言語の実用面の重要性を否定するものではなく，失語症治療に別の理論的枠組を追加するものと位置づけている．またLesserと

Milroy（1993）は，認知神経心理学的手法と会話分析の両方に基づいた失語症治療を提案している．これらはお互いに補完し合い，失語症の機能レベルとコミュニケーションの実用レベルの両方の評価と治療のための障害理解を可能にする，新しいパラダイム（Lesser と Perkins 1999）を提供すると述べている．

③「訓練者－研究者」の関係

認知神経心理学的手法では，まず，言語処理モデルに基づく仮説があり，その仮説の証明は治療効果によって明らかにされるという手続きをとっている．このような言語処理理論と治療の関係から，先述のように Lesser（1993）は，ST は，訓練者であり研究者である役割を担っているとしている．

筆者の臨床を振り返ってみると，確かに ST は，患者の1つひとつの反応を注意深く観察しながら，「どうすれば障害を軽減できるか」と当該患者の障害と治療過程を考えると同時に，背後にいつも「失語症とは何か，その改善とは何か」を見ようとしている．こうした失語症を洞察しようとする態度は，研究者的ではあるが，臨床過程は，治療実験過程ではないと考えられる．臨床の中心にあるのは個々の患者－"人"である．筆者の考える「患者－"人"中心」とでもいうべき臨床には，厳密な実験手続きはそぐわず，日常臨床では，基本的治療計画を持ちながらも，患者のその日の関心事，症状の変動，心理状態などに合わせて，治療手続きは柔軟に対応していくのがよいと考えている．一方，失語症治療の進歩のためには臨床研究は欠かせず必要である．そこで，治療実験の対象にしたい症例があり，成績を外部に発表する場合には，患者の諒解を得る必要がある．しかし，少なくともすべての失語症者がこの認知神経心理学的手法の対象になるわけではないことを強調したい．

(5) 認知的アプローチ

この認知的アプローチ（cognitive approach）は，言語機能面ではないが失語症者の非言語面における機能障害の治療の問題なので，本項に含めた．

失語症者は非言語的認知機能障害を合併する可能性があり，そうした障害が失語症者の障害像を複雑化することは，すでに検討した．Helm-Estabrooks（1998）は言語以外の認知機能障害を合併する患者のコミュニケーション治療では，これらの認知機能に対する治療が先行して行われるべきだとしており，その治療例を紹介している．対象は，他施設で9カ月間の言語治療後，改善がなかった重度流暢型失語症の一例で，非言語的認知テストの結果から，目標シンボルの抹消，注意集中課題，抽象図形の記憶などの視覚的記憶課題，数に関する課題，抽象図形や時計などを使った視覚構成課題，意味関連課題などを用いた治療を実施し，認知テストでの成績の改善はもちろんのこと，Helm-Estabrooks が作成した失語症総合重症度で，治療開始時は 30 パーセンタイルだったものが，治療後 63 パーセンタイルにまで改善したという．

非言語的認知機能障害は，必ずしも言語機能障害の重症度とは平行せず，重度失語症者の中にこれらの能力が高く，逆に中〜軽度の失語症者にもこうした機能障害が著明な例がある．従って認知機能障害の合併が疑われる場合には，治療開始前にこの面を含めて広範囲な検査が必要となるだろう．

3）実用コミュニケーションの治療アプローチ

自然文脈の中で，失語症者の言語機能障害（impairment）の効果を減じ，コミュニケーションの効率を改善するためにさまざまな方法が試みられている．このことは，言語機能の改善が限定されている重度失語症者にとっては特に重要な問題である．以下にそうした治療法を紹介するが，詳細は第5章（p.157～）を参照されたい．

(1) PACE (Promoting Aphasics' Communicative Effectiveness)

DavisとWilcox（1981）によって提唱されたこの方法は，実用性重視の治療法として，今日もっとも広く利用されている．PACEは，臨床場面のSTと患者の間に，実際の対話を統制している原理を持ち込み治療を進めようとするもので，実施に当たっては次の4原則が守られねばならない．

①新しい情報の交換

話し手と聞き手はお互いに，今までに知らなかった新しい情報を交換する．ここでは伝統的な失語症治療における「刺激→反応→強化」の一方向的治療の流れは排除される．

②コミュニケーション手段の自由な選択

コミュニケーション手段は言語に限らず，ジェスチャー，描画，表情，姿勢などあらゆる残存能力，代償手段を利用できる．また，STは患者にもっとも適したコミュニケーション手段を同定し，それをモデル提示していく．

③会話における対等な役割の分担

通常のコミュニケーションは話し手と聞き手が対等な立場で参加し，その役割を交替しながら進行するものである．本法でのSTと患者の役割も同様であり，重度失語症者も自分の能力に合った手段を利用して対等に参加することになる．

④情報伝達の成功度に基づいたフィードバック

患者が話し手の場合，STは聞き手として患者の表出がどこまで理解できたか，どこが理解できなかったかを適切にフィードバックし，表出方法の修正・発展を促す．また患者が聞き手の場合も同様に，STの話の理解できなかったところを患者の能力に見合った手段で表出するように促していく．

PACE適応の対象者について，開発者らは，全患者に利用可能としている．例えば，重度者は非言語手段を選択し，軽度者は文による表出を行うといったように，PACEは広範囲な患者に使用できる方法である．しかし，重度者の場合，残存する非言語的手段やそれの治療による改善の可能性などを，慎重に判断しながら導入する必要がある．

(2) トータル・コミュニケーション・アプローチ (total communication approach)

LawsonとFawcus（1999）は，発語は再帰性言語があるだけで，聴覚的理解も悪い混合型と思われる重度失語症者に，表題のアプローチを2年近く実施し，効果をあげた例を報告している．まず，言語・非言語の残存能力を調査した後，症例の治療は少人数の実験グループ群において行われた．用いられた治療ストラテジーは，ジェスチャー，パントマイム，描画，読み，書きなど，

患者のすべての残存能力を駆使するもので，結果は自発語の改善はほとんどなかったものの，その他の言語・非言語面に改善が見られ，患者は会話に対する自信を持つようになったという．

臨床の現場で最重度〜重度失語症者を対象に，残存する言語機能についての慎重な洞察なしに，非言語的コミュニケーション手段による治療への切り換えが考えられる場合があるが，これは危険である．その理由はまず，こうした重度者の場合，非言語的な記号能力もかなり低下している例が多いからである．従って，非言語手段の獲得も不充分になることが多い．また，不自然な非言語手段の獲得訓練に抵抗があったり，あるいは，言語室では ST に従うが，実生活ではそれを全く使用しようとしない例も多い．筆者（竹内 1999）も Lawson らと同様に，重度失語症者の場合，言語・非言語の機能領域を問わず，患者の残存能力を総合的に利用したトータル・コミュニケーション・アプローチが重要だと考えている．

(3) 会話の改善に向けてのアプローチ

日常会話によって交換されるのは単なる情報にとどまらず，会話参加者間の感情の交流も重要な一面である．失語症者は，会話における充分な言語使用能力がなかったとしても，自分の発話が認められ，受け入れられたと感じることによって，社会的存在としての自己を確立していく基礎を得ることになるであろう．失語症者の会話技術について，言語機能面に比べて保たれているとする主張や，それを否定する報告などが錯綜している（Newhoff と Apel 1997）．

①会話分析（CA：Conversation Analysis）

Lesser と Perkins（1999）は，失語症治療の基礎となる評価法として，機能レベルの問題把握には認知神経心理学的手法を使用し，実用レベルでは，日常生活における言語使用能力を評価するために CA を利用という，お互いに補完的な 2 つの方法を勧めている．

CA の失語症者への適応例として，患者が介護者と行う日常的な対話を 10 分程度録音し分析対象とした報告が Lesser と Milroy（1993）によって行われている．CA の分析方法としては，主として，会話の開始，役割交替，修正，話題の維持，言語障害の影響などについて分析するほか，会話時の話題，非言語的手段の利用状況など，会話時のスタイルや会話の機会についても調査される．それらの結果はプロフィール（CAPPA：Conversation Analysis Profile for People with Aphasia）にまとめられる（Whitworth 1997）．

CA の臨床的意義として，Whitworth は，介護者が患者とコミュニケーションを行う場合の効率をあげるために，どのような伝達手段をとればよいか具体的に助言ができる，介護者に患者との対話データを示すことによって，彼らの患者の会話能力に対する見方を適切な方向に修正できる，患者のコミュニケーション場面を実際に観察することによって，言語機能改善のための治療効果が般化しているかどうか確認できる，治療に会話を導入した場合，実際の対話データに基づいて，患者に適切なコミュニケーションストラテジー獲得を援助できる，などの諸点を挙げている．

②会話指導（CC：Conversation Coaching）

CC（Holland 1991）は会話による相互関係を改善するために，患者とその配偶者の両方に言語・非言語のコミュニケーションストラテジーの使用を指導する技法である．Lesser らの会話

分析が評価にウエイトがあるのに対して，CCは，各々のカップルに適切な方略として選択されたストラテジーの獲得に，STが直接介入し教える方法がとられており，会話改善に具体的に結びついている．しかし，現在のところ，刺激，介入の手続きが明確化されているわけではない．Hopperら（2002）は，会話中に伝達に成功した主概念の数を測度として，2カップルにCCを実施し，良好な結果を得ている．またカップルたちもCCの効果があったことを自覚していた．

CCは，患者のコミュニケーション能力障害を軽減するための治療として，患者にだけ働きかけるのではなく，配偶者にも直接働きかける方法をとっている．これは後述の「社会参加の制約に対する援助」のカテゴリーに関連する治療法である．

(4) 代償ストラテジーの獲得アプローチ

重～中度失語症者の言語機能は，日常コミュニケーションを遂行するには不充分であり，特に重度群の場合には深刻である．そこで，通常のコミュニケーション方法に替わる言語あるいは非言語的手段を用いて，意志の疎通をはかるための治療アプローチが必要になる．

①言語様式内での代償－促通ストラテジー

Lapointe（1985）は言語様式を用いるが，例えば口頭表出が困難なので書字する，聴覚的理解が困難なので文字提示を求めるといったように，当該のコミュニケーション様式ではなく，他の様式を利用する方法を代償的方略（compensatory strategies）とし，例えば，文を構造化できないので，単純な短い文を羅列して表出するといったように，より自然なかたちでコミュニケーションの効率を最大限にする方法を促通的方略（facilitative strategies）としている．前者の代償的方略は，重度失語症の臨床で日常的に利用されており，その獲得治療は重要である．一方，後者の促通的方略は，重度者の場合は，患者が自発的に使用する傾向がある手段を強化・拡大する範囲では，獲得される可能性があるが，全く新しい促通手段を内在化するのは困難が大きい例が多く，この種のストラテジーの獲得対象者としては，中度以上の言語力がある失語症者が適当である．**表2**にLapointe（1985）やPenn（1987）を参考に，言語様式内の代表的な代償－促通ストラテジーをまとめた．実際の臨床では，個々の患者の言語面の特徴から獲得しやすさを勘案して，利用できる方略を選択するのが望ましい．

②非言語的代償ストラテジー

非言語的記号能力が失語症障害の本質の一部をなすものか，あるいは合併障害なのかの議論は別にしても，失語症者の中には非言語的記号能力が低下している者がかなりおり，それは失語症者の大体1/3という考え方がある（Vignolo 1989）．

臨床的にみると，そうした能力の低下は，STが非言語的手段を治療に導入したい重度群に多い（竹内 1991）．このことから重度失語症者の非言語的代償手段の獲得は，それほど容易ではないことが推測される．一方，非言語的な記号は言語に比べて抽象性が低く，伝えられる情報も非常に限定されたものになるが，あまり複雑なレベルを要求しなければ，言語よりは獲得しやすい面があるのも明らかである．また，非言語的手段の使用が全般的な象徴能力を改善させ，結果的に言語機能も改善されたという研究も散見される．

非言語的代償ストラテジーの獲得治療を採用するに当たっては，患者に残存する非言語的機能

表2 言語様式による代償−促通ストラテジー

ストラテジーのタイプ	内　　容
口頭表出	
単純化	情報を単純化してわかりやすく伝える ・文を短くする ・単純な文型で表現する（例えば，直接話法を使用する）
詳細化	伝達を確実にするために情報を拡大・詳細化する ・迂回的に表現しながら，言うべき内容をしぼっていく（例えば，"新聞"が出ない場合，"ニュースが出てる"など文脈を利用する） ・関連づけて説明する（例えば，同義語，反対語，上位概念語，部分−全体の関係にある語など，関連する語を利用する）
自己修正	伝達すべき情報の誤りを患者が自力で修正する
遅延	喚語の誤りを避けるために，会話の流れに間を挿入したり，あるいは，喚語を誤ったら休止を入れて正しい語を探索する
抑揚	情報の重要な部分を強調して表現する
書字などによる代償手段	代償手段として，言うべき内容を書字によって表出する．書字の他にジェスチャー，描画などの非言語的補助手段も併用する
対話者へキューの提供を要求する	喚語困難に対して，対話者に積極的に当該語を推測して言ってもらうなど，キューを出してもらうように要求する
聴覚的理解	
①対話者に対する要求	
単純化	口頭表出面と同じ
詳細化	口頭表出面と同じ
高頻度語・文の使用	理解しがたい低頻度語や抽象度の高い語彙は日常高頻度語で表現するように求める
発話速度の低下	ゆっくり句切って話してくれるように求める
抑揚	口頭表出面と同じ
繰り返し	理解できない場合，繰り返し言ってもらう
文字などによる代償手段	同時に文字提示を求める（あるいは理解できなかった部分のみの文字提示を求める）．聴覚的提示と同時にジェスチャー，描画など非言語的補助手段の併用を求める
②患者自身の使用手段	
繰り返し	特に意味理解が悪い場合，言われた内容を自発的に繰り返しながら考える
理解の可否のフィードバック	話し手に対して「わかった」「わからない」をはっきり伝える

注：Lapointe 1985，Penn 1987を参考に作成した

を調べ，もっとも有効な様式を選択する必要がある（竹内ら1997）．しかし同時に，治療経過をみながら，他の非言語的手段や言語手段も併用したトータル・コミュニケーション・アプローチ（前出）の可能性を検討する必要があるだろう．なぜなら，上述のように，重度失語症者は，1つの非言語的記号様式を体系的に獲得していくほどの記号能力が残されていない場合が多いからである．

代替手段を利用したコミュニケーション方法を総称して，拡大・代替コミュニケーション（AAC：Augmentative and Alternative Communication）と呼ばれることが多い．これは，障害の種類にかかわりなく，口頭表出に重度の障害を持つ人々のコミュニケーションを補償する方法に対する表現である．ここでは，失語症の日常臨床で使用する代表的な非言語的代償ストラテジーについて述べる．

■ジェスチャー

ジェスチャーを詳細な段階的プログラムを用いて，系統的に獲得していくための治療法としてよく知られているが，Helm-Estabrooksら（1982，1991）のVAT（Visual Action Therapy）である．Helm-Estabrooksら（1982）は，VATを全失語の治療に使用し，ジェスチャーが改善したと同時に，言語機能も改善したとしているが，VATの言語機能に及ぼす効果を疑問視する研究もある（ConlonとMcNeil 1991）．筆者の臨床をふり返ってみても，全失語の患者がVATのプログラムをどのレベルまで獲得できるのか非常に疑問に思われるのだが，その研究で対象とされた患者群は，恐らく全失語の中でも予後良好な患者群だったのかもしれない．

実際，日常コミュニケーションにおいて，ジェスチャーをよく使用するのは，重度ブローカ失語だとする研究結果（Herrmanら1988，LottとGoodglass 1996）は，筆者の臨床経験とも一致している．観念運動失行の合併の有無とその重症度も考慮しなければしなければならないが，口頭言語が制限された重度ブローカ群には，一般的にいって，ジェスチャー治療の適用がある例が多いと考えられる．しかしこの群のほとんどすべての患者は，右片麻痺を合併しているから，片手によるジェスチャーの表現内容は，かなり制限されることを意識しておく必要がある．

■描　画

描画は，患者が描いた結果が目前にあるので，表現が不明瞭な部分は，患者とイエス－ノーなどのやりとりを繰り返すことによって，修正し，表現内容を明確化していくことができる．日常の臨床場面でも，時系列的に消えてしまうジェスチャーよりも，描画の方がコミュニケーション手段として有効に利用できる場合が多いように思われる．しかし患者の中には，小学校以来絵は描いたことがないという拒否もあるので，慎重な導入が必要である．Helm-EstabrooksとAlbert（1991）は，描画訓練のためのBDB（Back to the Drawing Board）プログラムを開発し，2場面以上の連続した絵を描く治療方法を提案している．しかし臨床的にみると，こうした連続画が描けるのは全般的に記号能力が高い症例であり，重度ブローカ群の自発画は稚拙な1枚の絵に終わる場合が多い．

■コミュニケーション・ボード（ノート）

重度失語症者の臨床では，個々の患者にとって重要な情報を絵，写真，文字単語などから，当

該の患者にもっとも適した材料を用いてボードやノートに表示し，患者がそれを指さすことによってコミュニケーションを行う方法が利用されている．Bellaire ら（1991）はブローカ失語2名を対象に，絵を用いたコミュニケーション・ボードの治療研究を行っているが，挨拶やお礼といった社会的行為の絵は使用されず，内容を具体的に表現した絵の使用が般化したとしている．重度失語症の臨床で，自発的に意志疎通のヒントになるほどは漢字が書けないが，選択肢の中からの再認はできるレベルの症例には，漢字単語を用いたコミュニケーション・ボードの使用訓練が導入できる．

4）グループによる治療アプローチ

実用性重視の治療アプローチが盛んになるにつれて，グループ治療の効果が見直されつつあるが，今までの医療施設で行われているグループ治療の目的は，必ずしも明確ではなかった．Kearns（1994）は今後，グループ治療の目標・手続きを明確化するための実験的研究の必要性を強調している．

グループ治療の内容と構成メンバー間の相互関係について考えてみると，この治療法にはWHO が定めた ICF（前出）による障害レベル，すなわち，言語機能障害，日常コミュニケーション活動の制限，社会参加の制約，のすべてのレベルに対応する，治療アプローチが可能な要素が内在していると考えられる．研究者たちはグループ治療の機能について，それぞれのまとめ方を行っている．

Eisenson（1973）はグループ治療の価値として，次の6項目を挙げている．❶社会化（socialization）の機会を提供する：失語症者は，健常者とは容易にコミュニケートできないが，リラックスした支持的雰囲気の中で，同病のグループメンバーとのコミュニケーションは取りやすくなる．同病者とのこうした相互関係の中で，失語症が原因で起きた孤立から救われ，他者を受容できるようになる．❷仲間から動機づけられる機会を提供する：患者は仲間が2回3回と反応を試み，やがて成功するのを見て，"自分も出来る"という動機づけを得る．これは，言語障害がない ST に支持されるよりも，患者にとっては受け入れやすい動機づけとなる．すなわち，患者間の相互作用による動機づけの問題である．❸自分の発話習慣の問題点を意識化する状況を提供する：患者は，仲間が理解しにくい話し方をするのを聞いて，自分の話し方の問題点を意識し改善しようと動機づけられる．この状況は観察学習の出発点となるだろう．❹他の失語症者の話し方のテクニックを観察する機会を提供する：患者は仲間のコミュニケーションのやり方を観察し，グループの外でも使える方法，逆に失敗する方法などを積極的に学習できる．これは観察学習の効果について言及した項目である．❺さまざまな話し方の学習状況に加わる機会を提供する：個人治療では，ST は，それぞれの患者の能力に応じた特定の話し方をする傾向があるが，グループでは，多数の話し手とかかわることによって，さまざまな言語使用に適応することを学習することになる．❻情緒的安定を得る機会を提供する：患者は自分の身に起きた状況に対して，心理的な葛藤，怒り，敵意などを発展させがちだが，同病者も同じような感情を持ち，それを克服しているのを観察することによって，自身の情緒的安定を回復できる可能性が高められる．

一方，Eisenson（1973，1981）は，グループ治療の危険・欠点も指摘している．それは，引っ込み思案の患者に発話を無理強いする危険があること，患者の気持が整理されていない時期に個人的問題を話させようとする危険があること，グループの進め方の速度が適さない患者が出てくる危険があることなどである．しかしこれらの問題点は，グループの組織を柔軟にすることによって対応できるとしている．

　以上のように，Eisensonがグループ治療の効果について重視しているのは，失語症者の心理的支援であり，また，グループメンバー間の相互作用を通しての心理・社会的適応ということができる．しかし，Eisensonは，時代的背景も考えられるが，グループ治療の質的に異なるさまざまな目的によってその機能を明確化することは行っていない．

　Brookshire（1992）はグループ治療を目的によって以下のように分類しており，わが国でも浮田（1999），笹沼（2001）がそれらを紹介している．すなわち，❶治療グループ：特定の言語機能の改善から日常コミュニケーションの促通をはかるものまで，広範囲だが，グループ活動の内容は主として課題の実施である．❷移行グループ：治療終了に向けての準備に活動の重点が置かれ，期間的には短い．❸維持グループ：個人治療を終了した患者で構成される．そして，その治療で獲得したコミュニケーション能力を維持することを目的とした，社会的交流やコミュニケーションに重点を置いた活動を行う．❹支持グループ：患者や家族を対象に失語症の理解を進め，心理・社会的問題に対処する方法を提供するなどさまざまな活動を行う．の4種を挙げている．

　Kearns（1994）は，グループ治療に関する広範囲な文献を集め，その検討によって失語症リハビリテーションにおけるグループ治療の役割を明らかにしようとしている．以下ではKearnsの分析に従って，グループ治療の機能を検討する．

(1) 心理・社会的グループ

　患者が失語症によって受けた心理・社会的問題に対処する方法を学ぶために，この種のグループでは支持的雰囲気が作られ，メンバー同士の感情的・心理的な関係を育てるのを主目的としている．内容は，あまり構造化されておらず，何らかのテーマについて話し合う，ゲームやクイズを行う，音楽のリズムをとったり歌ったりする，作品を作り展示するなどがある．暖かくて自然な雰囲気の中での仲間同士の連帯感から，患者はやがて自信を得，心理・社会的な適応が改善される．

(2) 家族のカウンセリングと支援のためのグループ

　Brookshireの支持グループに対応している．家族が失語症になると，家庭内に経済的変化，心理的変化が起こり，家族のメンバーはお互いに，今までの感情的な関係や家庭内での役割を保てなくなる場合が多い．この種のグループの目的は，配偶者・家族に，失語症や患者とのコミュニケーションの進め方などについて理解を深めてもらい，また，心理的ストレスを軽減するためにも彼らを支援することにある．

　こうした問題の相談は，失語症臨床では通常，個人治療の終了後あるいは特定の時間をもうけて，STと配偶者の1対1で行われているが，グループカウンセリングでは，STとの1対1対応とは異なった意義が付加される．すなわち，グループに参加することによって，他の家族と知り

合うことができ，お互いに話し合いを重ねるうちに，STからは得られない不安の軽減や，患者の感情的受容ができるようになる．わが国では「失語症友の会」の存在が，この役割を果たしている面もあるだろう．筆者はかつて勤務していた医療施設で，家族講座を開設した．その主な内容は，家族が失語症や患者とのコミュニケーションのとり方の理解を深めるために，STがまず，失語症について一般的な話をし，家族からの質問を受ける．次いで，STの主導を抑えて，家族同士の話し合いを進めることなどであった．

(3) 発話−言語治療グループ

言語機能障害の治療アプローチとして，グループ治療の効果が見直されている．例えば，Fawcus (1989) は，より等質な3〜7名程度の小グループを対象にすれば，グループの治療プログラムを言語機能改善のために構造化することによって，個人治療に劣らない効果を挙げることができると述べている．

Kearnsは，発話−言語治療グループを以下の5種に分けている．

直接的な言語治療グループ：刺激材料や，刺激−反応−強化の治療手続きなどがもっとも個人治療に近い形態のグループである．先述のFawcusが勧めるグループ治療はこのかたちに相当する．

間接的な言語治療グループ：あまり構造化されておらず，例えば，何らかのトピックについてディスカッションしたり，個人治療と同じ材料を使用しても，ここでの治療の進め方はあまり規定がない．このように，治療アプローチの方法が明確には決められてはいない．

実用性重視のグループ：高度に構造化された治療アプローチの対極にある方法で，機能的コミュニケーションを高めることを主たる目標にしている．この治療では，STの主導をできるだけ抑えて，患者同士の関係を強調するかたちでグループ治療が進められる．例えば，PACE（前出）をこのグループ治療に適用することもできる．

移行グループ：Brookshireの移行グループに対応しており，言語治療を終了し，社会生活に移行するための準備グループである．内容的には，患者の生活環境で起こる可能性があるコミュニケーション状況に適応するのを援助することを目標に選択されるので，広範囲である．例えば，個人治療で獲得したコミュニケーション能力を再強化することから，コミュニティ適応への援助までさまざまである．

維持グループ：Brookshireの維持グループに対応している．個人治療で獲得した言語能力が低下しないように，月1回以上，定期的に刺激を与えるグループだが，内容的には移行グループに類似したところがあり，グループ内の相互関係やコミュニケーションが重視されるものが多い．

以上の発話−言語治療グループの共通点は，発話−言語能力の改善促進を第一の目標としているが，内容的には，構造化された治療アプローチから，グループ治療の定義が本質的にはあいまいな方法まで多種類である．

Kearnsはグループによる言語治療における留意点として，グループというかたちで不完全な個人治療を行ってはならないこと，グループの全員が参加できるように配慮すること，STのグ

ループリーダーとしての役割が重要であること，参加者のコミュニケーションの相互活動面が抑制されてはならないこと，目標が明白でない治療アプローチは避けること，などを挙げている．

そのほか，Kearns は多目的グループのカテゴリーを設けているが，ここでは省略する．

Kearns は，グループ治療は個人治療と自然なコミュニケーション環境との間をつなぐ重要な絆と位置づけている．しかし，個人治療によって獲得した要素的レベルでの言語機能の改善が，グループ治療を通じて，どのように日常コミュニケーションに般化されるのかを知ることは難しい．Kearns はグループ治療を通した般化促通計画を提案しているが，実験的にはその効果は確かめられてはいない．既存のテストで測定された範囲であるが，Atens ら（1982）は，中〜軽度の失語群に機能的コミュニケーション技能を強調するグループ治療を行ったところ，CADL（Communicative Abilities in Daily Living の略称）検査では有意な改善がみられ，言語機能検査である PICA（Porch Index of Communicative Ability の略称）では改善がなかったという．一方 Bollinger ら（1993）は構造化されたグループ治療を 2 期に分けて実施し，第 1 期（20 週）後には CADL，PICA の両方に有意な改善があったが，第 2 期後は PICA にだけ有意な改善がみられたという結果を得ている．以上 2 つの研究結果は，構造化されたグループ治療は主に要素的な言語面を改善させ，コミュニケーション重視の治療を行えば，その面の能力が改善することを示しており，臨床において，グループ治療でどのような機能の改善を目指すか，明確な目標を持って実施すべきであることを示唆している．

5）社会参加の制約に対する援助

WHO の ICF（前出）による参加制約（participation restrictions）とは，個人が何らかの生活・人生場面に関わるときに経験する難しさと定義される（世界保健機関・編 2002：前出）．これは 1980 年の障害分類の社会的不利に対応する側面である．社会的不利に対して，今まで ST の多くは，これは社会の側の問題として積極的に関わろうとしない姿勢を持っていた．しかし，近年では失語症者が言語治療を終了し社会に出ていった場合，ST 以外の人が彼らのコミュニケーションを援助する仕組みを作ろうとする試みが行われている．

先に紹介した Holland らの会話指導（CC：Conversation Coaching：前出）は，失語症者とその配偶者を対象に会話指導を行うものであったが，健常者を巻き込んで患者のコミュニケーションの促通をはかろうとしているところから，本項に含めてもよいアプローチの方法であるかもしれない．しかし，治療対象が家族メンバーに限定されていたので，前出の「実用コミュニケーションの治療アプローチ」の項（p.15〜）に含めた．一方，Lyon（1989）は 2 名の患者の会話パートナーとして，ボランティアを使用している．実験ではビデオで何らかの場面を見せ，それを材料として PACE 風の会話状況を作り出し，患者とボランティアの会話の観察を行っている．この結果は明らかなものではなかったが，会話パートナーとして，限定された家族メンバーを越えた広範囲な他者に人材を求めるこの失語症サービスの拡大は，失語症者が社会生活に加わっていくのに道を開くものである．

Kagan と Gailey（1993）は失語症者を会話で成功させるために，会話パートナーの訓練・養

成を積極的に進めている．会話パートナーとのコミュニケーションがもっとも効果がある失語群は，発話が困難な非流暢型で，理解障害が重い流暢型は注意が必要としている（JordanとKaiser 1996 より引用）．

我が国においても，CAN（Communication Assist Network）（山本 2002，日本聴能言語士協会 2002）が立ち上げられ，NPO（非営利特定活動法人）としての活動が開始されている．CAN が目標とするところは，言語聴覚障害者の人権を擁護するとともに，彼らの社会参加を支援することにある．失語症領域の活動としては，現在はケアマネジャーやヘルパーを対象として，患者とのコミュニケーションの促通をはかるために，失語症理解を深めるための講習会が実施されている．今後は，個々の患者のコミュニケーション・ニードに沿うような CAN の活動を期待したい．

4．治療計画と治療手続き

1）評価・診断後治療仮説を立てるまで

治療を開始するためには，患者が持つ諸問題についての詳細な検査，関連情報の収集など，評価・診断にかかわるさまざまな業務がある．しかし本書では評価・診断については対象外としたので，検査に関連する問題については，笹沼（2001），吉畑ら（2002）を参照されたい．本書の討議は主として治療の問題に限った．また，ここで対象とするのは失語症者の言語機能障害に対

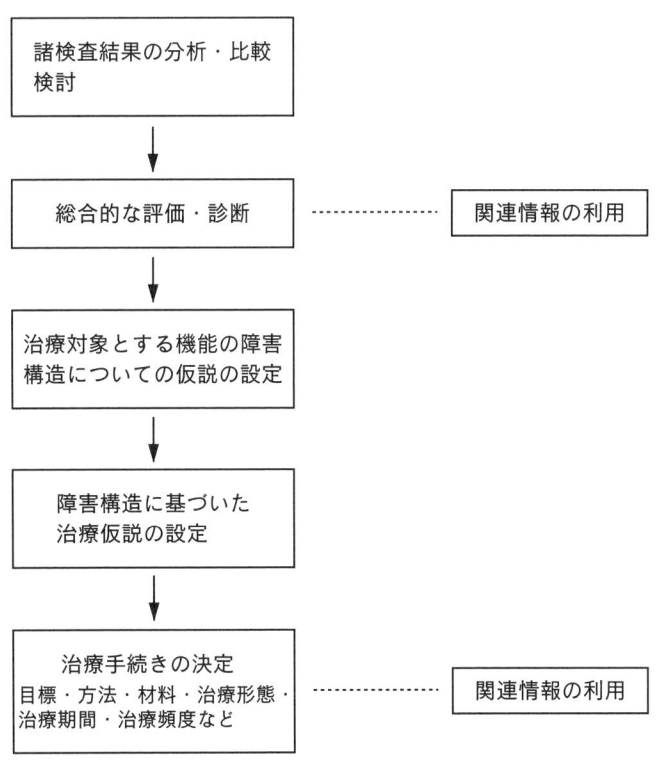

図5　検査終了後，具体的な治療手続きに至るまでの諸段階

する治療手続きである．

失語症臨床において実際の治療活動が開始される以前に経なければならない，諸段階を図5に示した．

（1）評価・診断に関わる問題：失語タイプと重症度

失語症臨床では，医学的モデルとしての失語症候群，すなわち失語タイプの考え方が定着しており，リハビリテーションチーム・メンバーへの情報提供としてまず求められるのは，患者の失語タイプと重症度の診断である．しかし，古典分類による失語タイプの純粋型の出現率は低く，Albertら（1981）は20～30％としている．このように純粋型が少なく，診断として特定の失語タイプ名をつけたとしても実際の失語症候群内の患者の症状は非等質なものになる．それゆえに，認知神経心理学的手法を支持する研究者たちは，失語タイプの考え方を排除することになる．

こうした非等質な群であるにもかかわらず，臨床家たちは，なぜ，失語タイプの分類名を使用するのだろうか．1つには，医師やその他のリハビリテーションスタッフからそれを求められるという理由がある．もう1つは，STのイメージの中に情報交換の便利な道具として，「失語タイプ」が存在するからであろう．例えば「基底的にはウェルニッケ失語であるが，回復して失名詞失語に近い症状を示す」と表現すれば，失語症の臨床家たちは特定の障害像をイメージすることができる．確かに失語タイプの純粋型は少ないが，臨床場面では上記のように，2つのタイプの特徴をもつ患者の障害像を表現するのにも失語タイプ名を利用している．

失語症では言語のすべての様式，ときには非言語的な記号領域も含めて障害され，総花的に症状がみられるのが一般的な特徴である．しかし通常これらの様式の障害のされ方はランダムな組み合わせで出現するのではない．患者によって特徴的な組み合わせがある．それは大脳における

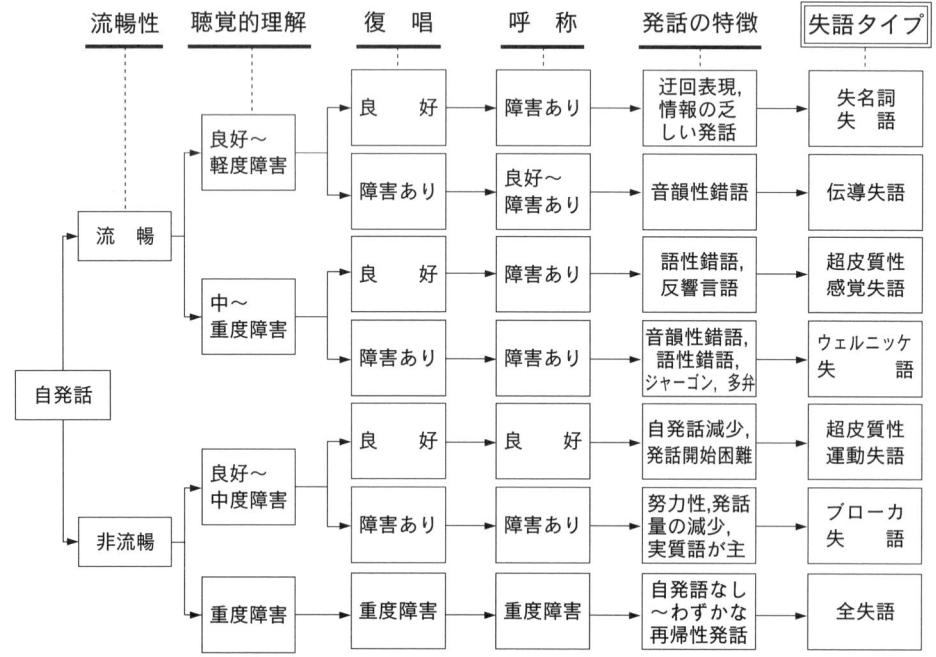

図6　失語タイプの臨床的判定過程（竹内と河内1995より改変）

言語野の損傷部位とその拡がりに対応しているからだと考えられる．

　失語タイプと重症度の評価・診断は，患者の障害像の枠組を決定した程度の大まかな診断にすぎない．筆者は失語タイプの考え方を否定するのではなく，上記のレベルで便利に利用している．図6にSTが，言語のどの様式や特徴に注目して，失語タイプの診断を行うのか臨床的判定過程を示した．

　失語重症度の判定も失語症像を把握するためには欠かせない過程である．例えばブローカ失語の軽度群と重度群の差を思い浮かべていただきたい．同じ失語タイプの特徴を持ちながらも，重症度の違いによって，その言語能力は大きく異なるからである．臨床的には諸検査結果や検査・治療中の反応の印象から重度，中度，軽度の3群に分けるのがふつうである．

　検査成績の数量化によって重症度に客観性を持たせようとする試みとして，よく知られているのは，口頭言語の理解と表出面の能力を用いて6段階に評定するボストン失語症診断検査（GoodglassとKaplan 1972）がある．わが国では，失語症鑑別診断検査（笹沼 1999）で，検査成績から，操作的に，最重・重・中・軽度の4群に分類し，WAB失語症検査日本語版では，KerteszによるWAB原著同様に，成績を全く数量化した失語指数（AQ：Aphasia Quotient）によって表現する方法が用いられている．

(2) 障害構造についての仮説とその治療仮説

　先述のように，失語症はすべての言語様式にわたる障害である．だからといって，それらの中からランダムに選び出して治療対象とするのでは失語症治療ではない．Schuellは著書のどこかで，言語臨床家は，当該患者になぜその方法で治療するのかを説明できなければならないといっていたが，この辺りの問題を指摘した発言である．

　治療対象とする言語機能障害について，言語処理過程のどこの障害によってその症状が出現するのかについて，まず仮説を立てなければならない．認知神経心理学的手法をとる研究者たちは，これを言語処理モデルを使って表現していることはすでに述べた通りである．これらの箱と矢印のモデルを使用しない場合は，STは個々の患者の問題となる言語処理について自分のイメージを持てばよい．しかしここまでは，評価・診断過程であって，その先のプロセスこそが失語症臨床家固有の業務である．障害構造についての仮説が立ったら，その機能を改善するための治療仮説を考えることになる．

　ここで具体的な作業過程の理解の補助として簡単に筆者の臨床例を紹介する．TSは発症後（脳内出血）8年を経過した70歳の右利き男性である．全体的な失語症像は中度の超皮質性感覚失語（TCS：transcortical sensory aphasia）であった．日常的な発話は語性錯語が著明であったが，比較的発話意図が理解できるところもあった．SLTA（標準失語症検査の略称）の成績をまとめると，聴覚理解：不良，読解漢字：やや不良・仮名：不良，呼称：不良，復唱：良好，音読漢字：やや不良・仮名：良好，書取漢字：やや不良・仮名：良好，といった特徴を示していた．重度失語症検査（竹内ら 1997）の意味関連の理解課題はかなりよい成績であり，非言語的な意味理解は保たれていると推測された．また，聴覚的な語彙性判断能力も保たれていた．SLTAの成績からTSは，復唱，仮名の音読，仮名の書き取りといった必ずしも意味を伴う必要がない音

韻操作能力だけがすぐれており，一方，自身が行った復唱，仮名単語の音読・書取りなどの語の意味は理解していなかった．漢字能力はやや不良だったが，仮名に比べ意味を喚起するルートとして役立っていた．以上から，TSのもっとも重大な問題は，語の音韻型は保たれているが，それを意味に結びつけるレベルにあるという仮説を立てた．その障害の結果が理解障害や語性錯語の基底になっていると思われた．そこで治療法として，TSに残存している漢字能力を強化し，さらにTSの高い描画能力を加えて，それらを音韻型と意味の結びつけに介在させることによって，意味理解の改善が可能なのではないかという仮説を立てた．本例は，漢字の想起で意味を伴わずに同音の誤った文字を想起する，TCSに出現しやすい症状が見られることがあったが，それは著明ではなく，漢字能力改善の治療が可能との予測を立てた．そして，1年6カ月後には，ある程度の治療効果を挙げることができた．以上，臨床例を示した．

2) 治療計画と具体的な治療手続き

実際の失語症治療を開始するに当たっては，何を，どの程度，どのような方法で，いつまでに達成するかという計画を立てなければならない．ここではそれらに関連する問題を検討する．

(1) 治療計画を立てるための情報源

治療計画を立てるに当たって考慮しなければならない情報源がいくつかある．KleinとMoses

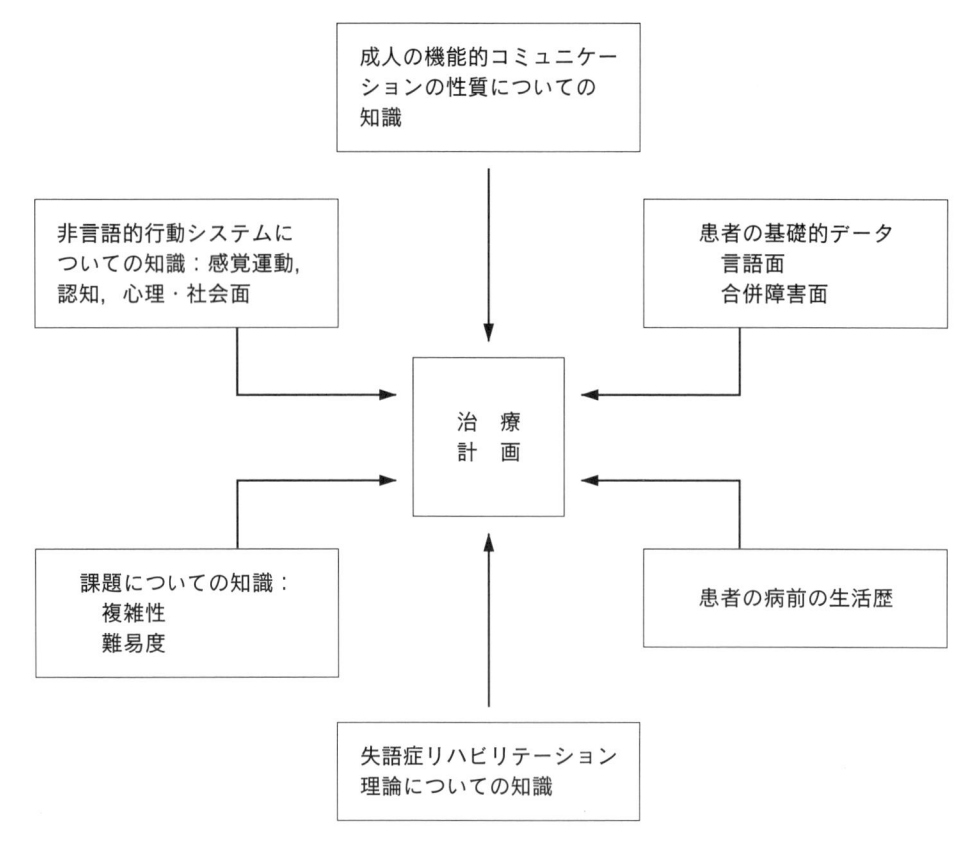

図7　治療計画を立てるための情報源（KleinとMoses 1999aより改変）

(1999a) のモデルを修正し，図7に示した．

治療計画の中核をなす情報源として Klein らは，4領域の知識と，個々の患者に関する2領域からの資料を挙げている．情報源となる知識とは❶成人の機能的コミュニケーションの性質についての知識，❷コミュニケーションを妨害・複雑化する可能性がある非言語的な行動システム：感覚運動，認知，心理・社会面についての知識，❸刺激課題の特性についての知識，例えば，複雑性・難易度，❹失語症リハビリテーションの理論や全般的な学習や記憶についての理論についての知識，の4領域である．こうした知識はいつも臨床家の背後にあって必要に応じて参照される性質のものである．

個々の患者の治療計画のために直接的に重要なのは，患者の基礎的データ，すなわち公式あるいは非公式な諸検査から得られた患者の成績と反応特徴である．さらに，患者や家族，あるいは身近な人々から集められた情報も参照される必要がある．

もう1つ重要な情報源は患者の病前の生活歴に関するものである．竹内ら（1997）は「家族への質問紙」を用いて，患者の病前の言語習慣，職業，趣味，教育歴，家族や友人に関する情報など，治療材料やその他の治療手続きの決定に反映すべき情報を収集している．当然のことながら，治療材料は患者の病前の言語レベルを越えるものであってはならないし，また，患者の関心が高い領域を使って治療ルートをつくるのが有効であることは明らかである．そのために上記の質問紙で得られた情報が利用できる．

さらに，Klein らは治療過程を通じて，患者の反応から治療計画に反映すべきアイデアが得られることもあるとし，治療中の患者の行動観察の重要性を追加している．

(2) 治療目標

通常，治療時間の経過から次の3種の目標を立てる．

①長期目標

長期目標とは本質的には予後推測である．少なくとも発症後1年以上経過し，言語面で際立った改善がみられなくなったいわゆる慢性期と呼ばれる時期に，患者がどのような失語症像を持ち，どのような機能的コミュニケーションが可能かについての推測を行うことである．ここで気をつけなければならないのは，上述の発症後1年以上を経過しても必ずしも患者の言語機能の改善がとまってしまうわけではないことである．発症後数年以上経過しても，少しずつコミュニケーション能力が改善するといった状況はよくみられることであり，ここでプラトーと決めつけないことが肝要である．こうした改善の様相は患者によって個人差があり，注意深い臨床観察が求められるところである．従って，長期目標とする予後はかなり，失語症者の平均的な傾向を言うことになるだろう．

また長期目標の内容をどの程度詳しく言うことができるかは，患者の発症後経過月数によっても異なる．少なくとも発症後早期や自然治癒による改善が目立つ時期には，大まかな予後の推定を越えることはできないだろう．先述したように，発症後1年以上を経過すれば症状が安定し，予後の見通しが立てやすいのは明らかだが，発症後3～6カ月ぐらいでもある程度の予後は言うことができる．

長期目標の詳細度は，STが治療計画を立てるために，どれだけ詳細な資料を持っているかとも関連しているかもしれないが，資料があるだけでは，現在の問題点については詳細にわかっても長期的な予後は言えないだろう．つまり，ここで，STの側の臨床経験が効果を発揮するのではないだろうか．STがどのくらい多くの患者をみて，そこから何を得てきたかによってどの程度，内容のある長期目標が立てられるかが異なってくると思われる．長期目標の例として，Stewart（1999）の症例Bの場合をとりあげよう．ここでは煩雑さを避けるために，患者の検査結果を記述しないので，それぞれの目標の根拠が不明だが，目標の立て方の例として見ていただきたい．Bは45歳，心臓のバイパス手術後，脳梗塞を併発した重度の非流暢型失語と推測され，また，非言語的な合併障害も持つ症例である．発症後1.5カ月時から言語検査を開始し，言語以外の領域も含めて多量の検査を実施しているので，検査を終了し，長期目標を立てた時期の発症後経過月数は不明である．諸検査結果から最終的には，症例Bは治療によって良好な改善を示すが，中度のコミュニケーション障害が残るだろうとの予測が立てられている．そして長期目標として，

1. 2単位の命令文に従えるようにする
2. 変型文や受身型の文を聞いて，内容の保持・理解ができるようにする
3. 会話において2〜3語の要素から成るさまざまなかたちの表出ができるようにする

の3種を挙げ，これらに必要な期間を2年としている．長期目標としてこのようにかなり具体的内容が挙げられているが，KleinとMoses（1999b）は，長期目標を漠然とした内容ではなく特化した内容にすることによって，短期目標を計画する際のガイドラインになること，STの責任を特化することにつながるとしている．

②短期目標

　長期目標を達成するために，治療の時間経過を何カ月かの単位で区切り，各単位ごとに目標を立てるのが短期目標である．こうした目標の積み重ねによって長期目標にいたる治療のヒエラルキーが構成される．すなわち，短期目標は長期目標を達成するために，より具体的に特化した内容を設定することになる．そのためには，治療対象について何から治療を開始するかの順位をつけなければならない．通常，口頭言語に比較して書字言語が特異的な問題を示さない限り，口頭言語様式において大きな障害となっている基底的特徴への治療アプローチに着目した決定をするのが一般的である．もちろん，治療手続きとしては，書字言語も含めて，残存能力を広範囲に検討し，有効なルートを決めることになる．

　長期目標のところで例示したStewart（1999）の症例Bの最初の短期目標は以下のように計画されている．

1. 命令に従う（名詞句の理解）：長期目標の1に対応
2. 命令に従う（動詞句の理解）：長期目標の1に対応
3. ジェスチャーによって物品の使い方を示す：長期目標の1，3に対応
4. 動作主－動詞－目的語の型を主題によって変型する：長期目標の2，3に対応
5. 2語文を産生する（例：動作主－動詞，属性＋動作主）：長期目標の2，3に対応

6. 日常的な挨拶を言う：長期目標の3に対応

　これらの目標を達成するための時間要因として1セッション30分，週3回の治療が予定された．なお，ここでいう「短期」とは何カ月程度を考えるかは，患者の症状の変化の速度によって異なるであろうが，通常は3カ月を1クールとして計画を立てるのが一般的である．

　短期目標の設定とともに具体的な治療計画を立てることになる．もちろん，治療計画は長期目標の設定時から始まっているのだが，より具体的な治療手続きは短期目標に沿って考えられ決定される．すなわち，短期目標の設定と具体的な治療手続きの決定は連続した関係にあり，**図7**に示した治療計画の立案にかかわる各情報は治療手続きの決定においても同時に重要な要因となる．

③セッション目標

　STは，セッションにおいて実際の治療活動を開始する．各回の治療セッションの目標は，短期目標に近づくための行動目標の系列となるだろう．すなわち，セッションごとの患者の反応の積み重ねが短期目標につながるように目標が立てられる．

　セッションごとの目標を立てることは，具体的な治療手続きや治療内容の問題と不可分であり，そのためには患者の持っている要因の他に，失語症治療理論，刺激材料，治療形態，治療期間と頻度など，治療側のさまざまな要因を考慮しなければならない．ここでは個人治療について前出のStewart（1999）の症例Bの最初のセッション（30分）目標について，時間配分・活動の種類・目標の順に以下に示す．

時間配分	活動の種類	セッション目標
3分	会　話	ロールプレイにおいて「こんにちは」などの挨拶を85％の正確さで言う
4分	ウォームアップ	よく知っている歌を歌う・6までの数唱を90％の正確さで言う
8分	以前に使用した材料	MIT[1]を使って，症例Bの好きな映画スターの写真について呼称・説明を85％の正確さで行う
8分	新しい材料	PACE[2]によって，ジェスチャーで物品の用途を85％の正確さで表出する
4分	クールダウン	お互いに無関係な内容の質問に90％の正確さで次々と答える
3分	会　話	ロールプレイにおいて，85％の正確さで「さよなら」の挨拶をし，次回のセッションの予定を理解する

　　　1）MIT：Melodic Intonation Therapy（SparksとHolland 1976）
　2）PACE：Promoting Aphasics' Communicative Effectiveness（DavisとWilcox 1981）

　このStewartの例では，30分を6種類の活動に分類し，こまかい時間配分を行っているが，これはセッション内の活動配分の模式的例と考え，個々の患者のセッション内容を考えるための

参考に留めればよいであろう．

　治療を開始するに当たっては，言うまでもないことだが，まず出発点として患者のニーズがあり，さらに臨床家と患者・家族との信頼関係が確立していなければならない．この関係が確立していなければ，患者からよい反応は得られないであろうし，セッション計画は"絵に描いた餅"にすぎなくなる．また，STは自分の立てた計画に従って治療を開始するが，その過程で患者の反応を見ながら，治療技法，治療手続きの適否を観察し，柔軟に修正していく必要がある．

(3) 治療形態と治療頻度

　短期目標を達成するために，どのようなかたちの治療をどのくらいの量，実施するかを決定しなければならない．治療形態というのは個人治療，グループ治療，自習機器を用いた治療など，いずれのやり方をとるかの問題であり，治療頻度とは，週間の治療回数，各セッションの時間，実施する月数の問題である．先に例示したStewartの症例Bは週3回30分の個人治療を3カ月行うという計画が立てられていた．治療頻度の問題に関して，BassoとCaporali（2001）の条件を統制した3組の患者を用いた実験によると，強力な治療を長期間受けた患者の組の方が言語の回復がよく，また，日常生活においても獲得した言語を使用していたという結果が得られている．使用する治療形態や治療頻度は患者の治療経過に伴って変化させていく必要がある．

(4) セッションのための手続き

　セッションを開始し維持するために，臨床家が留意しなければならない問題点がある．ここではそうした問題について検討する．

　なお，治療手続きはセッションごとに決定し，変化させるのではなく，短期目標に向かって体系化されているものである．手続きを変更する場合は，治療過程での患者の反応を観察しながら，理論的に根拠のある修正を行い，柔軟に対応していく方法をとる必要がある．

①治療技法の決定

　一時期に行う言語治療の目標は1種とは限らない．短期治療目標の設定において，総花的にいくつもの言語様式を治療対象とすることは考えられないが，その目標が2種以上であることは常に考えられるところである．例えば，重〜中度ブローカ失語の患者に対して，(a) 聴覚的理解のさらなる実用性を高める，(b) 仮名1文字の獲得を介して語の音韻操作能力の改善をはかるといったように．この場合，2つの治療目標が立てられているが，それらを達成するための仮説として，(a) については刺激−促通法が用いられ，(b) については機能再編成法が採用されるといった例が想定されるだろう．このように1人の患者内でも，目標に応じて治療技法の選択が必要となるかもしれない．

　また，認知神経心理学的な治療アプローチの研究でみられるように，例えば，呼称の治療において，患者の言語情報処理の問題の分析から音韻キューを与える音韻セラピーを行うか，あるいは，言語処理モデルの中心に働きかける意味セラピーを行うかといった仮説の立て方もできる．

②刺激材料の選択

　材料の選択に当たって考慮しなければならないのは，(a) 患者個人の関心が高い領域と，(b) 言語材料の一般的な特質の両方である．(a) は主として職業や趣味に関するものだが，これには，

患者の病前の生活歴について収集した情報が利用できる．患者のモチベーションの高い領域から語や文を選択するのがよい．(b) は主として材料の複雑性・難易度の問題である．例えば，呼称課題に使用する名詞の選択に当たっては，次の条件を考慮する必要がある．

使用頻度：この要因の効果は非常に大きい．

語の長さと構音の容易さ：重〜中度ブローカ失語の呼称では，この要因の効果は大きい．音節数が少なく，構音しやすい音で構成された語は言いやすい．

具象・抽象性：具象語は想起しやすく，抽象性があがると困難になる．

親密度：患者が病前よく慣れ親しんだ語彙は想起しやすい．

心像性：語の意味内容がイメージしやすい語は想起しやすい．

　　　　（具象・抽象性，親密度，心像性の特性は使用頻度と明確には分離しがたい面がある．）

語の意味カテゴリー：例えば，野菜，家具といったように語の意味カテゴリーの違いによって，喚語のしやすさが異なる患者の存在が報告されている．従って，こうした特異的なカテゴリー障害がないか，調べる必要がある．

刺激の明瞭度：呼称では刺激として絵カードを使用する場合が多いが，刺激絵は求める語以外は，表出されないように焦点をしぼった明確な絵であることが必要である．

以上，名詞の呼称を例にとり，刺激材料の選択の問題を検討したが，文刺激を用いる場合には，文構造の複雑性，文の長さ，文中に使われている語彙の難易度，意味内容の平易さなどを考慮する必要がある．

③刺激の提示方法と反応方法の決定

刺激入力の様式：例えば呼称の場合，材料とした語彙刺激を聴覚的に与えて呼称を求める反応的呼称（例：冷たくて，泡が出て，少し苦い飲み物は何ですか→ビール）とするか，あるいは視覚的に絵カードを提示して反応を求めるか，主として聴覚か視覚かあるいは両方か，刺激入力様式を患者の能力に合わせて決定する．

提示速度・回数：この条件は特に聴覚的理解課題で重要で，STがゆっくりと繰り返し刺激を提示すれば理解しやすくなる．

反応選択肢の数と意味的・音的類似度：選択肢の数が増すにつれて，また，選択肢が正答と意味的・音的に類似度が上がるにつれて難易度が高くなる．

反応規準の設定：例えばブローカ失語の呼称訓練では，治療目標は喚語にあり構音の明確さではないから，発語失行による音の歪みがあっても語の音韻型がそれらしくわかれば正答とするといったように，患者の受け入れられる反応のレベルを決める必要がある．

④治療に使用するキューの階層（ヒエラルキー）

ある刺激に対して患者が誤反応を行った場合，治療過程は実験ではないから，その反応を単に"誤反応"として記録・処理し次の課題に進むのではなく，患者の能力にもっとも適したキュー（ヒント）を与えて，最終的には正反応を引き出すような手続きが必要である．この手続きによって，"誤り"という患者の罰体験の印象を薄め，モチベーションを保つことができる．また，この手続きは，**表1**（p.8）に示した Schuell (1964) の治療原則の1つである「反応を生起させる

刺激の使用」がめざす仮説にも合致している．Schuell は，どれかの自著の中で，刺激は患者の脳内に到達しなければならないという表現を用いていたが，最終的に正反応を引き出すことによって，患者の言語系の全般的な活動回路が賦活化され，改善が進むという仮説を立てていた．

治療的キューの使用に当たっては次の原則が考慮されなければならない．❶個々の患者にとって最少で有効なキューまたはキューの組み合わせを使用する（後者のキューの例：呼称におけるジェスチャーと語の初頭音のキューの組み合わせ）．❷患者の能力に合わせて少ない方から多い方へ，最少で有効なレベルまで系統的に増やしていく．❸可能な限り，臨床家が与えるキューではなく，患者が自発的に使えるキュー（self-cueing）を獲得するように治療する（例：患者が呼称において語を書いてから音韻型を考える方法）．❹一見，同レベルに見える課題でも患者個人内で，キューのヒエラルキーが異なる．例えば，呼称において使用される語の語彙特性によって必要なキューのレベルは異なり，また同じ語彙でも改善に向かう発症後の時間経過によって異なる．適切なキューを使用するためには治療過程における患者の反応の洞察が重要となる．

主として重度ブローカ失語を対象とした呼称課題において，臨床場面でしばしば利用されている音韻キューのヒエラルキーを模式的に少ないキューから多い方へ例示すると，

1. モーラ数を示す．臨床家は机を軽くたたいて音節の数を知らせる．あるいは抑揚をつけたハミングを音節の数だけ与える．この方法はキューが少なすぎて語想起に結びつかない場合が多い．
2. 初頭音の口型だけを与える．
3. 初頭音を与える．
4. 初頭の漢字一部や，2文字以上の漢字の場合は初頭の1文字を書いて与える．また，初頭の仮名文字を与える方法も使用される．
5. 漢字単語を与え音読を促す．この場合，初頭仮名1文字もつけて与えることによって，音の想起が促進される場合が少数例にある．また，漢字・仮名を併記した語の音読も行われる．
6. 語の復唱を行う．この場合，視覚的記憶のよいブローカ失語の場合には，聴覚刺激のみでなく，絵と文字単語の両方を並べて提示し，音韻型把持の媒介とした方が，有効に働く例がある．

以上の音韻キューの例は，音韻想起と発語失行の問題の区別をつけずに用いられる臨床的方法である．一方，意味面のキューを与えて意味システムを賦活化する必要のある患者もいる．そこで意味キューの臨床的例を同様の順に示すと，

1. 患者にその物品の機能・用途・属性を説明してもらう（失名詞失語例の場合，この迂回表現を行おうと態度を変えると，語想起に成功することがある）．
2. 患者が困難な場合，ST が上記 1. を行う．
3. 文脈を与える（目標語を除外した句や文を与える）．
4. 上位概念語，同義語，意味的関連語，反対語などを ST が言う．

実際の臨床場面では，個々の患者の問題について，呼称の改善に意味か音韻かの面のみでなく，多要素の治療が必要か否かを見極める必要があることは言うまでもない．

⑤セッションの中の患者の行動観察

　治療過程では課題に対する反応以外の非言語面の行動も含めて患者のすべての行動を注意深く観察し，重要な特徴については記録しておく必要がある．また，言語課題に対する反応については，患者が刺激に正答したか，誤答したかの量的反応のみではなく，どのように正答したか，どのように誤答したか，キューに対する反応はどうかなどを詳細に観察することが重要である．例えばSLTAの"不完全反応"レベルには発語失行による不完全な構音の例と，音韻性錯語による語の音韻型の不完全な想起の例が混在している．この2つの障害はコミュニケーション効率の面からみれば"不完全"レベルであるが，言語処理過程からみると全く異なったレベルにある．STは患者の失語症の評価・診断時にこの区別は行っているはずだが，各セッションでは，それらの特徴がどのように経過していくか観察し記録しておく．

　こうした患者の言語反応の特徴把握は，後のセッションにおける刺激材料の適切性を考える上で欠かせない条件となる．また，患者の予後推測や目標の立て方の適切性の判断に関しても，日々のセッションにおける患者の1つの反応からはじまるわけだから，患者の反応の特徴把握は重要である．

　非言語面の行動特徴も，治療をスムーズに展開するために重要な側面である．例えば，患者のセッションに対する動機づけ，課題時の注意集中，易疲労性，保続の出現しやすさなどに注意し，記録しておく．こうした非言語的行動に影響する問題として，例えば"保続"のように神経生理的要因が大きい特徴もあるが，動機づけ，注意集中，易疲労性などは患者の心理的状態によって大きく影響を受けることになる．STは患者の関心が高い領域から材料を選択し，治療に対する動機づけを低下させないように配慮する必要がある．

3）発症後の時間経過と治療的働きかけの変化

　失語症に対する治療的働きかけの内容や頻度は，患者の発症後の時間経過によって異なる．その経過に従って患者が経験するかもしれないリハビリテーションの施設・場所を考えてみると，まず，超急性期の患者が多数いる特定機能病院や地域の中核病院，次いで症状が安定し，本格的にリハビリテーションを行う専門病院，さらに慢性期の長期入院の病院，地域に戻ってのリハビリテーションといったようにさまざまであり，各施設における発症後の時間経過にともなって，STの患者に対する治療的働きかけも異なっている．ここではそうした問題について検討する．

（1）発症後初期（経過観察期）

　この時期を"急性期"と表現する場合が多い（藤田 1999，笹沼 2001）．しかし，医師が使用する「急性期」の用語と同一なのかあるいは区別されるべきかが不明瞭なので，ここでは，一般的な表現として"初期"の用語を使用する．筆者はこの"発症後初期"の時期をBensonとArdila（1996）が失語症回復の時間経過として，発症後1カ月を"初期回復"の段階（図8）と呼んでいる時期に対応すると考えている．発症後1カ月は脳機能の自然治癒による言語の回復がもっとも大きい時期である（Culton 1969）．中でも発症後2週間は失語症の特徴よりも重症度が前景に出た症状を示し，その後失語タイプが明らかになってくるといわれる．

発症後初期は主としてベッドサイドで，可能な場合は患者と Q&A を行い，口頭言語様式（聴く，話す面）の障害の程度や特徴を観察することができる．また，意識レベルや片麻痺が軽度の障害であれば，ベッドサイドで簡単な検査が実施できるかもしれない．中には，身体的に安定していて発症後 1 カ月で外来治療に来られる患者もあり，この時期の経過には個人差が大きい．この時期に重要なことは，患者の失語症の特徴や患者とのコミュニケーションのとり方について，家族や他のリハビリテーション・スタッフに情報を提供することである．特に家族に対しては，身内に起こった不幸による動揺が大きい時期であるので，家族の失語症の理解を援助するほかに，心理的サポートが重要である．

(2) 治療適応期（治療集中期）

意識清明であり，疲労を訴えずに治療が続けられるようになったら，治療を開始する．大体，この時期は発症後 2 〜 3 カ月以内の発症後早期である場合が多い．通常，発症後 1 年程度がもっとも回復が大きい時期であり，この時期に集中的に週 3 回以上から毎日の言語治療を行うことによって望ましい改善が得られると考えられている．

図 8 に Benson と Ardila（1996）による失語症回復の経過を示した．自然治癒による回復がもっとも大きいのは大体発症後 1 カ月であるが，それで自然治癒が完了するのではない．自然治癒による回復の期間として平均的に 3 カ月が考えられているが，6 カ月程度とする主張もある．筆者の患者で発症後 3 カ月後からの 1 カ月間で際立った改善を示した例があり，自然治癒による回復が期待できる期間として，発症後 3 〜 6 カ月程度と幅をもって考えておくとよい．

この期間は脳の修復によって言語機能が改善してくるので，言語治療は不要ではないかと思われるが，自然治癒期の言語治療の効果として，次の 2 点が考えられている．すなわち❶改善を最大限に導く：改善が大きいこの時期に質・量ともに適切な刺激を用いて，自然治癒力を最大限にすることが期待される．❷コミュニケーションに対するマイナスの態度を防止する：意思伝達の困難から，コミュニケーションに対して引っ込み思案，不安，怒りなどマイナスの感情を発展させることを防止する．といっても短期間にコミュニケーションがとりやすい状態に回復するわけではないから，家族や周りの人々の患者に対する心理的支持が基本的に必要であり，同時に，不充分ながらも他者と意志の疎通ができることの満足感を患者にもってもらうように導くことが重要である．

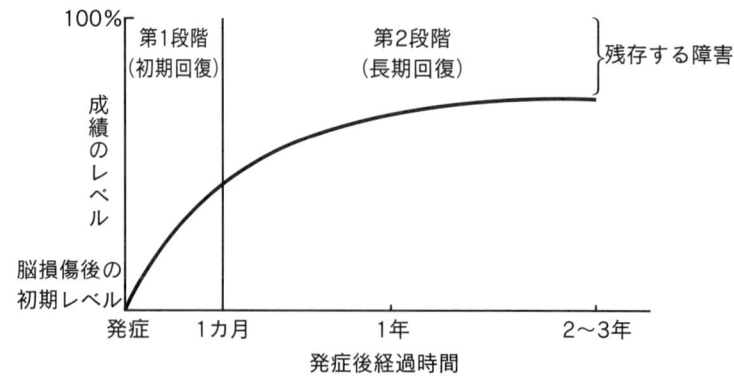

図 8 失語症回復の経過（Benson と Ardila 1996）

失語症の改善が持続する期間について，最近では以前よりも長い期間が考えられるようになり，BensonとArdilaは，少なくとも発症後2～3年以内に治療を開始するのが望ましいと述べている．発症後長期に経過している場合，週3回以上という集中的治療は適応がないのが一般的である．しかし患者や家族のニードがありSTが治療を引き受けて，改善は少ないが，患者に何らかの貢献ができると判断した場合に，個人治療として実施されるのは，週1～2回の場合が多い．こうした患者の場合は多くは外来による治療となる．これは下述の（3）❶言語機能の改善・維持に該当する方法である．

　失語症の改善がどの程度の期間持続するかは，臨床経験からみて個人差が大きく，また，言語のような高次機能の場合，どこがプラトーだとは言いがたい面がある．例えば，言語機能自体の回復はほとんど望めなくとも，代償手段を用いて実用コミュニケーションの促通をはかる方法もあり，検査上の言語能力の改善の程度からは即断しがたいところがある．従ってSTは，患者のコミュニケーション行動を慎重に観察し続けなければならない．

（3）改善・維持期（社会適応期）

　近年，リハビリテーションのための入院期間は短くなって，中には転院を繰り返して言語治療を受ける患者もいるが，少なくとも1施設での入院期間は3カ月程度の例が多い．そこで失語症者が地域に戻った場合，在宅・地域でのリハビリテーションをどのように続行し，また，社会に適応していくかについてSTの果たす役割は以前より大きくなっている．その役割として

　❶言語機能の改善・維持：失語症の改善は個人によっては長期にわたる可能性を先述したが，集中的な治療期を過ぎても，外来通院によって個人治療やグループ治療を受ける患者は増加しており，また，その効果も期待される．職業や学業に復帰した場合も，並行してこうした外来治療を続ける人たちがある．しかし，発症後長年月を経過すれば改善よりも維持を目標とした治療になるだろう．

　❷コミュニケーションの実用性拡大のための働きかけ：医療施設ではグループ治療によって患者が獲得した言語能力の社会化を試みる場合が多いが，それは病院という限られた環境内のことであり，非常に限定された内容にならざるを得ない．患者が地域で生活していくためには，まさにコミュニケーションの実用性こそが重要である．コミュニケーションの実用性を高め，社会に適応していくための手段として地域で開催されるさまざまな訓練会，失語症友の会の集まり，デイケアでの人との交流などを利用できる．

　❸QOLの向上と社会参加のための援助：STがめざす最終目標は，患者が残存する失語症を持ちながらも社会の一員としてほかの構成員と対等に生活していけるように援助することである．しかし，この面にSTだけが関わるのは，STの能力範囲を超えるものであり，この問題に関連する多くの職種やボランティアと連携して患者を支えることになるだろう．

5．失語症の回復と言語治療効果

　失語症の改善には多数の要因が関与しており，しかもそれらが相互関係的に働くので，単一因

子の効果だけを取り出すのは厳密にいえば非常に困難である．特定の要因の効果をいうためには，少なくとも改善にかかわる重大な因子の影響を統制しなければならない．

言語治療も失語症の改善に寄与する要因の1つとして，今日では広く認められるようになった．しかし言語治療開始後に得られた改善は，すべて治療効果だとは言いがたく，失語症の改善と治療効果の関係をいうためには慎重な検討と洞察が必要である．

1）失語症の回復に影響する要因

失語症の回復に影響するすべての要因が明らかにされているわけではない．我々が検討対象とできるのは，文献上明らかにされている因子についてのみである．ここではそれらを患者側の因子として脳損傷に起因する因子，脳損傷と関わりなく病前から患者が持っている因子，及び言語治療に関わる因子の3つのカテゴリーに分類して検討する．

（1）失語症者側の要因

①脳損傷に起因する因子

発症後経過月数：図8にみられる通り発症後初期〜早期の回復は目ざましい．これは脳の修復に伴う自然治癒による改善で，この期間は通常，発症後3〜6カ月程度と考えられている．その後の改善速度はゆるやかになるが，改善の持続の程度は個人差が大きく，簡単にプラトーとは言いがたい．

失語症重症度：この要因は患者の脳損傷の問題と不可分であるが，一般的に，自然治癒期を過ぎた後の重度失語は中度や軽度群より予後が悪い．

失語タイプ：タイプ自身の中にすでに重症度が含まれるタイプ（例えば，全失語），1つのタイプ内で重症度の幅が大きいもの（例えば，ブローカ失語，ウェルニッケ失語）などがあって一概に言いがたいが，一般に失名詞失語，伝導失語，ブローカ失語は予後良好で，全失語はもっとも悪い．

脳損傷の部位と広がり：一般に損傷が言語機能にかかわる脳部位で，その損傷の広がりが大きければ予後は悪いと考えられる．

合併障害・健康状態：運動障害性構音障害，発語失行，失認・失行，痴呆，うつなど合併障害があると，言語症状が複雑化され予後不良である．また全身的な健康状態も予後に関連してくる．

原因疾患：原因疾患が脳卒中（脳梗塞，脳出血）か外傷かによって予後が異なり，外傷の方が予後良好といわれている．

病後の非言語的・知的能力：言語の予後との相関は一概には言いがたいが，少なくともこうした能力が高い例は，日常生活場面での適応がよく，コミュニケーションの実用性を重視すれば，失語症の予後と関連している．

②患者個人の因子

年齢：研究者間の意見は一致していないが，高齢者に比べてより若い年齢層の方が予後がよいとする傾向が優勢である．

側性化の特異性：非右利きの失語症や右利き交叉性失語など，言語機能の大脳側性化が曖昧で，両側優位と思われる患者の予後は良好な例がしばしばある．

性差：大脳での言語機能の組織化には男女差があり，予後にも性差があるといわれる．女性では男性に比べ失語症の出現率が低く，また重度者が少ない傾向がいわれている．

教育レベル：この因子の予後への影響は定説がない．しかし教育期間が長かった効果として，再学習への抵抗が少なく，また治療のために文字言語が導入しやすい点が挙げられる．

性格傾向・心理的適応：患者の極限状態の経験に由来するうつ的，内向的，拒否的傾向や，不安状態などは，治療や予後に負の要因となる．こうした負の要因がなく，治療に対するモチベーションが高い方が治療効果が期待できる．

家族や周りの人々の援助：基本的には患者の受容と心理的支持が重要であり，そのことによって患者のモチベーションも支えられる．そのほか，STの指導に従って積極的に宿題などの援助をすることも改善に貢献することになる．

(2) 言語治療側の要因

言語治療の適切性：治療目標・治療技法・具体的手続きなどの適切性の問題であり，言語治療側の要因の多くがこの項目に含まれることになる．

言語治療の頻度：患者の持つ予後関連要因によって一概には言えないが，一般に治療回数が多い方が効果が高い傾向が認められる．

言語治療の形態（個人対グループ）：個人治療は主として基礎的な言語機能の学習に，グループ治療は言語技能の社会化・観察学習・心理的安定などの面で有効といったように効果の特徴が異なる．どちらの治療形態とも失語症の改善に有効である．患者の持つ予後関連要因を検討し，2方法をどのように使い分けるかを考える必要がある．

言語治療者の人格：STは専門職として患者の問題を洞察し，それに適切に対処する能力を持つと同時に，全人間的に患者を受け入れ支持していく態度が求められる．

2）治療効果の測定

言語治療効果の測定とは，単に患者から得られた反応をどう整理するかという問題ではない．反応をどのように測定するかは，失語症の治療－回復過程についての考え方，個々の患者の治療計画などと深く関わった問題である．

(1) 言語治療の促通効果が期待される場合の測定

失語症治療における刺激―促通法の考え方では，治療で使用する刺激材料によって1種以上の言語様式の促通・改善すなわち効果の般化が期待される．こうした治療法での効果の測定は通常，治療開始前に実施した標準化された総合的失語症検査を再度実施し，言語機能の改善が，どの範囲の様式にどの程度みられるかを初回検査結果と比較検討することによって行われる．

この方法は，自然治癒が予測される患者の場合には，有効であり必要である．しかしこうして得られた結果は，どこまでが自然治癒で，どの部分が治療効果かはほとんど分離しがたいと言わざるを得ない．

以上の総合的失語症検査を一定期間をおいて2回以上実施し，言語機能の改善の特徴を把握しようとする方法は，日常臨床では自然治癒期を過ぎても，他施設への患者の紹介やリハビリテーションチームメンバーへの報告書などで一般的に用いられている．

　こうした効果の測定法をとる場合の言語治療は，次項で述べる単一事例治療研究のように厳密な手続きは取らないのがふつうである．もちろん個々の患者に質・量ともに適切と判断した刺激材料を使用するのは当然だが，セッションの進め方は柔軟であり，例えば，1つの刺激材料を用いて，できるだけさまざまな多くの反応を引き出そうと試みる拡散的な手法がしばしば使用される．

(2) 単一事例治療研究

　失語症の治療効果を明示する方法として，今日盛んに使用されているのが単一事例研究（single-subject designs）である．失語症者のある症状に対して，言語処理仮説から導き出された治療仮説を証明する方法として，単一事例研究法が使用される．そして，予測した通りの治療効果が得られたら仮説は証明されたことになる．

　失語症臨床における個人治療は，まさに単一事例治療研究の形態をなしている．しかし，日常の臨床活動において，すべての患者の臨床過程がこの研究法に向くわけではないことはすでに触れたが，こうした手続きのもとでの治療活動や研究をも否定するものではない．以下に代表的な単一事例研究法を紹介する．

①代表的な単一事例研究法

　ABA除去法（ABA withdrawal design，**図9**左上）：ベースライン期とは治療条件を加えないで課題の評価のみを行う期間で，模式図にみられるように，成績が改善せずにフラットのまま推移している．ベースライン期すなわち特定の治療を行わない期間に，成績が自然治癒的に改善していかないのを確認した上で，治療条件を加え，治療期に入ると成績が改善しはじめ，学習規準に達する．そこで治療を中止し，評価のみを行う除去期に入ると成績が低下しはじめるといったパターンを示している．Rosenbekら（1989a）の50枚の絵カード呼称を実施した例では，PICAの15段階評価法でベースライン期の3回の成績平均は10.5点，続いて実施した12回の治療期には，治療条件として呼称を誤った場合，段階的に3種のキューを与える方法がとられた．学習規準は3回続いたセッションでPICA評価法の平均13点をとることである．この方法によって治療期の最後には，平均14点強となり，3回連続学習規準を達成した．除去期には3回の成績のうち2回はやや低下するがそれでも13点程度の高い成績が維持されており，治療を繰り返すことによって治療を終了しても模式図のようには成績が低下しなかった．従って，除去期は一般に「維持期」といわれている．

　上述のABA法はもっとも単純で，臨床で手軽に利用できる方法である．しかし問題点として挙げられるのは，治療期に改善し，除去期にもその成績がほとんど保たれていたとしても，この方法では，治療条件以外の要因で改善したかもしれない可能性を否定するための比較データがないことである．従って改善が得られた場合には，治療課題以外での言語の変化・改善も慎重に観察していかなければならない．

多層ベースライン法（multiple baseline design，**図9**右上）：ABA法は目標行動が1つであったのに対して多層ベースライン法はいくつかの目標行動の成績を調べることができる．例えば図中，左側のセットA・B・Cは難易度を等しくした呼称用の20枚の絵カード3セットと仮定する．図中のセットA・B・Cにわたって書き込まれた白丸はそのセッション回数までがベースライン期であることを示している．模式図では，セットAではベースライン期が3セッションで治療期に入り，13回の治療セッションが行われているのに対して，セットB，Cはまだ非治療期で，評価のみのベースライン期のセッションが続いている．この間これら2セットには改善がみられない．また，セットBの治療が開始されてもベースライン期にあるセットCは成

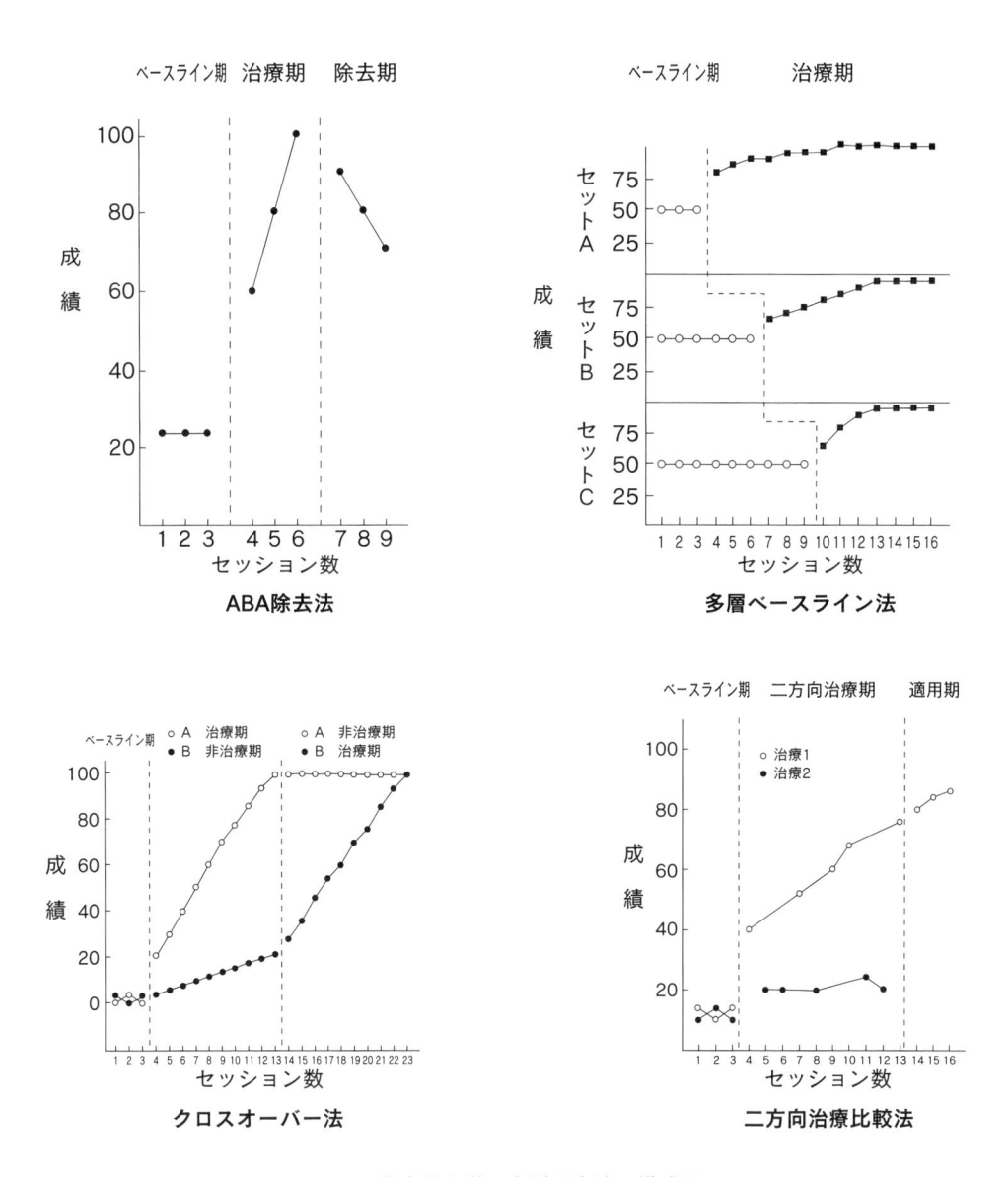

図9　代表的な単一事例研究法の模式図
（Rosenbekら1989aより改変）

績がフラットなままである．各セットの治療は1つのセットが学習規準に達すると次々と開始されるという手続きがとられる．このように，治療条件が加えられるまではどのセットも成績が改善せず，逆に治療条件が加えられると成績が改善していくことから，得られた結果は自然治癒や般化による改善ではなく，特定の治療条件による効果ということができる．治療終了後，模式図には描かれていないが，ABA法の除去期と同様に治療条件を加えない評価のみを繰り返す維持期のセッションが3回～数回程度実施されるのが一般的である．

クロスオーバー法（crossover design，図9左下）：多層ベースライン法に類似しており，刺激の2セットのうち，図中のセットAは治療され，それが学習規準に達するまで，セットBはベースライン条件のままで評価のみが実施される．セットAが規準に達したら，このセットは維持期に置かれ，セットBの治療が開始され学習規準に達するまで続行される．模式図ではセットA，Bともに治療条件が加えられると成績が改善していき，セットAは非治療期（維持期）にも成績が低下していない様相が示されている．

二方向治療比較法（alternating treatments design：ATD法，図9右下）：ATD法は2つの治療法のどちらが効果があるかを決定する際に利用できる．例えば，呼称治療のキューとして，患者は絵を見ながらSTが語を言うのを聞き復唱する方法（治療1）と，患者は絵と文字を見ながら音読する方法（治療2）のどちらが効果的かを決定する際に利用できる．ベースライン期は同一のセッション内で2方法に使用する材料セットの成績（例えば呼称）が評価されるが，治療期には2方法は別々のセッションで実施される．その結果，効果がある方法を適用期として治療に採用する．

②単一事例治療研究の有効性

　言語治療の開始前と終了後に標準化された総合的な失語症検査を実施し，言語治療の効果や般化の程度をみる測定法を使用する場合，治療に使用した刺激課題そのものに対する成績の変化は全くでてこないことになる．これは刺激の選択に当たり，刺激―促通法の考え方に従って，般化の出現を期待しているので，失語症検査に含まれる語や文は，意図的に避け治療材料を構成するからである．しかし，この方法による臨床で予測したほどの般化が得られなかった場合，STは自分の言語治療が当該患者の言語機能の改善に本当に役立っているのかと不安になるものである．そんなとき，単一事例治療研究法は刺激課題そのものの治療効果を明示してくれる．しかし，これらを採用する場合には，以下のような問題点も充分に意識しておく必要がある．

単一事例研究の結果を一般化できるか：通常のグループを対象とした研究の場合，グループの構成メンバーは非等質であり，従って結果について言う場合には，平均値や標準偏差を用いなければならない．単一事例研究の場合には，対象がたった1人だから非等質の問題からは解放される．ここでは1人の治療過程をベースライン期，治療期，維持期に分割することによってデータを収集する方法を用いるからである．問題はこうして1人から得られた傾向を失語症母集団に一般化して言えるかどうかについて，常に疑問が投げかけられている．純粋にそれが言えるのは，当該の患者と同じ条件をもった症例に対してのみ可能だけであるが，現実にはそのような症例は存在しない．

得られた効果が本当に有意といえるか：この問題もよく取りあげられる．グループ研究の結果は，すべて統計的に処理された後，特定の有意水準のもとで有意差が言われるのが一般的である．単一事例研究の場合には，図9の模式図では一見，明らかな治療効果がみられるが，現実の臨床では，通常，このようにクリア・カットには行かないと思わなければならない．

基本的には般化を排除しているか：例えば多層ベースライン法やクロスオーバー法の場合，治療期にあるセットの治療効果が非治療期にある他の刺激セットに般化し，成績が改善していく場合がある．そこでこの方法が般化をみるために利用されることもあるが，基本的には，単一事例治療研究は，認知神経心理学的アプローチに代表されるように，治療仮説や技法の効果を証明するための手続きである．従って，般化がでてしまっては本来の治療効果を不明瞭なものにしてしまうので，排除されることになる．そのため，対象患者を例えば，発症後4年とか8年といったように超慢性期の者とする場合がある．また刺激セット間の類似性を避けて般化が起こりにくくする結果，セット間の難易度が違ってしまうこともある．

一方，臨床の場のSTはむしろ，治療効果の般化を期待しているのではないだろうか．STは，個々の患者の臨床において般化を大きく広範囲にするためにさまざまな努力をしており，治療刺激の成績だけを要素的に問題にするだけでは不十分さを感じるのである．

維持期の測定は充分といえるか：単一事例研究の維持期の測定は，研究によってさまざまだが，例えば，数年にわたって測定されたというものは見たことがない．失語症者は言語野に損傷を持つとはいえ，多くの患者がそれぞれのレベルの言語刺激に対して，ある程度の学習能力やその維持能力があって当然である．問題はその維持された言語機能がどの程度の長期間維持されるのか，また次項で述べるように，実用レベルでも維持され使用されるのかが大きな問題である．

得られた治療効果は実用的か：例えば呼称治療で得られた効果が維持されたとはいえ，呼称テストの評価で維持されているだけでは，臨床の場のSTは満足ではない．STは得られた語を実用レベルに般化するために，句や文に入れて使う練習をしたり，Q&Aによって患者にその語の自発を促すといったように，さまざまな拡散的治療を行う．失語症臨床に携わるSTは，自分の臨床を治療実験に終わらせることなく，常に，患者のコミュニケーションの実用性の視点を持つことが重要と思われる．

（竹内愛子）

文　献

Albert ML, et al : Clinical Features of Dysphasic Syndromes. In Clinical Aspects of Dysphasia. Spring-Verlag, Wien, 1981.

Atens JL : The efficacy of functional communication therapy for chronic aphasic patients. J. speech Hear Dis. 47 : 93-96, 1982.

Basso A : Therapy of Aphasia. In F Boller, J Grafman (Eds.), Handbook of Neuropychology vol 2. Elsevier, Amsterdam. 1989.

Basso A, Caporali A : Aphasia therapy of the importance of being earnest. Aphasiology 15 : 307-332, 2001.

Bellaire KJ, et al : Establishing Functional Communication Board Use for Nonverbal Aphasic Subjects. Clinical Aphasiology 19 : 219-227, 1991.

Benson DF, Ardila A : Recovery from Aphasia. In Aphasia : A Clinical Perspective. Oxford Univ.Press, New

York, 1996.

Bollinger RL, et al : A study of group communication intervention with chronically aphasic persons. Aphasiology 7 : 301-313, 1993.

Brookshire RH : An Introduction to Neurogenic Communication Disorders. 4th ed. Mosby Year Book, Pennsylvania, 1992(笹沼澄子・監訳, 勝木　準・訳：神経疾患によるコミュニケーション障害入門. 協同医書出版社, 1996).

Byng S, et al : Aphasia Tests Reconsidered. In C Code, DS Müller(Eds.), Forums in Clinical Aphasiology. Whurr, London, 1996.

Conlon CP, McNeil MR : The efficacy of treatment for two globally aphasic adults using visual action therapy. Clinical Aphasiology 19 : 185-195, 1991.

Culton GL : Spontaneous recovery from aphasia. J. Speech Hear. Research 18 : 825-832, 1969.

Davis GA, Wilcox MJ : In Corporating Parameters of Natural Conversation in Aphasia Treatment. In R Chapey(Ed.), Language Intervention Strategies in Adult Aphasia. Williams & Wilkins, 1981(横山　巌, 河内十郎・監訳：失語症言語治療の理論と実際. 創造出版, 1984).

Duffy JR : Schuell's Stimulation Approach to Rehabilitation. In R Chapey(Ed.), Language Intervention Strategies in Adult Aphasia. 3rd ed. Williams & Wilkins, Baltimore, 1994(河内十郎, 河村　満・監訳：失語症言語治療の理論と実際. 第3版. 創造出版).

Duffy RJ, Duffy JR : Three studies of deficits in pantomimic expression and pantomimic recognition in aphasia. J. Speech Hear. Research 46 : 70-84. 1981.

Edmundson A, McIntosh J : Cognitive Neuropsychology and Aphasia Therapy : Putting the Theory into Practice. In C Code, DS Müller(Eds.), Treatment of Aphasia : From Theory to Practice. Whurr. London, 1995.

Eisenson J : Group Therapy. In Adult Aphasia : Assessment and Treatment. Appleton-Century-Crofts, New york, 1973.

Eisenson J : Issues, Prognosis, and Problems in the Rehabilitation of Language Disorders in Adults. In R Chapey(Ed.), Language Intervention Strategies in Adult Aphasia. Williams & Wilkins, Baltimore, 1981 (横山　巌, 河内十郎・監訳：失語症言語治療の理論と実際, 創造出版, 1984).

Fawcus M : Group Therapy : A Learning Situation. In M Code, DS Müller(Eds.), Aphasia Therapy. 2nd ed. Whurr, London, 1989.

藤田郁代：言語治療の一般原則(濱中淑彦・監修, 波多野和夫, 藤田郁代・編：失語症臨床ハンドブック). 金剛出版, 1999.

Gainotti G : Nonverbal cognitive disturbances in aphasia. In HA Whitaker(Ed.), Contemporary Reviews of Neuropsychology. Springer, New York, 1988.

Goodglass H, Kaplan E : Disturbance of gesture and pantomime in aphasia. Brain 86 : 703-720, 1963.

Goodglass H, Kaplan E : The Assessment of Aphasia and Related Disorders. Lea & Febiger, Philadelphia, 1972, 1983, 2000(笹沼澄子, 物井寿子・訳：失語症の評価. 医学書院, 1975).

Helm-Estabrooks N : A "Cognitive" Approach to Treatment of an Aphasic Patient. In N Helm-Estabrooks, AL Holland(Eds.), Approaches to the Treatment of Aphasia. Singular, San Diego, 1998.

Helm-Estabrooks N, et al : Visual action therapy for global aphasia. J. Speech Hear. Dis. 47 : 385-389, 1982.

Helm-Estabrooks N, Albert ML : Specific Therapy Programs. In Manual of Aphasia Therapy. Pro-ed, Austin, 1991.

Herrman M, et al : Nonverbal communication as a compensative strategy for severely nonfluent aphasics? - a quantitative approach. Brain Lang. 33 : 41-54, 1988.

Herrman M, et al : The Psychosocial Aspects of Aphasia. In D Lafond, et al(Eds.), Living with Aphasia : Psychological Issues. Singular, San Diego, 1993.

Holland AL : Pragmatic aspects of intervention in aphasia. J. Neuroliguistics 6 : 197-211, 1991.

Holland AL : Cognitive Neuropsychological Theory and Treatment for Aphasia : Exloring the Strengths and Limitations. Clinical Aphasiology 22 : 275-282, 1994.

Hopper T, et al : Conversational coaching : Treatment outcomes and future directions. Aphasiology 16 : 745-761, 2002.

Howard D, Hatfield FM : Competing Approaches to Treatment : Aphasia Therapy in Modern Times. In Aphasia Therapy : Historical and Contemporary Issues. Lawrence Erlbaum, Hove, 1987a.

Howard D, Hatfield FM : On the Logic of Aphasia Therapy. In Aphasia Therapy : Historical and Contemporary Issues. Lawrence-Erlbaum, Hove, 1987b.

Howard D, Patterson K : Models for therapy. In X Seron, G Deloche(Eds.), Cognitive Approaches in Neuropsychological Rehabilitation. Lawrence Erlbaum, Hove, 1989.

Jordan L, Kaiser W : What is aphasia therapy? In Aphasia-A Social Approach. Chapman & Hall, London, 1996.

Kagan A : Supported conversation for adults with aphasia : methods and resources for training conversation partners. Aphasiology 12 : 816-825, 1998.

Kagan A, Gailey GF : Functional Is Not Enough : Training Conversation Partners for Aphasic Adults. In AL Holland, MM Forbes(Eds.), Aphasia Treatment : World Perspectives. Chapman&Hall, London, 1993.

Kay J, et al ： Psycholinguistic Assesment of Language Processing in Aphasia. PALPA : Introduction. Lawrence Erlbaum, Hove, 1992.

Kearns KP : Group Therapy for Aphasia : Theoretical and Practical Considerations. In R Chapy(Ed.), Language Intervention Strategies in Adult Aphasia. 3rd ed. Williams & Wilkins, Baltimore, 1994 (河内十郎, 河村　満・監訳：失語症言語治療の理論と実際 第3版．創造出版).

Klein HB, Moses N : Introduction to the Intervention-Planning Process with Adults. In Intervention Planning for Adults with Communication Problems. Allyn and Bacon, Boston. 1999a.

Klein HB, Moses N : The Phases of Intervention Planning. In Intervention Planning for Adults with Communication Problems. Allyn and Bacon, Boston. 1999b.

Lapointe LL : Apasia Therapy : Some Principles and Strategies for Treatment. In DF Johns(Ed.)Clinical Management of Neurogenic Communicative Disorders. 2nd ed. Little Brown, Boston, 1985.

Lapointe LL : Adaptation, Accommodation, Aristos. In LL Lapointe(Ed.), Aphasia and Related Neurogenic Language Disorders. 2nd ed. Thieme, New York, 1997

Lawson R, Fawcus M : Increasing effective communication using a total communication approach. In S Byng, et al(Eds.), The aphasia therapy file. Psychology Press, Hove, 1999.

Lesser R : Cognitive neuropsychology and practitioner-researchers in aphasia therapy. In M Paradis(Ed.), Foundations of Aphasia Rehabilitation. Pergamon, Oxford, 1993.

Lesser R : Making Psycholinguistic Assesment Accessible. In C Code, DS Müller(Eds.), Treatment of Aphasia : From Theory to Practice. Whurr, London, 1995.

Lesser R, Miloroy L : Linguistics and Aphasia : Psycholiguistic and Pragmatic Aspects of Intervention. Longman, London, 1993.

Lesser R, Perkins L : Cognitive Neuropsychology and Conversation Analysis in Aphasia : An Introductory Casebook. Whurr, London, 1999.

Létourneau PY：Psychological Effects of Aphasia. In D Lafond, et al（Eds.）, Living with Aphasia：Psychosocial Issues. Singular, San Diego, 1993.

Lott P, Goodglass H：Gestural behavior of aphasic patients. Brain Lang. 55：185-187, 1996.

Luria AR：Restoration of speech. In Restoration Function after Brain Injury. Pergamon, London, 1963.

Luria AR：The Restoration of Activity by Reorganizing Functional Systems. In Traumatic Aphasia：It's Syndromes, Psychology and Treatment. Mouton. Hague, 1970.

Lyon JG：Communicative Partners：Their Value in Reestablishing Communication with Aphasic Adults. Clinical Aphasiology 18：11-18, College-Hill, Boston, 1989.

Nickels L, Best W：Therapy for naming disorders（part Ⅱ）：specifics, surprises and suggestions. Aphasiology 10：109-136, 1996.

Newhoff M, Apel K：Impairments in Pragmatics. In LL Lapointe（Ed.）, Aphasia and Related Neurogenic Language Disorders. 2nd ed. Thieme, New York, 1997.

日本聴能言語士協会：Communication Assist Network（CAN）：日本聴能言語士協会会報 vol.27, No.2, 2002.

Penn C：Compensation and language recovery in the chronic aphasic patient. Aphasiology 1：235-245, 1987.

Rosenbek JC, et al：Aphasia Treatment：It's Efficacy. In Aphasia：A Clinical Approach. Pro-ed, Austin, 1989a.

Rosenbek JC, et al：Principles in Clinical Aphasiology. In Aphasia：A Clinical Approach. Pro-ed, Austin, 1989b.

Ross KB, Wertz RT：Relationship between language-based disability and quality of life in chronically aphasic adults. Aphasiology 16：791-800, 2002.

Sarno MT：Ethical-Moral Dilemmas in Aphasia Rehabilitation. In D Lafond, et al（Eds.）, Living with Aphasia：Psychological Issues. Singular, San Diego, 1993.

笹沼澄子：失語症鑑別診断検査（濱中淑彦・監修，波多野和夫，藤田郁代・編：失語症臨床ハンドブック）．金剛出版，1999．

笹沼澄子：成人の失語症（笹沼澄子・編：言語障害（リハビリテーション医学全書Ⅱ），第2版）．医歯薬出版，2001．

佐藤ひとみ：臨床失語症学．医学書院，2001．

Schuell H, Jenkins J, Jiménez-Pabón E：Aphasia in Adults：Diagnosis, Prognosis, and Treatment. Harper & Row, New York, 1964（笹沼澄子，永江和久・訳：成人の失語症．医学書院，1971）．

世界保健機関・編：ICF 国際生活機能分類―国際障害分類改定版―．中央法規出版，2002．

Sparks R, Holland A：Method：Melodic Intonation Therapy. J. Speech Hear Dis. 41：287-297, 1976.

Stewart CF：Intervention Planning for Adult Aphasia. In HB Klein, N Moses, Intervention Planning for Adults with Communication Problems. Allyn and Bacon, Boston, 1999.

竹内愛子：失語症の治療の実際―Broca タイプの1症例の訓練過程．MEDICO 8：3211-3215, 1977．

竹内愛子：言語障害に対するアプローチ ―失語症のリハビリテーション技法―．総合リハ 20：983-988, 1992．

竹内愛子：失語症（竹内愛子，河内十郎・編著：脳卒中後のコミュニケーション障害：成人コミュニケーション障害の理解と援助：失語症を中心に）．協同医書出版社，1995．

竹内愛子：失語患者のコミュニケーションの改善に向けての援助（竹内愛子，河内十郎・編著：脳卒中後のコミュニケーション障害：成人コミュニケーション障害の理解と援助：失語症を中心に）．協同医書出版社，1995．

竹内愛子：重度失語症の治療(濱中淑彦・監修，波多野和夫，藤田郁代・編：失語症臨床ハンドブック)．金剛出版，1999．

竹内愛子，他：重度失語症者の非言語的象徴障害．音声言語医学 32：216-226，1991．

竹内愛子，他：重度失語症検査：重度失語症者へのアプローチの手がかり．協同医書出版社，1997．

浮田弘美：実用言語の治療(濱中淑彦・監修，波多野和夫，藤田郁代・編：失語症臨床ハンドブック)．金剛出版，1999．

Vignolo LA : Non verbal conceptual impairment in aphasia. In F Boller, J Grafman(Eds.), Handbook of Neuropsychology. Elsevier Science, Baltimore, 1989.

Weigl E : A neuropsychological contribution to the study of semantics. In M Bierwish, EE Heidolph(Eds.), Progress in Liguistics. Mouton, Hague, 1970.

Weigl E : Neuropsychology and Neuroliguistics : Selected papers. Mouton, Hague, 1981.

Weniger D, Sarno MT : The future of aphasia therapy : more than just new wine in old bottles? Aphasiology 4 : 301-306, 1990.

Wepman JM : Recovery from Aphasia. Ronald Press, New York, 1951.

Wepman JM : A conceptual model for the processes involved in recovery from aphasia. J. Speech Hear. Dis 8 : 4-13, 1953.

Whitworth AB : Aphasia Theory and Practice in the UK : A Cognitive Neuropsychological Approach. 上智大学言語障害研究センター紀要，第2号，1997．

山本正志：Communication Assist Network(CAN)．日本聴能言語士協会会報，vol.26, No.3, 2002．

吉畑博代，他：失語症(伊藤元信，笹沼澄子・編：新編 言語治療マニュアル)．医歯薬出版，2002．

語産生改善のための働きかけ 2

概説：単語産生の障害とその訓練

　単語産生には，さまざまな点で性質の異なるいくつかの障害がある．本章では，産生の障害の原因と，その原因にアプローチする訓練について概説する．そして臨床において障害の性質の違いを鑑別し，仮説に基づいた訓練プログラムを「根拠のある言語訓練」（立石と木村 2001）として実施できるようになることを目標とする．

1．喚語障害による産生の障害

　単語産生の障害には喚語障害と発語失行がある．「喚語障害（word finding difficulty）」は，心の中でことばを想起して回収するレベルの障害の総称で，喚語困難，錯語，その他の3つに分類される．発語失行は喚語障害と見誤りやすいが，発話運動の障害であって喚語障害とは性質が異なるので，別途次項で述べる（**表 1**）．

1）喚語困難（word finding difficulty, anomia）

　喚語困難があると，絵を見てその名前を言う「呼称」の課題で，考えこんで答えられなかったり（無反応），答えるまでに時間がかかったり（遅延反応），別の言い方で答えたりする（迂回）．喚語困難は失語症の中核的な症状であり，軽度まで改善した人にも最後まで残る障害といわれており，呼称と語列挙で表れやすい．「呼称（naming）」は視覚的に入力された物品の名前（名詞）や動詞などを発話することで，刺激材料として実物や絵カード，写真などを使用する．また，「語列挙（word fluency）」は「語想起」とも言われ，視覚的入力なしに次々にことばを想起することで，「動物の名前を1分間にできるだけたくさん思い出してください」などのような課題が使われる．一般に，失語症患者は呼称よりも語想起が低下していると言われている．

2）錯語（paraphasia）

　ある名前を言おうとして，異なる名前が出てくることを錯語と言う．たとえば「ねこ」の絵を

表1　単語の産生障害の症状と出現機序

症状			出現機序
喚語障害	喚語困難	無反応（ことばが出てこない）	・視力障害 ・視覚的認知障害 ・全プロセス中の処理がどこかで停止
		遅延反応（ことばの出るのが遅れる）	・処理速度が遅い ・処理の滞り
		迂回（迂言）	・目標語は検索できているが，そのラベルの回収あるいは音の読み取りができない
	錯語	語性錯語（意味性錯語）	・見誤りや認知の誤り ・意味システム内での検索の誤り ・意味システム内での回収の誤り
		音韻性錯語（字性錯語）	・意味システム内での回収後の音の読み取りの誤り ・読み取り後の音の配列の誤り
		新造語	・どのプロセスの障害かは明らかではないが，音韻の体系そのものが崩壊し，自分が引き出した音や発話が正しいかどうかを判断するフィードバックシステムが作働していないとも考えられる
	その他（保続，再帰性発話，残語）		・重篤な発話障害
発語失行	発話開始困難，構音運動の拙劣さ，構音の歪み，リズムとイントネーションの逸脱など		発声・構音の企画・実行系の障害 ・発話運動の駆動プログラムの誤り ・発話運動システムへの指示の誤り・遅延

（Linebaugh 1990 を改変）

見て「犬」と答えた場合のように，目標語と意味的に関連のある実在のことばが出てくる場合を「語性錯語」あるいは「意味性錯語」と呼ぶ．また，「ねこ」と言おうとして音だけを誤る場合は「音韻性錯語」「字性錯語」と呼ばれる．音韻性錯語には，「ねと」のように音が置換されたり，「ねこま」のように音が付加されるものなどがある．そして，「ねこ」と言おうとして「ぽんぽ」などという場合のように，もはや元の意味がわからない程度にまで音が入れ替わってしまった反応を「新造語（語新作）（neologism）」と呼ぶ．

3）その他の症状

単語産生障害にはその他に，保続，再帰性発話，残語などがあるが本章では言及しない（竹内と河内 1995，紺野 2003 を参照）．

2. 発語失行による産生の障害

「ねこ」と呼称しようとして，「ねこ」という音まで回収できていても，なかなか発話が開始できなかったり，構音が歪んでいたり，リズムやイントネーションが異常であったりする障害を「発語失行（apraxia of speech）」と呼ぶ．発語失行は非流暢タイプの失語に合併することの多い

運動障害性の発話障害であり，発話運動の駆動プログラムの誤りや，発話運動システムへの指示の誤りあるいは遅延から生じるとされる（吉野 1999，石坂 2002）．失語症に合併することが多いとはいえ，本来失語症とは独立した症状であることは，純粋発語失行が存在すること，およびその患者が筆談が可能であることで実証されている．さらに，発声発語筋の運動レベルでは麻痺などの障害は認められない．しかし，障害が発話に不可欠である発声・構音運動を企画・実行するレベルにあるため，発話された結果は喚語困難や音韻性錯語と非常によく似ている．たとえばねこの絵を見て「・・・ぬえこ」と発話した場合，その発話開始の遅れが喚語困難の遅延反応なのか発語失行による発話開始の遅れなのか，あるいはまた「ぬえこ」と聴取された音が音韻性錯語なのか発語失行による歪みなのかを鑑別する力が必要となる．

3．認知神経心理学的な単語産生のプロセス

言語を情報処理の流れとみなして言語処理モデルを構築する方法論を，認知神経心理学と呼ぶ（藤田 2000）．認知神経心理学の言語情報処理のモデル（p.11〜）に基づいて考えると，絵を見て発話するまでの1つひとつのプロセスを細かく分解することができ，喚語困難や錯語がさまざまなプロセスから単独あるいは重複して生じうることが明らかになる（**図1**）．近年，このように障害の生じる部分を同定して，障害の機序に対して仮説を立てつつ訓練を行うという「根拠（エビデンス）のある言語訓練」の必要性が認識されつつあるが，認知神経心理学はその基盤理論として広く知られるようになった．

さて，**図1**の絵を見て呼称するプロセスにおいて，それぞれのプロセスの障害は，その右側に書いてある障害を引き起こす．障害の性質は，意味システムをはさんで意味システムより前，意味システム内，意味システムより後という3種の異なるレベルに分けられる．

1）意味システムより前のレベル（①〜②）の障害

まず，意味システムより前のレベルである①〜②の部分の障害は，語性錯語や喚語困難として現れる．視覚的な見誤りや認知の誤りの結果として，別の単語を発話してしまったり，視覚的情報が意味システムに送られずに喚語困難を引き起こすからである．このレベルの障害が疑われる場合は，意味システム以前の視覚的入力と認知の部分を評価し，視力や眼科的疾患（白内障など），半側空間無視，視野障害等がないことを確認する必要がある．

①絵を正確に見る：高齢の患者や視空間認知障害のある患者においては，見誤りなど「見る（知覚する）」ことの障害が錯語となって表れたりして，思わぬ誤りを生むことがある．

②絵を正しく認知する：見えた（知覚した）情報は，既に自分が持っているイメージのうちの1つと正しく一致させて「認知」しなければならない．たとえば猫の絵を見たときに，見たイメージをトラやライオンなどのイメージに結びつけたのでは，次の意味システムに送ったときに目標語の名前を正しく回収することができなくなってしまう．

```
                                                          主 要 症 状
    ┌─────────────────┐                          ┐
    │ ①絵を正確に見る  │                          │
    └─────────────────┘                          │  語性錯語
              ↓                                   ├  喚語困難（無反応，遅延反応）
    ┌─────────────────┐                          │
    │ ②絵を正しく認知する │                       │
    └─────────────────┘                          ┘
              ↓
    ┌──────────────────────────────┐             ┐
    │ 意味システム                  │             │  喚語困難（無反応，遅延反応）
    │ ③イメージに相当する名前を検索する │         ├  語性錯語
    │ ④検索した名前を回収する        │             │  音韻性錯語
    │ ⑤回収した名前に対応する音を読み取る │       ┘
    └──────────────────────────────┘
              ↓
    ┌─────────────────────────┐                  ┐
    │ ⑥読み取った音を正しく配列する │                ├  音韻性錯語
    └─────────────────────────┘                  ┘
              ↓
    ┌──────────────────────────────┐             ┐
    │ ⑦配列した音の発声・構音プログラムを発声・構音 │  │
    │   器官に指示する               │             │
    └──────────────────────────────┘             ├  発語失行
              ↓                                   │
    ┌─────────────────────────┐                  │
    │ ⑧発声・構音器官を正しく駆動する │              ┘
    └─────────────────────────┘
              ↓
    ⑨名前を言う（我々が聴取できるのはこの部分のみ）
```

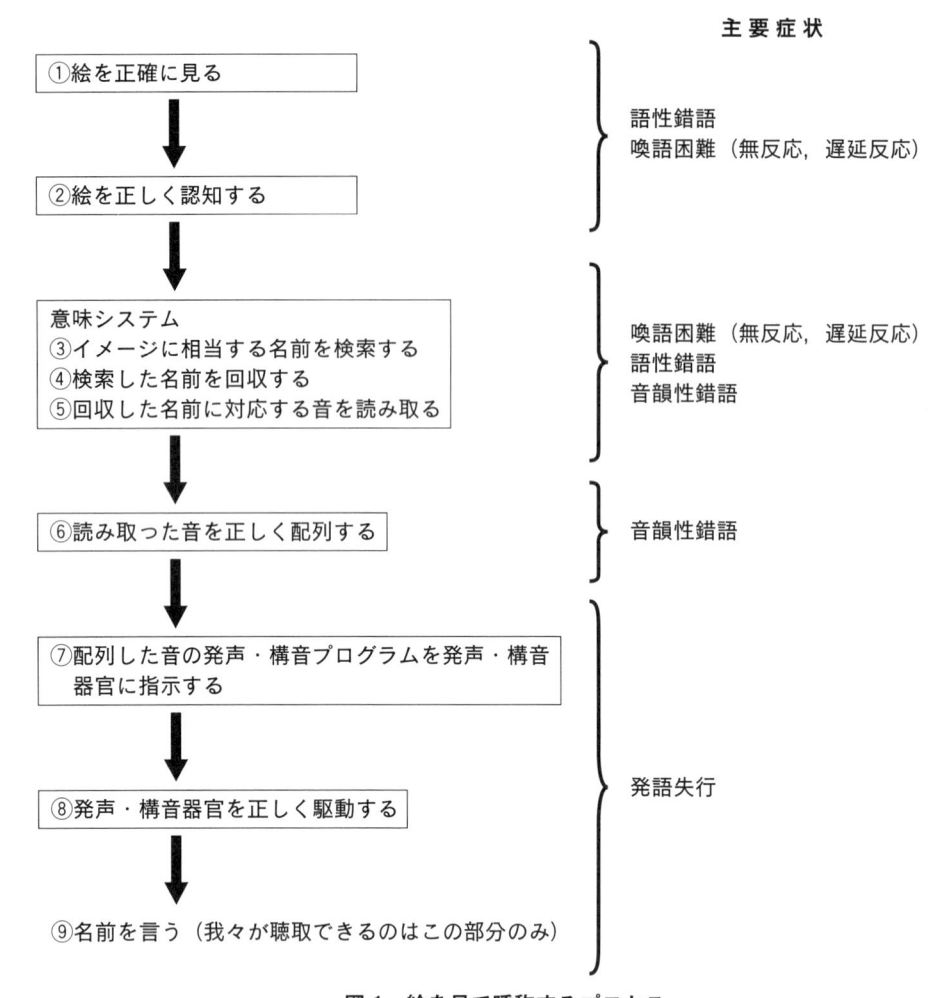

図1　絵を見て呼称するプロセス

2) 意味システム内部（③〜⑤）の障害

　意味システムの内部では，③〜⑤の部分の障害が想定される．喚語困難（無反応，遅延反応，迂回など）は，③〜⑤のどのプロセスからも起こりうる．

③イメージに相当する名前（ラベル）を検索する：認知されたイメージが意味システムに到達したら，そのイメージに合う名前（ラベル）を検索して同定する．名前は通常はカテゴリー別に貯蔵されていて上位概念と下位概念の層構造をなし，関連する語彙どうしで意味ネットワークを組んでいる．1つの単語を検索する場合，意味的に近い語彙は同時に活性化されると考えられ，誤って別の単語を同定する誤りも起こりうる．また，語頭音を与えられて検索する場合には，辞書のように見出し語を順に検索することも可能である．これらの検索の誤りは語性錯語を引き起こす．

④検索した名前を回収する：検索して1つの名前が同定されたら，それだけに焦点を絞って回収する．回収の誤りは迂回（迂言）や遅延反応，語性錯語となって現れる．

⑤回収した名前に対応する音を読み取る：回収したラベルが，どのような音でできているかを読み取る．この読み取りの誤りは音韻性錯語を引き起こす．また，このプロセスは同時に，次の⑥のプロセスへの出力も担うとされる．

3）意味システムより後のレベル（⑥～⑧）の障害

意味システムで音まで読み取った後に続くこのレベルは，音韻を構音する順に系列的に並べ，その一音一音の構音の情報を発声・構音器官に伝え，発話を運動として実現する一連のプロセスである．このレベルの障害は，発話の結果を聴取する我々にとっては，主として音韻性錯語と解釈できる結果となる．しかし，発話の企画・実行系の問題である⑦，⑧の障害は発語失行に相当すると考えられるので，鑑別が必要である．

⑥読み取った音を正しく配列する：音を，構音する順番に正しく一列に配列する．この部分の障害は音の系列化の誤りであり，音の置換や逆転，付加などとなって表れる．また，たとえば「かた」より「かたつむり」のような音節数の長い単語ほど困難である．

⑦配列した音の発声・構音プログラムを発声・構音器官に指示する：発声・構音器官に対して，目標とする単語の構音に関連する協調運動の指示を出す．

⑧発声・構音器官を正しく駆動する：協調運動の指示に従い，発声・発語筋を正しく運動に導く．

⑨名前を言う：実際に発話する．我々が聴取できるのは最後のこの部分のみである．

我々が実際に目の当たりにできるのは最後の⑨の単語産生の部分のみである．従って，⑨の結果にもし障害が認められるのであれば，①～⑧のどのプロセスに問題が生じているのかを評価しなければならない．

4）認知神経心理学的アプローチと訓練

従来喚語困難に対しては，ヒントに段階的な難易度をつけて徐々に手がかりとなるヒントを減らしていくような呼称訓練や，遮断除去（deblocking）法を使用した促通訓練などが行われていた．これらの訓練法は，何らかの刺激を入力して反応を引き出した上での学習，あるいは回路を強化する方法である．これに対して，認知神経心理学的にプロセス分析を行って障害のある部分を特定し，その部分に働きかけようとするアプローチを「認知神経心理学的アプローチ」と呼ぶ．このアプローチでは，詳細な評価を行って障害のある部分を同定することがもっとも重要である．なお，訓練方法は従来の刺激法などを使用する．また，このアプローチは障害を受けた部分が改善することを前提としているので，改善の見込みが少ない最重度の患者への適応は困難である場合もあることを考慮に入れる必要がある．

4. 単語産生の評価と訓練

1）評価

　一般的な総合失語症検査だけでは，単語産生障害の原因となるプロセスを突き止めることは困難なことが多い．従って臨床家たちは自ら工夫して，狙う部分が浮き彫りになる検査を作成している．たとえばLinebaugh（1990）は，自作の11種類の課題の結果からどの部分に障害があるかを判断した（**表2**）．また，RaymerとGonzalez（2000）はフロリダ大学式意味検査を作成し（**表2**），一般的な失語症検査では結果が類似していた2人の患者について，この検査で障害の性質の差異が明らかになったことを報告した（なお，**表2**では，認知神経心理学的な言語の評価であるPALPA（Psycholinguistic assessments of language processing in aphasia, Kayら1992）の項目との比較も一覧にした）．基本的には，最低限絵カードの呼称，単語の復唱，文字カードと絵のマッチングを行えば，その結果から，意味システムに問題がある場合と音韻の系列化や実現に問題がある場合とに大きく分けることは可能である（WilshireとCoslett 2000）．

表2　喚語困難の評価項目
　　Linebaugh（1990）とフロリダ大学式意味検査（Raymerら2000）
　　の下位項目とPALPAの比較

Linebaugh（1990）	フロリダ大学式意味検査（Raymerら2000）	PALPAにあるものには○
物品（実物）呼称		
絵の呼称	絵の呼称	○
反応呼称	反応呼称	
絵の書称	絵の書称	○
	単語の音読	○
	単語の書き取り	○
	クロスモダルマッチング	
	聴覚的理解（単語を聞いて絵のポインティング）	○
文字単語と絵のマッチング	視覚的理解（文字単語を見て絵をポインティング）	○
	連合的なマッチング	
	関連性のある聞いた単語同士のマッチング	
	関連性のある絵カード同士のマッチング	
	カテゴリー分類	
	絵を意味的にカテゴリー分類	
	文字単語を意味的にカテゴリー分類	
語想起		○
絵の叙述		
物語の再話		
物語の穴埋め		
指示的なコミュニケーション（検査者が話題を提供する）		
普通の会話		

2) 訓練

　単語産生の訓練には，障害されたプロセスを促通する，使われていなかった言語野を活性化する，代償的な方略を獲得するという3つの方法があるが，認知神経心理学的モデルに基づいた訓練は促通が主体となる．促通する場合は，患者に与える刺激をできるだけ少なくしていきながら正しい反応が引き出されることを目標とする．以下に，意味システム内部の障害に対する訓練をプロセス別に述べる．

　意味システム自体に対する訓練（図1中の③④⑤すべてに対する訓練）：重度の失語症で意味構造自体までもが障害されている場合は，意味システム内に貯蔵されている意味表象にアクセスすることを繰り返せば，それだけで意味システムが修復されていくとされる（Linebaugh 1990）．課題としては聴覚的理解（単語を聞いて絵カードをポインティング），読解（文字カードを見て絵カードをポインティング），絵カード・文字カードを意味で分類・マッチングする，複数の単語の共通点を探す，単語の意味的判断などを行う．語彙項目を検索したり回収したりする訓練は，ある程度意味構造が改善してから行えばよい．

　③と④で生じる語性錯語に対する訓練：語性錯語は正しい単語が検索できなかった，あるいは正しい単語までは焦点を絞れたが，最後にそれを回収する際に失敗したことを示すと考えられる．そこで，単語を検索・回収する際により狭い範囲で正確にできるような「語彙焦点化セラピー（lexical focus therapy）」を行う（Linebaugh 1990）．この訓練はある目標語について意味のカテゴリーを3段階に分け，第1カテゴリーは広い上位概念，第2カテゴリーは上位概念であるが第1カテゴリーより狭い範囲，第3カテゴリーは第2カテゴリーの下位概念とし，カテゴリーごとに複数の単語を想起していくというものである．それぞれのカテゴリーの例としては「第1：果物と野菜，第2：果物，第3：柑橘類」，「第1：果物と野菜，第2：野菜，第3：緑色の野菜」，「第1：スポーツ，第2：ボールを使うスポーツ，第3：ボールとラケットを使うスポーツ」などが挙げられる．訓練では，そのカテゴリーに属する名詞を決められた時間内にできるだけたくさん言うことが求められ，基準はそれぞれ60秒間に，第1カテゴリーは10個，第2カテゴリーは7個，第3カテゴリーは4個以上と定められている．ただし，ある1つの上位概念に包含されるカテゴリーを続けて練習してはいけないとされている．さらに，患者があるカテゴリーで語彙を回収することが困難になったときに，「検索方略」を使うことを練習させる．この方略はある特定の語彙項目を引き出す方略ではなく，正しい語彙項目を探す助けになる方略であり，患者自身に身につけてもらうことを狙いとする．たとえば「果物」の課題であれば，患者はスーパーの果物コーナーを思い出すように言われる．このように練習を続けていると，患者はたいてい自分なりの検索方略を身につけていくことが可能になる．訓練では，その個人的な方略ができるだけ効果的に働くように，しっかりした形に練りあげていかなければならない．

　一方，RaymerとGonzalez（2000）は，「目標語の特徴を明確にして比較する」という別の訓練を提唱した．たとえば「りんご」の絵を見ても「トマト」と答えてしまう場合は，その2つの単語について，誤った答えである「トマト」の絵を見せながらりんごと異なる特徴を思いつくだけ挙げていく．この場合は「野菜である」，「木ではない」，「果物ではない」，「切ったときの形

表3 語彙の回収を促通するキューの体系の例（名詞「ご飯」の絵カードの呼称）

課題内容	刺激	具体的な教示例1（口頭のキュー）	キューの強弱の体系
復唱	絵	「ご飯」とおっしゃってください	強
文の穴埋め	絵＋語頭音	いつも朝はお味噌汁とご○○です	↓
文の穴埋め	絵	いつも朝はお味噌汁と○○○です	
叙述	絵	どんなものか，思いつくことをなんでもおっしゃってください	
叙述	絵＋ジェスチャー	こういう風にするのは（お茶碗とお箸を持って食べる真似を見せる）なんですか	
叙述	絵	これをどうするのかおっしゃってください（「食べる」など動詞部分を言ってもらう）	
呼称	絵	これは何ですか	弱

課題内容	刺激	具体的な教示例2（口頭のキューに文字キューを併用する）	キューの強弱の体系
復唱	絵	「ご飯」とおっしゃってください	強
文の穴埋め	絵＋目標語の文字＋語頭音	いつも朝はお味噌汁とご○○です（文字で「ご飯」を提示）	↓
文の穴埋め	絵＋目標語の文字	いつも朝はお味噌汁と○○○です（文字で「ご飯」を提示）	
文の穴埋め	絵＋目標語の文字＋おとりの文字単語(2個)	いつも朝はお味噌汁と○○○です（文字で「ご飯」「ケーキ」「うどん」を提示）	
文の穴埋め	絵	いつも朝はお味噌汁と○○○です	
叙述	絵＋ジェスチャー	こういう風にするのは（お茶碗とお箸を持って食べる真似を見せる）なんですか	弱

（Linebaugh 1990を改変）

が違う」，「切ったら種がたくさん出てくる」，「味が違う」など，何でもよい．彼らはさらに，特徴を他の単語と比較しながら表を作る方法も提案した．表には，分類名・形・属性・機能などの特徴について，気づいたこと全てをなんでもよいから記入していく．たとえばりんごなら前述のトマトと比較しながら「果物，食べ物，赤い，種は真ん中に入っている，甘酸っぱい味がする，木になる，秋にとれる，アップルパイにする」などが特徴となる．このように単語どうしの意味を明確に差別化することは，意味を活性化させて語性錯語を減らすことにつながると考えられる．

表4　発語失行と音韻性錯語の鑑別

	発語失行	音韻性錯語
プロソディーの障害	ゆっくり話す 音と音の間が引き伸ばされる	普通のスピードで話す 音の長さなどは通常どおり
音韻の性質	歪み	通常歪みは認められない
運動面	意図的な運動は困難なことがある 無意識な動きは可能	運動に問題は認められない
その他	誤りの出現する構音点が同一	誤りは浮動的
訓練効果	運動へのアプローチは効果あり	運動へのアプローチは効果なし

(McNeilら 2000)

　④と⑤で生じる喚語困難に対する訓練：喚語困難は主として語彙の回収の障害（**図1**中の④と⑤の双方が含まれている）であると仮定したLinebaugh（1990）は，促通法の1つとして，キュー（手がかり）を与えて答えを引き出しながら徐々にキューを減らしていく「キューの体系」アプローチを提唱した．キューの体系とは，その効果の強さの順に体系的に順序だてて構成されたキューを意味しており，訓練では患者が正確な反応ができるようになるまで繰り返し提示される．**表3**は語彙の回収を促通する課題と，そのときに使用されるキューの代表例を示したものである．上半分の表は口頭のみでキューを与える方法であり，聴覚的理解が良好な場合に使用する．下半分の表は，口頭でのキューと同時に視覚的な文字のキューも与える方法で，より重度の患者に適している．彼は課題とキューの組み合わせの効果について，一般的には，叙述的描写→文の穴埋め→語頭音→復唱の順で容易になると述べた．訓練では，1枚の絵カードについて，連続してキューのレベルを上げていき，最終的に喚語できることを目指す．あるキューで正しい反応が出せたら次の弱いキューに変えていくが，もし新しいキューでうまくいかなかったら，もう一度元のキューに戻して練習する．患者によってどのキューが有効かは異なるので，適切なレベルのキューを提示することが大切であるとされる．

　⑥で生じる音韻の系列化の障害に対する訓練：前述のWilshireとCoslett（2000）に従って評価を行い，復唱においても呼称と同じような音韻性錯語が出現した場合は，第一に音韻の系列化の障害が疑われる．音韻性錯語と発語失行とは鑑別が困難な場合があるが，McNeilら（2000）は，その違いを**表4**のようにまとめている．さらに損傷部位が前方なら非流暢タイプの失語症か発語失行である可能性が強く，後方ならウェルニッケタイプの失語症である可能性が強いので，損傷部位の確認も必要である．

　音の系列化の障害に対するアプローチは，古典的な失語症のタイプ分類で言えば伝導失語の音韻性錯語に対する訓練での報告にみられる．認知神経心理学的観点からの報告としては，奥平（1999）が音韻系列の生成を活性化するには書記素（文字）のヒントが有効であると述べているが，これは視覚的手がかりによって音韻系列を補助強化する方法と考えられる．

5. 発語失行の評価と訓練

　発語失行の訓練については，ここでは紺野（2001）に従って原則を述べるのみとする．まず，重症度によって訓練レベルが異なるので評価を正確に行う．また，音韻の評価のみではなく，運動の状態も目で見て確かめることが必要である．構音運動の異常としては，構音器官の不必要な挙上や構音器官間の運動開始のタイミングのずれなどが報告されており，発語失行の分析には運動の評価が不可欠であることが強調されている．そして，訓練では通常の斉唱，歌や構音訓練に加えて，触覚－運動感覚情報の強調や鏡などでの視覚的フィードバックが必要であるとされている．

6. まとめ

　単語産生の障害には，認知神経心理学的な産生の評価とプロセスの分析とが有効であり，日本でも評価法が開発されつつある（藤田ら 2000）．本章では，障害は意味システム以前のレベル，意味システム内のレベル，意味システム以降のレベルと大きく3種類に大別されるが，どのプロセスに働きかけているのかが説明できる訓練を行うようにしなければならないと述べた．最後に，音韻性錯語と鑑別すべき症候群として発語失行をあげたが，発語失行は発話の運動の障害であり，失語症の各症状に対する訓練とは別の運動面の評価と訓練が必要であると述べた．

　　　　　　　　　　　　　　　　　　　　　　　　　　　　　　　　（石坂　郁代）

文　献

藤田郁代：失語症の言語治療：最近の治療理論の発展．第24回日本聴能言語学会学術講演会ブラッシュアップセミナー論文集：45-51，2000．
藤田郁代，他：失語症語彙検査－単語の情報処理の評価．エスコアール，2000．
石坂郁代：発語失行の治療（日本聴能言語士協会・編：失語症）．学苑社，pp.75-81，2002．
Kay J, et al : Psycholinguistic assessments of language processing in aphasia. Laurence Erlbaum, 1992.
紺野加奈江：失語症言語治療の基礎．診断と治療社，2001．
紺野加奈江：失語症の陽性症状（鹿島晴雄・監修：よくわかる失語症と高次脳機能障害）．永井書店，pp.57-62，2003．
Linebaugh C : Lexical retrieval problems : Anomia. In Lapointe(Ed.), Aphasia and related neurogenic language disorders. Tieme, New York, pp.96-112, 1990.
McNeil M, et al : Apraxia of speech : A treatable disorder of motor planning and programming. In Nadeau, et al(Eds.), Aphasia and Language. The Guilford Press, New York, pp.221-266, 2000.
奥平奈保子：語彙障害の治療（濱中淑彦・監修：失語症臨床ハンドブック）．金剛出版，pp.589-598，1999．
Raymer A, Gonzalez Rothi L : The semantic system. In Nadeau, et al(Eds.), Aphasia and Language. The Guilford Press, New York, pp.108-132, 2000.
竹内愛子，河内十郎・編著：脳卒中後のコミュニケーション障害．協同医書出版社，1995．
立石雅子，木村彰男：失語症（リハビリテーション医学におけるEBM－治療効果の検討）．総合リハビリテーション 29：903-908，2001．

Wilshire C, Coslett B : Disorders of word retrieval in aphasia. In Nadeau, et al(Eds.), Aphasia and Language. The Guilford Press, New York, pp.82-107, 2000.

吉野眞理子：発語失行の治療（濱中淑彦・監修：失語症臨床ハンドブック）．金剛出版，pp.617-625, 1999.

症例 2-1

伝導失語例に対する音韻処理過程の賦活訓練

症　例：MN，女性．62歳．右利き．高校卒．主婦．
原因疾患・発症後経過月数：脳梗塞．2カ月経過．
損傷部位：左上側頭回，縁上回，島．
神経学的所見：意識障害と右片麻痺にて発症したが，麻痺は間もなく消失．失語症を残す．
全体的言語症状：（SLTA，図1）**聴く**…良好．短文の誤りは再刺激にて訂正可能であった．**読む**…良好．書字命令の誤りは不完全反応であった．**話す**…発話は流暢で喚語力も高いが，一部に音韻性錯語が出現し，自己修正を行った．**復唱**…単語は良好．文は3文節以上で音韻性錯語が頻出し，刺激を繰り返しても修正が困難であった．**音読**…文で一部に音韻性錯語が見られたが，不完全反応ないし自己修正可能であった．**書く**…書字・書き取りとも，単語は漢字・仮名とも良好．文では仮名の錯書が目立った．**計算**…加減算に比して乗除算が低下していた．〔**まとめ**〕聴覚理解が良く，音韻性錯語が文の復唱で著明であった．
失語タイプ・重症度：伝導失語．軽度．
他の認知・行動面の特徴：特に問題なし．コース立方体組合せテストは粗点59/131（IQ80）．
訓練・治療対象とする症状の特徴：掘り下げ検査では，5音節以上の単語の呼称で音韻性錯語が著明．聴覚把持は，絵のポインティングで2～3単位が浮動的．文は復唱で3文節までであった．発話の特徴は，音韻性錯語が出現すると自己修正を繰り返し，正反応が出ても不安定で浮動する傾向があったことである．たとえば，「とうもろこし」を「とうもろり，ろし，とう，とうこう，とうもろこし，とうころ，とうもろこき，とうもろさん，とうもろさい，とうもうろん，とうもろし，とうもろこし」のように長く試行錯誤した．また，音韻性錯語の中で，音節が未分化でその部分が早口になることがあった．
目　標：
　長期目標：文中の多音節語をよどみなく表出できるようにする．
　短期目標：単語レベルで，4音節以上の具象語について各音節を安定して表出できるようにする．
訓練・治療仮説：音韻性錯語の基礎に音韻処理過程の問題があり，音節数の多い単語では，ことばが頭に浮かんでいても，それを表出する際に音の選択と配列がうまくできないと仮定した．そして，音系列の聴覚心像を安定させるためには，単語が何拍の音でできているか聴覚的にモーラ（拍）をとらえ（モーラの分解），各音がどの位置にあるか（モーラの抽出）がわからなければならないと考えた．そこで，単語の音節数を把握して仮名文字を書き，モーラを意識して音読することを通して，単語の聴覚心像を明確にするという手続きをとった．また同時に仮名の錯書を改

善させることも目的とした．

材料・方法：言語訓練は週1回，1時間行った．

5音節以上の単語の絵カードを使って呼称テストを3回繰り返し，喚語可能であるが音韻性錯語の著しかったものを36枚（例：救急車，ヘリコプター，蚊取線香）選び，訓練方法で差が出るかを見るために12枚ずつ3セットに振り分けた．1セットには，聴覚刺激に対して1/12選択で該当する絵を選び，かつ復唱するという一般的な訓練（復唱訓練）を実施し，他の1セットには次の新たな方法（仮名書字訓練）を行った．①目標語の拍数を数えて，その数だけ○を書く．②○の中に仮名文字を当てはめて書く．③○を1つひとつ指で押さえながら，モーラに対応したリズムをつけて音読する．長音，撥音，拗音，促音は，それぞれ1モーラに数えた．なお，残りの1セットは非訓練とした．

評価は，音韻性錯語やよどみのない完全反応のみを正答とした．

結　果：モーラの分解と抽出はおおむね良好であった．仮名書字訓練では，一部の拗音，長音，撥音に誤りが見られたが，この方法にすぐさま適応し，○を指で押さえながらリズムをつけて音読することも，モーラにしたがって正しくできた．

呼称テストを3回繰り返したベースライン期は，3セットのどの語も不安定なままで，成績は0〜25％であったが，仮名書字訓練を導入すると，成績は復唱訓練を行ったセットよりも大幅に上回った．非訓練のセットは，最初とほとんど変わりがなかった．正反応率は，仮名書字訓練

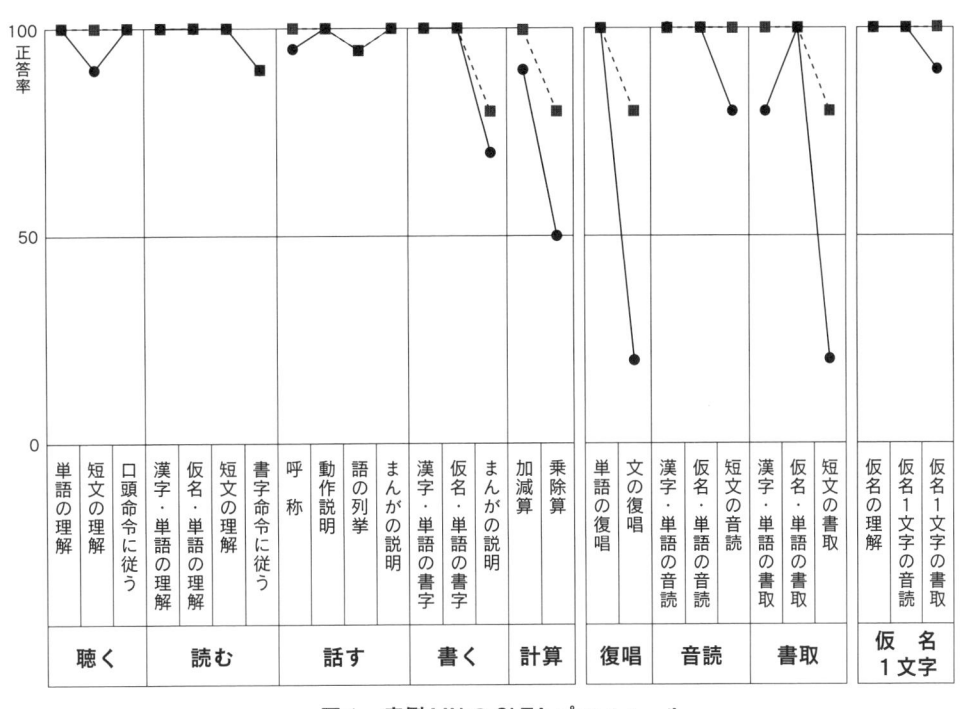

図1　症例MNのSLTAプロフィール

──●── 発症後2カ月　　---■--- 発症後6カ月

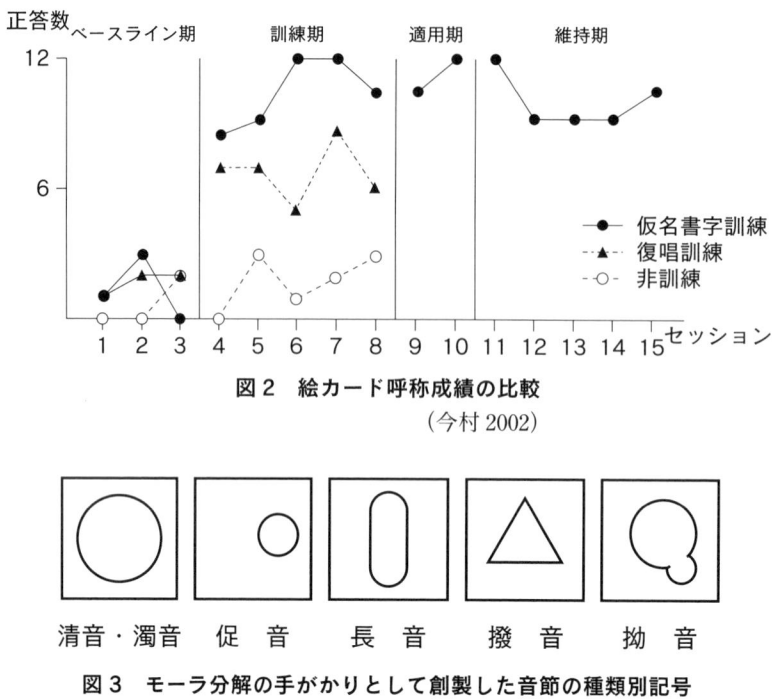

図2　絵カード呼称成績の比較
（今村 2002）

図3　モーラ分解の手がかりとして創製した音節の種類別記号
（今村 2002 を改変）

清音・濁音　促音　長音　撥音　拗音

で75〜100％に達し，復唱訓練では42〜75％に留まった．その後，さらに仮名書字訓練を適用した結果，効果は1カ月半後にも保たれていたことが確かめられた（**図2**）．

考　察：本例は軽度の伝導失語であるが，発症6カ月を過ぎてSLTAの多くの項目が満点に達した時点でも，音韻性錯語だけが克服できずに残存していた．5音節以上の単語については，聴覚刺激に対して該当する絵を選び，かつ復唱するという従来の訓練法ではある程度の改善を見るものの，反応は浮動した．そこで，この音の不安定さの基礎に音韻処理過程の問題があると仮定し，音を選択し，配列する過程に直接働きかける方法を考案した．それは，単語のモーラ数を○を書くことによって視覚化し，そこに仮名文字を当てはめて書くことを通して音の選択と順序性を意識化できるようにするものである．そして，○を1つひとつ指で押さえながらモーラに対応したリズムをつけて音読することによって各音節の聴覚心像が明確になり，音韻性錯語が減少するとともに，早口による音節の未分化と不明瞭さも改善した．このようにして語の音系列の聴覚心像が安定したと考えられる．そのため，聴覚理解から復唱へという訓練法に比して，反応が確実になるとともに，効果が長く維持された．

仮名書字訓練の方法は，音節数の多い漢字熟語（小学4〜5年レベル）の音読においても同様な効果をあげた（今村 1994）．

本例は，失語症が軽度で仮名書字という方法が使えたが，重度例では，一定数の仮名文字を与えて選択，配列をした後音読する方法が，音読訓練のみの場合より呼称が改善したとの報告がある（田中ら 1991）．筆者は，他に本例よりも軽度な1例と重度な1例にも仮名書字訓練を行い，同様な効果を上げている（今村 2002）．

なお，単語のモーラ分解と書字に際し，本例は拗音，長音，促音，撥音といった特殊音節に戸惑いを見せたため，上記資料の1例（今村 2002）では相談の上，○の代わりにそれぞれの形をイメージした特殊な記号を創製するといった改定を行った（**図3**）．この場合，記号の選択上の混乱は多少見られたものの，特殊音節に注意が向き，音節とモーラの関係が明確になって仮名書字がしやすくなったと考えられる．

（今村恵津子）

文　献

今村恵津子：仮名書字を用いた軽度伝導失語の訓練．聴能言語学研究 11：28-34，1994．

今村恵津子：伝導失語の訓練（竹内愛子，他・編：シリーズ言語臨床事例集第4巻 失語症）．学苑社，2002．

田中須美子，他：伝導失語に対する仮名文字を用いた呼称訓練の検討．第1回言語障害臨床学術研究会発表論文集：1-19，1991．

症例 2-2

ブローカ失語例の発語失行に対する
プロソディ重視の訓練

症　例：RS，男性，70歳．矯正歴のある両手利き．大学卒．元会社員．
原因疾患・発症後経過月数：脳出血．発症後10カ月経過．
損傷部位：シルビウス裂をはさんだ前頭－側頭葉．
神経学的所見：右軽度不全片麻痺，独歩可能，右手実用手．
全体的言語症状：発症後2カ月目の時点では，理解面は日常会話の概要を把握できるレベルだったが，表出面は単語レベルも困難で，重度に障害されていた．

　発症後10カ月，当院での外来訓練開始時には言語症状は全モダリティにわたって改善し，**聴覚的理解・読解**はともにSLTAで短文80％正答だった（**図1**）．しかし，情報量の多い文の把握は困難であった．**発話**面は発語失行が顕著であり，音の置換や歪み，探索行動が頻繁に見られ，自発話は語句が断片的に表出される程度．SLTA呼称は45％の成績．これに比して**復唱や音読**は短文レベルが非流暢ながらも何とか可能であった．**書字**面は，漢字は良好であったが仮名は音が類似した文字への書き誤りが頻出．文レベルの書字は困難であった．

　外来での個人訓練を1年3カ月施行し，その後3カ月のグループ訓練を経た時点での言語症状は**図1**に示す通りである．理解面は特に「書字命令に従う」で改善が見られている．発話面は呼称成績に伸びが認められる．喚語力や後述のように発語失行の改善が得られたことから文レベルで話すことが可能となり，日常会話における疎通性が向上した．書字面は仮名に改善が見られ，まとまった文を書くことが可能となってきた．

失語タイプ・重症度：ブローカ失語．訓練開始時は重～中度であったが，1年6カ月後には中～軽度に改善．
他の認知・行為面の特徴：RSは自己防衛機制が強く，評価時にはいつも拒否反応を示した．そのため知的側面に関する検査は施行していないが，観察や家族の印象では発症後の知的低下や他の神経心理学的所見は認められない．

　元来，読書家で博学であり，自分が主体的に選択したものについては非常に熱心に取り組む傾向があった．また，プライドが高く，他人に自分の得意分野の教示をするときは生き生きとした表情となった．しかし，発症後は思うように伝達できないことから自信喪失，焦燥感，家族への怒りを示すことが多くなった．その結果，妻と対立したり外出を避けて知人と会おうとしないなど，失語症状が社会的側面に影響を及ぼしていた．

訓練・治療対象とする症状の特徴：障害は理解面や書字面にも認められたが，RSの主訴は発話障害にあった．訓練開始時の発話の特徴を見ると，喚語困難による内容語の欠如，言語単位の長さの制限，非流暢性をあげることができる．SLTA「まんがの説明」（発症後10カ月）の発話例

を以下に示す．

「スタスタ歩きはじめた．・・こ，こ・・く，く・・・・・こ・・・（身振り）・・・何だ・・わ・・が飛んでる．お，お，お，として・・いる・・とこ」

所要時間：47秒（「・・・」：無言部分）．

自由会話においても基本的な特徴は検査時と同様であったが，発話量や流暢性は会話場面の方が比較的良好であった．また，RSの様子も検査時の硬い表情と違って意気揚々と話すことが多く見られた．

目 標：

　長期目標：発話面の改善により自信を取り戻すこと，およびコミュニケーション能力の向上により社会的交流が促進されること．

　短期目標：喚語力や流暢性が改善して，文レベルの発話が円滑に遂行できるようにする．

訓練・治療仮説：RSの口頭表出の特徴をみると，初期評価時の結果では呼称より書称（漢字）が良好であり，会話においても音の探索行動を呈しつつ口頭表出が困難な場合には，想起した単語を紙面や机上に書いて伝えることが頻繁に見られた．これらのことから，本症例は喚語力自体の低下もあるが，音の処理や構音企画段階の障害が発話を妨げている可能性が高いと考えられた．そこで，疎通性を高めるために基本的言語力向上を図る一方，発語失行に焦点を当てて訓練を進めることにした．

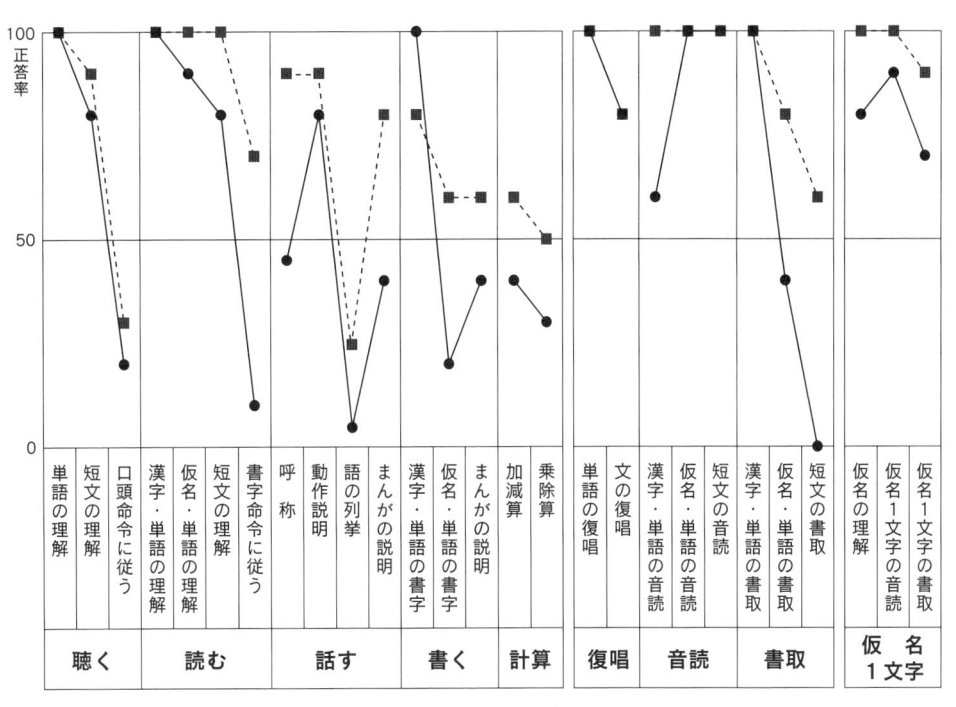

図1　症例RSのSLTAプロフィール

―●― 発症後10カ月　--■-- 発症後1年6カ月

発語失行に対する様々な訓練方法は吉野（1999）によってまとめられているが，その中に「ボトムアップ・ミクロ構造的アプローチ」と対比された「トップダウン・マクロ構造的アプローチ」がある．後者の方法は，プロソディやメロディを重視して構音機能の改善を図るものであり，脳機能については大脳左半球だけでなく，プロソディやメロディを司るとされる右半球（Code 1987）の関与も意図されている．

本症例の訓練計画を立てるにあたり，失語重症度が重〜中度で，ある程度機能的なやりとりが可能であったことや，訓練を指示的に受けるよりも会話時の方が発話意欲や言語症状が良好であったことから，前述の「トップダウン・マクロ構造的アプローチ」を採用する方が効果的であると判断した．このことには，本症例が非右利きであり，大脳における言語中枢の側性化が右利き者に比べると未分化で（竹内と河内 1995），左右両半球を賦活化すれば言語機能の改善を促進するのではないかという推察も含まれていた．

以上のことから，発語失行に対してプロソディを強調する方法で訓練を進めることにした．

材料・方法：訓練は短文の音読課題から開始した．これは，表出内容があらかじめ決まっていて，しかも必要に応じて区切りや強勢の印を書き込んで視覚的に確認しながらドリルできる方が，プロソディに注意を向けやすいと考えたからである．短文レベルの音読は当院初診時より非流暢ながらも能力的に可能であった．そこで，まず，この段階でリズム・強勢・抑揚について解説をした．また，プロソディを意識して音読をする方が表出しやすいことを2文節文を用いて示したり，文ごとにどのようにプロソディを工夫すると音読しやすいかを自ら試行錯誤する機会を設けた．身振り等に関して特にSTから指示はしなかったが，患者自身が必要に応じて手で拍をとる等の反応が見られた．STからの強化は，各構音の正確さよりも流暢性に観点を置いて与えた．

訓練材料は，短文 2〜6 文節 → 200〜400 字程度の長文 → 症例自身の選んだ興味あるテーマの本，というように徐々に長いものを導入していった．さらに，長文や本については要旨やコメントを話すなど自発話を並行して取り入れていき，会話へと無理なく結びつけるようにした．

個人訓練終了後はグループ訓練に移行した．このグループは，あるテーマに沿って1週間かけて各自スピーチ内容を練り上げ，当日1人ずつ発表および意見交換する形式のものである．RSはこのグループ訓練に休まず参加している．

結　果：発症後2年4カ月（当院訓練開始後1年6カ月）のSLTAプロフィールを図1に示す．「話す」の項目のうち「呼称」は45％から90％となり，「まんがの説明」では以下のようにややよどみは残存しているものの，文を構成して内容叙述ができるようになった．

「歩いている．風が吹いた．帽子が‥飛んで‥何だ‥帽子を‥棒で‥拾っている．」

所要時間：13秒（「‥‥」：無言部分）．

訓練課題に患者自身が選んだ本を用いはじめたのは，当院訓練開始後9カ月目からである．このころから本の内容に関する文レベルの自発話が増え，STとの個人訓練場面で会話の主導権を取るのは本症例となった．

グループ訓練では，元来，性格があまり社交的でないために積極的に他患と交流することは少ないが，自分なりのオリジナルな論説を披露できることに満足気である．

考　察：発語失行に対する訓練法を選ぶ際には重症度が考慮されるが（吉野 1999），その他に，選択した訓練技法がその患者の反応傾向に適するものであるかどうかも訓練効果を左右する重要な要因となるであろう．

　本症例は，検査時には自尊心の高さから誤りをなるべく回避しようとして無反応になったり，あるいは納得できる音が表出されるまで探索行動や音の置換を繰り返すなど，返って非流暢性を助長する結果となってしまっていた．一方，主体的に，しかも好きなことを話す場面では表情が良く発話量も多かった．気持ちを込めて話すときには当然のことながらプロソディが強調されており，よく観察するとそのようなときの方が検査やドリル課題遂行時よりも構音や流暢性がやや良好であった．そこで，このような患者自身の取り組みの傾向と失語症の重症度，そして非右利き者に対して大脳両半球に働きかけることの効果を考慮してプロソディ重視の訓練法を採択した．

　発話に限らず，どのような障害に対する訓練であっても患者の動機づけを得られるように計画を立てていくことが肝要であると思われる．

（土橋三枝子）

文　献

Code C：Language, Aphasia and the Right Hemisphere. John Wiley & Sons Ltd., 1987（福井，河内・監訳：言語と失語と右半球．中央洋書出版部，1990）．
竹内愛子，河内十郎・編著：脳卒中後のコミュニケーション障害．協同医書出版社，1995．
吉野眞理子：発語失行の治療（濱中淑彦・監修：失語症臨床ハンドブック）．金剛出版，1999．

症例 2-3

重度ブローカ失語例の喚語と
発語失行に対する並行訓練

症　例：MT，男性，54歳，右利き，高校卒，会社員．

原因疾患・発症後経過月数：脳梗塞．発症後1.5カ月経過．4カ月間リハビリ訓練を受け転院，再度，発症1年後より6年以上にわたって外来訓練を継続中．

損傷部位：左前頭葉後下部から頭頂葉にかけて皮質下を含み視床まで達する広範領域．

神経学的所見：右片麻痺．感覚は表在・深部とも鈍麻．

全体的言語症状：聴く… SLTA（図1）では，単語レベルは問題なし．短文4/10，口頭命令は2/10で，長く文法的に複雑な文の理解には困難を示した．**話す**…呼称，音読，復唱いずれも非常に困難で，SLTAの「話す」項目は実施不能．日常コミュニケーションは頷きや首振りで行っていた．しばしば「（ぅ）ん」という返事は観察されたが，発語失行が著明で，意図的な構音には非常な努力を要し，また構音運動が発声と完全に分離してしまうことも少なくなかった．**読む**…単語では漢字・仮名ともに良好．短文レベルも7/10の正解であった．書字命令に従う，は名詞部分の理解は可能であったが，動詞や助詞の理解ができないために物品の操作は困難．仮名1文字の聴覚的理解は5/10．**書く**…漢字と仮名に明らかな乖離が見られ，前者の方が良好．書称，書き取りいずれも漢字単語の場合は4/5の正答であったが，仮名は正答が全くなかった．一方，仮名1文字の書き取りは比較的良好で，6/10の正答．**計算**…1～2桁の繰り上がりのある加算は何とか可能であったが，減乗除算は困難．

　以上，本例は理解は比較的良好であるが，発語は発語失行が著明で，単音の構音さえ非常に困難，声質も不自然に絞り出すような努力性のものであった．日常の簡単なコミュニケーションは，首振りによって「はい－いいえ」で答えられる質問にすると可能であったが，自分から複雑な要求を伝えることは非常に困難であった．書字は漢字単語がある程度可能で，それを手がかりに聞き手が要求を何とか推測することができた．

失語タイプ・重症度：ブローカ失語．重度．

他の認知・行為面の特徴：WAIS-Rは，VIQ実施不可，PIQ82であった．口舌顔面失行，発語失行があったが，他の行為・認知に関わる明らかな障害は認められなかった．視野障害，半側無視も認められなかった．性格は，もともとは明るく社交的であったようだが，話せないということで，他患とのコミュニケーションには消極的になっていた．訓練スタッフとのコミュニケーションは比較的良好で，自分から何とかして伝えようと努力する態度が見られた．新聞をよく眺めていた．ADLは麻痺のため一部介助．

訓練・治療対象とする症状の特徴：本例の日常コミュニケーション上，もっとも問題となるのは口頭表出面である．その障害の基底にあるのは上述のように，重度の発語先行と喚語困難，錯語

などの失語性の障害である．これらの両方の障害の併存によって，本例の発話面は重度化されている．

目　標：

　長期目標：家庭復帰を目指す．また，可能な限り社会参加を促す．発症前は会社員として外勤営業を担当しており，右上下肢の麻痺があることからも，職場への復帰は困難と思われた．

　短期目標：喚語能力の改善とそれに見合った構音能力の改善を目指す．すなわち，喚語を促進しながらスムーズな発声と単語レベルの構音を確実にし，後に短文レベルへと発展させたい．日常の簡単なコミュニケーションを口頭で行うことを目指す．

訓練・治療仮説：本症例の発語面の症状はすでに述べた通り，純粋に発語失行による構音の問題ではなく，失語症の症状として喚語困難もあり，意味性錯語も観察される．このような症状に対しては発語失行に適用される訓練法をそのまま使用するのではなく，失語症本来の改善を目的とした訓練を優先すべきであるといわれている（Duffy 1995）．本症例においても，構音に対するアプローチと同時に，あるいはそれに先行して失語症に対するアプローチを行うことが適切と考えられた．その理由は，発語失行が改善して構音可能になったとしても，伝えたい内容が表現できないのでは，コミュニケーションの効率が上がらないからである．確実で豊富な語彙がコミュニケーションを保障すると考えた．喚語能力の改善のためには，古典的な刺激法や遮断除去（deblocking）法が有効と思われた．症例も訓練に対して大変意欲的であり，トーキング・カー

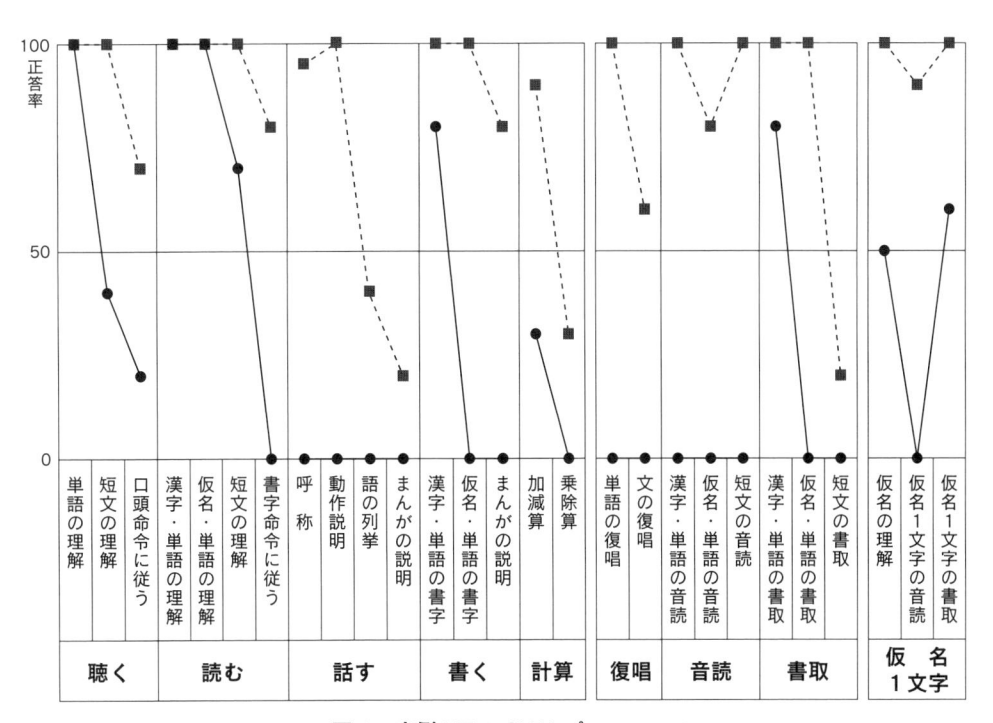

図1　症例MTのSLTAプロフィール

──●── 発症後1.5カ月　　--■-- 発症後7年

ドを用いた復唱，音読，模写，書き取りなどの基本的な刺激法的課題に積極的に取り組む様子がみられた．

　発語失行は構音しようとする目標音の発語筋の正しい構えや順序立てをプログラミングすることが困難な状態と定義される．本症例の発語は努力性で，1音1音が分離してとつとつとしており，また頭頸部の異常な緊張を伴い，構音は歪みが甚だしくほとんど聞き取れない状態であった．モーラ数もしばしば崩れ把握できなかった．しかし，口型模倣や音読，モーラ数の提示などを行うと若干の改善が認められることから，構音訓練のプログラムも失語症に対する訓練と同時平行的に導入可能と考えた．その方法として，武石が紹介しているRosenbekの発語失行のための8ステップ法（竹内と河内 1995）や一般に臨床で用いられている方法は試す価値があると思われた．

材料・方法：失語症状である喚語困難へのアプローチとしては，絵カード（線画）を用いた呼称訓練を行った．絵カードはコミュニケーション障害臨床研究グループ作成の名詞絵カード（赤星ら 1988），笹沼澄子・編『失語症の言語治療』（医学書院，1978）の付録の絵カードや『絵カード2001』（エスコアール，1993）などである．

　単語の書き取りに用いた語彙もその中から選択した．書き取りに用いた短文はそれらの語彙を参考にして作成した2語文および3語文（東北厚生年金病院版）である．最初は単語レベルから訓練を開始し，徐々に文レベルの教材へと発展させていった．

　発語失行に対する構音訓練は母音や目に見える模倣しやすい子音（[m]，[p]など）から開始した．最初は文字（例：「あ」「ま」「ぱ」など）を示しながら口型と聴覚的刺激を同時提示して斉唱・音読を促し，徐々に聴覚的な刺激のみで，しかも斉唱とは異なって時間的に遅延した反応である復唱へと反応を置き換えていった．刺激の数を減らし，反応の時間的要素を遅延させたことは，一種のシェイピングであるといえる．構音訓練は失語症状へのアプローチを優先する観点から，構音点や構音方法の指導のみに傾くことは極力避け，ある程度それらしい構音が可能となった段階で，その音からはじまる単語の産生練習（例：「ア」がある程度可能となった段階で「アシ足」や「アメ雨」，「アタマ頭」などと練習する．単語の産生練習では，同時に漢字も提示して理解を助けた）を取り入れ，強化するようにした．単語は構音の容易さという点から，目に見える模倣しやすい音から構成される単語を選択して行った．また，本症例は意図的に発話しようとすると頭頸部の異常な緊張を随伴することが多いので，発声や構音の際には，無意識に構音する手段としてしばしば歌を利用した．歌は系列的な構音の意味もあって，一緒に歌う中でメロディだけではなく，「ピチピチ，チャプチャプ」や「お月さん」，「降ります」などの歌詞が期せずして出せることもあり，視覚的には導入しにくい子音（摩擦音や破擦音）を引き出すのに貢献してくれた．また，意図的な練習では困難な音脈をスムーズに構音するのに役立った．

結　果：訓練開始後6年10カ月時点のSLTA評価では，すべての言語モダリティで著明な改善が認められた（**図1**）．**聴く**…複雑な指示も理解が可能となり（単語の理解，短文の理解，仮名の理解が10/10と全問正答，口頭命令に従うも7/10可能），日常の生活においては支障のないレベルとなった．**話す**…依然として発語失行の症状が強く，しぼり出すような発声と，とつとつ

と歪んだ構音ではあるが，喚語力が改善し（呼称は19/20，100語呼称検査では音の置換や歪みを除外すれば100/100），文レベルの発話も可能となった．**読む**…聞くに準ずる．書字命令に従うが8/10であった．**書く**…簡単な日記や手紙が部分的に書けるようになった．しかし，仮名の操作が悪く，1文字であれば，時間はかかるが何とかできるものの，単語や文になると，順序が混乱し，音と文字との1対1対応まで崩れてしまう状態が続いている．モーラ分解能力や音韻弁別は良好となった．**計算**…2～3桁の加減算と九九レベルの乗除算が可能となった．

　なお，外来での訓練開始以降（発症1年後）は訓練期間が約7年にもわたっており，その間に，実用コミュニケーションの訓練（PACE）や新聞記事を活用した日記の指導，手紙文の書き方，キーワードによる仮名操作の訓練なども数ヵ月から年単位で行った．

　ADLは早期に自立し，退院後は友の会などに所属して，積極的な社会参加が見られている．また，趣味を通じて知り合った旧来の友人との交流も盛んで，自分で地図を見て車を運転しながらどこへでも積極的に出かけ，行動範囲は隣県にも及ぶ．

考　察：本症例は，発語失行を伴う重度ブローカ失語であったが，訓練のプライオリティとして失語症の改善を基本に置いた．よって，発語失行へのアプローチは失語症状にあわせて，無理のない基本的なステップを押さえるにとどまった．しかし当初は，失語症の訓練を行うにも，意図的に発声することすら困難であったので，訓練には長期を要した．失語症の訓練法としては古典的な刺激法が中心であったが，結果としてよく改善し，コミュニケーションの実用性も向上した．仮名文字の操作の困難は最後まで残存しているが，このような発語面に重度の障害をもつ失語症に対しても，訓練を長期に行う効果は明らかである．

（細川 惠子）

文　献

Duffy : Managing apraxia. in Motor speech disorders, Mosby, 1995.
竹内愛子，河内十郎・編著：脳卒中後のコミュニケーション障害．協同医書出版社，1995.

症例 2-4

ブローカ失語例に対する発語改善のための
モーラ抽出訓練

症　例：KY，男性．62歳．右利き．高校卒．会社員．
原因疾患・発症後経過月数：脳梗塞．7カ月経過．
損傷部位：中前頭回から下前頭回にかけての領域．
神経学的所見：特になし．
全体的言語症状：理解力は良好だが，発話障害が重度であり，ジェスチャー，書字，描画等の伝達手段を自発的に用いることもなく，コミュニケーションはYes-No反応に依存し，著しく制限されている．

　モダリティ別症状は次の通りである（SLTA，図1）．**聴く**…長文レベルで良好．**読む**…特に問題は認められず，日常的にも新聞を欠かさず読んでいる．**話す**…発話発動性が低く，挨拶も会釈のみ．会話時は聞き手に促されても「ナイ，ナイ」と言い，拒否的な態度が目立つ．「アノー」「エット」「ソウ」以外に有意味な発語はほとんどなく，稀に表出される発話は，単語レベルで構音の歪み・音の脱落・置換が著しく，目標語とモーラ数が異なり，聞き手が推測するのが困難なことがある．一方で呼称や動作絵説明など対象物が眼前にある場合や，主部を聴いてそれに合う述部を表出する場合は，構音は歪むが目標語の表出量は増大する．**呼称**…100語呼称検査では完全正答は37語であったが，無反応は10語のみ．多くは歪みや音の誤りを伴いながら，目標語が推測される表出が可能で，語頭音ヒントにより正答に至るものや目標語に音が近づくものが少なくない．**復唱**…単音の復唱は，清音50％，濁音39％，拗音18％の正答．単語レベルでは目標語が推測不可能なものも少なくないが，口形模倣を促すことにより，正しい構音が得られる傾向がある．**音読**…単語レベルで構音は復唱同様，一貫性のない歪みや置換がある．漢字と仮名の差は不明．**書く**…仮名に比べ漢字の方が優位．高頻度の漢字単語や固有名詞は言えないが，書けることが多い．仮名は自分で構音した通りに書く傾向があり，文字の脱落や先取りがしばしば出現する．**書取**…単語レベルで仮名に比べ漢字が優位であるが，書字可能な漢字も高頻度語に限られる．偏や冠のヒントで完成できる文字が多いことから，記憶に貯蔵されている漢字の文字表象は豊富であると推察される．平仮名書取は1文字レベルで清音93％，濁音70％，拗音24％正答するが，単語レベルの書取はほとんど不可能．**計算**…加減算は3桁まで可能，乗除算は不可能．

失語タイプ・重症度：ブローカ失語．中度．
他の認知・行為面の特徴：口腔顔面失行が認められる．知的機能面に関してはWAIS-R動作性IQ89，レーヴン色彩マトリックス検査30/36，コース立方体組合せテスト粗点73/131で，特に問題なし．

訓練・治療対象とする症状の特徴：主な訓練対象とする症状は発話の障害である．構音の歪みが多く，単語内でも音節ごとに途切れがちで発話速度は遅く，発語失行が著明である．呼称や音読など課題場面に比べ，日常会話における発話が極端に少ないことも特徴的である．会話場面では課題場面に比べ，語想起障害の影響を受けやすいと思われるが，書字したり断片的に単音節を発するなど，語が想起されていると思われるときでも音声実現が困難である．また課題場面で，音の脱落（例："まんねんひつ"の音読をたどたどしく「マン，デン，ツ」）や音素の先取り（例："にんぎょう"の音読を「ギュウ…」）など目標語が推測困難な誤り，さらに語のモーラ数を問うとしばしば誤ること，単音節の復唱以外では構音点の探索はほとんどみられないことなど，発語失行とともに構音運動のプログラミング以前に音の想起や音の配列水準にも障害があるのではないかと疑われた．

ST開始からしばらくは構音訓練に重点を置いたが，症状が改善しなかったため，構音訓練は継続するが，語の音韻型の形成に訓練の比重を移すことを試みた．

目　標：

長期目標：多少の構音の不正確さがあっても，想起された語をすべて口頭表出できるようになる．

短期目標：復唱，呼称，音読の改善．

訓練・治療仮説：発話行為自体が少ないのは，発話しようとする際に語の音韻型の想起ないし配

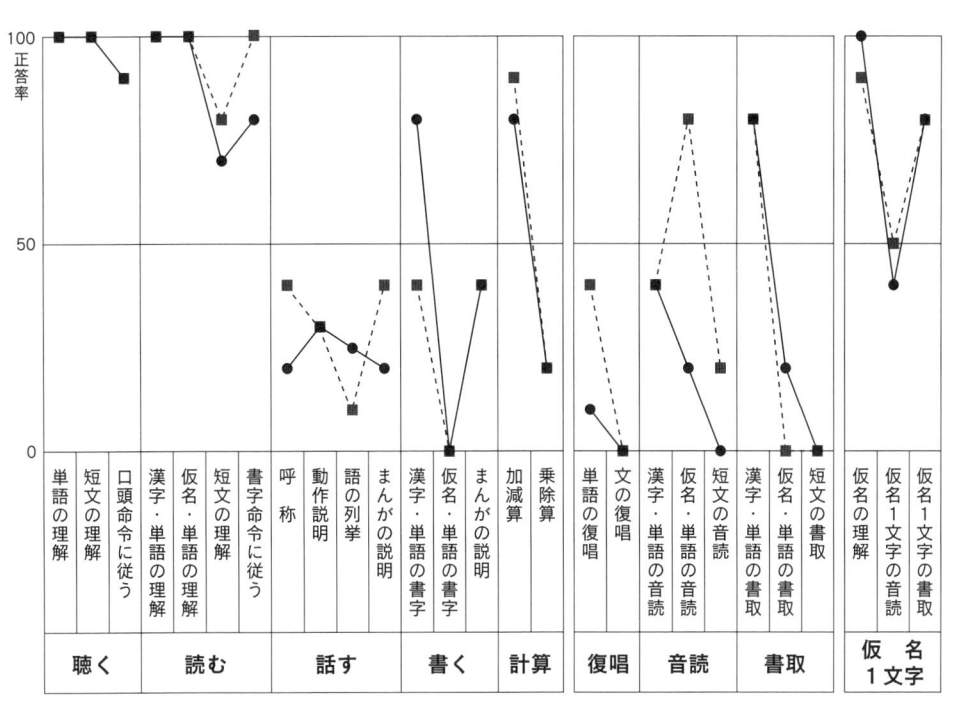

図1　症例KYのSLTAプロフィール

―●―発症後7カ月　--■--発症後2年2カ月

列ができず，また，語頭音が何かということが明らかでないために，発話を開始できないのではないか．すなわち発話しようとする語のモーラ数がわかり，何番目の音が何であるかを抽出でき，目標語の音を正確に配列することができれば，構音は不正確であっても，もっと発話量を得ることができるのではないか．この仮定のもとに，連続した音を碁石のような具体物を用いて視覚的に分解し，分解した個々の単位（碁石）と音を対応させ，さらに音に仮名文字を対応させることにより，流動的で抽象的な音を固定化および具体化させられるのではないかと考えた．

材料・方法：

(1) モーラ数の認知（週2回，約1年6カ月間実施）：モーラ（拍）という音の数え方を理解してもらい，まず2～4モーラ語をランダムに聴覚呈示して，対応するモーラ数分の碁石を並べてもらう．使用語彙の頻度や親密度等は特に統制しないが，モーラ数が少ない語では拗音や長音を含むものも使用する（例：ビール，紅茶など）．1回の訓練時間に15～20語行い，誤らなくなったら漸次5，6，7…とモーラ数を増やしていく．各語について碁石の数を正しく並べられたら，1つ1つの碁石をSTが指さしながら斉唱および復唱を行い，その後自力で発語してもらう．

(2) 各モーラと音の対応（週1～2回，約1年間実施）：前課題（モーラ数の認知）で5モーラ以上の語を練習する頃（訓練開始約3カ月後）より，平行してモーラ抽出訓練を導入した．前課題ではモーラ数を確認するために斉唱や復唱で対象語の構音も求めたが，あくまでモーラ数の確認が目的であった．本課題ではモーラ数を確認後，並べた碁石をランダムに指してその音を確実に捉えられるまで，STが指した碁石の位置の音を言う練習を繰り返した．発語失行による構音の失敗も起こり得るため，誤った場合は口形模倣も求めながら，できるだけ正しい構音が得られるまで目標音の構音を繰り返し，どうしても正しく構音できない場合はこちらからいくつかの単音節を聴覚的に呈示して，正誤の判断を求めた．さらに対象語の仮名書取も導入した．目的は，文字を用いて音を視覚的にフィードバックすることでより定着しやすくすることである．

(3) 文字チップ配列（週2回，7カ月間実施）：25ミリ四方のワープロ印字の平仮名文字チップを作成する．濁点および半濁点，拗音の「ゃ，ゅ，ょ」，促音の「っ」も個別に用意する．訓練に使用する語彙として，通常平仮名表記する語（例：りんご，たばこ等）は，音と文字を対応させた配列を考えない"まとまり"とした視覚的イメージで処理される可能性もあるため，使用しないこととする．はじめは濁音や長音は含めるが，拗音と促音を含む語は避ける．まず3モーラ語よりはじめる．刺激語に使用する文字チップをランダムに配置し（例：さ ま ん），音と文字の1対1対応を確認するために1文字のauditory-pointingを行い，次にSTが言う単語の文字列に並べ替えてもらう（さ ん ま と並べれば正解）．文字チップの配列を誤った場合は，誤った配列をSTが音読し修正を求める．正しく配列できたらその文字列を音読してもらい（構音を誤った場合は訂正しながら正しく音読できるまで繰り返す），正しい音読が得られたら文字チップを隠し（チップを動かさずにSTが手で覆う），STがチップを隠している手の上から指した位置の音を構音してもらうという前課題で行ったモーラ抽出をすることにより，音と文字の対応および配列を確実にする．さらに最後に復習として，その日使用した語の平仮名書取を行う．

結　果：
(1) モーラ数の認知：清音および濁音で構成される単語は2～3モーラであれば，モーラ数はたいてい正しく数えられたが，たまに"さくら"を2モーラとするなど，少なく数えることがあった．促音，撥音，長音は誤ることが多かった．例えば"きって"を4モーラ，"えんぴつ"を3モーラ，また長音を含む語では"ごぼう"を4モーラと過剰に数える場合と，"ひこうき"を3モーラと少なく数える場合があった．撥音や長音を含む語が少なく数えられるときは，例えば"玄関"は「ゲン」または「カン」を1モーラとしているのではなく「ゲンカ」と言いながら碁石を3つ並べ，"デパート"では「デパト」と言いながら3つ並べるなど脱落による場合がほとんどであった．

　開始後約2カ月で5モーラ以上の語も導入した．"ランドセル"を4モーラ，"けいさつかん"を5モーラと誤るなどモーラ数が多いと誤反応も増えたが，4モーラ以下の単語では正しく数えられることが多くなった．

(2) 各モーラと音の対応：この課題は本症例にとってかなり困難であった．モーラ分解後に対象語を正しく復唱できても，指された碁石の位置に対応する音の抽出は誤った．ただし語頭音は正しく捉えていることが多かった．誤りのほとんどは，その単語の語尾や語尾に近い後方の音を語の前方で構音する反応であり，音の先取りないしは単語の中間に位置する音の脱落が生じていると考えられた．例えば"せんたく"の第3モーラを「ク」と答えた．また"ろうそく"の第4モーラ（語尾）を「ス」など対象語に含まれない音を言うことも少なくなかった．しかし，同じ単語をその場で2～3度繰り返し練習すると，その語に関してはすぐさま学習された．訓練語の復唱はモーラ数の認知課題の時期と比べ容易に成功するようになった．

　仮名書取は1文字レベルで清音93％に比べ，単語レベルは困難であった．通常仮名表記する語は視覚的イメージが優先されるのか，例えば"ポスト"を「ポトス」のように，構音はせずスラスラと書いて誤ることが多かった．低頻度語では，"ゆでたまご"を「ウ，デ，マ…」と言いながら「ゆでまご」と書くなど構音を誤るとその通り書く傾向が認められた．

(3) 文字チップ配列：眼前に並べられた平仮名文字チップのauditory-pointingは誤ることはなかった．文字チップの配列では，3モーラ語で"さんま"を「まさん」のような配列が観察された．濁音を含む場合は，"けがに"を「けに゛か」のように，濁点の位置の誤り，"きなこ"を「きなご」のように濁点の付加の誤りを示すこともあった．

　文字チップを正しく配列したあとに，STがチップを手で覆い隠し，手の上からチップの位置をランダムに指し音を問うと，誤りはみられたものの前課題時期に比べ，モーラ抽出能力の改善が認められた．

　約半年間に徐々にモーラ数を増やし，拗音や促音を含む語も使用するようになったが，拗音を正しく配列するのは困難で，練習の効果が得られぬまま，転居のために言語訓練は終了になった．なお，仮名書取での誤りは減少した．

　以上，(1)～(3)の訓練課題を通し，各々の課題において誤りは減少し，課題場面での復唱と仮名単語の書取能力は向上した．しかし日常会話における発話は特に変化がない印象であった．

考　察：本症例は言語理解力と発話能力との乖離が著しく，また発話においても復唱や音読，口頭文完成問題等課題場面に比べて，会話における自発話の表出が極端に少ないのが特徴であった．ただ，会話場面では発話の代わりに書字表出がしばしばあり，語は想起されているが，音声実現が困難であると考えられた．構音の歪み，たどたどしく途切れがちの発話など，プロソディ異常の中核的な原因となっているのは発語失行であるが，目標語とモーラ数が異なる語を表出したり，呼称では語頭音ヒントにより音の配列が促進される傾向が認められるなど，発語失行以外の要素も発話に影響していることが考えられた．ST開始よりしばらくは構音訓練を中心に行ったが，単語レベルの復唱が可能になっても，また音読課題において，構音は歪むが目標語にかなり近いものが表出されるようになっても，日常会話の表出はもっぱら書字や描画に限られ，発話量はきわめて少なかった．このことから，比較的保たれている語彙から語が回収された後のモーラ分解やモーラ抽出／配列という音素水準の機能障害が，発語失行以外にあるのではないかと疑われた．そこでモーラ分解およびモーラ抽出レベルの機能回復を図る訓練を実施した．結果的には語の復唱や仮名書取において改善が認められ，会話場面で自発的に書字したものを音読できるようになったことから，本症例の場合は構音運動のプログラミング以前に，構音すべき音が明確化されていないことも，発話障害に強く影響していると考えられた．
（本稿は横浜総合病院の症例をもとにまとめたものである．）

（今井 眞紀，中桐あずさ）

症例 2-5

ウェルニッケ失語例に対する，迂回路と自発キューを利用した喚語訓練

症　例：TO，男性．33歳．右利き．大学卒．会社員．
原因疾患・発症後経過月数：脳出血（脳動静脈奇形）．6カ月経過．
損傷部位：左側頭葉皮質下深部．
神経学的所見：右同名半盲．
全体的言語症状：発症後6カ月頃を経過しても喚語困難が重篤であり，機能語やジェスチャー，あるいは動詞などでは擬音擬態語を多用する症例である．ただし，極めて頻度，親密度の高い名詞は苦労しながらも発語することが可能である．しかし，ただちに目標語の音を喚語できるわけでなく，自己修正を繰り返しながら考え込むなど，分単位の時間が必要になることも少なくない．また，時間を費やしても喚語できない場合も多く，「こんにちは」「さようなら」などの日常の挨拶においても同様である．意思伝達が上手くいかず会話に困ったときは，絵を巧みに描くことで具体的な意思の伝達が可能である．SLTA（**図1**）では**聴く**…単語90％，短文40％の正答で，

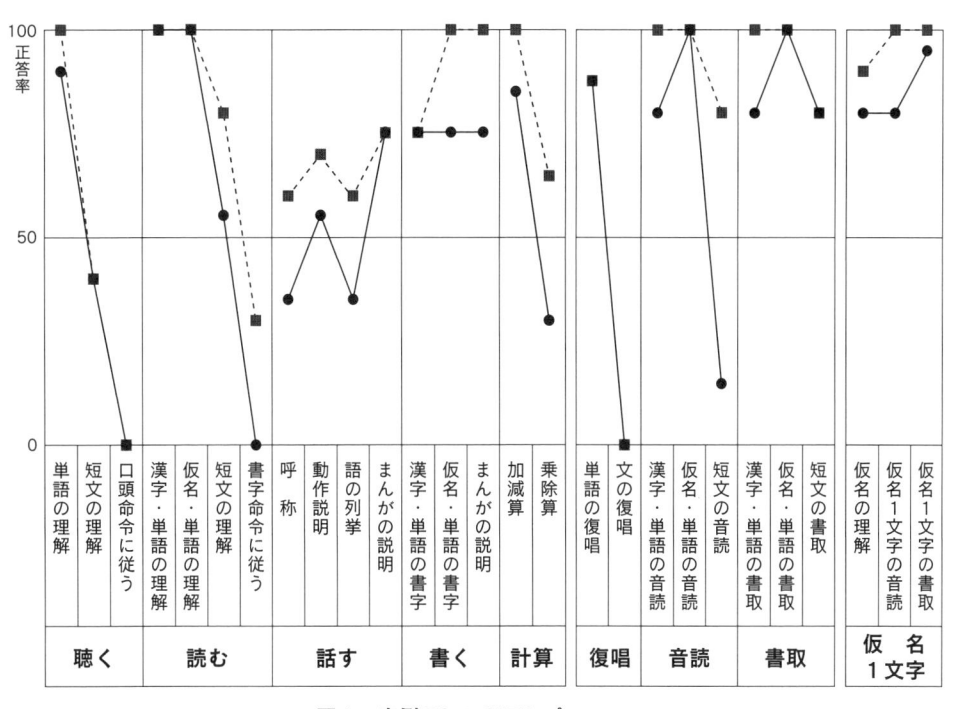

図1　症例TOのSLTAプロフィール
　——●—— 発症後6カ月　　--■-- 発症後1年6カ月

聴覚的理解は単語レベル．語音弁別検査に問題はみられない．**読む**…短文理解は80％の正答で，聴覚的理解に比べて良好．**話す**…発話は流暢であり，喚語困難が重度である．呼称は正答率35％だが，ふすまを「ガラガラ」，たいこを「ドンドン」などのように擬音擬態語で表現する場合も多い．無反応はほとんどみられず，20語中で1語のみであった．**復唱**…単語は90％の正答だが，文の復唱は困難．**音読**…漢字・仮名単語の音読はともに100％正答であった．**書字**…漢字単語の書字80％，仮名単語の書字80％と良好．書き取りでも同等の成績が認められた．

失語タイプ・重症度：ウェルニッケ失語．中度．

他の認知・行為面の特徴：レーヴン色彩マトリックス検査34/36であり，認知・行為面に問題は認めない．

訓練・治療対象とする症状の特徴：単語レベルにおいて比較的良好な復唱や書字，および理解を呈し，ジェスチャーなどによるコミュニケーション能力も高いが，喚語困難が重篤であり，目標語へなかなか到達できない．日常会話でも喚語困難が著しい．喚語力を伸ばすことは円滑なコミュニケーションに欠かせないと考えられた．

目　標：

　　長期目標：社会復帰．

　　短期目標：喚語困難の改善．

訓練・治療仮説：単語レベルで良好な音読と書字を利用した呼称訓練の手法を応用しつつ，良好なジェスチャーや擬音擬態語をself-generated cue（自発キュー）として利用して（金子と種村1989），喚語困難の改善をはかった（**図2**）．すなわち，絵に対する漢字・仮名の書称訓練と音読練習を通して迂回路を形成し，喚語をはかる．同時に，迂回路が有効に機能しない場合にジェスチャーや擬音擬態語を用いることで，喚語を促進する手がかりを得ることを考えた．

材料・方法：線画（例：鉄棒，七夕，体操，電車）および動作絵（例：洗濯物を干す，犬が噛む，金魚を掬う，身長を測る，歌を唄う）．線画と動作絵は独立した課題として提示した．線画は1回に6語の絵を用いた．動作絵に対応する目標語は，主部と述部に分けて5課題を1回の訓練語数とした．線画は，書称と音読が正確になるように繰り返し練習を行った．動作絵課題は主部5語，述部5語の計10語から，それぞれの目標語に対する正しい漢字と仮名を5者択一にて選択した．また，訓練場面にて線画や動作絵に対応する目標語の復唱，音読，自発話の練習を行った．宿題として，自発書字が可能になるように同一の課題を練習課題とした．同時に，宿題として過去に使用した線画（およそ100語）の呼称力を常に確認した．呼称が難しい場合には，ジェスチャーや擬音擬態語を混ぜた表現で目的語を表現することを求めた．例えば，TOは「かみなり」が喚語できない場合は，「ピカピカ，ゴロゴロ，ドーンだから」とすぐに擬音擬態語の想起が可能であった．同時に，文字で机になぞり書きすることも指示することで，「あ！カミナリ，カミナリ」というように喚語が促進する場面もみられるようになった．

　次に，訓練開始から6カ月が経過する頃より，「（　　）で加熱する」，「（　　）を補う」，「（　　）で治療する」，「歯科医で（　　）」，「新聞を（　　）」といった動作絵と選択肢のない文章完成課題を施行し，自発的に語想起を求めた．目標語の音を想起したら仮名書きを行い，電子辞書を

```
       ┌──────────────────┐
       │ ジェスチャー・擬音擬態語 │
       └──────────────────┘
                │
                ▼
       ⬭  絵 ─×─→ 発語
              ↘   ↗
               書字
              ⬆
```

　　⇧ self-generated cue（自発キュー）
　　↑ 迂回路
　　× 障害

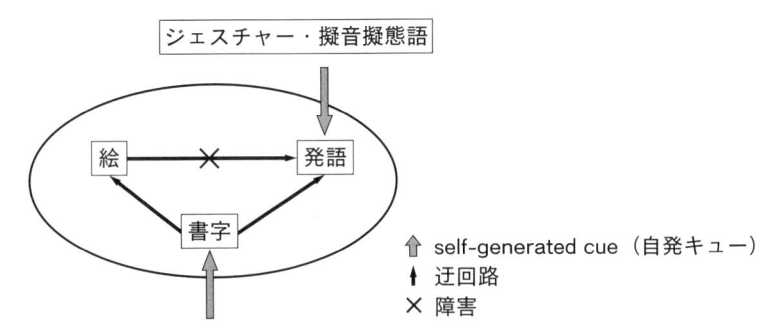

図 2　症例 TO の発語促進のための訓練仮説

利用して漢字を書いてくることを宿題とした．

結　果：線画や動作絵に対する漢字および仮名書字成績は，半年ほどでほぼ 80％以上正確に可能となった．音読もほぼ同程度に可能となっていた．呼称では，文字を空書しつつ喚語が促進されたり，擬音擬態語を発語しながら目標語の喚語が可能になる場面が多くみられるようになった．訓練開始後 12 カ月（発症後 1 年 6 カ月）の SLTA（**図 1**）では，20 語の呼称課題が 7/20 から 12/20 へと促進した．100 語呼称も 40/100 から 55/100 へと改善がみられた．また，目標語がスムーズに喚語されないときは，必ずジェスチャーと擬音擬態語が表出されるようになった．

考　察：失語症の臨床を行っていると，語想起が難しい場合にジェスチャー，擬音擬態語などの表出に優れている例に出会うことがある．本症例の訓練では，このような目標語を別の表現で言い換える表現力に富んだ能力を最大限に利用した．同時に，通常の書称訓練を迂回路として利用した呼称訓練を行い，喚語力の促進をはかった．ジェスチャーや擬音擬態語の利用は，ストラテジーの切り替えと考えられる．書称を利用した呼称訓練で行き詰った喚語力を，構え（セット）を切り替えることで目標の音韻へたどり着くといった過程と表現できる．Benson と Ardila（1996）は復唱や言語理解力は良好であるにもかかわらず，語想起がただちにできなかったり，迂言を頻発したりして，結果的に呼称に失敗する症候を語彙選択性失名詞失語（word selection anomia）として記述している．この種の失名詞失語は，音韻的なヒントや文脈的な手がかりでは語想起を助ける役に立たないのが特徴である．本例は名詞以外の動詞などにも喚語障害がみられることから，Benson の指摘する失名詞失語とは臨床像は異なる．しかし，喚語力が特徴的に低下している点では，失名詞の臨床像と重なる部分を持つと考えられる．本例の喚語困難も目標語の用途や使い方などの表現はジェスチャーを用いて表現できるものの，喚語ができず四苦八苦してしまうのが特徴であった．そのため，機能再編成法を用いた書称訓練による呼称訓練と自発キューとしてのジェスチャーなどによる複数の訓練法を活用した．このような並列的な促進訓練の発想は，どのような患者にも当てはめることができるのではないだろうか．

　　　　　　　　　　　　　　　　　　　　　　　　　　　　　　　　（金子　真人）

文　献

Benson DF, Ardila A：Aphasia. Oxford University press, New York, 1996.
金子真人，種村　純：失語症者の副詞および擬音擬態語による動詞発話の促進．失語症研究 9：61-69, 1989.

症例 2-6

命題設定（焦点を定めた表現）を取り入れた
ウェルニッケ失語例の発話訓練

症　例：MH，男性．66 歳．右利き．大学卒．大学教授退官後，非常勤講師．
原因疾患・発症後経過月数：脳梗塞．発症後 2 カ月経過．
損傷部位：左側頭葉皮質・皮質下．
神経学的所見：発症当初，右下肢不全麻痺，のちに軽快．
全体的言語症状：SLTA の結果を図 1 に示す．発症後 2 カ月の時点では，**聴理解**，**読解**とも短文レベルは 80〜90％の成績．情報量の多い文の内容把握は困難であった．**発話**は，流暢で発話量が多かったが喚語力は低く，意味性・音韻性錯語やジャーゴンが認められた．**復唱**は，単語が 70％可能であったが，文は困難．**音読**は比較的良好で，短文レベルが可能だった．**書字**は単語の漢字，仮名を部分的に書き誤ることがあり，文書字は困難であった．
失語タイプ・重症度：ウェルニッケ失語．訓練開始時は中度．1 年 7 カ月の訓練の後，軽度伝導失語に移行．
他の認知・行動面の特徴：訓練開始時に施行したコース立方体組合せテストは粗点 129/131 と良好であり，知的側面は保たれていた．また，同時期の言語症状から，やや注意障害が疑われた．

　ST 場面では評価・訓練に対して，いつも主体的・意欲的に取り組んだ．細かい点を気にすることが多く，特に訓練をはじめた当初は次々にいろいろなことを ST に確認していた．家族の話では，病前にも同様の傾向が認められたとのことだった．

　発症時，非常勤で大学や研究所などいくつかの職に就いており，病識はありながらも復職や社会参加をなるべく早く果たしたいと強く望んでいた．

訓練・治療対象とする症状の特徴：MH の職務は講義や会議が中心であったので，復職にあたっては文レベルで筋道だった話ができることが求められた．しかし，表 1 に示すように，発症 2 カ月目の発話は多弁であるが実質語は少なく，ジャーゴンが混在する空虚な内容となっていた．また，たとえば SLTA「まんがの説明」は 4 コマに分かれているが，MH の場合，どの部分について表現するかという命題設定が曖昧であった．このような言語症状は検査でも会話においても同様であり，伝達性に著しく欠ける結果となっていた．

目　標：
　　長期目標：復職および社会的交流の促進．
　　短期目標：（1）長文の理解力向上．
　　　　　　　（2）文表出の改善．

訓練・治療仮説：

本稿では，短期目標（2）について発話訓練の仮説を述べる．

当院訓練開始時，MH の発話は前述のように間断なく話すが，何を伝えようとしているのか非常にわかりにくいものだった．これに関して，喚語力不足とともに命題設定の問題をあげることができるだろう．コミュニケーションとは，話し手と聴き手が双方で話題を共有して進めて行くものだが，焦点があちらこちらに変動してしまうと，聴き手側の聴く態勢に戸惑いが生じる．言語障害者との会話では，聴き手が推察を働かせることが大切であると言われているが，話題が転導すると，それが困難となって意志の疎通が上手くいかなくなってしまう．一方，話し手である失語症者自身も伝えようとしている意味内容そのものを安定して捉えられなければ，喚語や音韻操作，そして構文といった言語処理を確実に遂行していくことができない．これには，注意障害や聴覚的フィードバックの障害が要因として想定されるほか，喚語困難のために言語化できそうなところに次々に着眼し発話しようとしていったことにより生じた二次的な反応という側面もあるかもしれない．いずれにしても，「焦点を定めて表現すること」を1つの課題として取り上げるべきだと思われた．

訓練の段階としては，まず，基礎的言語力として喚語力や音韻操作能力を高めること，次に文レベルの課題で命題設定と構文についてアプローチしていけば，社会復帰につながる言語機能の再獲得が図れるのではないかと考えた．

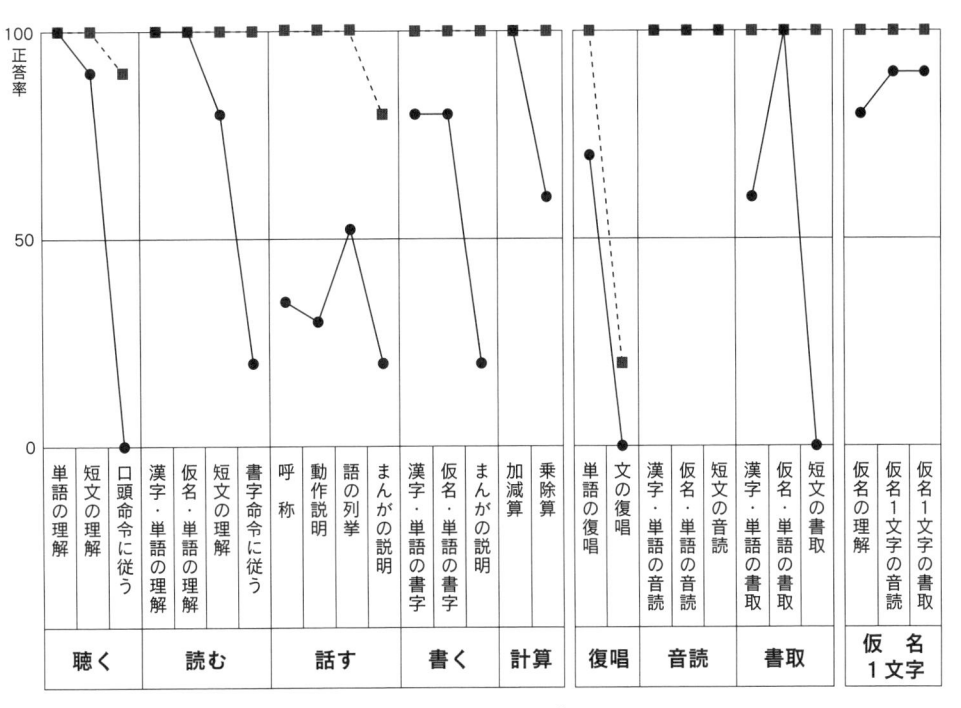

図1 症例 MH の SLTA プロフィール

―●― 発症後2カ月　--■-- 発症後1年9カ月

材料・方法：喚語に関しては，絵カード，定義文からの語想起（反応的呼称），カテゴリーごとの語列挙課題などを用いた．

音韻操作に関しては，音節数や文節数をコントロールした単語，短文を用いた．まず比較的保持されていた音読で確実に系列処理ができるようにしたのちに復唱や書き取りを行った．

文表出の訓練は，①刺激絵の説明課題，②与えられたテーマに沿った作文，の2種類を施行した．①では，「刺激絵のどの部分について述べるか」，「主語を何にするか」をあらかじめ決めてSTに伝え，そののちに文で表すように教示した．したがって，刺激絵は主語を同定しやすいようになるべく人物主体で内容が展開するものを選んだ．日本語はたとえば英語と比べて主語を省略しても文として容認されることの多い言語といわれているが，MHの訓練では主語をできるだけ文の要素として入れることを求めた．刺激絵は，動作絵→1枚にいくつかの出来事が表されている情景画→4コマ情景画，と徐々に難度をあげていった．どの刺激絵も最初は説明を書字で表し，そののちに音読もしくは文書字を見ないで発話するように教示していった．そして，次第に

表1　SLTA「まんがの説明」の発話

刺激絵の内容	発症後2カ月	発症後1年9カ月
①男の人が杖を持って散歩をしている．	これがまずこういう杖ですか，1, 2, 3, 4までここまで…エート何でしたっけ，ん，…こういう杖，こういう5つのカットがあって全部つながっているんですけれど，1つが…何でしたっけあの…1, 2, 3, 4とこれがあったときにひとつずがこれで最後のこうひとつが…（不明）…どどどらむであると…（不明）…でこれの…かうかうせるがあったという形ですね．で，それのひとつが…こういう…なんと言うんでしょうか（帽子をかぶるジェスチャーをする）1, 2, 3, 4のちょっとわけがわかりませんこれは…できましたらひとつがこれ…何でしたっけ，その辺が全部ばあーっと，わかっちゃっているんですけれど…．（ST「ひとコマ目の場面では？」）上でずーっとこれがまずあの絵の方にこれがきちっと決まっていたんですけれど，これで風でビューっとこのだしたこの何でしたっけ，これ…おと，落としてしまってこれで落として…．（ST「最後の場面は？」）これが，あ，こういう杖があってその杖にこれを引っかけてる．	男の人が散歩に，散歩を始めました．
②風が吹いてきて，男の人の帽子が飛ばされている．		そこへ，あの，風が吹きまして，き，き，いきなり風で，あの，帽子がと，と，飛ばされました，飛ばされてしまいました．
③男の人が転がっていく帽子を追いかけている．		で，この人は，まあ，スティックが，あの，杖ですね，杖があって，で，その前にちょっとこの風で帽子が飛んで，どんどん，こう，飛んでいったわけです．で，もう少しでってところで，さん，あれは…ば，ふ，ふな，波止場ですか，波止場んところへ行って，もう少しで帽子が飛んでしまうところを杖，杖の下，杖，杖を持ってたために飛んでった帽子を押さえて，かろうじてそのみずみね，水，海岸のところで拾い，拾い上げたという状態です．
④水に落ちた帽子を男の人が杖の先に引っかけて取り上げている．		

発話のみで即答する形式とした．②の作文は，①の説明課題が終了した後に行った．これは，自宅でレポート用紙にまとめたものを次の訓練時に音読する形式で進めたが，この際，STは構文の誤りがあれば訂正し，さらに命題や話の筋道といった談話的観点からもフィードバックをした．

結　果： 発症後1年9カ月（当院訓練開始後1年7カ月）のSLTAプロフィールを**図1**に示す．「文の復唱」以外，理解面・表出面ともに著明な改善が認められた．理解面は長文の把握が概ね可能となった．発話は喚語力が改善し，音の誤りや自己修正，または他の語への言い換えが多いものの文で内容を伝達できるようになった．書字は，文でまとまった内容を表現することが可能となった．「まんがの説明」では，**表1**右側のように間投詞や音韻操作の障害から生じていると思われる繰り返しや修正があるものの名詞や動詞などを正しく喚語できるようになった．また，文表出における統語や形態処理がほぼ良好となり，命題設定や話題展開も適切となった．

　社会的には発症後1年8カ月で復職を果たした．最初は週1回から勤務を再開し，徐々に頻度を増やしていった．講義は進行を記したメモと視知覚教材を活用すればほぼ支障なく遂行することができるようになった．そして，非常勤講師としての定年まで勤め上げたいというMHの希望を叶えることができた．

考　察： ウェルニッケ失語者の発話は流暢，多弁，ジャーゴン，錯語，錯文法が特徴だと言われている．本症例もこれらの症状を示し，発症後2カ月の時点では家族をはじめ周囲の人々は本人の発話内容の真意がなかなか理解できずに困惑していた．また，すぐにいろいろなことに話題を移して話しはじめてしまうことは訓練の進行や集中を阻害するものとなっていた．

　このような発話障害に対しては，喚語，音韻操作，構文など，障害されている言語機能に働きかけて改善を促進するのが通常の訓練方法であろう．症例MHの場合もまずは単語レベルでの喚語訓練，単語・短文レベルでの音韻操作訓練を行った．しかし，文を自発表出する段階では構文とともに命題設定という談話レベルの問題点にも同時にアプローチした．これは，MHが言語活動を確実に遂行していくためにも，そして，情報伝達の有効性といった点からも，発話内容を内的にきちんとコントロールできるようになることが大切だと考えたからである．実際，MHの発話は焦点を絞って話すことが定着するにしたがって疎通性が徐々に向上していった．そして，言い直しや意味性・音韻性錯語が軽度に認められる状態であっても論理的な話ができるようになったことで教育職として復職を果たせた．

　言語臨床においては，言語音や単語をどれだけ正確に処理できるかに関してだけでなく，どの内容をどのような話の展開で伝えるかという談話レベルにも観点をおいて評価や訓練を進める必要があると思われる．

（土橋三枝子）

症例 2-7

ウェルニッケ失語例の
仮名1文字音読強化による発話訓練

症　例：KK，女性，27歳，右利き，大学卒，会社員．

原因疾患・発症後経過月数：ヘルペスと推定される脳炎後遺症．発症後，1年1カ月経過．吐き気，意識消失で他院入院．入院後「記憶がなくなる気がする」「文字の意味が分からない」などと話し，洗髪などの日常動作も行えなくなる．いったんは問いかけに対し全く無反応となったが約半年後，手で合図するようになる．食事・排泄がほぼ自立した発症1年後，当院精神・神経科に転院．ごくまれに「痛い」などの発語が観察される．

損傷部位：両側の海馬および側頭葉の萎縮と，全体的な軽度萎縮．PETでは，左小脳または右大脳半球の病変が示唆された．

神経学的所見：運動麻痺・失調なし．感覚障害なし．両手に安静時振戦，器質性脳疾患もしくは薬剤の影響と思われるが，実用性には影響なし．

全体的言語症状：（初回評価）**聴く**…重度障害．課題指示の理解も不良．単語レベル（縦提示1/2選択）で0/4正答．課題時に自発的な復唱が1語みられた．**読む**…重度障害だが，漢字・仮名単語ともに縦提示1/2選択なら4/4正答（横提示1/2選択では右側ばかり選択）．SLTAでは漢字単語7/10，仮名単語6/10，短文0/5正答．**話す**…重度障害．挨拶もおじぎを返すだけで発話なし．絵カード呼称は0/8正答，ときに不明瞭な音の羅列がみられる．語頭音ヒントをまれに復唱する．**書く**…重度障害．姓名も書けない．

　（訓練開始5カ月後）包括的な失語症検査としては重度失語症検査を訓練開始3カ月後に施行したが，経過を追う都合上，訓練開始5カ月後（発症1年6カ月後）にほぼ全体的に施行できたSLTAのプロフィールを**図1**に示す．**聴く**…重度障害．単語の理解9/10．正しく復唱しながら選択を誤ることがある．短文5/10正答．**読む**…中度障害．初回評価時より改善．漢字単語の理解は10/10正答で良好だが，自発的に音読したうち正しかったのは2/8．仮名単語の理解は9/10正答で漢字単語より正答数が少ないが，自発的な音読は6/9正しく，漢字単語の場合より良い．**話す**…重度障害．呼称で正答した2/20語は，いずれも訓練に取り入れていた単語．語頭音ヒントをKKが聞き取れたのは3/10のみであった．動作説明では正答がなく，目標語の音韻性錯語が1個（ネブ，ネブル／寝ている）みられた．ヒントにも無反応．**復唱**…重度障害．単語で4/10正答，音韻性錯語が多い．文は2単位までの把持が可能．**音読**…重〜中度障害．音韻の誤りが散見される．**書く**…重度障害．ほとんどが無反応でヒントも無効．**書取**…重度障害．無反応．**計算**…重度障害．加算は3/5，減算は1/5正答．乗除算は例題を説明されても理解できず中止．〔まとめ〕著しい喚語困難と発話における音韻の誤り（音韻の種類と数を正しく想起することが困難）が認められる．単語に比べて手掛かりが少ない1音節（語頭音ヒント）を聞き取れる

ことが少なく，語音認知の障害も疑われる．

失語タイプ・重症度：流暢性失語（ウェルニッケ失語）．重度．

他の認知・行為面の特徴：状況判断は良く，はじめての来室時から1人で検査に応じられた．図の模写は，右手での簡単な平面図の模写は良好，立方体透視図は不良．左手は右手以上に震えがひどい．姓名（漢字・平仮名）のなぞり書きで筆順を誤る．絵カードを選択する際，初期には右側ばかり選択したが，日常生活においては左半側を見落とすこともなく，対座法では視野障害は明らかではない．勤務先や下宿先といった行き慣れていた所に1人で行けない（外泊時，数回行くうちに思い出す）など，古い記憶の障害が折々に疑われた．

提示された2枚の絵が同じなら「○はい」，異なっていたら「×ちがう」のカードを指さすように，カード選択の正誤を伝えながら課題を施行したところ，6～7施行目で安定して正答が続くようになり，学習力が当初より認められた．

訓練・治療対象とする症状の特徴（本訓練法開始前の症状経過）：

発話：訓練開始当初，後述の2つの訓練方法のうち発話練習のみを行った．自発話はみられず課題時も無反応のことが多かったが，発話されたなかでは未分化ジャーゴン様の不明瞭な音の羅列が多くみられた．

発話の誤り例：（訓練開始約2週間後）絵を併用した復唱音読（絵と文字単語を見ながら，STがその語を言うのを聞いて復唱する）は，漢字刺激のときは語頭音のみ多少それらしく聞こ

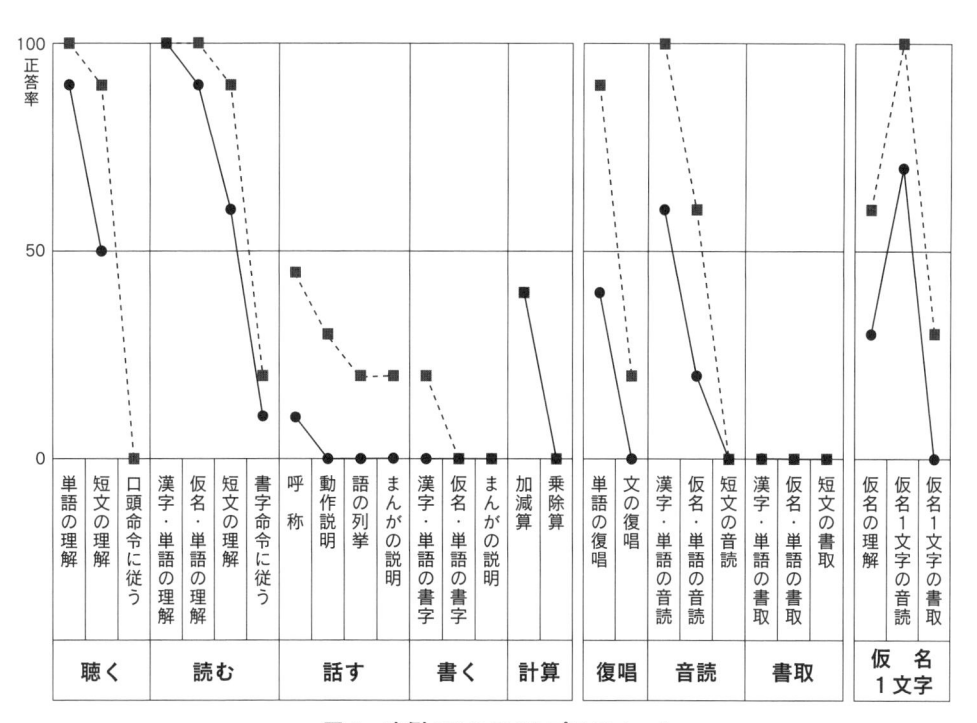

図1　症例KKのSLTAプロフィール
―●― 発症後1年6カ月　--■-- 発症後2年

えるモーラ数を超えた未分化ジャーゴンだが，平仮名刺激のときは音韻も明瞭でモーラ数を超えない反応である（例：/ヒョ，ヒョ/（再刺激→）/ヒャ（百円）/，/メンペ，ペ，ペ/（再刺激→）/エン，エン，エン（鉛筆）/）．

発話訓練を重ねると，正しい音韻での発話ないし正しい音韻を含む発話になることが増えたが，正しい音韻を含みながらも未分化ジャーゴン様，語間代（ロゴクロニア）様，後には同語反復（パリラリア）様の部分もある発話が，長期にわたって認められた．

発話の誤り例：〔訓練開始約1カ月後〕意味不明の自発話/オモオモオモオモ/．絵を併用した復唱音読/ミギギーズ（水）/，/クスクスクスリリ（薬）/，/シンブンブンブン（新聞）/．呼称/トト，トト（窓）/．

〔訓練開始5カ月後，発症1年6カ月後のSLTA〕復唱/ミワ（眼鏡）/．短文の音読/女ノ，女，ノ子ア，コア，本，本，本，本，モ，ヨケンエン，ミャンミャンユ，ヨンヨン，ヨンケ，ル，ヨンヨンヨン（40秒，女の子が本を読んでいる）/．呼称/ネ，ネコ，あー，イブ，イズ（犬）/（語性錯語として表出された"猫"は，訓練語）．

〔訓練開始11カ月後，発症2年後のSLTA〕単語レベルの音読が軽〜中度に改善しているのに比べて，短文の音読は重度であり不良．復唱/ネン，デンワ（電話）/，/クシタ（靴下）/．短文の音読/オネ，オニ，オナ，ガ，女ガ，女ガ（15秒），子ガ，ガ，本ヨ，本ヨ，読ンデル（35秒，女の子が本を読んでいる）/．まんがの説明/歩イ，歩イテ，イテ，テ，歩イテイテ，デ，マスマ，デ，マス．デ，ナンカ，マス．デ，強風ヲ，デ，強風ノ，強風ノ（2分20秒）/．

1音節の口頭表出は，訓練開始7カ月後の復唱で35/45，平仮名1文字（清音46文字）音読で38/46正答であり，音読の方が正答数が多い．また，訓練開始10カ月後の平仮名1文字音読は43/46（"を・ん"を除くと42/44），平仮名＋漢字1文字音読は44/44（対応する漢字がない"を・ん"を除く）正答であり，漢字が追加されている方が正答数が多い．

訓練開始11カ月後，本訓練法すなわち仮名1文字音読強化による発話訓練を開始した．

目　標：

　長期目標：①文字を利用して語音の聴き取りの不正確さを補い，自発話を増やすための練習が行いやすくなる．②自発話が増える．

　短期目標：①平仮名の音読が，平仮名1文字と対応した漢字1文字を利用することで正確になる．具体的には，イ）音声を聴いて漢字を見たら正しく復唱でき，対応する平仮名が浮かぶようにする，ロ）漢字を見たら適切な音韻が浮かぶようにし，音韻に対応する平仮名を書くことで音韻と平仮名の結びつきを強化する，ハ）発話練習時に，平仮名を利用して正しい音韻を発話しやすくする．平仮名音読を誤った時に音声刺激と漢字を手掛かりとして修正しやすくする，の3点を目的とした．②日用品名，家族名，挨拶語など，日常生活において高頻度と思われる語や2文節文を正確な音韻で言えるようになる．

訓練・治療仮説：絵刺激に対する正しい音韻での発話を促すにあたり，症例KKは復唱（聴覚刺激）も音読（文字刺激）も不正確なので，両方の刺激を併用し復唱音読で練習する必要があると考えた．それでも音韻の誤りは浮動的ながら長期間にわたって散見され，その修正は平仮名1文

字と1音節の聴覚刺激を併用して追加しても速やかでないことがあった．なぞり読み（運動覚を利用）で平仮名を読みやすくする方法は，姓名のなぞり書きにおいても筆順を誤る状態では困難と推測されたので積極的には用いなかった．

　ランゲージパルのブランクカードに吹き込める長さは2文節文までなので，3文節文以上の長さの文を発話練習に取り入れるためには，平仮名の音読を速く正確にして，ブランクカードに頼らなくても練習できるようにする必要があった．漢字単語の読解が当初よりかなり保たれており，平仮名1文字の音読よりも平仮名＋漢字1文字の音読の成績が良かったことから，"1音節1語として読める漢字1文字"を平仮名に付加し，意味の助けを借りれば正確な音韻の発話を得やすくなると考えた．

材料・方法：①ランゲージパルのブランクカード：〔平仮名音読練習用〕裏側に平仮名1文字（清音46文字）を，表側に対応する漢字1文字（"を・ん"を除く44文字，**表1**参照）を書いたもの．〔発話練習用〕絵（名詞絵または動作絵）と文字（平仮名および漢字）をつけたもの．使用した語彙は，名詞（雨・薬・新聞・手，先生・爪・窓・水，お風呂・時計・猫・洋服，家族名（父・母・弟・自分），等），挨拶語（おはよう・いただきます・ただいま，等），2文節文（薬を飲む・水を飲む・お茶を飲む，等）．②文字カード：発話練習用の語彙を平仮名および漢字で表記したもの．③絵カード：発話練習用の語彙の絵（名詞絵または動作絵）．④なぞり字用のプリント：発話練習用の語彙を，点線で漢字・平仮名表記したもの．

　平仮名音読練習：短期目標のイ）～ハ）に合わせ，①～③の方法で練習を行う．

　①ランゲージパルを用い，聴覚刺激＋漢字1文字（例：亜）→復唱→対応する平仮名1文字（例：あ）の書き取り→ブランクカードを裏返して正誤の確認．習熟度をみながら1行分ずつ課題に導入する．

　②漢字1文字（例：亜）の音読→ランゲージパルで正誤の確認→対応する平仮名1文字（例：あ）の書き取り→ブランクカードを裏返して正誤の確認．

　③（方法①，②が上達した時点で導入）その日発話練習を行う予定の語（例：雨）を構成して

表1　平仮名1文字と対応させた漢字44文字

名な	田た	差さ	課か	亜あ
式に	血ち	師し	木き	胃い
奴ぬ	津つ	巣す	区く	宇う
根ね	手て	背せ	毛け	絵え
野の	戸と	粗そ	子こ	尾お
和わ	等ら	矢や	魔ま	歯は
	利り		実み	火ひ
	留る	湯ゆ	務む	府ふ
	烈れ		目め	屁へ
	炉ろ	代よ	喪も	穂ほ

いる平仮名1文字（例：あ，め）の音読→ブランクカードを裏返したままランゲージパルで正誤の確認→平仮名1文字の写字・漢字1文字（例：亜，目）の書き取り→ブランクカードを表にして正誤の確認．

発話練習：③の練習をしてから，聴覚刺激＋文字カード提示→絵カードのポインティング（1/2〜1/4選択）課題をSTが同席するときのみ1組分（2〜4枚）行い，傾聴態度を促した後（自習時には省略），ランゲージパルを用い，聴覚刺激＋絵（名詞絵または動作絵）＋文字提示→復唱音読を行う．なぞり字用のプリントを，言いながらなぞる．

結　果：平仮名音読練習方法①の訓練経過を**図2**に示す．どの行の平仮名も，訓練に導入したその日のうちに数回の反復練習でかなり安定して書けるようになり，数回のセッションでほとんど誤らなくなった．次に方法②の訓練を約1カ月間行い，単語レベルの発話練習ならランゲージパルを用いなくても，平仮名に対応する漢字1文字を部分的に併記することでほぼ可能となった．その後，方法③で清音のみで構成されている4モーラ以内の単語の発話練習を約6カ月，さらに濁音・半濁音・拗音や特殊表記を含む単語も訓練に取り入れなお2カ月ほど続けるうち，読書習慣がよみがえってきた．そのころ（訓練開始2年後）の1音節の口頭表出は復唱で45/45，平仮名1文字音読で46/46正答と，良好であった．ちなみに，平仮名1文字書き取りは45/46正答であった．本訓練法開始1年4カ月後（訓練開始2年3カ月後）から，文レベルでの発話練習に本格的に取り組めるようになった．

考　察：当初，ときおりみられる自発話や課題時の発話には，語性錯語のみならず著しい音韻の誤りが認められた．誤りは，はじめ未分化ジャーゴン様が目立っていたが，明瞭な音韻を含んだ発話が徐々に増えるにつれ，語の終わりの音節を繰り返す語間代様の発話が目につくようになった．さらに正しい音韻で語としての発話が増えるにつれ，同じ語を繰り返す同語反復様の発話が

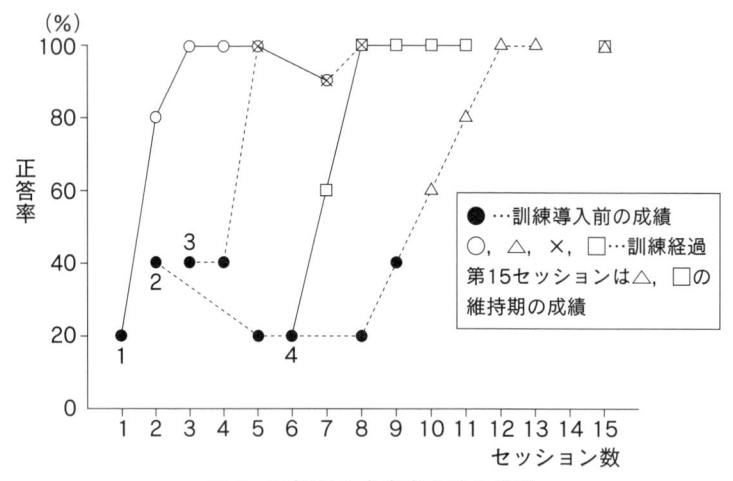

図2　平仮名1文字書き取り成績

ここには4行分（1：あ行（図中の○），2：ま行（△），3：さ行（×），4：な行（□））の経過を記す．訓練導入前には改善がみられない（2，3）．維持期においても正答率は保たれている（2，4）（訓練開始11カ月後より開始．入院中は週2回，退院後は週1回訓練を行い，訓練のない日は自習をしてもらった）．

増えてきた．この変化は，"一つひとつの音韻の種類を正確に想起すること"の障害は軽減してきたが，"反復する"態度の方はあまり変化していなかったことの現れではないかと推測された．"反復する"態度は，課題時に出現しやすかった．それらは，闇雲に繰り返されるというよりも，言いながら続きの音韻や語を捜していたり，誤りを修正したくてやり直しているように見受けられることがあった．

　平仮名は，音韻の種類や数を正しく想起する上で，ある程度手掛かりとなっている様子であったが，十分ではなかった．絵を併用した復唱音読で発話練習を行ったところ，単語レベルの発話には改善が認められたが，文レベルでの改善は乏しかった．これには，平仮名音読が不十分にしか行えていないことが関係していると推測された．絵や漢字を併用したことが"呼称"のルートを優先して働かせてしまい，苦手な1文字1文字の平仮名を音韻に変換していく"音読"のルートを積極的に用いる事を妨げている可能性が疑われた．

　意味を手掛かりにして"1音節1語として読める漢字1文字"を平仮名に結びつけ，平仮名の音読を安定させたところ，平仮名1文字の書き取りにも著しい改善が得られた．漢字を媒介として平仮名と音韻とが強く結びついたと考えられた．

　症例KKの主な損傷部位は両側の海馬と側頭葉であった．言語の障害だけでなく（もしくは言語障害というよりも），全体的な古い記憶の障害が疑われたが，学習力はそれなりに保たれていた．自然回復の一環であったのかもしれないが，平仮名1文字の音読が速く正確にできるようになってから語彙や知識の吸収が速くなった印象がある．訓練開始2年3カ月後から，文レベルでの発話練習に本格的に取り組めるようになり，4年4カ月後には日常会話には不自由しなくなり，判断力などに不安を残しながらもアルバイトをしたり1人で旅行をしたりできるようになった．

（長谷川啓子）

症例2-8

重度超皮質性感覚失語例に遮断除去法を用いた発話訓練

症　例：IE, 男性. 65歳. 右利き. 高校卒. 会社員.
原因疾患と発症後経過月数：外傷性クモ膜下出血, 脳挫傷, 外傷性脳梗塞. 3カ月経過.
損傷部位：左前頭葉に脳挫傷による損傷領域, 左側頭葉～頭頂葉に脳梗塞による損傷領域.
神経学的所見：発症初期には軽度の右片麻痺が認められたが早期に消失.
全体的言語症状：発話は流暢で常同言語と反響言語が発話の大半を占め, 理解障害も重度であり, 会話によるコミュニケーションは非常に困難であった. 呼称および音読は重度に障害されていたが, 語頭音や最初から2～3モーラを聴覚呈示すると補完することがあった. 諺の補完現象は著明であった. 復唱は指示が理解されれば文レベルが可能であった.

　モダリティ別症状は次の通りである（SLTA, 図1）. **聴く**…検査では単語レベルであるが, 日常会話では身近な話題であれば文レベルでも理解可能な場合がある. **読む**…高頻度語の読解が可能で, 仮名に比べ漢字が優位. 聴覚的理解と比べほとんど正答率の差はみられないが, 日常会話で聴覚的に理解されない場合に文字呈示をすると理解が促進されることがあり, 聴覚的理解を代償する補助的手段にはなり得る. **話す**…「モッパラ評判デスカラ, アレシマセンケドコレシマス」というのが多少形を変えながら常同的に繰り返される. こちらの質問をそのまま繰り返す反響言語や, 例えば"お食事はしましたか？"の問いに「モッパラオ食事ハシマシタカラデキマセン」のように, 一部のことばを取り入れながら答える場合がある. **呼称**…大半が「アレデスネ」という応答で, ごく稀に"犬"を「クマサンジャナイカラ」のように意味性錯語が出現する程度で, 呼称障害は重度. 語頭音ヒントで正答する場合がある. **復唱**…5文節文程度の長さが可能. **音読**…単語の音読ができる場合がある. 漢字と仮名で差がないが, 語頭音ヒントによる正答は漢字に多い. **書く**…重度の構成失行があり, 文字を書こうとすると何本も同じ方向に線を書いてしまう. ノートに直線や曲線を引くことから練習をはじめた. SLTAでは「犬」が書けたのみ. 仮名は重度に障害. **書取**…再現性は低いが, 「犬」や「本」のような高頻度の漢字単語がたまに表出されるのみで, 仮名の書取はほとんど不可能. **計算**…加減算は可能だが, 乗除算は不可能.
失語タイプ・重症度：超皮質性感覚失語. 重度.
他の認知・行為面の特徴：標準高次動作性検査では, ろうそくに火をつける課題でろうそくをタバコを持つようにして扱う動作が認められ, 観念失行が疑われた. また模倣することが理解されても, 動作模倣は拙劣な場合があり, 観念運動失行も疑われた. レーヴン色彩マトリックス検査では14/36, コース立方体組合せテスト粗点29/131, ベントン視覚記銘検査では10秒呈示後即時再生で正確数3／誤謬数13であり, いずれも明らかな低下が認められた.
訓練・治療対象とする症状の特徴：主な訓練対象とする症状は発話障害である. 流暢で発話量は

多いが，発話の大半が保続的に現れるステレオタイプのフレーズで，現象としてはジャーゴンである．自然な会話場面では，"入院してどのくらいたちますか？"の質問に「2カ月クライデスカネー」と短い会話が成立することがたまにあるが，課題場面のように意図性が高まると，例えば"アイロン"の呼称で「コレハ，デスカラ，モッパラ何デスカ，ヒンジャッキ，ッテイウカ…」や，また"蜂"の音読で「モッパラアレデスカラ，アレシマスネ．アレニナリマス」のように「モッパラアレデス」が常同的に出現して内容語はほとんど出ない状態である．

初回 SLTA の呼称の正答数は 1/20 であった．音読も漢字・仮名とも重度に障害されていた．100 単語漢字音読の正答率 6 %，仮名音読 3 % であった．復唱は良好であるが，意味処理を伴わないオウム返しであることが多く，意味や語彙の処理を経ない限り音の空回りで訓練の鍵にはならない．しかし本症例は，呼称や音読で音のヒントから補完する形で目標語や語性錯語が表出されることが少なくないことから，語彙はある程度保たれている可能性が示唆され，その中の必要な語が活性化されて呼称や音読能力が少しでも改善すれば，自発話の情報量も増加するのではないかと考えられた．

目　標：

長期目標：家族はじめ身近な人と，描画やジェスチャー等補助的手段を含めて最低限のコミュニケーションがとれるようになる．

短期目標：①常同言語を抑制する．②ヒント正答も含め目標語の表出を増やす．

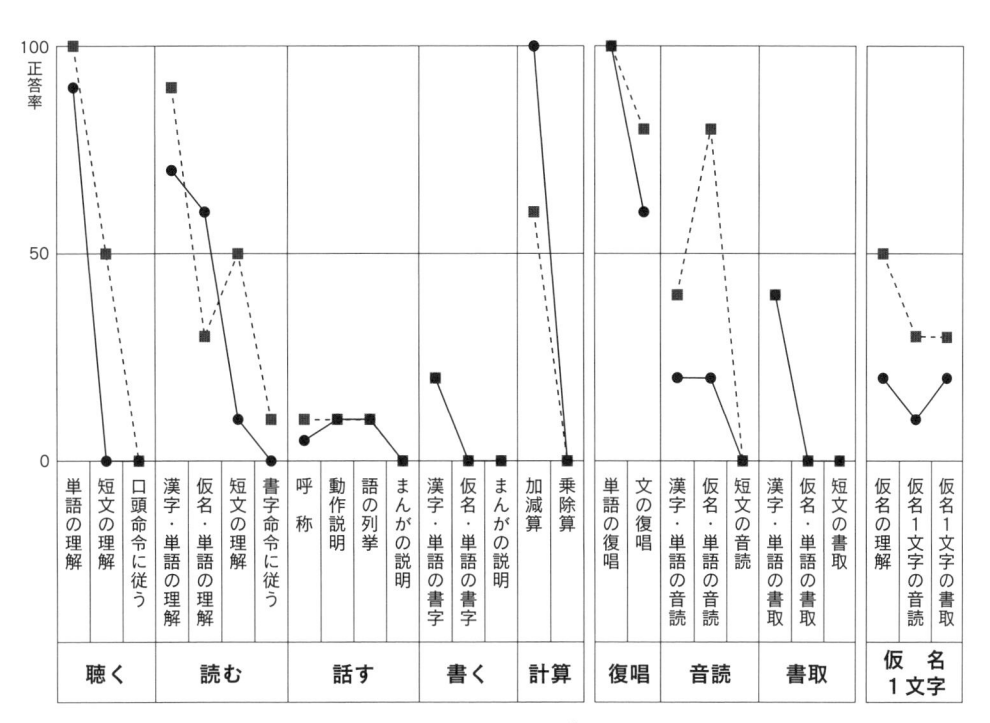

図1　症例IEのSLTAプロフィール

―●― 発症後3カ月　--■-- 発症後9カ月

訓練・治療仮説： ST開始より約4カ月は，1回の訓練に5～6語の単語を使って，線画のauditory-pointing（5者択一），復唱，選択肢から目標語を選んで書き写す，音読，呼称等，訓練時間内にできうる限りのモダリティを活用する，いわゆる刺激法を中心に行った．しかし失語症が重度であり，期待通りの変化は認められなかった．つまり，全モダリティ刺激法を繰り返しても，いつも可能なのは線画のauditory-pointingと復唱だけで，それ以外のモダリティは変化がみられないのである．しかし復唱の良さと補完現象から語彙が豊富であることが推察され，本症例の失語症状は何らかの理由で語彙をある処理経路に乗せて呼称や音読といった形で表出できない状態ではないか，すなわち言語機能が失われているのではなく，障害されているモダリティは遮断されていると考えられた．

そこで，刺激-促進法の中に位置づけられる遮断除去法（deblocking method）を試みることにした．遮断除去法とは，「多かれ少なかれ障害されている全言語システム，あるいはその下位のシステムの力動性に働きかけ，低下した言語機能を再統合，再活性化するもの」である（種村1995）．この訓練法では比較的良好な言語モダリティを刺激として，障害の強い回路が活性化されることが期待される．

材料・方法：
(1) まず最初に遮断除去法の前刺激となりうる良好なモダリティを検出するため，以下の11モダリティについて通常漢字表記する具体語20語を用いて検査を行った．制限時間や採点方法はSLTAに準じた（カッコ内は正答率）．①聴覚的理解（75％），②漢字単語の理解（60％），③仮名単語の理解（10％），④漢字音読（15％），⑤仮名音読（10％），⑥復唱（100％），⑦呼称（0％），⑧漢字書称（0％），⑨仮名書称（0％），⑩漢字書取（20％），⑪仮名書取（0％）．
(2) 次に遮断除去法の前刺激と促通したい目標モダリティを選ぶ．前刺激は(1)で比較的正答率が高かった聴覚的理解，漢字単語の理解，復唱の3モダリティとした．目標モダリティを選択するにあたっては，種村（1995）を参考に次のように考えた（**図2**）．
・聴覚的理解が良いということは，「言語-聴覚」成分が保たれている証拠である．

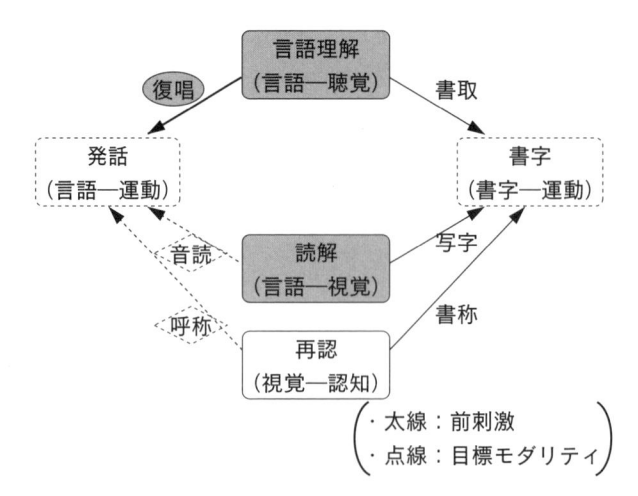

図2 遮断除去法の理論を表すモデル（種村1995を改変）

- 漢字単語の理解が良いということは，「言語－視覚」成分が保たれている証拠である．
- 復唱が良いということは，「言語－聴覚」成分ならびに「言語－運動」成分が保たれている証拠である．

　以上から，「言語－視覚」と「言語－運動」成分間の移行過程である『音読』が促通される可能性がある．また本症例は失認はなく「視覚－認知」成分も保たれていると思われ，「視覚－認知」成分と「言語－運動」成分の移行過程である『呼称』も促通の可能性を期待して目標モダリティとした．

　これをまとめると以下のようになる．

> 〈前刺激〉聴覚的理解，漢字単語の理解，復唱．
> 〈目標モダリティ〉漢字音読，仮名音読，呼称．
> 〈使用語〉前刺激モダリティで正答し，目標モダリティで表出不可能であった単語20語（例：眼鏡，牛乳）を5語ずつ4組に分け，ダミー20語（例：蜜柑，灰皿）を加えた25語を1組とし，計4組の単語リスト（A，B，C，D）を作成した．
> 〈方　法〉前刺激の聴覚的理解および漢字単語理解の刺激絵の選択肢は6個とする．すべての課題の採点法はSLTAに準ずる．1つの前刺激モダリティと1つの目標モダリティを1セットとし，1回の訓練に1セットのみ施行した（例：リストAの聴覚的理解課題施行後，同リストの漢字音読課題を行う．同リストでも課題により呈示順序を変える）．訓練期間は約3カ月である．

結　果：各前刺激後の目標モダリティの正答率は，聴覚的理解後の呼称0％，漢字音読16％，仮名音読36％であり，漢字単語の理解後の呼称4％，漢字音読12％，仮名音読36％であった．また復唱後の呼称0％，漢字音読16％，仮名音読36％であり，いずれにおいても仮名音読の成績が最も高く，呼称が最も低かった．前刺激の違いによる成績の差はなかった．

　誤反応は語性錯語，保続，常同言語，無反応に分類された．呼称の誤反応では，いずれの前刺激後においても常同言語「モッパラアレシマセン」が減少し，また刺激前と比べて，どの前刺激後においても語性錯語が多少増加した．

　語性錯語について目標モダリティ別にみると，呼称では"牛乳"を「マンモス」，"鳩"を「クイーン」など訓練では使用したことのない語が表出された．漢字音読では"猫"を「ヒョウ」，"米"を「モチ」など意味的に関連した錯読がみられた．仮名音読では"ふうりん"を「ケイリン」，"たまご"を「タニシ」のように，モーラ数が同じで目標語の音を含む語性錯読がみられた．語頭音ヒント後の反応では，与えられた音ではじまる語性錯語がみられたが，前刺激や目標モダリティによる傾向や質の差は特に認められなかった．

　遮断除去法を約3カ月間施行後，会話時の発話において常同言語に混じって目標語や話題に関連した語がたまに表出される変化が認められたが，依然として聞き手の推測や援助（質問を出したり選択肢を文字で呈示したりなど）を要する点は変わらず，実用的な水準には至らなかった．

考　察：
(1) 仮名音読成績が良かったことについて

　目標モダリティの中では仮名音読の正答率が最も高かった．仮名音読は視覚入力から意味系を経由，または意味をバイパスして直接語彙を回収する経路と，文字情報を音韻情報に変換する処理過程が介在する（**図3**）．前刺激である聴覚的理解は聴覚入力辞書から意味システム，復唱は発話表出辞書と音素水準，漢字単語の理解は視覚入力辞書から意味システムを処理過程に含むことから，これらが仮名音読の処理過程にある意味情報と音韻情報を活性化したのではないかと推測される．また仮名音読では，モーラ数が同じで目標語の音を一部含んだ語性錯読がみられ，このことから本症例は単語内のある文字の音韻符号化が可能な場合に，音とモーラ数から語を検索するストラテジーをとる場合があったのではないかと考えられた．

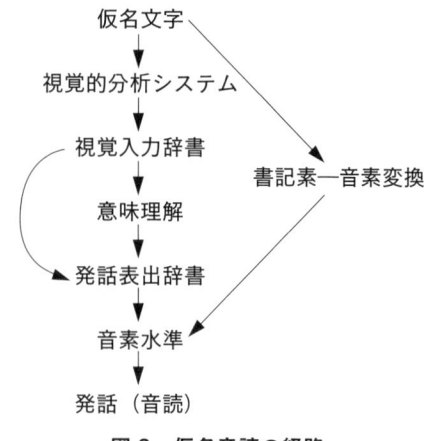

図3　仮名音読の経路

(2) 前刺激後に常同言語が減少したことについて

　前刺激後の呼称では，本症例の特徴である常同言語が減少した．これは，前刺激が聴覚的理解では聴覚入力辞書と意味システムを，漢字単語の理解では意味システムを，そして復唱では聴覚入力辞書および発話表出辞書を刺激することで，語彙表象ないし音韻表象が刺激前と比べると活性化されやすくなり，その分常同言語が抑制されたのではないかと考えられた．

(3) 語性錯語について

　各目標モダリティの語性錯語には，訓練では使用したことのない語が含まれていた．このことから，本症例の発話表出辞書には多くの語が貯蔵されていると推測された．本症例は復唱が最も良いモダリティであることから，発話表出辞書そのものは保持されていると考えられるが，意味理解障害があるため，発話表出辞書から回収した語が目標語の意味を表す語であるか否かの照合ができずに，錯語のまま表出されたのではないかと思われた．

　以上，本症例は重度の超皮質性感覚失語であるが，障害がより軽度なモダリティが効果的な刺激となり，有意な促進とはいえないものの，何らかの発話促通効果があったのではないかと考えられた．

（本稿は横浜総合病院の症例をもとにまとめたものである．）

（今井　眞紀，永見亜希子）

文　献

種村　純：言語モダリティ間相互作用に関する臨床神経心理学的研究－失語症の言語機能回復の検討－．風間書房．1995．

聴覚過程改善のための働きかけ 3

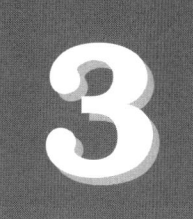

概説：聴覚的理解障害の臨床と訓練

1. はじめに

　失語症の聴覚的理解障害の治療に関して，聴覚的刺激の重要性を最初に強調したのはSchuellら（1964）である．彼女らは聴覚刺激を最も重視し，失語症の基盤には聴覚処理の障害があることを仮定した．Wepman（1953）によって提唱された刺激法の考え方は，Schuellにより聴覚的刺激を用いた訓練法へと発展していった．Schuellの刺激法は，聴覚刺激を強力に反復して与えることで，患者の重症度にあった反応を引き出すことを目指している．現在の言語治療においても，刺激法の考え方は広く応用されている言語治療法の1つである．

　さらに，我が国において広く用いられている言語治療訓練法には，刺激法とともに遮断除去（deblocking）法の考え方が知られている．竹内（1995）は，刺激法と遮断除去法が内容的には非常に異なる方法ではあるが，基本的には両者は共通したものを持つことを指摘している．つまり，失語症を言語機能の消失とは考えずに，機能を引き出すためのアクセスの障害という考え方で，刺激法と遮断除去法は一致するというのである．現代の言語治療は認知心理学的，認知神経心理学的な背景をもとに障害構造を明確にすることで，治療アプローチを展開する手法を用いている．その際，頻繁に用いられる訓練法は刺激法や遮断除去法の応用であることが多い．一般に，障害構造が明確にされると，その障害構造を迂回して新たな経路を獲得させるバイパス経路が有効な場合がある．このような機能再編成法は，呼称促進や書字機能の改善を目的として応用されることが多いが，聴覚的理解障害の訓練に関しては機能再編成法を応用した報告は少なく，伝統的な刺激法や遮断除去法を応用したものが多い．

　種村（1995，1993）は，言語治療における言語モダリティ間の反応促進について重要な知見を述べている．彼は，単語レベルの言語モダリティ別成績，遮断除去法による訓練結果に基づく促進パターンおよび失語症検査の3カ月間の改善を検討したときに，①言語理解，②発話，③書字の促進効果の順序性を認めたという．遮断除去法では基本となる言語理解がまず促進され，その後に続いて発話や書字も促進されてくるというのである．言語理解，特に本章に関係づけるな

らば，聴覚的理解の促進をはかることは，発話や書字の訓練を開始する前段階として考慮しなければならない重要な点である考えることができる．

本章では，聴覚的理解障害に対する有効な訓練法をこれまでの訓練研究から明確にするとともに，認知心理学的な障害構造に基づいた障害機序を展望していく．

2．聴覚的理解障害の認知神経心理学的構造

失語症における聴覚的理解障害の鑑別は，失語症状を把握する上で重要である．通常，急性期にベッドサイドで施行できる検査は，「ハイ・イイエ」などを求める簡単な評価である．この場合，特に「イイエ」という判断を求めるような課題は，患者の基本的な聴覚的理解力を知る上で有効なことが多い．例えば，男性の患者に対して「あなたは女ですね」といった質問に的確に答えられないときは，聴覚的理解力の障害を疑うことができる．このようなベッドサイドで施行する単純な聴覚的理解力検査に対して，認知神経心理学的な障害構造の鑑別のためには詳細な検査が必要となる．

図1は聴覚的理解障害に仮定される言語情報処理過程のモデルである．音声言語の意味を理解するためには，はじめに入力された語音を正しく弁別して聞き取られなければならない．単音「と-こ」，有意味語「灯台-号外」，無意味語「なきら-とけり」などのような対語を聴かせ，対語が同じ音であったか，異なる音であったかの判断を求めるのが語音弁別（語音認知）検査である．この検査成績に低下が認められた場合は，入力段階である語音認知の障害が示唆される．この段階での障害は，語音の聞き取りが難しいために聴覚的理解障害を呈する「語聾」が疑われる．純粋語聾（word-sound deafness）はこの段階での障害と考えられる．

次に，語音認知過程の処理を経て語の音韻型同定（語音同定）の段階を仮定する．この段階は，語か語でないかを判断する過程と考えることができる．これまでにある個人の経験の中で，語音として聴いたことがあることばかどうかが問われる水準である．認知心理学的にはこの水準を評価する検査として，語彙性判定課題（lexical decision task）が挙げられる．この検査は実在語-非実在語を聴かせ，それが実在する語か，実在しない語かを判断させる課題である．実在語は親密度と頻度を調整することで，難易度を容易に変えることができる．例えば，「もろこし」「とうきび」は「とうもろこし」に比べ親密度や頻度が低い語である．また，非語「こしもろとう」は明らかに非語と判断できるが，「とうろもこし」は実在語と判断する確率が高いと考えられる．語彙性判定課題の例は，金子（2003）を参照されたい．

一般に，語音弁別が良好であるにもかかわらず，語彙性判定課題の成績が特に低下するような場合は，語の音韻型を同定する水準（語音同定）に障害が考えられる．この段階での聴覚的理解障害は，語型聾（word-form deafness）と呼ばれている．語型聾は，語の音韻型を正しく同定することができないために復唱障害を呈するが，日常聴き慣れたことばのように頻度や親密度の高い語では，トップダウン処理が機能するために復唱が可能な場合が多い．

さらに，語音弁別検査や語彙性判定課題が良好で「語音認知」や「語の音韻型同定」の水準に

障害が仮定されないにもかかわらず，聴覚的理解障害を呈する場合がある．このとき視覚的理解力が良好であれば，意味システムの障害は仮定し難い．このような場合は「語の音韻型同定」と「意味システム」を結ぶ，聴覚言語処理経路のアクセス障害を仮定することができる．この水準であらわれる症候を語義聾(word-meaning deafness)として定義する．語義聾の特徴は，語の音韻型の同定には問題がないため，復唱は良好である．しかし，復唱できた語を理解できない聴覚的理解障害を呈する．また，視覚的理解力に障害を認めない点が鑑別のための要件となる．語義聾を鑑別する検査の1つに同義語判定課題(synonym judgement)がある(金子 2003)．この検査は，低頻度な抽象語と同義語の対語（没頭－夢中など）と異義語の対を聴かせ，同じ意味的範疇にはいるか否かの判断を求める課題である．「語の音韻型の同定」と「意味システム」の両方の要素を必要とする課題であり，語の音韻型の同定から意味システムまでの経路の障害を仮定する．

　語型聾と語義聾は視覚的理解力が良好であり，復唱障害の有無により，基本的な臨床像が異なっている．しかし，語型聾は先述したように語の音韻型が不完全で曖昧な状態であっても，意味処理に基づいたトップダウン処理により復唱が可能になる場合が少なくない．そして，語の音韻型の同定が次第に確実なものになるにつれて，語義聾の臨床像に移行してくる可能性が考えられる．語義聾と語型聾はそれぞれ異なる障害構造を持つと考えるより，連続体上の一型であり，重症度の違いにすぎないという見方が臨床的にも合致する．復唱が保たれている語義聾ではあるが，非語の復唱が難しい点は各語聾型ともに共通である（Franklinら 1996)．また，非語の復唱が良好であるか否かは語義聾と超皮質性感覚失語との鑑別点と考えることができる．超皮質性感覚失語例は，基本的に非語の復唱も良好である．また，純粋語聾，語型聾，語義聾ともに視覚情報処理が比較的良好な場合が多いので，意味システムからのトップダウン処理が有効に機能するのが特徴である．

　最後に，聴覚的理解障害における意味システム（言語理解）の概念的な位置づけについて説明する．意味システムの障害は，意味を獲得するまでの情報処理過程における問題と捉えられる．例えば，聴覚的理解障害は「語音同定」から「意味システム」までの経路の障害として仮定されるが，通常の失語症では意味記憶そのものには障害は仮定されない．認知神経心理学的には失語

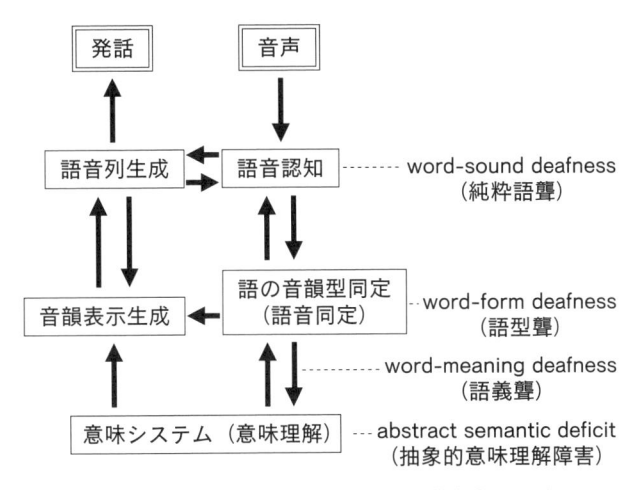

図1　聴覚的意味理解と発話表出の情報処理過程
(Ellis 1998を改変)

症を呈さない意味性痴呆（semantic dementia）が，特異的に意味記憶の障害を示す症候として捉えられている．一方，遠藤（1996）は感覚失語に意味記憶障害が合併する可能性を神経心理学的に指摘している．失語症における言語性意味理解障害は，一般に意味システムを活性化するまでの言語情報処理過程に仮定される複数の処理水準に1つ以上の障害が存在することと認識する方が，訓練的な障害構造を把握する上で分かりやすい．Shallice（1988）はカテゴリー特異的な障害の存在を指摘し，何人かの研究者によってこうした症例の報告も行われているが，この障害は意味システムに関わる障害と仮定されている．一方，Franklin（1989）は，抽象語・具体語の差は頻度を統制した上で検討する必要性を指摘しており，具体語，抽象語，カテゴリー特異性といった問題を検討するには，親密度や心像性なども考慮して，聴覚的理解障害の障害構造を検討することが求められている．

3. 意味システムの障害に起因する理解障害の臨床と訓練

　聴覚的言語理解の過程で中核をなすものが意味システムと考えられる．意味システムの構造に関わる障害としては，先述の通りカテゴリー特異性の問題が報告されている（Shallice 1988, WarringtonとShallice 1984）．種村（1993）は，意味システムを語義が表象される過程と捉え，言語理解における意味システムの脳内機構を考察し，意味システムとモダリティ特異性の間には密接な関係があることを示唆している．意味システムとは，平易に表現するならば，語の具体的なイメージがどの程度思い浮かびやすいか，あるいは1つの語のイメージがいかに複数の別のイメージと結びつきやすいかといった，心像性に近い脳内機構とも考えられる．

　臨床的には訓練に先立ち，症例が意味システムの障害に起因する通常の意味理解障害なのか，あるいは意味性痴呆のような意味記憶そのものに対する障害なのかを常に鑑別する必要がある．

　意味システムの障害に起因する訓練法は，カテゴリーを利用した訓練が用いられることが多い．前川ら（1990）は，odd object out（仲間はずれ）課題を用いて，上位概念の関係にあるカテゴリー課題の訓練を報告している．症例は重度の失語症例4例であり，意味システムの障害に対して，単語レベルの理解障害の改善を目標としている．訓練方法は以下の4つである．

(1) 一般的な聴覚的理解力の改善を目標として，同カテゴリーからなる8個の単語（絵と文字）から聴覚的に呈示した刺激語に該当する単語を選択する．
(2) 情報量の多い選択肢を用いて，該当するカテゴリーを類推する訓練．6つの情景画を呈示し，口頭と文字で同時に刺激を与え，刺激語に対してふさわしいと考えられる情景画を選択する．
(3) 3つ1組の絵を呈示し，1つだけカテゴリーの異なるものを選択する（odd object out課題）．
(4) 3つの選択肢から刺激絵の等位概念を選ぶ（例：選択肢；ほうき，鍋，体温計．刺激絵；フライパン）．

　以上の課題を訓練課題（3），（4）が80％以上の正答率が得られるまで繰り返し行った．その結果，4課題を通して低成績の2症例の中でodd object out課題のみに際だって高い正答率を得る者が1例いた．高成績を示した2症例では，誤りの多くが等位概念の誤りであり，同一カテゴ

リーの中で混乱を呈していた．訓練効果は4課題で低成績を示した中の1症例と，高成績を示した中の1症例に認められた．訓練課題実施以前は，重度の失語症ほど視覚形態にとらわれた分類をしていたが，訓練により機能や用途による分類が可能になったと考えられた．

　課題（3）はodd object out課題として上位概念を用いた訓練課題であり，課題（4）は等位概念選択の訓練課題であった．全体的に低成績の症例に対してもodd object out課題が有効であったのは，3者択一という課題の難易度が適切であったことを示していると考えられる．一方，等位概念の課題に誤りが多くみられた症例もあり，課題語の選択の重要性が示唆されている．カテゴリー関連課題は重度であるほど，特定のカテゴリーに限定するよりも，日常用いられる高親密・高頻度な語を規準に訓練課題を考案する方がやさしいと考えられる．中度失語では，上位概念を用いる選択肢の多い訓練も有効である．また，軽度失語では課題語のみを呈示しておき，自発的にカテゴリー分類を促す訓練も有効である．

4. 語の音韻分析障害（語音認知から語の音韻型同定の段階）に対する臨床と訓練

　この水準での検査は語音弁別検査である．語の音韻分析障害，つまり語音認知レベルに障害を認めるのが純粋語聾であることは述べたが，通常ウェルニッケ失語では，重症度が増すほど語音認知レベルの障害が重篤である可能性が高い．言語情報処理過程の入り口にあたる語音認知の段階で，入力された音声は母音や子音などの音素単位の情報を語音として抽出する．母音や子音の情報を誤って抽出すれば，異なる語音として認知することになる．また，語音の抽出にはアクセントやプロソディ，発語速度などの様々な要素が影響を及ぼし，正確な語音の認知を妨げる可能性も考えられる．語音認知段階での障害は，次の水準への言語情報処理過程に影響を与えることは避けられない．減弱した音韻情報は，語の音韻型同定の段階における語の判断を曖昧にし，聴覚的理解が遅延したり，障害を受けることになる．重度のウェルニッケ失語の聴覚的理解障害は，入力段階である語音認知から語の音韻型同定の水準にも障害を受けている可能性が高いと考えられる．また，中・軽度から軽度の聴覚的理解障害を呈する症例には，語の音韻型同定の障害を鑑別する語彙性判定課題を施行することで，障害機序をより明確に推測することが可能である．

　語音認知レベルでの治療技法に関して，詳細なデータを示した報告は非常に少ないが，刺激法を応用した堀田（1995）の訓練法は，臨床的なデータが示されており，語音認知レベルでの語の音韻分析障害に対する典型的な治療技法を示している．以下に重度な語の音韻分析障害を有する症例の訓練法について述べる．

　堀田（1995）の症例は理解，発話の両面に重篤な障害がある重度ウェルニッケ失語である．SLTAにおいても「単語の理解」の下位項目が発症後4カ月時点でも正答が得られないほど，聴覚的理解障害が重い．それに対して視覚的理解は「漢字単語の理解」で40％の正答を得ている．表出面もジャーゴンが著しく，何らかの有効なコミュニケーション手段を確立することが求められる症例である．

この症例に対して聴覚的理解力の向上と発話の改善に焦点をあてた訓練を計画している．種村（1995）の結果から予測されるように，はじめに聴覚的理解障害に対するアプローチを行い言語理解力を高めることは，聴覚的意味理解力の改善を基盤に発話能力，書字能力へと訓練を進めていく手がかりを得ることへと繋がっていくと考えられる．

第1段階の訓練内容は**表1**に示すとおりであり，語音認知レベルの機能的改善を目標としている．訓練方法は，まず2モーラと3モーラのモーラ数の異なる絵カード15枚から20枚（漢字・仮名も記載）を各1枚，合計2枚ずつ呈示し，そのうちの1枚のカードを繰り返し聞かせて該当するカードを選択させる（1/2選択）課題である．その結果，訓練当初は1/2選択課題も困難であったが，モーラに着目して単語を選択することはかなり早い時期に可能になったという．

この訓練法は刺激法を応用したものである．用いられた訓練課題では，2つの刺激のモーラ数が異なることがポイントである．モーラ数の違いに注意を引きつけることで，語音認知レベルでの処理を求める訓練法といえる．この段階での訓練が順調に進むと，次の段階として同じモーラ数の単語の絵カードを2枚呈示し，1つの単語を繰り返し言って選択させる（1/2選択）課題を施行している．刺激となる課題を言うときは，はっきりとした発音でイントネーションをつけて言うことを強調している．その結果，症例では訓練開始後2カ月で1/6選択の正答率が70％近くまで向上している．

この訓練課題は同一のモーラ数の単語を用いることで，語音認知の段階から語の音韻型同定の段階までを意図した訓練課題と考えることができる．この場合，意味的類似性を排除した単語を課題として選ぶことが重要となる．意味的類似性を高めること，つまり同一のカテゴリーの単語を用いることは，高度な意味処理の活性化を求めることになり，語の音韻分析障害の訓練とは目

表1 語の音韻分析障害に対するアプローチ（重度ウェルニッケ失語例）

第1段階

訓練目標　単語の聴理解力を高める

訓練方法	訓練経過
・訓練語は2モーラ，3モーラの単語の絵カードそれぞれ15～20枚． ・カードには漢字と仮名文字も記されている． ・2モーラのカード1枚，3モーラのカード1枚，合計2枚を提示してそのうちの1枚のカードの単語を繰り返し聞かせ，該当するカードを選択させる（1/2選択）． ・言う時にはカードの仮名文字の部分を1音ずつ指さしながら発音し，単語がいくつの音から成り立っているか注意して聞かせる（仮名文字を読ませるのではない）．モーラ数の違いで単語を選択できるようになったら次へ進む． ・同じモーラ数の単語の絵カードを2枚提示し，ひとつの単語を繰り返し言って選択させる．言う時ははっきりとした発音でイントネーションをつけて言う． ・1/2選択課題ができるようになったら，訓練語として4モーラの単語を加え，選択肢の数を3，4，5，6個に増やしていく．	・訓練開始時は，モーラ数の違う単語の1/2選択課題が困難であった． ・モーラ数に注目して単語を選択することはかなり早い時期にできるようになった． ・同じ単語のモーラ数の選択では1/2選択から1/3選択，1/4選択へと進み，訓練開始後2カ月時では1/6選択の正答率が70％近くなった．

（堀田 1995）

的が異なってしまうことに注意しなければならない．1/2選択課題が可能になると，選択肢の数を3，4，5，6者択一というように増やしていくことで，語の音韻認知への活性化をはかっている．また，訓練経過に基づき意味処理が確実となった単語に対して，音韻的に近接した課題（例えば，語頭音が同じ単語「柿かき，亀かめ，傘かさ，紙かみ」）を選択課題として導入することにより，語音認知から語の音韻型同定の段階の訓練へと結びつけることが可能である．

1/6選択課題の正答率が改善したことは，ほぼ語音認知レベルの障害も改善していることを示していると考えられる．この時期には次の段階として，既に訓練で用いた単語を利用して，音韻処理過程の活性化のために復唱訓練の導入が配慮されているであろうし，同時に聴覚的理解力を高める訓練も企図されているはずである．つまり，語の音韻型同定から意味システムへ至る過程に対する訓練アプローチである．この問題に関しては「6．語の音韻型から意味システムへのアクセス障害に対する臨床と訓練」の項にて説明する．

次に，語の音韻分析障害が比較的軽度な中・軽度例に対する訓練方法を示す．職場復職を長期目標に設定するような中・軽度のウェルニッケ失語の訓練法に関して，金子（2002）は詳細な障害構造の分析とともに訓練経過を示している．

その症例は発症後1カ月時のSLTAで「単語の理解」100％，「短文の理解」70％，「口頭命令」0％の聴覚的理解を示していた．視覚的理解は「書字命令」80％の正答を得ている．単語の復唱は50％可能であり，発語はジャーゴン様を呈し，中・軽度ウェルニッケ失語の臨床像を呈していた．発症後2カ月頃の語音弁別検査より，語音認知の障害はブローカ失語例の平均正答率92％（非語課題例：なきらーとけり）よりは低下しているものの，平均的なウェルニッケ失語例（62％）よりは軽度であることが予測できた（本例：82％）．語音弁別検査成績の低下，単語の復唱成績の低下，および良好な視覚的意味理解力から，最初にアプローチすべき段階が語音認知レベルにあると判断し，言語訓練を開始している．

語音認知の改善を目標として，訓練を発症後3カ月時に開始した．訓練方法として頻度や親密度の高い単語の書き取り訓練を計画した．書き取り訓練導入の目的は書字力を活用することで，聞き誤った音韻の自己修正とフィードバックを容易にすることである．課題導入にあたっては，当初は事前に課題語の復唱および音読練習と意味の確認を行った．復唱練習は復唱可能な程度に語音の認知を高めること，音読練習は課題語の音韻処理過程を活性化し，語音認知の段階での語音の照合を助ける目的がある．同様に，書き取りにより意味を確認することで語音認知を助けるトップダウン処理を有効に機能させながら，宿題に対する意欲をもたせ，達成感を与える配慮を行った．その結果，発症後5カ月頃には事前の課題語の復唱・音読練習などを行わずとも，語の書き取り課題を何度も聞き返しながら行うまでに回復した．

次の段階の訓練として，書き取り課題を『イミダス』や『現代用語の基礎知識』などから比較的低頻度な単語を選択して行ったが，約3カ月間の訓練後には半分以上は正確に書き取れるようになった．訓練課題を調節しながら書き取り訓練を継続し，発症後8カ月頃にはブローカ失語の水準まで語音弁別検査の成績が回復していた．

語の音韻分析障害が比較的軽度な失語例では，課題を低頻度な語に置き換えることで，中核と

なっている障害構造への訓練アプローチが可能となる．従って，軽度失語例になるほど課題語の条件選択はSTが配慮すべき重要な要素となる．同時に，訓練を受ける患者側への動機づけを維持する配慮も常に心がけねばならない点であろう．

聴き取り・書き取り課題で難しいものは，非語を用いた課題である．「2．聴覚的理解障害の認知心理学的構造」の項で示したように，実在語に似せた非語の課題（例：とうろもこし）は正しく聴き取れば非語として認知されるが，語彙化が促進されやすく誤反応が出現しやすい．非語の書き取りは，軽度失語に対する語音認知レベルの訓練課題としては最も難しい課題である．

5．聴覚的な音韻の把持障害に対する臨床と訓練

失語症では，音韻の把持は口頭命令などの文の理解や，復唱機能を支える役割を担うと考えられる．把持とは，心理学的には作業記憶（working memory）の役割を担う機能である．作業記憶は，意味処理などの目的性を持った情報処理過程に仮定される記憶機能である．このような意味処理過程に伴う一時的な言語性記憶（作業記憶）を評価した検査が，聴覚的言語把持検査（pointing-span test）である．この検査は，高親密度な単語を聴覚的に複数個呈示した後に（例：栗－船－馬：3単位），呈示した順番に，対応する線画をポインティングで指示することを求める．提示された語音を把持し，意味処理を求めている点が特徴である．聴覚的把持は，意味システムへのアクセスを含む言語情報処理能力の障害の程度を示す指標と考えられる．臨床的には中・重度の失語例で2単位から3単位が限界と考えられる．

また，統語関係を含む文の聴覚的理解障害にも，作業記憶が重要な役割を担うと考えられる．文を1度だけ聴いたのみでは理解し難い場合，通常は再度，文の音韻心像を再現しつつ意味処理を行う．文全体の音韻心像を再現するだけの作業記憶が機能しないと，聴覚的理解障害の臨床像を呈する可能性が高い．文に含まれる統語関係の処理は，文全体の音韻心像が再現できないと正確な文意の確認が難しく，その結果として聴覚的理解障害を，文の統語機能の障害として判断してしまう可能性が生じる．文レベルの意味処理過程には，作業記憶の役割は重要である．

一方，言語情報処理過程において意味処理過程を必要としない非語の復唱でも，音韻心像が減弱化することで，復唱障害を呈する場合がある．意味処理過程を伴わないことから，単純な言語音の羅列を機械的に記憶する機能が低下し，音韻心像が再現性を失い，復唱ができないと考えられる．単語の聴覚的理解力や復唱では問題がないにもかかわらず，非語の復唱に著しく困難を呈する失語例を経験することがある．これまでの通常の臨床的検査では，非語の復唱検査課題が標準化された検査の中に含まれていなかったために，見過ごされてきた臨床症状と考えられる．

臨床上，復唱に意味性錯語を表出し，心像性（単語の意味をイメージとして表象する容易さ）が高い単語ほど正答率が高くなる心像性効果を呈し，非語の復唱が困難な症例を深層失語（deep dysphasia）と呼び，その障害機序が報告されている（Martinら1996）．このような失語例では，音韻障害とともに聴覚的把持としての短期的記憶の役割（phonological store）が重要であることが示唆されている．

同様な症例を経験したので，以下に自験例MHを例示する．MHは，発症当初は軽度聴覚的理解障害と失読失書症状を呈していたが，発症6カ月後には失読失書症状は改善し，極めて軽度の聴覚的理解障害を呈していた．この症例は，CTで左側頭葉内側面・島周辺部（輪状溝含む）を中心に低吸収域が認められた．SLTAの口頭命令60％，書字命令で100％の理解力を示し，音読・書字障害も認めず，有意味語の聴覚的理解や短文の復唱では問題が認められなかった．しかし，非語の復唱に特異的に障害を呈する症例である．表2にMHの発症後3カ月時の語彙性判定課題（例：なたおろし，こくりつ，さふい，りと）を用いた復唱成績を示した．一見すると文レベルにおいても良好な理解力であるが，聴き慣れないことばや数字列の聴き取りの困難や，電話番号などの数字で聴覚的理解障害があると判断される臨床像を呈していた．患者自身は自分の症状について「すぐに音が消えてしまって分からなくなってしまう」と訴えた．特に，日常あまり耳にしないようなことばでは，語音を音韻心像として再現できず意味処理が遅延し，その結果として聴覚的理解が低下するようであった．音韻心像が少なからず保持されていないと意味システムが活性化し難いと考えられる．MHは現職復帰をしながらSTの外来訓練を受けており，一見すると失語とは鑑別できない程の軽度例であるが，職場では数字や人の名前などの聴き取りが難しいことで，心理的な不安を常に抱えていた．

　この症例は，はじめて聴くことばや羅列した数字の聴き取りでは，聴覚的理解障害を呈する．聴き取った語音を自信なげに復唱するが，有意味語の復唱は非語の復唱とは異なり正確である．このように有意味語の復唱が可能であり，軽度な聴覚的理解障害を呈する点は，語義聾に近い臨床像を呈している．しかし，日常用いる程度の会話の良好な理解力や復唱力に比べ，非語の復唱が著しく障害されていた点が異なる．非語の復唱が困難となる背景には，明らかに音韻心像の減弱化が疑われた．

　語義聾では，非語の復唱機能に関して問題にされることはなかったが，実際は非語復唱が困難であることが報告されている（Franklinら1994，1995）．図1の聴覚的理解の言語情報処理過程を用いて，非語復唱の処理過程を考えると，通常は語音認知の段階では，少なくとも最小限の1音節の非語復唱が可能と考えられる．これまで，非語の復唱障害を呈する症候は深層失語（deep dysphasia），語義聾（word-meaning deafness），音韻性失読（phonological dyslexia），深層失読（deep dyslexia）などの症例で報告されている．それぞれの症候群における障害機序は，音韻障害を基盤として説明されることが多いが，臨床的には短期記憶の障害として捉える方がふさわしい症例も存在する．自験例は語義聾との共通性を持ちながらも，より聴覚的把持の低下が顕著な症候であると考えられた．

　このような，非語の聴覚的把持の低下が疑われる症例に対する訓練は，軽度語義聾と臨床症状が近似するために，後述する「6.語の音韻型から意味システムへのアクセス障害に対する臨床と訓練」の項に解説した訓練法が有効であると考えられる．しかし，短期的記憶のみを高めるこ

表2　症例MHの語彙性判定課題を用いた復唱成績結果（発症後3カ月時）

復唱	全正答率	2モーラ	3モーラ	4モーラ	5モーラ
有意味語	73/80（91％）	19/20（95％）	20/20（100％）	18/20（90％）	16/20（80％）
非語	16/40（40％）	8/10（80％）	6/10（60％）	2/10（20％）	0/10（0％）

とには限界があり，外的補助手段の導入なども考慮する必要がある．例えば，ICレコーダーなどを利用しつつ，電話の用件などを繰り返し聴き取ることで内容を把握する訓練を行うことなどである．同時に，患者の生活環境にあった外的補助手段の利用方法を工夫し，円滑なコミュニケーションをはかることが大切である．

6. 語の音韻型から意味システムへのアクセス障害に対する臨床と訓練

語の音韻型から意味システムへのアクセス障害は，聴覚的理解障害の臨床像として現れる．聴覚的理解障害の検査としては，一般に中・重度から軽度の幅広い重症度の失語症に対応可能なトークンテストが有効である．De RenziとVignolo（1962）は，本検査を施行が簡単であり，得点化が単純であるという利点を持ち，コミュニケーション障害が軽度な失語症にも鋭敏な感度を持つ検査として作成したという．課題が文節を単位とした情報量に基づいて分かれているために，失語症の重症度にかかわらず，意味処理過程全般にわたり障害の程度を知ることができる．トークンテストの通過ユニット数は，訓練に使用する文などの語数を決定する上での参考になる．また，刺激を文字カードにすることで，視覚的理解力を検査することも可能である．

我が国における検査として，軽度失語の意味理解障害を検出する有効な検査法に，標準抽象語理解力検査（春原と金子 2002）がある．この検査には，小学校2年生から70歳までの標準化されたデータが掲載されており，軽度失語における語の意味理解障害のみでなく，小児失語や学習障害を検出するのにも適している．

一般に，重度失語症の訓練では特定の障害構造に特化した訓練法より，実用的理解力やコミュ

表3 意味理解障害に対するアプローチ（重度ウェルニッケ失語例）

第2段階

訓練目標　単語の聴理解力を高める	
訓練方法	訓練経過
・訓練語は第1段階で使用した単語にさらに数語を加えたもの． ・4枚のカードを提示し，そのうちの2枚の単語を順々に言った後，その2枚の単語を指させる．指せないときは2枚の単語を繰り返して言う． ・意味的に関連した絵カード6枚（例：6種類の動物）を提示し，そのうちひとつを言って選択させる．	・訓練開始時は，2つの単語を選択したり，意味的に類似した単語を聞き分けたりすることは難しかった． ・2つの単語を指す課題では，訓練後も最初に言った単語だけしか選択できなかった． ・意味的に関連した絵カードの理解は関連しないものの理解より難しく，1/6選択の正答率は50％程度にとどまった．

第3段階

訓練目標　短文の聴理解力を高める	
訓練方法	訓練経過
・訓練材料は「ご飯を食べる」といった2語文で表せる動作絵15枚． ・絵カードを4枚提示し，1枚ずつ文を言って選択させる．	・動作絵カード1/4選択課題で約80％の正答率となった．

（堀田 1995）

ニケーション能力の獲得が求められる．非言語的な状況の判断力や単純な言語的理解力を利用して意味理解障害を補い，意志の疎通をはかるために「はい－いいえ」などの基本的な判断を確実なものにしていくことが重要となる．

重度ウェルニッケ失語における訓練法は，堀田（1995）に詳しい．**表3**に訓練内容を掲載したが，重度失語症では訓練が非常に難しいことがわかる．この原因は，聴覚的把持の低下と意味システムの減弱化にあると考えられる．このため，**表3**の第3段階にあるような短文の聴理解力を高めることに目標を切り替えている．これは障害構造に則った訓練アプローチというより，本人に自信をつけさせることを目標に置いた訓練である．主部と述部という2語文は，該当する絵を選択するためのヒントが多く与えられている．多くの手がかりをもとに絵を選択させることで，課題の遂行を容易にしている．

この症例は発症後8カ月の退院時には日常のやりとりの理解は良好になったが，複雑な内容になると理解が難しかった．重度失語症では，特定の障害構造に特化したアプローチには自ずと限界がある．その場合，リハビリテーションの目標を身近で容易な課題に設定し，患者に自信をつけさせ，コミュニケーションを楽しむゆとりを共有することが大事なことがわかる．

中度ウェルニッケ失語例に対する訓練方法（**表4**）は，語音認知の水準が比較的良好な症例の訓練である．堀田（1995）の症例は，発症後2カ月時で「聴く」単語の理解60%，短文の理解40%と低下していたが，「読む」では漢字・仮名単語の理解は100%と良好であった．発話は喚語困難が強く，意味性錯語や新造語も認めた．一方，書字能力は比較的保たれた症例である．

単語の聴覚的理解を確実にすることを目標として，発症後2カ月時に訓練を開始している．訓練語は高頻度で2〜3モーラの単語約60語である．各単語の絵カード6枚を呈示し，そのうち1つを言って選択させる．呈示する絵カード6枚は，はじめは互いに意味的に関連しないものを

表4　意味理解障害に対するアプローチ（中度ウェルニッケ失語例）

訓練目標　単語の聴理解を確実にする	
訓練方法	訓練経過
・訓練語は高頻度で2〜3モーラの単語約60語． ・各単語の絵カード6枚を提示し，そのうちのひとつを言って選択させる．提示する絵カード6枚は，初めは互いに意味的に関連していないものを選び，正答率が高くなったら関連した単語とする（例：「犬，猫，馬，牛，鳥，猿」「りんご，みかん，ぶどう，バナナ，すいか，いちご」）． ・絵カード6枚を提示し，それを隠しながらそのうちのひとつの2つの単語を順々に言い，言い終わったらその2つの単語を選択させる．絵カードは互いに意味的に関連していないものの方がやさしい． ・互いに意味的に関連していない6枚の絵カードを提示し，そのうちのひとつの単語に関連することばや文を言って選択させる（例：「果物はどれですか」「読むものはどれですか」）．	・訓練開始時には，意味的に関連しない単語の理解は75%，関連する単語の理解は25%の正答率であったが，約2カ月後にはそれぞれ100%，80%となった． ・2つの単語を選択する課題では，2つのうちひとつも選択できなかったが，次第にひとつは正しく選ぶようになり，最終的にはほとんどの場合，2つとも選択できた．しかし3つの単語を選択することはできなかった． ・関連する語や文に対する選択課題では，与える関連語や文によってできるときとできないときがあった．

（堀田 1995）

選択肢とする．正答率が高くなったら，関連した単語を選択肢に加えた課題とする（例：犬，猫，馬，牛，鳥，猿）．その結果，訓練開始時には意味的に関連しない単語の理解は75％，関連する単語の理解は25％の正答率であったものが，約2カ月後にはそれぞれ100％，80％になっている．中度ウェルニッケ失語では，訓練課題が意味的に関連しないものを選択する方が容易なことが多い．中度より軽い失語症になると，聴覚理解過程におけるトップダウン処理が有効に働きだしてくる．そこで，単語の語頭音のみを正しく認知できれば，選択肢から意味的な照合を行うことも可能になってくる．

堀田は次の段階の訓練方法として，絵カード6枚を呈示し，それを隠しながらそのうちの2つの単語を順々に言い，言い終わったらその2つの単語を選択させる，いわゆるpointing-span強化に用いる方法を実施している（聴覚的把持障害の改善）．絵カードは互いに意味的に関連していないものの方がやさしい．その結果，症例は当初，2語のうち1つも選択できなかったが，次第に1語は正しく選ぶようになり，最終的にはほとんどの場合，2語とも選択可能となった．しかし，3つの単語を選択することはできなかった．この方法は，聴覚的な把持を課題として求める訓練ではあるが，同時に「5．聴覚的な音韻の把持障害に対する臨床と訓練」の項で説明したように，意味処理を求めている点が特徴である．意味システムへのアクセスを含む一時的記憶処理過程である把持（作業記憶）の障害を訓練のみで促進させるには限界がある．通常，中度の失語症では3単位が限界ではないだろうか．現実的には聴覚的な把持がおよそ2単位から3単位まで安定したならば，それに見合った聴覚的理解力が獲得されていると判断し，次の段階の訓練を考慮すべきで，一般には訓練目標として発語や書字訓練を企図していくことになるだろう．

次に，軽度例に対する訓練法として金子（2002）の症例を示す．この症例は「4．語の音韻分析障害に対する臨床と訓練」の項で示した症例で，軽度失語へ移行した症例である．発症後7カ月から1年経過後，復職を前提として会社の実務に合わせ，課題を訓練課題として導入している．本例の病前の職務は特定の顧客からの電話に応対し，相手の用件を担当部署へ連絡する仕事である．人の名前，電話番号，数字の聴き取りがどうしても必要になる仕事であった．そのため，聴覚的理解力の全般的な向上を目標に，発症後7カ月から訓練を開始した．訓練内容は，自習が可能で繰り返し聞き取れるようにテープレコーダを用いた書き取り訓練を中心とした．訓練課題は過去において会社で使用した名簿や電話帳，伝票などを利用して課題とした．

その結果，訓練当初は課題の内容により満点を取ることもあれば，2割程度しか聴き取れないこともあった．特に，数字が「8」，「3」のように1文字ずつだと聴き取れるが，「83」のようになると分からなくなってしまうと訴えた．同様に，「いけがみ」，「いけじり」などのように同じ語頭音の語音にはしばしば混乱を呈した．その後，発症8カ月後になると，数字では2桁がほぼ正確に把握できるようになった．3桁は50％程度の正確さであった．電話番号はおよそ60％程度は正確に聴き取れるようになった．また，仕事で限定して使用される100語ほどの専門用語も，ほぼ90％以上は正確に聴き取れるようになった．

聴覚的理解障害の臨床で気づくことであるが，軽度の語聾症状を呈する症例であればあるほど，単純と思われる数字の聴き取りが難しいことに直面する．数字は音節数が極端に少ない反面，そ

れぞれの数字が明確な意味を持つために，正しく聞き分けないと，推測で正しい数字を選択することが難しい．0から9までの10個の数字の集まりに対して，繰り返しそれぞれの数字の音型を獲得していかなければならないと考えられる．

　実際，職場復帰を考える場合，日常のコミュニケーションに全く問題がないように見えても，名前や数字の聴き取りに誤ることが多い．職場復帰をする上で，音声言語の聴き取り難さは，会社側にも症状を説明し，仕事上の配慮を求めなければならない場合もある．訓練場面では問題がないようにみえても，実務上では予測不可能な事態に直面することも考慮しなければならない．STは必要に応じて患者の同意のもとに，会社の上司や同僚に症状を説明し，調整役を担うことも必要である．軽度な聴覚的理解障害の症状は，第三者には理解することが難しい症状であることを忘れてはならない．

（金子真人）

文　献

De Renzi E, Vignolo LA : The token test : A sensitive test to detect disturbances in aphasics. Brain 85 : 665-678, 1962.

遠藤邦彦：感覚失語の言語訓練．失語症研究 16：238-245, 1996.

Franklin S, et al : A distinctive case of word meaning deafness. Cognitive Neuropsychology 13 : 1139-1162, 1996.

Franklin S, et al : Abstract word anomia. Cognitive Neuropsychology 12 : 549-596, 1995.

Franklin S, et al : Abstract word meaning deafness. Cognitive Neuropsychology 11 : 1-34, 1994.

Franklin S : Dissociation in auditory word comprehension; evidence from nine fluent aphasic patients. Aphasiology 3 : 189-207, 1989.

春原則子，金子真人（宇野　彰・監修）：標準抽象語理解力検査．インテルナ出版，2002.

堀田牧子：STによる失語症言語治療の例（竹内愛子，河内十郎・編著：脳卒中後のコミュニケーション障害）．協同医書出版社，1995.

金子真人：ウェルニッケ失語から純粋語聾症状を呈した症例の経過－word-form deafnessの1例－（竹内愛子，他・編：シリーズ言語臨床事例集第4巻 失語症）．学苑社，2002.

金子真人：失語症の検査・神経心理学的検査（鹿島晴雄，種村　純・編：よくわかる失語症と高次脳機能障害）．永井書店，2003.

前川眞紀，他：重度失語例における意味理解－対象物の状況・カテゴリーによる認知－（会）．失語症研究 10：77-78, 1990.

Martin N, et al : Recovery in deep dysphasia : Evidence for a relation between auditory-verbal STM capacity and lexical errors in repetition. Brain and Language 52 : 83-113, 1996.

Schuell HM, et al : Aphasia in adults, diagnosis, prognosis and treatment. Harper & Row, New York, 1964.

Shallice T : From neuropsychology to mental structure. Cambridge University Press, New York, 1988.

竹内愛子：失語症の言語治療テクニック（竹内愛子，河内十郎・編著：脳卒中後のコミュニケーション障害）．協同医書出版社，1995.

種村　純：言語モダリティ間相互作用に関する臨床神経心理学的研究．風間書房，1995.

種村　純，他：単語の了解過程．失語症研究 13：157-164，1993.

Warrington EK, Shallice T : Category specific semantic impairements. Brain 107 : 829-853, 1984.

Wepman J : Aconceptual model for the processes involved in recovery from aphasia. JSHD 18 : 4-13, 1953.

症例 3-1

重度ウェルニッケ失語例に対する，良好なモダリティを利用した訓練

症　例：KS，男性．46歳．右利き．高校卒．会社員．
原因疾患・発症後経過月数：左被殻出血．開頭血腫除去術後，2カ月経過．
損傷部位：左レンズ核〜放線冠．
神経学的所見：右片麻痺．
全体的言語症状：発話は流暢で新造語や語性錯語が多く，発話量の割には情報量が少なかった（例：生年月日は？→「わたしのからだをちゃんとけっこうしてやりました」）．自己の発話の誤りには気づかない．場面に依存した日常会話は理解されたが，抽象的な話題の理解は不十分で，話題の転換に従えなかった．また検査課題の指示に戸惑うことが多かった．SLTA（図1）の結果を見ると，**発話**面では音読は単語の課題で正答がみられたが，**呼称**，**復唱**は新造語や保続が顕著で得点がなかった．**言語理解**面では読解が単語，短文のレベルで正答がみられたのに比べて，**聴理解**では単語の理解も困難であった．**書字**は，自己の氏名は自発書字が可能であったが，課題での漢字・仮名単語の自発書字，書き取りはほとんどが無反応であった．**計算**は，加減算に比べて乗除算の成績が低下していた．
失語タイプ・重症度：ウェルニッケ失語．重度．
他の認知・行動面の特徴：聴力正常．見当識良好で問題となる知的低下なし．失認・失行なし．若干右側への不注意がみられたが，日常生活上問題になるほどではなかった．
訓練・治療対象とする症状の特徴：本例の主要な言語症状は，単語レベルの聴理解力の低下と発話に頻発する錯語であり，これらの症状が日常のコミュニケーションをはかる上での阻害要因となっていた．そこで訓練では，こうした症状の改善をはかるべく，言語機能への直接的なアプローチを計画することにした．

　訓練開始にあたっては，聴理解力の改善のための訓練を優先した．言語機能の全般的な回復をはかるには，まず聴覚系入力のルートの確保が必要であると考えたからである．発話面については，本訓練での成果を見極めた上で，必要であれば新たなプランを作成することにした．

　本例の聴理解力をみると，SLTA単語は0％で，選択肢を物品絵カード3枚に減じて同様の課題を実施しても正答率はチャンスレベルであり，障害が重篤であった．同じく聴覚系の入力を利用する復唱課題でも，SLTA単語が1/10の正答，母音や他の清音1音の復唱も2/10の正答（SLTA「仮名の理解」の検査項目10音について復唱を実施）と，低い成績であった．

　一方，視覚系の入力ルートである読解は比較的良好で，SLTAの漢字単語7/10，仮名単語6/10，短文4/10の正答であった．発話面でも，音読は漢字単語3/5，仮名単語5/5の正答であり，他の発話課題に比して保存されていた．このように，本例では聴覚系と視覚系の言語モダリ

ティに顕著な差異が認められた．

目　標：
　長期目標：復職は困難であり，退院後は在宅生活となる．そこで言語面については，家族とのコミュニケーションの成立を目指す．さらに症例の年齢が比較的若いことから，退院後もSTの支援を受けられるように配慮する．
　短期目標：単語の聴理解力を高める．

訓練・治療仮説：言語モダリティによって成績の異なる場合には，良好なモダリティを訓練に利用することによって，不良なモダリティの回復が促進されることが想定される．そこで本例に対して，比較的良好な読解と音読の前刺激によって，訓練対象である聴理解力を促進する訓練を計画した．

材料・方法：訓練語は高頻度名詞単語50個（モーラ数は2から6）で，相当する絵カードと文字カードを用意した．文字カードのうち47単語は漢字表記で，残りの3単語はカタカナ表記であった．また訓練語とは別に，非訓練語として高頻度名詞単語12個（モーラ数は2から6）を用意した．訓練方法は，まず前刺激として10個の訓練語すべてについて読解と音読を行った後に，聴理解を実施した．聴理解，読解の課題の選択肢は6枚とした．読解と音読は，聴理解よりは良好であるものの，100％の正答には至らないことから，誤答の場合には正答を提示するか，音読では語頭音のヒントによって正答を促した．聴理解で誤答であった場合には，当該の文字カ

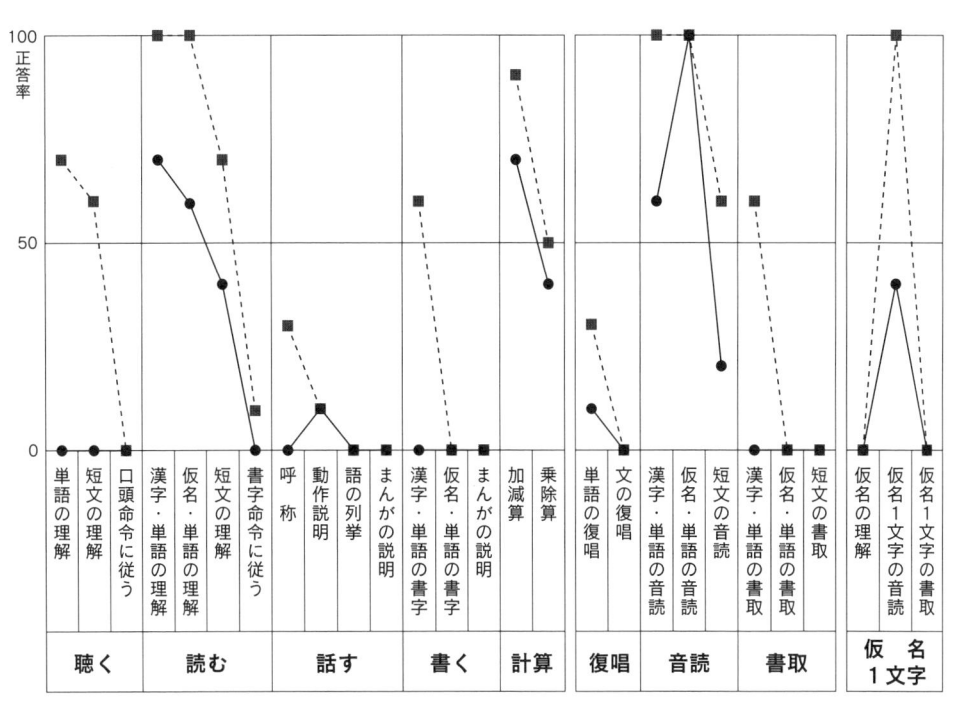

図1　症例KSのSLTAプロフィール
ー●ー　発症後2カ月　--■--　発症後5カ月

ードを示し，音読の後に当該の絵の選択を求めた．聴理解課題達成の目安は80％とした．

結　果：各セッションの訓練開始時に行った単語の聴理解課題（前回のセッションで用いた訓練語10語について実施）の成績の変化を**図2**に示した．**図2**をみると，5セッションまでは正答率に大きな変化は認められなかったが，その後は順調に改善し，11, 12セッションには80％の正答となった．さらに非訓練語12語についての同様の聴理解課題を，訓練開始時，12セッション時，本訓練終了後1カ月時に実施した結果，それぞれ1/12（8％），9/12（75％），9/12（75％）であり，非訓練語への般化と維持を認めた．以上のことから，単語の聴理解の成績は訓練開始時に比べて改善し，訓練終了後も成績が維持されたことが示された．

なお発話面に関しては，ときおり聴理解課題の後に呼称を実施して変化を観察していたが，正答率が10％程度に留まり，本課題による発話能力の促進はみられなかった．ただし誤反応の特徴として新造語が減少し，無反応あるいは語性錯語が増加する傾向にあった（発話面の改善については，本訓練課題終了後，読解，音読，書字を利用した呼称訓練を計画し，実行した）．

退院時に実施したSLTAでは（**図1**，本訓練課題終了後1.5カ月時），訓練の目標にした聴理解，訓練で利用した読解，音読に改善がみられた．さらにその後の訓練の対象とした呼称や書字の能力も改善している．

考　察：重度ウェルニッケ失語例に対して，単語の聴理解能力の改善を目標に，比較的良好な漢字単語（一部片仮名単語）の読解と音読の能力を利用した訓練を実施したところ改善が得られ，訓練開始時に設定した仮説は支持された．

良好な言語モダリティを前刺激にして不良なモダリティの促進をはかる訓練法は遮断除去（deblocking）法（Weigl 1981）と呼ばれる．本訓練はこの方法を正確に踏襲してはいないが，モダリティ間の能力の差異を利用する訓練法の基本的な方針を採用している．遮断除去法では，失語症は言語の喪失ではなく機能の一部がblockされた状態であり，blockされていない機能を

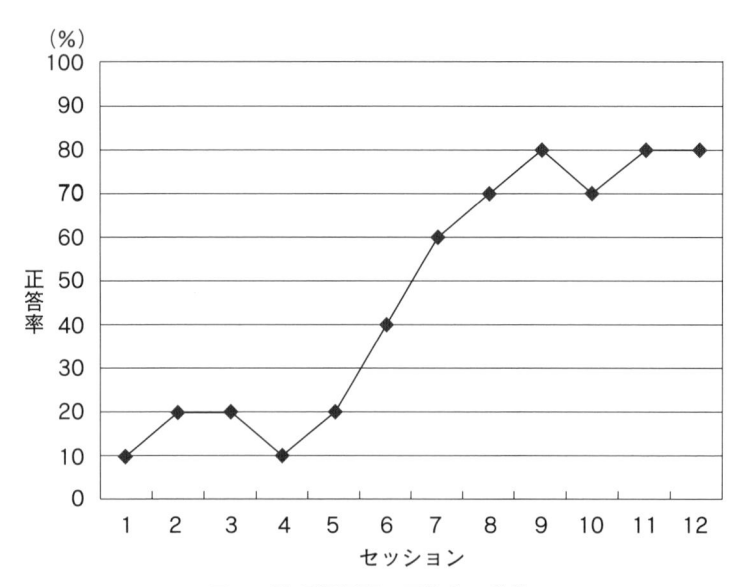

図2　聴理解課題の正答率の推移

持つモダリティを刺激することによってblockされたモダリティが再活性化されると考えられている．そして前刺激による再活性化が生じるには，モダリティ間に機能上の関連性が必要であるとしている．本訓練において，前刺激と促進されたモダリティの間には，どのような関係があるのだろうか．今回は2種類の前刺激を同時に用いており，どちらが促進に関与したかを判定することは難しいので，ここでは両方の前刺激が影響を及ぼしたと仮定して，論を進めることにする．Edmundson と McIntosh（1995）による単語の情報処理モデル（p.12）によって各モダリティの処理過程を考えてみると，まず促進された単語の聴理解は，音声が聴覚分析システムで言語音として認知され，聴覚入力レキシコンで単語か非単語かの分析を受けた後に，意味システムで理解が成立する．一方，漢字単語の読解は，視覚分析システムで文字の認識，視覚入力レキシコンで単語の分析が行われた後に，意味システムで理解に至る．このモデルによると意味システムは，聴理解と読解で共通した処理過程として位置づけられている．従って，読解による前刺激で意味システムが活性化したことによって，聴理解が再活性化したと考えられるのではないだろうか．次に，漢字単語の音読の処理過程は，読解と同じく文字の分析から意味システムを経由した後に，発話出力レキシコンで目標語の語形が想起され，音素レベルで音韻が同定されて実際の発話に至る．この音素レベルを見てみると，聴覚分析システムへ向かう逆方向の矢印が記されている．これは実際の発話に至る前に，音韻が聴覚系の処理に内的にフィードバックされることを示している．さらに発話は，自己の耳で聞くことによって，外的にフィードバックされる．従って音読の前刺激によって，この内的及び外的フィードバックが働き，聴理解のルートが活性化されたのではないだろうか．

なお本例の言語能力の改善を検討するにあたって，本例の病因が被殻出血例であり，後部言語野に限局した皮質損傷例ではないことを考慮する必要がある．被殻出血例でも本例のようなウェルニッケ失語が出現することは知られているが（牧下1987），被殻出血による失語症では，損傷が特定の言語野に限局することは少ないと考えられることから，非典型的な症状を示す場合も多い．したがって失語症状の回復過程においても，皮質損傷例とは異なる可能性がある．本例でみられた聴理解力の改善についても，こうした病因による差異を念頭に置く必要があろう．

(堀田 牧子)

文　献

Edmundson A, McIntosh J : Cognitive Neuropsychology and Aphasia Therapy : Putting the Theory into Practice. In C Code, DS Müller(Eds.), Treatment of Aphasia : From Theory to Practice. Whurr. London, 1995.

牧下英夫：左被殻出血による失語症に関する臨床的研究．失語症研究 7：10-20，1987．

Weigl, E: Neuropsychology and Neurolinguistics Selected Papers. Introduction, Mouton Publishers, 1981.

症例 3-2

ウェルニッケ失語例に対する，意味を利用した単音節認知訓練

症　例：SO，男性．73歳．右利き．大学卒．会社取締役．
原因疾患・発症後経過月数：脳梗塞．約3カ月経過．
損傷部位：左側頭・頭頂葉領域広範．
神経学的所見：特になし．
全体的言語症状：円滑なコミュニケーションをはかることは困難であるが，状況の判断力が良く，非言語的なコミュニケーション能力は高い症例である．SLTA（図1）では，**聴く**…単語70％，短文50％の正答．**話す**…自発話は流暢であり，新造語（温泉→ごしかん）や語性錯語（2カ月→2年）が頻出した．呼称においても新造語が多くみられ（正答：0％），語頭音のCueは無効であった．「まんがの説明」では，新造語が頻出しながらも基本語や関連語が認められ，時間をかけることで，部分的ではあるが内容が伝わる発話を示した．**音読**…仮名1文字100％，漢字単語40％，仮名単語および短文がそれぞれ20％であった．**復唱**…字性錯語や新造語が多くみられ，単語の復唱が困難．しかし，言い直すうちに目標に近づいてくる場合もみられた．**読む**…漢字単語（正答：100％），仮名単語（80％），短文の理解（70％）ともに聴く面に比べて良好であったが，書字命令に従う課題は困難．**書く**…自発書字，書き取りともにほとんど困難であった．

　2つの音が同じか異なるかを指示する語音弁別検査では，単音節84％，有意味語80％，無意味綴り74％の正答率．この結果は，ウェルニッケ失語としては中・軽度の障害と判断できた．全体として聴覚的理解障害は重篤であり，会話において注意が向いていないと全く聞こえていないかのような反応を呈することがたびたび認められた．

失語タイプ・重症度：ウェルニッケ失語．中度．
他の認知・行為面の特徴：精神機能面に問題は認められない．新聞を毎日1時間以上かけて確認し，今日のニュースを錯語や新造語を混ぜながらも伝えようと懸命であった．また，週に1度競馬新聞を買い，週末に1人で場外馬券を買い求めるほど身の回りのことに関しては自立度が高い．
訓練・治療対象とする症状の特徴：本例は，検査上では聴覚的理解力は高頻度単語が可能なレベルであった．しかし，臨床場面では単語レベルでも重篤に障害されていると思われることが多く，一方でよく理解されていると思われる場面もみられるなど，浮動的であった．状況によって理解力に変動があり，これは本例が非言語的な状況判断による意味的手がかりを活用して，単語レベルの理解力を補足しているためと考えられた．日常のコミュニケーションも，このような意味処理優位のストラテジーを用いるために，円滑に運んでいるかのようにみえたが，その反面，意味を取り違えて勝手に話が進んでしまうことが多かった．語音弁別成績の低下やSLTAの成績から

復唱障害を認めるが，このことから聴き取った語音を音韻としてし把持し，音韻を識別する音韻レベルの障害が考えられた．本例は音を把持し復唱や書き取りに結びつくほど，語音を明確に捉えていないと考えられた．

目　標：
　長期目標：実用的なコミュニケーション能力の獲得．
　短期目標：語音の聴き取りの向上．

訓練・治療仮説： 語音認知レベルから回収した語音を把持し明確にすることで，音韻レベルの活性化をはかり，聴覚的意味理解障害の改善をはかる．特に，本例は非言語的な状況判断に頼った意味的手がかりを基に，言語理解を補っていると考えられた．すなわち，本例は意味的手がかり優位の言語情報処理（トップダウン処理）を活性化しやすい．よって，語音認知レベルから音韻情報を回収し，単語の言語理解を得る通常の聴覚的理解経路を訓練により活性化することが必要であると考えた．非言語的な状況判断に頼りがちな意味システムの活性化を抑制する目的で，単音節レベルの聴き取り訓練を施行した．聴き取った単音節の音韻表示を文字表示へと結びつけることで，音韻心像を明確にし，音韻処理を促進するための手がかりになると考えた．その結果，書字や復唱が容易になると仮定した（**図2**）．

材料・方法： 訓練には単音節を使用した．カード式の訓練機器「ランゲージパル」を利用し，聴き取った単音節の書き取り訓練を行った．1枚のカードには，例えば/ka/という音をカードに録

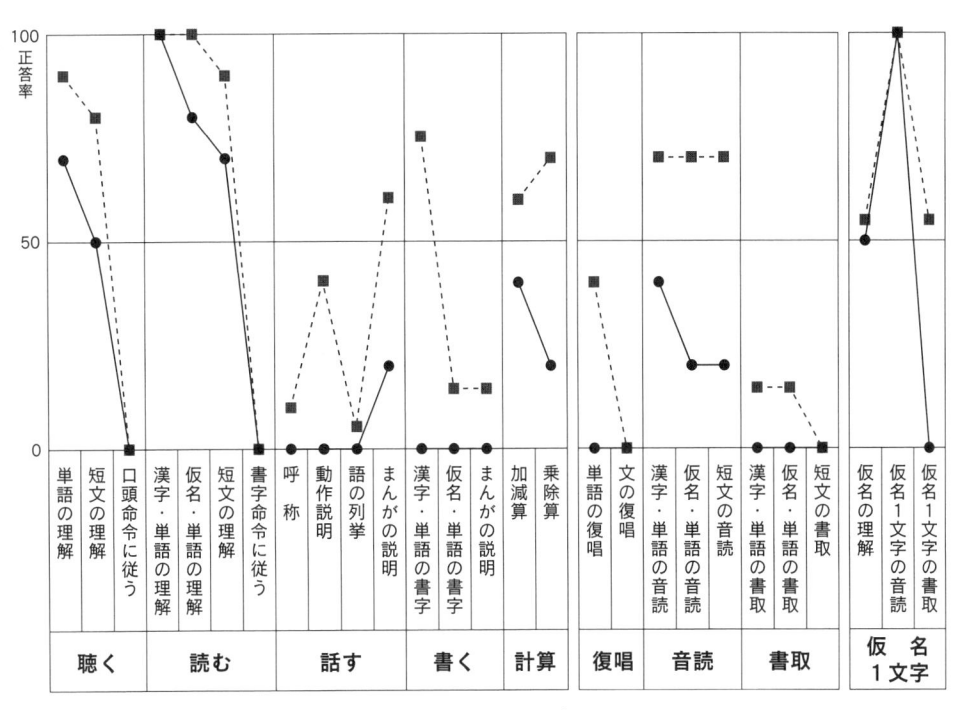

図1　症例SOのSLTAプロフィール
　――●―― 発症後3カ月　---■--- 発症後10カ月

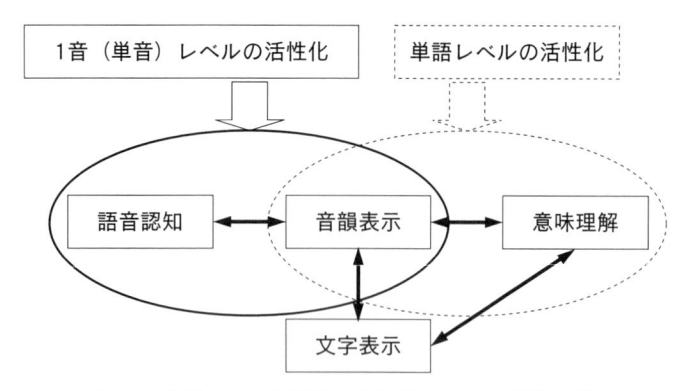

```
┌─────────────────────┐  ┌─────────────────────┐
│ 1音（単音）レベルの活性化 │  │ 単語レベルの活性化    │
└──────────┬──────────┘  └──────────┬──────────┘
           ▼                         ┊
    ╭──────────────────────────────────────╮
    │  ┌────────┐   ┌────────┐   ┌────────┐ │
    │  │語音認知│◄─►│音韻表示│◄─►│意味理解│ │
    │  └────────┘   └───┬────┘   └────────┘ │
    ╰──────────────────┼───────────────────╯
                       ▲
                  ┌────┴───┐
                  │文字表示│
                  └────────┘
```

図2　症例 SO の聴覚的理解促進のための訓練仮説

図左側の実線部分は訓練・治療仮説にて仮定した言語情報処理過程．単音節を用いることで，語音認知に対する感度を高めることができる．また，音韻表示と文字表示の結びつきを強固にすることで，音韻心像を明確にすることができ，明確になった音韻心像は意味理解を活性化すると考えた．

音する．カードの表には何も記入せず，裏に文字「か」「カ」「蚊」を記入しておく，あるいは/ki/という音に対して文字「き」「キ」「木」などのように1枚1枚カードを聴いて復唱・書き取り訓練を繰り返し施行した．

結　果：訓練開始直後の単音復唱の正答率が約70％であった．約3カ月後の復唱成績はほぼ100％可能となった．書き取りは一生懸命に練習するのだが，復唱に比べ難しく70％から80％の正答率であった．特に誤りやすい音が決まっており，「な」「ろ」は誤りやすかった．単語レベルでは，訓練前の復唱正答率0％が訓練後は40％に促進した．臨床的には単音節の復唱がほぼ可能になってから，単語レベルの復唱成績の向上がみられた．また，聴覚的理解力も改善した．SLTA（図1）の短文の聴覚的理解が50％から80％へ正答率が上昇している．

考　察：一見すると単語レベルの聴覚的理解力が保たれている症例であるが，日常コミュニケーションは非言語的な状況判断に依存する面が大きかった．このような非言語的な状況判断に頼りがちなストラテジーには限界があり，語音認知力の改善が認められたならば，聴覚的意味処理過程が促進し，コミュニケーションはより円滑に進行すると考えられる．そこで，状況判断に頼りがちな意味システムの活性化を抑制するために，単音節の課題を用いた．結果として，書字力の向上には限界がみられたが，聴き取りに関しては改善が認められ，1つの音に対する感度が高まったと解釈できる結果が得られた．一方，どうしても語音を弁別できない音も存在し，本例の語音認知力の限界を知ることができた．

　この訓練は，語音の認知力を例えば/ki/に対して「き」「木」というように，1音節1文字という単位で意味に結びつける過程を通して，語音認知の確実性を狙った訓練である．単音節のみでも意味処理を活性化できる可能性があり，同時に語音認知の感度を高める訓練方法である．

（金子　真人）

症例 3-3

緩徐進行性失語例の意味システム崩壊による理解障害に対する訓練

症　例：HN，男性．62歳．右利き．大学卒．公務員．
原因疾患・発症後経過月数：ピック病の疑い（緩徐進行性失語）．発病が疑われてから7年経過．
損傷部位：左側頭葉内側優位の萎縮．
神経学的所見：特に問題なし．
全体的言語症状：目的とする物品の名前が出てこなかったり，仮名文字は読み書きできるが漢字の読み書きが困難であった．一見すると状況の判断力は良さそうにみえるのだが，実際はことばの意味理解障害が顕著であった．SLTA（図1）では，**聴く**…単語の理解が70％，短文が80％正答であり，単語レベルから聴覚的理解に障害がある．**話す**…自発話は問題を認めず，まんがの説明は段階6で良好である．仮名単語，短文の音読は良好である．一方，呼称・語の列挙には重篤に障害がある．絵を見て何をするものかは分かっているが，語想起ができないと考えられた．**読む**…単語の理解は良いが，文レベルの理解は障害されている．**書く**…仮名1文字の書き取りと

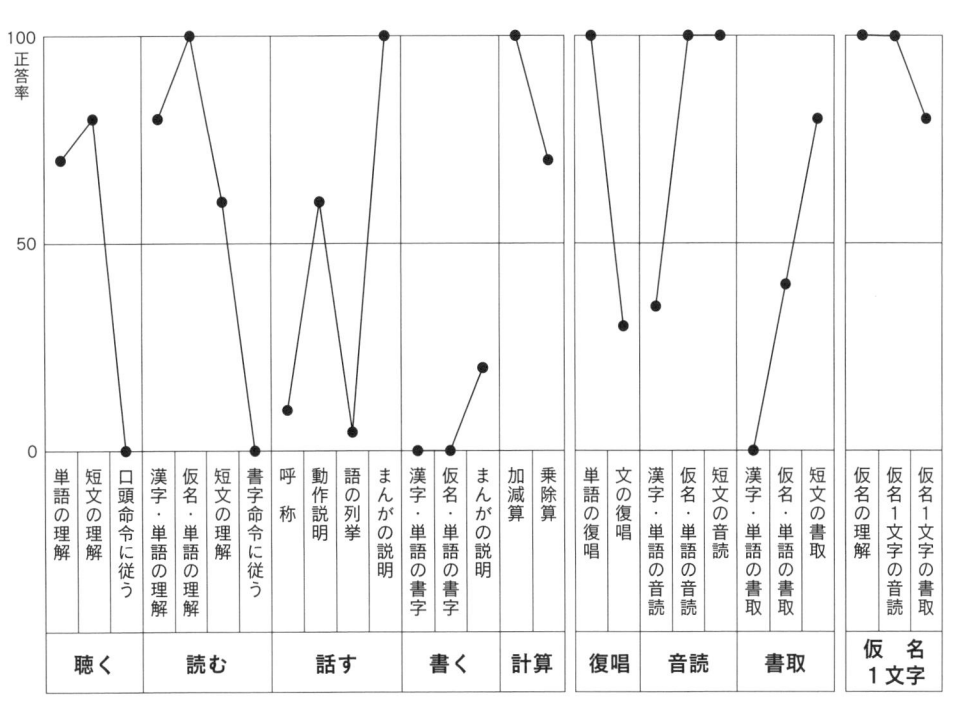

図1　症例HNのSLTAプロフィール
●―― 発症後7年

仮名単語の書き取りが比較的保たれているのに対して，漢字書字は書称および書き取りともに重篤に障害されている．文字と音が一対一対応をしている仮名の読み書きに比べ，漢字の読み書き障害が著しい．その他，音読では「正月」を「しょうつき」，「国語」を「国のことば…分からない」などのような，漢字1文字ずつの意味に対応した読みが認められる．

失語タイプ・重症度：語義失語（緩徐進行性失語）．中軽度．

他の認知・行為面の特徴：レーヴン色彩マトリックス検査36/36と良好である．車で毎日ドライブすることを日課とし，その他カラオケを楽しみにしている．妻が話しかけても通じないことが多くなってくると，そのために突然怒りだすことがあるという．臨床場面では「いくらリハビリをしても良くなることはない病気だということは知っている」と，症例自身が自分の病気について述べるのが常で，積極的にリハビリをしても無駄であるという感情を持っていた．

訓練・治療対象とする症状の特徴：語義失語（緩徐進行性失語）が疑われ，症状の経過を把握すること，および症状の進行を防ぎ，維持することが求められる．しかし，症例自身が口癖のように「何をやっても良くならないのは知っている」ということばから心情を配慮すると，いわゆる機能回復訓練を積極的に行うことは難しいと考えられた．

訓練は，症例の関心のあることについて課題を工夫すること，語義失語の臨床的特徴である意味理解障害（特に意味記憶）に関する訓練的な課題が必要であると考えられた．

漢字の読みに関する重症度を小学校の各学年で学習される漢字のリストを基に検査を行った．小学校1年生の漢字音読70％（14/20），2年生25％（5/20），4年生5％（1/20）正答であり，少ない画数をもつものや親密性，頻度効果が大きいと考えられる漢字の方が正答率が高い傾向にあった．

意味システムに関わるカテゴリー分類能力を検査するためにodd object out課題を施行した．この課題は，仲間はずれを選択する課題である．例えば，「傘，灰皿，帽子，野球帽」の4種類の線画が描かれた図版の中から仲間はずれを探す検査である．症例は当初，検査で求められている意味が分からず戸惑うが，すぐに検査の要領がわかると全課題で仲間はずれに該当する線画を選択することができた．上記の例では「頭だな」と言って灰皿を選択した．

目　標：

長期目標：日常の円滑なコミュニケーションを維持し活性化をはかる．

短期目標：言語理解力の維持向上（意味記憶の活性化をはかる）．

訓練・治療仮説：症例の障害は意味システムの中核を担う語義ネットワークが，脳内でイメージとして表象される過程の障害と考えられる．語義は学習により積み重ねてきた「ことば」の意味の蓄積であり，この機能である意味記憶の障害が前景に仮定される．意味記憶障害に直接的にアプローチする訓練法は確立されているわけではないが，良好なカテゴリーに限定した課題を用いることで，語義ネットワークへのアクセスが容易となり，意味システムの維持・活性化がはかれるのではないかと考えた．

材料・方法：症例の興味・関心のあるカテゴリーに限定した課題を選択し，日常コミュニケーションに役立つ利用の仕方を企図した．意味記憶を補う目的で，症例に関連する領域のカテゴリー

別語彙リストを作成し，会話時にその一覧表を相手にも見せながら，症例自身が必要な語彙を指示・選択し，コミュニケーションを行う．語彙リストの利用は，減弱化しつつある語義ネットワークの維持・活性化に役立つのではないかと考えた．具体的には，本例が趣味としているカラオケというカテゴリーに対しての曲目リストを用意し，症例に自分の持ち歌のリストを選択してもらう．宿題としてワープロ入力で持ち歌の一覧表を作成することを促した．そして，その作成したカラオケの一覧表（100曲以上）に掲載した曲名リストの音読，聴覚的理解（選択肢からの語彙選択）を通して，自由会話場面でカラオケに関する語彙の維持・活性化をはかった．同様に，ドライブというカテゴリーに対して目的地を一覧表に作成した．臨床場面では地図を広げて該当する目的地を探してもらった．

結　果：宿題は家に帰ってワープロを打ち，1人でリストを作成した．HNはそれを家族が手伝うことを極端に嫌がった．自分にとって関心のあるカテゴリー教材であるため，日常場面でも一覧表を開き，音読する機会が多かった（読みにくい漢字に関して仮名が振ってある）．ただし，本人が検査を嫌がるので，客観的な成績を得ることは難しかった．臨床上では，カラオケの曲名のような数多く練習したことばは比較的良く覚えているようであった．歌詞を口ずさむことは意外なほど難しかった．カラオケでメロディが流れれば大丈夫であると本人は述べている．当初，訓練場面では曲名が出てこなかったり，曲について説明することが難しかった．リスト作成後は，発話内容の正誤は別としてリストを見ながら自信を持って会話するようになった．ドライブのカテゴリーでは，時間をかけながら目的地の検索を行った．また，地図を見ることでコミュニケーションが活性化した．

考　察：語義失語が疑われるため語彙の崩壊を遅らせ，現状を維持することが最大の訓練目標となる点が，通常の失語症の訓練と異なっていた．教材は，現状において症例の興味・関心事に限定することで，当該語彙の維持・活性化に役立つのではないかと考えた．教材の配慮は，進行性疾患ゆえに通常の失語症例以上に配慮すべき点と思われた．症例には日常良く用いるカテゴリーに入ることばは忘れにくいという傾向は認められたものの，客観的な評価はできなかった．今後，この点を評価することが必要と思われる．

　緩徐進行性失語のように症状の進行が疑われる疾患では，言語能力の維持・活性化の訓練とともに，STは患者の家族関係を考慮した円滑なコミュニケーション行動をとるための調整役を担うことが大切である．どちらかというと，いわゆる環境調整を目的に家族へのカウンセリング，あるいは家族指導を行うことによって，家族の適切な対応と協力が得られ，緩徐進行性失語症への適応的な訓練が可能になってくると思われる．

（金子 真人）

症例3-4

語義理解障害例に対する
メタ言語レベルでの理解の訓練

症　例：SK，男性．76歳．右利き．高校卒．元会社員．
原因疾患・発症後経過月数：脳梗塞．1カ月経過．
損傷部位：左前頭葉中前頭回の皮質から皮質下．
神経学的所見：発症時，軽度の右麻痺が見られたが，間もなく消失．失語を残す．
全体的言語症状：（SLTA，図1）**聴く**…単語レベルから重篤に障害され，刺激を繰り返しても訂正できなかった．短文は，再刺激で4問訂正．**読む**…漢字，仮名とも音読するが，意味に結びつかず，聴くことよりも障害は重篤であった．書字命令で1題正答したほか，文中の物品1つは正しく取ることができた．**話す**…呼称，語の列挙とも喚語力が中〜重度の低下．音韻性錯語はなく，語性錯語が見られ，語頭音のヒントでは想起されにくかった．一方，動作説明は自力で6/10，他は文脈のヒントで想起可能となった．まんがの説明は，ことば数は少ないものの，基本語がすべて表出され段階5で，名詞よりも文レベルの反応が良好であった．**復唱**…単語は良好．文は4〜5文節まで可能．**音読**…最も良く保たれ，すべて満点．**書く**…漢字，仮名とも同程度の障害で，いずれもヒントによる被刺激性が認められた．仮名1文字の書取は9/10，単語書字でも正答以外は，それとわかる不完全反応であった．**計算**…加減乗除とも，桁数の少ないもののみ可．〔まとめ〕復唱，音読が良好であるにもかかわらず，理解面が単語レベルから重篤に障害され，発話は流暢で正常な長さの文をつなげて話せるという特徴が見られた．
失語タイプ・重症度：超皮質性感覚失語．中度．
他の認知・行為面の特徴：病識があり，面接場面や検査中に自己の発話に対し「おかしいな」とつぶやいていた．自発性低下などの前頭葉症状は認められなかった．コース立方体組合せテストは粗点66/131（IQ83）．
訓練・治療対象とする症状の特徴：SLTAでは理解面の障害が目立ったが，会話は成り立ち，喚語力も経過とともに回復していった．単語の理解，説明文の理解も訓練した結果，順調に改善した．

　発症7カ月後の再検査では，すべての言語様式が大幅に改善したが，訓練場面，日常場面ともに意味理解の悪さが残り，語義失語に近い症状が明らかになった．たとえば，数枚の絵の中から同音異義語のペアを作れない，グループ訓練の場で，予定変更のアナウンスを聴覚と文字とで同時に行ったとき，一人だけ理解できずに何度も聞き返す，毎回同じ形式で進めるパラグラフの読解問題に，時間をかけても取りかかれないなど，他の重度の理解障害をもつ患者が理解できる状況でつまずくことがよくあった．

　そこで，その障害像を明らかにするために各種の掘り下げ検査を行った．単語と意味を記した

文とを同時に呈示して，文が単語の意味と合致しているかどうか，正誤判断を問う課題は良好であった．WAIS-Rは，言語性IQ88，動作性IQ97で，理解力の悪さが知能障害によるものではないことが確認された上，プロフィールから類似問題がきわだって低下し，語義理解の悪さが示唆された．語彙の中でどのようなカテゴリーに属する語が障害されているかを見ると，次元形容詞（例：高い／低い，太い／細いなど）と，意味の類似した動詞の理解が困難であった．また，カテゴリーや，単語の上位概念・下位概念といった抽象度の高いものや，階層構造を扱う際に困難が生じ，SLTAでも語の列挙が再検査で最も低かった．本例は，行動面から前頭葉症状は疑われなかったが，カテゴリー化が行われるプロセスにどのような問題があるかを調べるために，慶應版のWisconsin Card Sorting Testを実施した．分類基準を教示した後の第2段階でも，どういう基準で分類したかを問うと，色の代わりに「赤」，形の代わりに「丸」，数の代わりに「3だから」と具体的な表現をしたり，形のことを「絵の具合い，方向，字画，図」など不明確な概念を用いたりして，「色・形・数」の間でしばしば混同が起こった．一方，保続による誤りは，少なかった．また，絵カードや文字カードをカテゴリーに分類するテストでは，野菜と果物，哺乳動物と昆虫，食べ物と飲み物，食器とデザート，鳥と昆虫などの間に混乱が見られた．その際，誤った絵カードについて呼称を求めると正答できたことから，絵の認知を誤ったのでなく，カテゴリー分類に障害があると判断された．

　他方，刺激語を与えてそれに最も関連の深い物を選択するカテゴリカル・マッチング課題は，

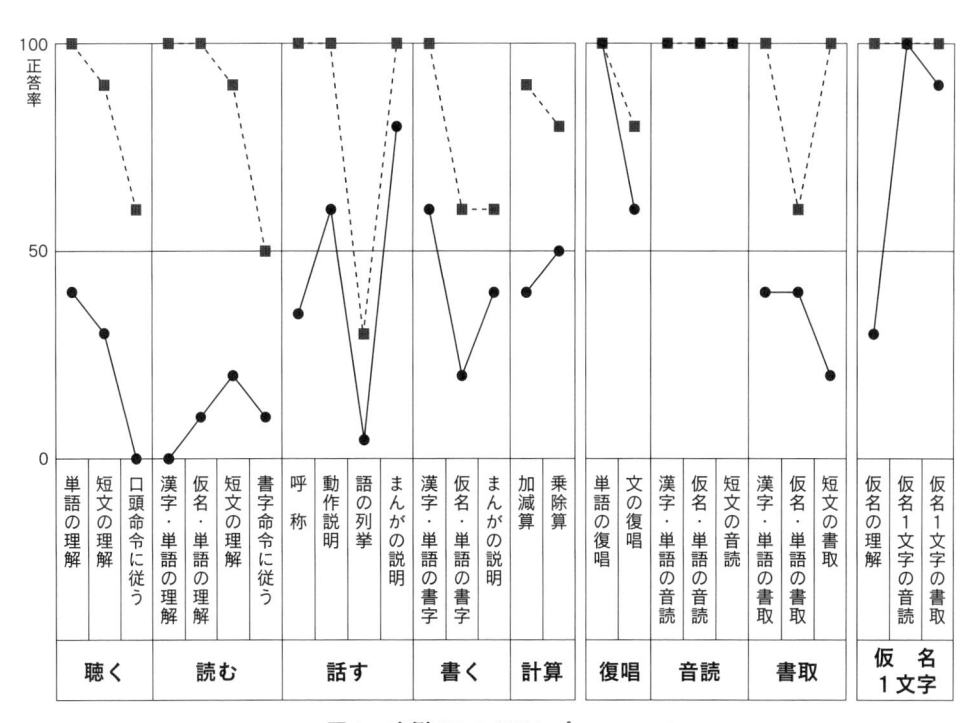

図1　症例SKのSLTAプロフィール

—●— 発症後1カ月　--■-- 発症後7カ月

絵でも文字でも正答した．ただし，それは「川－橋」などの具体物に限られ，「白－純潔」「鳩－平和」など語の抽象的な使い方はできなかった．

漢字の自発書字では，語義失語に特有な当て字は見出されず，書き取りでも誤りは，無反応が多かった．

目　標：
　長期目標：語の概念やカテゴリーといったメタ言語レベルでの語義理解を可能にする．
　短期目標：語義理解を目標とした各種の課題ができるようにする．

訓練・治療仮説： 本例の意味障害は，個々の単語について具体的な意味を扱う限りでは問題ないが，上位概念や下位概念といった語のカテゴリー化が障害されているため，カテゴリー別に語が回収されにくかったり，語と語の意味関係が理解できず，日常はほとんど失語症状が目立たないほどに回復した時点でも，特殊な場面で意味がぴんとこないことがあるのであろうと推察される．そこで訓練は，①上位概念と下位概念との関係を強化することと，②２つの語を一定の意味関係によって結びつけることを中心とした．

材料・方法： 訓練は，外来で週１回，50分行ったが，この方法は，訓練開始３カ月後から実施した．①３つの具体物の絵をまとめて１枚の図版にした絵カード（例：茄子，白菜，ほうれんそう）を見て，その類を表すことば－上位概念（例：野菜）を言う．また，指定された類に属することばを，書かれた語群－下位概念の中から選ぶ．②書かれた語12語の中から意味の似た語どうしを選んで線で結ぶ．

　このほか，以下の中学生用の市販の国語ドリルを使用して自習を行った．文中の空欄に文脈に適した語を選択肢から選んで補充する（例：彼の□□の心にふれたような気がした．（ア 事実，イ 実感，ウ 真実，エ 真理）），単語の意味を選択肢の中から選ぶ（例：鼓舞する（ア 叫び踊る，イ 舞を舞う，ウ 鼓を打つ，エ 奮い立たせる）），単語の使い方が正しい文を選ぶ（例：「該当」ア この机にはあの花が該当している，イ 春は父の健康に該当する，ウ この兄弟は良く該当する，エ この条件に該当する人は申し出なさい），説明文の意味を表す熟語を選択肢の中から選ぶ（例：「がらりと変わること」ア 一流，イ 一転，ウ 一員，エ 一帯，オ 一式），修飾語の語群と被修飾語の語群との間で，適切な意味関係でつながる語どうしを線で結ぶ（例：(1) 所定の，(2) 精密な，(3) 独特の，(4) 急激な，(5) 万全の――ア 画風，イ 処置，ウ 変化，エ 用紙，オ 検査）などの課題を自習で行った．

　談話レベルでは，不合理な内容を含んだパラグラフを聞き，あるいは読んで，おかしな点を指摘する，ユーモアのある文を聞き，あるいは読んでどこがおもしろいか説明することを行った．

結　果： ①３つの具体物の絵から上位概念語を想起する課題を13カテゴリーについて行ったところ，訓練前の成績は4/13，訓練後（４カ月後）の成績は9/13であった．誤りは，「スポーツ」を「体操」，「標識」を「信号機」と，類義語に置き換えたほかは，無反応であった．上位概念語を想起するのに喚語障害の影響が考えられるため，再検査時に上位概念語の理解を確かめたところ，10/13で表出課題と同程度であった．理解課題は，それぞれ３つの絵が描かれた図版を，上位概念の名称を聴いて1/13選択で指さす方法を取ったが，食器と飲み物との混同や，「標識」

に対して身体部位を選ぶなどの誤りが見られ，語義理解の障害が残存していると考えられた．

一方，書かれた語群の中から指定された類に属する下位概念を選ぶ課題は，「果物」に「きゅうり」を含めた以外は良好で，上位概念を想起することよりも容易であった．②12語の中から似た意味の語を対にする課題は，6組とも正しくペアにすることが困難で，13回の訓練のうち5回だけ可能であった．また，解答には非常に時間がかかった．誤りに対して，ペアにするべき語に共通する意味や用法を，表現を変えて繰り返し説明しても理解が促進されず，訂正が困難であった．

中学の市販のドリルは一般に難しく，問題形式にかかわりなく，抽象度の高いことばの使い方をするほど困難となった．文脈に適した語を選んで空欄補充をする課題は，意味的類似，音的類似，及びランダムな反応が同程度あり，単語の意味を選ぶ課題では，「鼓舞する－叫び踊る」，「没入－中に入って見ること」のように一方の漢字から意味を推察したり，「手記－手について書き記したもの」のように各漢字の意味を連ねただけの解釈をするものがあった．

不合理発見やユーモアの理解はきわめて困難で，情景が目に浮かぶように嚙み砕いて説明する必要があり，なかなか自力でおもしろみを発見するに至らなかった．

考　察：脳の損傷部位としては典型的ではないが，痴呆や前頭葉症状に特有のステレオタイプの思考によるものとは，明らかに区別される語義理解の障害を呈する症例を報告した．失語症検査で検出される理解面の障害が改善した後も語義失語的な問題が残存し，意味理解の悪さがどのような機序によって起こるものなのかを詳しく調べる必要があった．各種の掘り下げ検査の結果，各単語の辞書的な意味は同定でき，抽象度の高いものが困難になる点は他の失語症者とも共通であるが，語と語の関係をカテゴリーにまとめたり，上位語，下位語といった階層構造にしたがって整理することに問題があることが検出された．そして，上位語は具体物の名称である下位語と違って概念を表す抽象語であるため，理解，表出ともより困難であったと考えられる．概念を表す語は訓練の結果，改善を見たものの限界があり，抽象度の高い意味理解や，ことば遊び的な要素を持つユーモアの理解などは，語の関係を理解していく連鎖の上に成り立つものであるため，非常な困難を来したと考察される．

〔今村恵津子〕

症例 3-5

皮質下性失語例にみられた音韻把持障害に対する訓練

症　例：KK，51歳．男性．右利き．大学卒．会社経営．9カ月間の入院訓練後，外来で4年4カ月訓練を継続中．

原因疾患・発症後経過月数：脳内出血．血腫吸引術施行後2カ月経過．

損傷部位：左内包後脚〜視床付近の出血巣．

神経学的所見：右片麻痺，右感覚障害．右同名半盲．

全体的言語症状：発症2カ月後の初回評価時（SLTA，図1）には，聴覚的理解は悪いが文字で呈示すると理解可能な場合があった．非流暢な努力性の発話で，ブローカタイプとウェルニッケタイプを併せたような皮質下性失語独特の特徴を持つ臨床像であった．初回評価から約2カ月間基礎的な刺激法中心の訓練を行った結果，再評価時（発症後4カ月）には，聴覚的理解は単語6/10，短文4/10，単語の呼称14/20，短文の音読5/5，単語の読解（漢字・仮名とも）10/10，短文の読解8/10まで改善し，全体的な改善傾向が認められたが，復唱だけは0/10と特に困難な状態が続いていた．

失語タイプ・重症度：非流暢な皮質下性失語．重度．

他の認知・行動面の特徴：WAIS-R動作性IQは左手での遂行で68．構成能力は良好に保たれていた．失行，失認は認められなかった．

訓練・治療対象とする症状の特徴：再評価時以降，単語レベルの復唱の改善を重点的目標に定めた．復唱が可能になれば，聞き返しや確認，伝言など日常生活に必要なコミュニケーションスキルの向上につながるからである．再評価時のSLTAの復唱の様子は，うま→「え？うめ？ねこ？」，いえ→「か，かえる？何？」というように語性錯語的な要素が強く，ウェルニッケタイプの特徴の1つである音韻性錯語とは異なっていた．また，復唱は非流暢ではあるが，ブローカタイプのような発語失行による音の歪みや発話開始の困難などは認められず，語頭音のヒントもあまり有効ではなかった．

目　標：訓練開始後2カ月目（発症後4カ月）の再評価時以降，
　長期目標：聴覚過程改善の結果として，日常生活におけるスムーズな会話のやりとり
　短期目標：単語の復唱がSLTAで5割以上可能になること
とした．

訓練・治療仮説：再評価時のSLTAの結果を認知神経心理学的に評価し，本症例の復唱障害の根拠を以下の通り推論した．まず，漢字単語・仮名単語の理解が100％であった点から，視覚的入力であれば意味にアクセスでき，しかも意味システムがかなり良好に保たれていると考えられた．それは単語の呼称では復唱と異なり，語性錯語が認められなかった点に示されていた．例え

ばSLTAでは本→「ねこ，ねこじゃない，エーこれは，・・あ・・何だっけね，ノート」（保続と遅延反応），新聞紙→「けみ，しんぶんし」，太鼓→「すい，たい，たいこ」（自己訂正と漸次接近）などの反応がみられた．さらにこの時点では，漢字単語・仮名単語の音読も100%可能であったことから，音韻を出力するルートも良好に保たれていると考えられた．そこで，復唱が困難な原因は，意味が理解できなかった場合は聴覚的な入力と意味システムの間の音韻の記憶が保持できないため，意味が理解できた場合は意味システムから音韻出力レキシコンの間の音韻の記憶が保持できないためと仮説を立てた（語音弁別検査はこの時点では実施していなかった．しかし，臨床場面で語音認知の悪さを疑わせる印象はなかった）．そして，その音韻の記憶の低下をカバーする方法として，意味を媒介にして復唱するという別ルートでの方略の訓練を試みた．その方法は，①聴覚的理解力，②視空間的記憶力，③喚語力，のそれぞれを基盤に復唱を可能にすることをねらうものである（図2）．

材料・方法：以下の(1)～(3)の3つの訓練を，2カ月間（発症後4～6カ月）同時並行で，(1)～(3)の順に行った．訓練材料は，失語症の言語治療（笹沼 1978）に付属している治療絵カードから，名詞（高頻度語）の絵カードを10枚1組で5セット用意し，すべてのセットが各ステップでほぼ80%程度以上可能になったら，徐々に頻度の低い単語のセットに替えていった．例えば最初に使用したセットは「手，牛，猫，靴，寿司，杖，傘，雨，お茶，バス」というように高頻度の1～2モーラ単語のみで構成されていた．この訓練に使用した絵カードの呼称は，8割

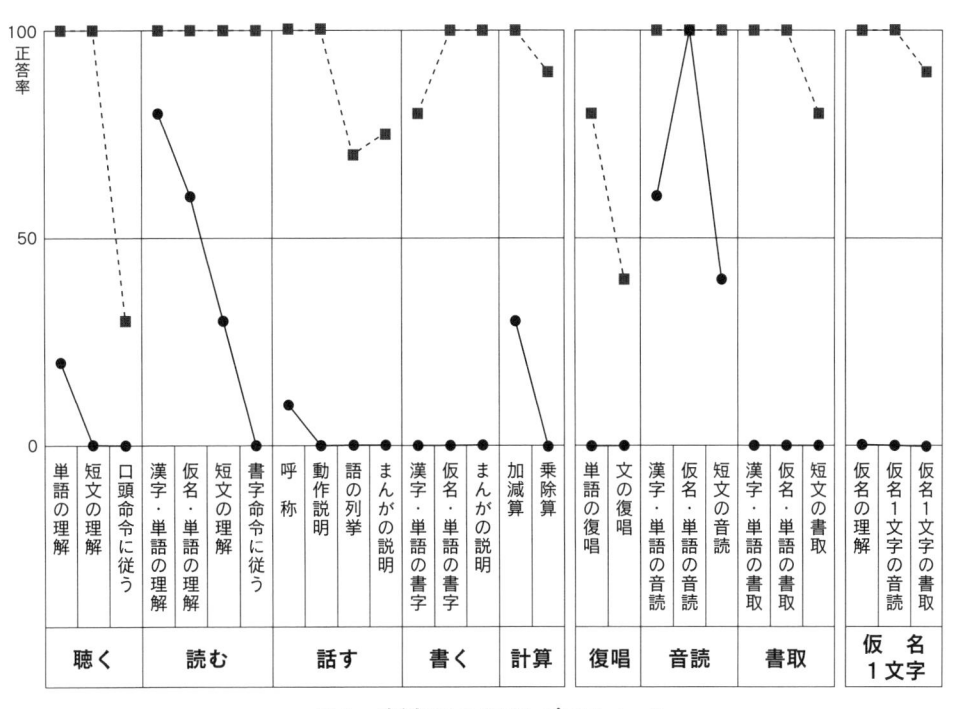

図1　症例KKのSLTAプロフィール

　　──●── 発症後2カ月　　--■-- 発症後2年

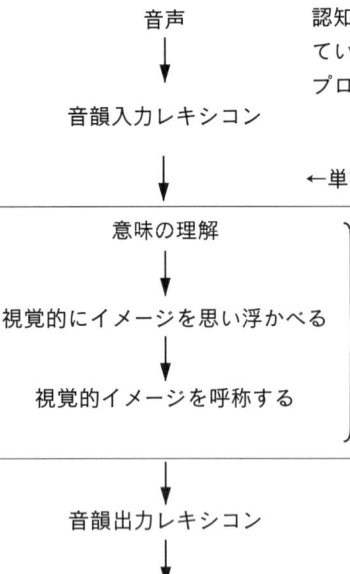

```
音声
 ↓
音韻入力レキシコン          認知神経心理学的モデルでは，記憶に関するプロセスは想定され
 ↓                         ていない．聞いた単語が保持できないのは，モデル上にない記憶
                            プロセスの問題であると仮定し，アクセスの障害ととらえる．
 ←単語が理解も復唱もできない場合はこの部分のアクセスの障害
┌─────────────────┐
│ 意味の理解       │ ┐   記憶の問題をカバーするために，意味システム内の
│   ↓             │ │   喚語のプロセスを通常より増やして視覚的イメージを
│ 視覚的にイメージを │ ├  呼称することにより，別ルートで見かけ上「復唱」を
│ 思い浮かべる     │ │   可能にする（意味の理解から直接音韻出力レキシコン
│   ↓             │ │   に音韻イメージを送ろうとすると，保持できずに途中
│ 視覚的イメージを  │ ┘   で消えてしまう）．
│ 呼称する         │
└─────────────────┘
 ↓
音韻出力レキシコン
 ↓
発話
```

図2 症例 KK の復唱のプロセス

以上可能であることを訓練開始前に確認しておいた．

(1) 聴覚的理解の訓練： この訓練は，聴覚的に入力された音が意味に正しくアクセスできることを目的に行った．前述した名詞単語絵カードを用い，単語名を聞いて問題なく選択できる 1/2 選択のポインティングからはじめて，1/8 選択程度まで段階を上げたところ，1 カ月程度で 5 セットすべてについて 100% の理解が達成できた．次は同じ名詞絵カードを用いて短文（2～3 語文）の聴覚的理解の課題に移行した．たとえば目標語が「猫」の絵カードなら，「にゃおんと鳴くのはどれですか」などと聞いて，該当する絵カードを選択してもらった．この課題も 5 セットの高頻度語については次の約 1 カ月間でほぼ達成できた．

(2) 視空間的記憶の訓練：この訓練は (1) の聴覚的理解の訓練と並行して行った．聴覚的な音韻の記憶は保持できなくても，視空間的な記憶は保持できると考えられたので，次の (3) のステップの土台として，視空間的イメージの保持と想起を訓練した．カードは聴覚的理解課題で使った絵カードと同じカードを用いた．方法は，聴覚的理解課題を行った後に絵カードを裏返す（あるいは紙で全体を覆う）．裏返したまま，記憶をたどって先ほど言われたカードがどの位置にあったか指さして，さらに，何の絵であったか視覚的イメージとして思い出してもらった（発話は要求しない）．

(3) 喚語の訓練： (2) の視空間的記憶の課題を行った後，裏返された絵カードが何の絵カードだったのか，視覚的イメージを想起してそのイメージを呼称した（渋谷 1989）．最後にもう一度「復唱する」ということを意識しながら，上記の一連の課題を通して行い，「聞く→意味を理解する→その単語を自分でもう一度視覚的イメージとして想起する→浮かんだイメージを呼称する」ことで復唱になるように繰り返し練習した．

結　果：復唱の集中的な訓練開始から約3カ月後，発症後7カ月時の再々評価時SLTAでは，単語の復唱は5/10（50％）正答まで改善した．しかし呼称と復唱を比較すると，この時点の単語の呼称は20/20と呼称力は高く，復唱能力と呼称能力は明らかに乖離していた．復唱の誤答の様子は，うま→「え？いぬ？」，めがね→「まえ，まえ？いぬ？」，たいよう→「あ？」，くつした→「こ，こ・・・」というように語性錯語や保続あるいはほぼ無反応であった．しかし，100％正答の呼称では無言の遅延反応が若干ある程度で語性錯語は認められず，復唱の反応は特徴が明らかに異なっていた．

さらに，訓練開始後1年8カ月経過した時点のSLTAの成績（**図1**）でも単語の復唱は8/10と100％に達しておらず，文の復唱に至っては2/5で改善がほとんど認められなかった．このとき**聴く**は短文の理解10/10，口頭命令に従う3/10，**話す**は呼称20/20，動作説明10/10，語の列挙10/15であり，はじめて実施した語音弁別検査や語彙性判断検査でも問題は認められなかったので，単語の復唱のみが低下しているという点はかなり特異的であった．以上のことから，単語の復唱が困難な原因は聴覚的な入力や意味システムの問題ではなく，音韻の記憶の問題であるという仮説は支持されたと考える．

考　察：

　意味を媒介にした復唱訓練の妥当性：本症例の訓練は，認知神経心理学的な言語の情報処理モデルに基づく仮説を立てて行った．その仮説とは，良好に保たれている意味システムが音韻の記憶の低下を補償するというものである．訓練中，意味を媒介にして復唱している証拠はさまざまな反応に認められた．たとえば，刺激語「歯ブラシ」が「歯磨き」という反応になったり，同じく「鯛」が「魚」になったりというように，答えが置換されて語性錯語となったことがあった．これは，意味システムの中に一旦正しく取り込まれた単語が再び回収されるときに起こる誤りであり（三宅 2002），復唱を意味システムが支えていることを示唆している（石坂 2002）．ただ，呼称ではこのような語性錯語の誤りは観察されなかったことから，意味を活性化させるメカニズムは，刺激の入力が聴覚（復唱）か視覚（呼称）かによって異なることが示されたといえる．その違いについて考えられる1つの推論としては，失語症により意味システムの働きが健常時と異なっている場合，聴覚的に刺激を入力しての復唱では（「歯ブラシ」），ターゲット語の意味が活性化されると同時に周囲の関連する語も同時に不必要に活性化されてしまい（「歯磨き」など），語を回収するときにそのたくさんの中から誤って回収してしまうのかもしれない．一方，視覚的に刺激を入力する喚語課題では，目で見た単語のみの意味がピンポイントで正しく活性化され，絵と名前の対応が1対1対応なので，引き出しやすいのではないだろうか．

　このように本症例で意味システムを媒介とする復唱訓練が可能であった理由として，聴覚的語音弁別力と意味システムが保持されていたという2つがあげられる．特に意味システムはよく保たれていたが，そのことは聴覚的理解力と喚語力がよく改善したことからも明らかである．本項で紹介した訓練を他の症例に対して行おうとする場合は，まず第一にこれらのプロセスの評価を正確に行うことが必要であろう．

　また，本症例はブローカタイプやウェルニッケタイプというような典型的な失語タイプには分

表1 本症例とブローカタイプ・ウェルニッケタイプの主症状の比較

	本症例	ブローカタイプ	ウェルニッケタイプ
損傷部位	皮質下(内包後脚〜視床)	ブローカ領とその皮質下	ウェルニッケ領
発話の特徴	非流暢	非流暢	流暢
呼称の特徴	語頭音キューは無効 錯語少ない	語頭音キューが有効	語頭音キューは無効 錯語が多い
漢字と仮名	仮名文字の音読は良好	仮名と音の対応が不安定	仮名文字の音読は比較的良好
意味システム	保たれている	保たれている	障害がある
訓練のポイント	聴覚的理解	発語のスムーズさ	聴覚的理解
身体的特徴	右麻痺	右麻痺	麻痺がないことが多い

類できず，ある面ではブローカタイプ，ある面ではウェルニッケタイプというように，どちらの特徴をも備えていた．表1で本症例と典型タイプの症状を比較したが，タイプ分類としては皮質下性失語に分類することが適当と思われた．本症例からは，訓練のプログラムはタイプ分類から導かれるものではなく，個別の症状にあわせて立てなくてはならないこと，そしてそのためには，たとえば本例のような認知神経心理学的モデルに基づくセラピーのように，失語症タイプを問わない治療理論の開発が必要であることを強く認識させられる．

(石坂 郁代)

文 献

石坂郁代：皮質下性失語における復唱障害へのアプローチ(竹内愛子，他・編：シリーズ言語臨床事例集第4巻 失語症)．学苑社，pp.243-276, 2002.

三宅裕子：皮質下性失語と復唱障害について(竹内愛子，他・編：シリーズ言語臨床事例集第4巻 失語症)．学苑社，pp.227-283, 2002.

笹沼澄子，他：失語症の言語治療．医学書院，1978．

渋谷直樹，他：失語症患者の喚語困難に対するVIOPの有効性について．第13回日本失語症学会総会講演抄録集，1989．

動詞と文処理改善のための働きかけ 4

概説Ⅰ：失文法—形態的・統語的側面から訓練へ

1. 文法障害の研究史と定義

　失文法とは元来，文における語の形態学的障害を意味し，Kussmaul（1877）は，単語の語形変化に欠落や異常のある場合を akataphasie として，語順すなわち統語の障害から区別した．文法障害の初期の研究は，20世紀初頭に主にドイツ語・フランス語圏で行われ，症状の分類に功績を残している．Kleist（1916）は，「文法的表現手段の誤った選択」をはじめて錯文法と記述し，失文法を「表現法の単純化，粗略化，その極端な現われは電文体」と定義した．Isserlin（1922）は，さらに失文法は運動失語に，錯文法は感覚失語に現れるとし，両失語群には文法理解の障害を持つ者がいることを認めている．

　わが国では，井村（1943），大橋（1952）らが詳細な病態報告を行い，日本語の文法障害の特徴を明らかにした．失文法は，わが国では欧米におけるほど典型的な電文体発話は稀であり，なんらかの語尾が整った，表現として体裁が整った発語が多いといわれている（山鳥1985）．

　失文法は，その後の研究で文法的形態素を省略するだけでなく，誤用も少なからず存在することがわかり（Grozinsky 1984，Miceliら 1989），省略か誤用かは，失文法と錯文法を区別する基準にはなりえなくなった．そのため，現在では錯文法という用語はほとんど使われなくなり，流暢タイプについては助詞の誤用といった症状記述に代えられている．本論文でも以降，文法障害をすべて失文法と呼ぶことにする．近年，失文法の特徴として一致して挙げられている症状は，①文法的形態素の省略と誤用，②句の長さの短縮，③統語構造の貧困，④動詞の省略と名詞化などである．

2. 形態面の障害

　接辞（接頭辞，接尾辞など語の前後につけて意味を付加したもの）の形態的複雑さが語の産生にどう影響するか，Kohnら（2000）は流暢群，非流暢群各2例について，復唱によって調べた

ところ，非流暢群の誤りは，接頭辞（mis-，sub-，un- など）と語形変化の省略，流暢群では，語形変化の置換や省略とともに，語形変化を付加して新造語を作ることがあったという．Ullman ら（1997）は，書字による空所補充問題で規則動詞と不規則動詞の過去形を調べ，流暢群は不規則動詞にまで規則を般用したが，非流暢群は，そのようなことはなかったと報告した．

失文法の発話における形態面の障害は，個別言語によってその現れ方が異なってくる．Grozinsky（1984）は，ヘブライ語，ロシア語，イタリア語などでは，述語の活用語尾は脱落せずに誤った形で生ずるのに対し，英語では脱落することから，述語が活用語尾なしで単語を成すことのできる言語では語尾が脱落し，活用語尾なしでは単語を成すことのできない言語では脱落せずに，ランダムな形で発せられると考えた．日本語の動詞も，語幹だけでは単語として成立しないので，活用語尾が脱落することは少ない．

さて，日本語の失文法では，機能語である助詞の省略と誤用が注目される．しかし，すべての助詞が障害されるわけではないことは，臨床上周知の通りである．神尾（1986）は，これを説明するために助詞を機能と用法から次の3種に分類した．

①構造的助詞：格助詞の「が」「を」「に」「で」「と」，主題を表す係助詞「は」，接続助詞「て」
②副助詞：「も」「さえ」「だけ」「でも」，対照の「は」
③終助詞：「ね」「な」「よ」

構造的助詞とは，文を構成するために不可欠の要素である．神尾が失文法患者2名にテーマを与えて自由発話のサンプルを取り，検討したところ，副助詞，終助詞は正常に用いられていたが，構造的助詞の脱落は著しく，2名とも助詞の脱落のすべては，構造的助詞であった．しかし，接続助詞「て」は，完全に保たれていた．これは，同論文に紹介されている Lise Menn の仮説によれば，「て」がたとえば「走って」におけるように，語の一部を成すためで，「て」を取り去ったらもはや語ではなく，語として発音することもできなくなるからである．日本語では，完了時制辞「た」も脱落しない．しかし，脱落しなければ誤用が起きるという外国語の例とは異なり，日本人の失文法患者がなぜ語尾を活用させることができるのかは，Grozinsky の説では説明がつかない．神尾（1988）はこれに対して，日本語における活用語尾は，人称，数，性といった文法上の一致によって決定されるものではなく，単語内に出現する要素であると説明し，「単語を構成する一部分となる形式は，一致現象が存在しない言語では，失文法において正しく保たれる」と結論づけた．

3. 統語的側面の障害

70年代はじめまでは，失文法は，おおむね文の産生面を中心に概念化されてきた．しかし，Caramazza ら（1976）は，言語理解が良いと言われるブローカ失語が，文中の名詞句どうしを入れ替えても意味の成り立つ文（可逆文）では，動作主の理解に著明な困難を示すことを見出した．つまり，統語理解の障害と，文法形態素の産生の障害とを統一的に説明するような統語処理メカニズムの存在が示唆されたのである．

これに対する初期の研究は，語順の問題を検討することからはじまった（Saffranら 1980）．彼らは，語を並べて正しい文を構成する文配列課題を実施し，失文法患者が非可逆文の構成は可能であるのに，可逆文の場合だけランダムな反応をしたことから，［名詞句－動詞－名詞句］の構造において，動詞の取る項である名詞句どうしの意味的関係を仲介する言語学的能力に問題があると考察した．

　文を理解するには，音形から意味を決定するまでの様々な処理過程が含まれる．すなわち，文の意味は，内容語（名詞や動詞）の個々の語彙的意味と内容語間の意味関係を統合することによって得られる．内容語の間の意味関係は「深層の格」と呼ばれ，文中の名詞句が動詞に対して果たす意味役割を表す（Fillmore 1968）．日本語では，深層の格は，文法関係（主語や目的語など）を媒介として助詞によって表示される．

　わが国では，Caramazzaら（1976）の研究に触発されて藤田ら（1982a）が失語症者の可逆文の理解過程を調べた．それによると，構文の理解方式は，内容語の意味的選択制限に基づく方式から，語順に基づく方式，助詞の解読に基づく方式へと階層を成していた．これらの方式の運用に関しては，失語のタイプ（ブローカ失語とウェルニッケ失語）で質的な差はなかった．しかし，量的にはブローカ失語は，ウェルニッケ失語よりも構文を良く理解した．

　また，藤田ら（1984a）は，構文の産生についても調べ，両失語群の助詞や基本語順の産生能力には，同じ統語的要因が影響を与え，両失語群で同じ産生の難易順が認められたと報告している．しかし，助詞や文の構成要素の脱落はブローカ失語に多く，助詞の産生や要素数の多い文の基本語順の産生にブローカ失語はウェルニッケ失語よりも困難を有し，この差は非統語的要因（筆者注：発語失行により，発話できる文の構成素数が少ないなど）の障害によって生じている可能性があると考察した．

　失文法の発話の障害を解明するためには，文の表層の誤りが文生成過程のどのような機能の障

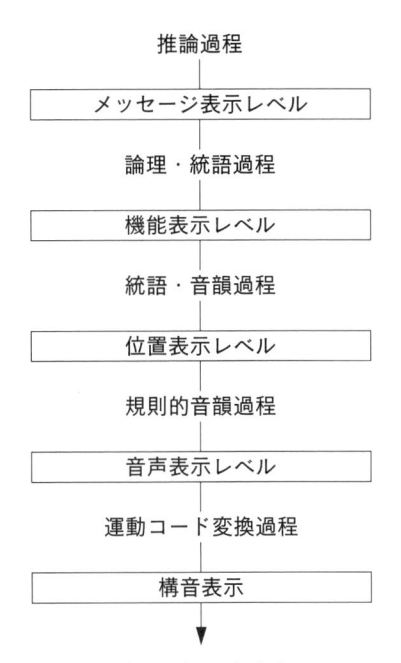

推論過程
↓
［メッセージ表示レベル］
↓
論理・統語過程
↓
［機能表示レベル］
↓
統語・音韻過程
↓
［位置表示レベル］
↓
規則的音韻過程
↓
［音声表示レベル］
↓
運動コード変換過程
↓
［構音表示］
↓

図1　Garrett（1981）の文産出モデル
　　　　（濱中淑彦・監修：失語症臨床ハンドブック．金剛出版，1999．による）

害によるかを見ていくことが必要である．Garrett（1981）の文産出モデル（**図1**）を参照すると，文生成過程には5つのレベルが想定される．最初のメッセージ表示レベルは，非言語学的な概念を表し，次の機能表示レベルでは，語彙の選択，述語－項構造の生成，名詞への意味役割の付与などが実行される．生成文法では，述語は補部にいくつの項（名詞句など）を取るか，またその項との間にどのような意味関係を結ぶかについての情報を持っていると考えるのである．次の位置表示レベルでは，文の統語構造が生成され，文法形態素が付与される．次いで，音声表示，構音表示の各レベルがあって，発話が実現されていく．

4. 交叉性失語と電文体

Brownら（1976）以来，失文法は，右利きの右大脳病変，すなわち交叉性失語でも生ずることが明らかになった．彼は，交叉性失語の特徴的な症状は，失文法と発語の減少であると報告した．遠藤ら（1985）は，交叉性失語の失文法例で動詞の省略が目立つと指摘している．竹内ら（1986）は，右利きで右半球損傷による交叉性失語4例と，左利きで左半球損傷による交叉性失語3例を比較した結果，両群の間で失文法の特徴に差異は見られなかったが，年齢，発病後の経過，教育歴，失語の重症度を統制したブローカ失語8例と比較すると，交叉性失語群は，しばしば助詞の省略が起こり，動詞の語尾変化を誤る反応が見られたという．彼らは，動詞の意味表象の知識は保たれながらも，文法知識に障害を示した．そこで，失文法症状は，高い語彙能力と低い文法能力という2つの機能のアンバランスの上に生ずると結論した．

このほか，田中ら（1988）は，著明な電文体発話を呈した左利き右半球損傷例を，長谷川ら（1992）は，会話時に電文体発話を呈した両手利き右半球損傷例を報告し，両者とも，失文法症状は交叉性失語のみに特有なものでなく，言語機能の半球側性化が通常と異なる者において出現する可能性があると推測した．

5. 失文法の発現機序

Tissotら（1973），Miceliら（1984）は，失文法の特徴の中で，統語的側面の障害と形態的側面の障害が独立して現れた症例を報告した．それによって，両者の処理過程は違ったレベルに属することが明らかになった．Tissotらは，失文法のサブタイプを類型化し，機能語は比較的保たれているが，語順と動詞の使用に障害が大きいものを統語的失文法，動詞や語順は良く保たれるが，機能語や語形変化の障害が著しいものを形態的失文法と呼んだ．前者は生成変形文法でいうところの深層構造，後者は表層構造に関係している．

Isserlin（1922），井村（1943）らは，失文法は，表現能力に制限のある者が能力を超えた表現を要求される状況に置かれたときに企てる経済的な文体（economy of effort）であると考えた．Goodglass（1976）は，失文法の本質的な障害は発話の非流暢性であり，発話の流れを開始し，維持する能力の障害によって機能語の省略が起こるとした．Kean（1979）は，音韻論的な観点

から，強勢（アクセント）を持つことのできない接辞が脱落する要素になるとの仮説を発表したが，強勢を持つ人称代名詞が省略されることが，この説からは説明できない．Kolk ら（1985, 1987）の適応理論では，患者はコミュニケーションの効率を良くするための方略として，簡単な文形を選択し，また機能語を省略して文を単純化するという．これらの理論は，構音困難の面から失文法の出現を説明したもので，口頭表出のみを対象としている．

　Linebarger ら（2000）は，失文法の発現機序を文法規則の表象の障害（competence）か，アクセスの障害（performance）かに分けて考えた．タッチパネルを使っていくつかの名詞や前置詞の喚語を助けつつ，患者が語句をつなげていけるような独自のコミュニケーション・システムを開発したところ，これを用いれば発話に多くの文法構造が出現したことから，文法能力は潜在すると考え，後者の仮説を支持した．また，失文法発話には作働記憶の低下が関与すること，書字では発話ほど障害が現れないこと，統語の訓練で患者が使えない文法構造をあらかじめ聞かせたり，復唱させたりした後では，絵の叙述でその構造が出現するというプライミング効果が認められるなどの知見を紹介しつつ，後者の仮説を強調している．

　斉田ら（1994）は，右利きの左中前頭回後部表層に限局した小出血例で，ブローカ失語からの回復期に自発話のみに選択的に電文体発話を呈した症例を報告した．語彙力も文法力も保たれていたことから，竹内ら（1986）の説はこの例には当てはまらず，文を構成し発話する過程で助詞の使用に関するなんらかの機能不全が生じ，特に発話意欲が亢進したときにそれが顕著になると考察している．

　後述する理解面の障害を考え合わせると，失文法発話のすべてを performance の観点からのみ説明はできないが，少なくとも発話として現れたものが患者の持てる能力をそのまま反映したものでないということは，うなずけよう．

6. 統語にかかわる脳領域

　榎戸（1978），榎戸ら（1981, 1984）は，超皮質性運動失語の一連の研究の中で，文構成においてその叙述的展開が困難な事例に共通した責任病巣として，左中前頭回後部を定位した．斉田ら（1994）の症例とは，病変の深さ，失語のタイプ，言語症状が必ずしも一致しないが，左中前頭回後部が文の構成過程に関与する可能性が示唆される．

　最近，脳の活動を非侵襲的に観察できる脳機能画像診断法が導入され，特定の刺激に対して脳のどの部位が賦活するかを測定できるようになった．fMRI（functional MRI）を用いて言語理解を調べた Friederici ら（2000）の研究では，非語を機能語でつなげた統語的発話を 18 名の右利き健常者に聞かせたとき，左前頭弁蓋部の深部で島前部に隣接する部分と上側頭回の一部とが賦活した．右の前頭弁蓋部も賦活し，これはプロソディなどに関与しているらしい．

　横山ら（2000）は，PET（positron emission tomography）による動詞生成にかかわる脳血流賦活測定のこれまでの研究報告を概説している．右利きの健常者を対象として，名詞を聞かせ，その名詞と意味的に関連する動詞をできるだけ多く連想させる実験で，大多数の言語圏において

古典的言語領域を含む左前頭葉，左側頭葉が重要なかかわりを持ち，このほか前頭前野，運動前野，帯状回，補足運動野，右大脳半球，小脳，脳幹などが広範に関与していたという．

7. 統語の訓練法

　Linebargerら（1983）は，ブローカ失語は文法性判断の課題は正しくできるのに，より単純な文の理解が絵のポインティング課題でできないことを見出し，患者は，［名詞句－動詞－名詞句］という統語構造も内容語の意味も理解しているが，内容語の意味役割を統語構造にマッピング（mapping，写像）することができないと考察し，マッピング障害という用語を用いた．この研究以降，構文理解の障害は統語構造の解析と意味の解読の二側面から検討されるようになった．その後の文法性判断の研究では，修飾語句を付加しても問題ないが，受身文，分裂文など語順が基本文形と異なるものが障害されることが見出された（Saffranら 1988）．また，マッピングの障害には2つのレベルが区別された（Schwartz 1994）．①語彙レベルの障害－動詞が持つ意味構造についての情報を回収できない．②規則適用レベルの障害－意味役割を統語構造に割り当てることができない．マッピング障害は，理解と産生両面にわたる障害であるから，訓練に成功すれば，その両方に改善をもたらすであろう．

　マッピング訓練（mapping therapy）は今日，失文法の訓練として，主流を成すものである．訓練効果の般化についてMarshall（1995）が9名の文献例をまとめたところ，5例は産生面にも般化が認められ，非訓練の述語への般化は3例，非訓練の構造への般化は1例に見出された．語彙レベルの障害の患者は，動詞の表象自体が障害されているため，効果は訓練動詞に限られ，非訓練動詞には般化しない．規則適用レベルの障害の患者は，特定の統語構造に規則を付与する方法を学習しさえすれば，同一構造の他の例文にも般化すると考えられる．

　わが国では藤田ら（1982b）が失語症構文検査試案Ⅰを作成し（試案ⅡAは1984），構文訓練を行ってきた．ブローカ失語，ウェルニッケ失語，混合型失語，全失語に訓練を行った結果，各失語群の構文の理解力と産生力は，助詞の解読に基づく方式，語順に基づく方式，語の意味に基づく方式の順に階層的に崩壊しており，再確立もその階層に従って逆の順序で進んだこと，理解のレベルが上昇した人数は失語のタイプによる差はなかったが，産生では全失語は他のタイプより有意に少なかったことが明らかになった（藤田 1988）．その後，症例を重ねて，文の理解レベルの到達度やモダリティーの回復関係は，失語のタイプによって異なることがわかった（藤田 1989）．般化までを含めた構文訓練の具体的立案については，藤田（1996）に詳しく，マッピング訓練と刺激法を組み合わせつつ，PACE，物語の説明，会話などを用いた語用論的訓練が行われている．

　単一事例研究では，今村（1999）がブローカ失語に対して行った可逆文の訓練がある．本例は，聴覚把持力が単語3語以上で不確実になることから，統語構造を単純化して意味の解読を確立しようとした．たとえば，課題文「お母さんが男の子に本を貸す」を「お母さんが貸す」「男の子に貸す」と2つの文に分解して聴かせ，患者は「お母さんが男の子に（本を）貸す」と合成

して発話しつつ該当する絵を選ぶ（**図2**）．名詞句を1つだけ含む2文節文では，1つの意味格にのみ注目して動詞に対する意味役割をマッピングすることができるので，把持の負担を減じて訓練に成功し，非訓練の動詞の理解にも効果は般化した．失語症構文検査の成績は，訓練前は聴覚理解が語順のストラテジーに基づくレベルⅡ，読解が内容語の意味に基づくレベルⅠであったのが，訓練開始3カ月（週1回）後は両方とも助詞の解読により補文を含む可逆文が理解できるレベルⅣにまで改善し，訓練していない読解にも効果は般化した．

　マッピング訓練が出現して以来，他の訓練法の提唱者も，マッピング訓練を意識しつつ論旨を展開するようになった．Thompsonら（1997）は，マッピング訓練では般化が少ないとし，般化が起こりやすくなるように生成変形文法の理論に基づいて，産生課題導入の方法を統制した．生成文法で言うwh-movementを用いるwh疑問文（Who has the biker lifted?）と目的語分裂文（It was the student who the biker lifted.）とは，一方を訓練すればもう一方の構文に般化し，NP movementを用いる受身文（The student was lifted by the biker.）と主語繰り上げ文（The biker seems to have lifted the student.）も一方を訓練すればもう一方に般化が及んだと報告している．

　日本語の構文の産生については，『失語症訓練のためのドリル集5　文構成の改善をめざす』（竹内・編2001）に構文の階層性に従って難易度を統制し，段階づけて自習できるようにしたので，参照されたい．

　Van de Sandt-Koendermanら（1997）は，治療法は，電文体などといった症状に焦点を置くのでなく，仮説を立ててその理論から導き出されたものでなければならないとして，認知神経心

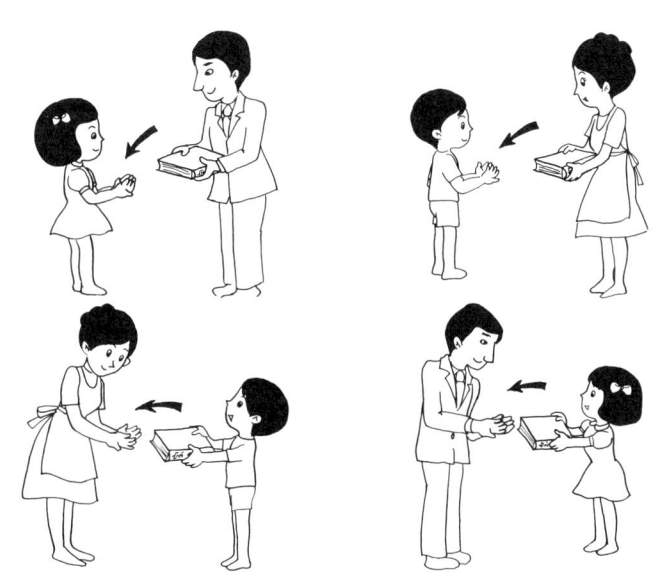

図2　可逆文の訓練

①表出訓練：1つの絵について4通りの文を教示して，書き取りおよび音読を行う．
　　　　　例（右上の絵）：お母さんが男の子に本を貸す．／男の子にお母さんが本を貸す．
　　　　　　　　　　　　　男の子がお母さんに本を借りる．／お母さんに男の子が本を借りる．

②理解訓練：課題文を2つの2文節文分解して聴かせ，元の文に合成して発話させた後，
　　　　　1/4選択で該当する絵を選ばせる．
　　　　　例（右上の絵）：お母さんが貸す．男の子に貸す．→お母さんが男の子に（本を）貸す．
　　　　　　　　　　　　　　（図版は藤田郁代，他：失語症構文検査 試案ⅡA，1984による）

理学的な方法とマッピング訓練を評価した．理論を特定の治療法に関連づけた最初の研究者はLuria（1963，1970）で，彼らは，その理論を基盤にオランダで確立されたVCP（Visual Cue Programme）を紹介している．Luria（1970）によれば，失文法患者は文の内的シェマを構成できないため，STは外からシェマを提供して文の産生を促進し，最終的に患者が外的シェマがなくても文が産生できるようにする．VCPもシェマを用いるが，名詞は絵を，動詞，前置詞，冠詞はそれぞれ独特の幾何学図形を使い，体系的に複雑さを増しつつ種々の文形に対応する練習ができるようにした120の基本文から成る．特定の文構造を産生できるようになったらシェマを簡素化し，最後にはシェマなしで産生する．VCPの目的は，動詞の役割と他の項との関係に注目すること，対象は中～軽度のブローカ失語であるが，重度の者には，完全な文でなくとも発話を拡大するために用いるなど，STの創造性を要求している．訓練の結果，中度例は，個々の動詞の産生が改善し，自発話においてもより多くの動詞が表出されて文がより精巧になった．重度例は，自発話には般化しなかったが，課題中で文と前置詞の産生が改善したと報告している．

　文の展開に線形図式を要するのは，超皮質性運動失語（TCM）例である．TCMに対し，内容語の文字チップを配列することを通して文の展開を，各構文に共通する意味を抽象的に表した線画を用いて助詞の意味の解読を補助した，本書の今村の症例4-2「超皮質性運動失語例に対するマッピング訓練」（p.147）を参照されたい．

　Weinrichら（1997，1999，2001）は，C-VIC（iconic computer-based communication interface）によって英語の時制と受身の再学習を行った．これは，患者がコンピュータ上で内容語の絵を配列して課題文に相当する絵記号列を構成し，その後発話するという方法であるが，動作主を表す記号＊を動作主の左につけるという規則を導入して，能動文から受動文の変換を教えるのである．重度のブローカ失語2例ともC-VICを使って能動文，受動文を正しく理解，産生した．うち1例は，音声言語においても理解，表出が改善したが，他の1例は困難であった．前者は，非訓練動詞の受身も理解できるようになったが，表出は訓練動詞に限られていた．C-VICは，失語症者の非言語能力に注目して，記号操作を土台に視覚的に文法規則を学習させるものであるが，適用になる患者は，語の意味情報が保たれていることが前提となるであろう．

　認知神経心理学の立場では，失文法を1つの症候とは見ない．文産生の複雑な過程では，障害は1つ以上のレベルで起こる可能性がある．失語のタイプ分類や症候の分類によって治療のための十分な情報が得られるわけでなく，構文治療に先立って障害がどのレベルにあるかを突き止め，失われたリンクを回復するために，注意深く治療手続きを工夫しなければならない．こうした処理中心の考え方によって，目標とする言語の側面が改善していくのである．

（今村恵津子）

文　献

Brown JW, Hecaen H : Lateralization and Language Representation. Neurology 26 : 183-189, 1976.

Caramazza A, Zurif EB : Dissociation of Algorithmic and Heuristic Processes in Language Comprehension : Evidence from Aphasia. Brain&Lang 3 : 572-582, 1976.

遠藤美岐, 他：失文法を主症状とする右利き交叉性失語の一例．失語症研究 5：887-892, 1985.

榎戸秀昭：いわゆる超皮質性運動失語の叙述機能について．臨床神経学 18：894，1978．

榎戸秀昭，他：いわゆる超皮質性失語の1亜型について－左前頭回後部を主病巣とする3例－．精神経誌 83：305-330，1981．

榎戸秀昭，他：いわゆる超皮質生運動失語の自発語障害について－病巣部位の異なる3症例での比較－．脳神経 36：895-902，1984．

Fillmore CJ："The Case for Case" E.Bach and R.Harms(eds.), Universal Linguistic Theory. Holt Rinehart & Winston, New York, 1968.

Friederici AD, et al：Auditory Language Comprehension：An Event-Related fMRI Study on the Processing of Syntactic and Lexical Information. Brain&Lang 74, 289-300, 2000.

藤田郁代，他：失語症者の可逆文の理解過程－語順と補文構造の解読－．音声言語医学 23：249-256，1982a．

藤田郁代，他：失語症構文検査．日本聴能言語士協会・失語症検査法委員会．試案Ⅰ，1982b．試案ⅡA，1984．

藤田郁代，三宅孝子：Broca 失語症者と Wernicke 失語症者の文の産生における統語処理．音声言語医学 25：269-277，1984．

藤田郁代：失語症患者の構文治療－構文処理方式に基づくアプローチ－．失語症研究 8：121-130，1988．

藤田郁代：失語症患者の構文の理解力の回復メカニズム．神経心理学 5：179-188，1989．

藤田郁代：失語症の構文処理障害に対する治療計画．失語症研究 16：214-220，1996．

Garrett MF：The Organization of Processing Structure for Language Production：Application to aphasic Speech. Conference on biological Perspectives on Language. Montreal, May, 17-20, 1981.

Goodglass H：Agrammatism. In "Studies in Neurolinguistics" vol.1(ed. H.Whitaker & H.A.Whitaker). Academic Press, New York, 1976.

Grozinsky Y：The syntactic Characterization of Agrammatism, Cognition 16：99-120, 1984.

長谷川啓子，他：右大脳半球梗塞性病変による失文法．失語症研究 12：232-238，1992．

今村恵津子：1ブローカ失語症者に対する可逆文の構文訓練:短い文形式を使用して．聴能言語学研究 16：142-149，1999．

井村恒郎：失語，日本語に於ける特性．精神経誌 47，1943．

Isserlin M：Über Agrammatismus. Z.ges.Neurol.Psychiat.75：332, 1922(濱中淑彦・監修，波多野和夫，藤田郁代・編：失語症臨床ハンドブック．金剛出版，1999)．

神尾昭雄：失語症における言語学的側面－失文法の言語分析．失語症研究 6：1131-1136，1986．

神尾昭雄：失文法の言語学的分析．音声言語医学 29：337-341，1988．

Kean ML：Agrammatism：A Phonological Deficit?, Cognition 7：69, 1979.

Kleist K：Über Leitungusaphasie und grammatische Störungen. Monatsschr. Psychiatr. Neurol.40, 1916 (濱中淑彦・監修，波多野和夫，藤田郁代・編：失語症臨床ハンドブック．金剛出版，1999)．

Kohn SE, Melvold J：Effects of Morphological Complexity on Phonological Output Deficits in Fluent and Nonfluent Aphasia. Brain&Lang 73, 323-346, 2000.

Kolk HHJ, Van Grunsven HHJ：Agrammatism as a variable Phenomenon. Cognitive Neuropsychology 2：347-384, 1985.

Kolk HHJ：A Theory of grammatical Impairment in Aphasia. In G.Kempen(Ed.) Natural Language Generation(Martinus Nijhoff,Dordrecht), pp.377-391, 1987.

Kussmaul A：Die Störungen der Sprache. Vogel, Leipzig, 1877(相馬芳明，本田仁視・監訳：認知神経心理学．医学書院，1996 (McCarthy RA, Warrington EK：Cognitive Neuropsychology － A Clinical

Introduction. Academic Press, Sandiego, CA, 1990)).

Linebarger MC, et al : Grammatical Encoding in Aphasia : Evidence from a "Processing Prosthesis". Brain&Lang 75 : 416-427, 2000.

Linebarger MC, et al : Sensitivity to grammatical Structure in so-called agrammatic Aphasics. Cognition 13 : 361-392, 1983.

Luria AR : REstoration of Function after Brain Injury. Pergamon Press, Oxford, 1963.

Luria AR : Traumatic Aphasia. Mouton, The Hague, 1970.

Marshall J : The Mapping Hypothesis and Aphasia Therapy. Aphasiology 9 : 517-539, 1995.

Miceli G, et al : On the Basis for the Agrammatic's Difficulty in Producing Main Verbs. Cortex 20 : 207-220, 1984.

Miceli G, et al : Variation in the Pattern of Omissions and Substitutions of Grammatical Morphemes in the Spontaneous Speech of So-Called Agrammatic Patients. Brain & Lang 36 : 447-492, 1989.

大橋博司：失文法－日本語における二三の特質について－，精神経誌 54，1952.

Saffran EM, et al : The Word Order Problem in Agrammatism II. Production : Brain&Lang 10 : 263-280, 1980.

Saffran EM, Schwartz MF : 'Agrammatic' Comprehension it's not : Alternatives and Implications. Aphasiology 2 : 389-394, 1988.

斉田比左子，他：電文体発話を呈した右利き左前頭回後部の小出血の1例．失語症研究 14：230-239, 1994.

Schwartz MF, et al : Mapping Therapy : a Treatment Programme for Agrammatism. Aphasiology 8 : 19-54, 1994.

竹内愛子，他：右利き交叉性失語における失文法の検討．失語症研究 6：1099-1110, 1986.

竹内愛子・編：失語症訓練のためのドリル集5－文構成の改善をめざす．協同医書出版社, pp.59-80, 2001.

田中春美，他：左利き右半球損傷で典型的な失文法を呈した1例．神経心理学 4：67-73, 1988.

Thompson CK, et al : Trainig and Generalized Production of wh- and NP-Movement Structures in Agrammatic Aphasia. JSHR 40 : 228-244, 1997.

Tissot RJ, et al : L'agrammatisme,Dessart,Brussels, 1973（藤田郁代：日本語の失文法と錯文法の特性と回復パタン．失語症研究 11：96-103, 1991).

Ullman MT, et al : A neural Dissociation within Language : Evidence that the mental Dictionary is part of declarative Memory, and that grammatical Rules are Processed by the procedural System. J. of Cognitive Neuroscience 9, 266-276, 1997.

Van de Sandt-Koenderman WME, et al : Stimulating Sentence Production in agrammatic Patients : the Effect of the Visual Cue Programme on spontaneous Speech. Aphasiology 11 : 735-759, 1997.

Weinrich M, et al : Remediating Production of Tense Morphology Improves Verb Retrieval in Aphasia. Brain&Lang 58 : 23-45, 1997.

Weinrich M, et al : Representation of linguistic rules in the Brain : Evidence from Training an aphasic Patient to Produce Past Tense Verb Morphology. Brain&Lang 70 : 144-158, 1999.

Weinrich M, et al : Training Agrammatic Subjects on Passive Sentences : Implications for Syntactic Deficit Theories. Brain&Lang 76 : 45-61, 2001.

山鳥　重：神経心理学入門．医学書院，1985.

横山絵里子，長田　乾：動詞生成にかかわる脳の領域－PET脳賦活測定による検討－．失語症研究 20：211-221, 2000.

概説Ⅱ：マッピング仮説とマッピング訓練

1. マッピングとは？

　失語症者にみられる文理解障害や文表出障害については，従来，さまざまな発現機序論が展開されてきた．その中には文法という包括的な概念からだけでなく，より細かい処理プロセスの中から障害要因を見出そうという試みがあり，マッピング障害仮説（Linebargerら 1983, Schwartzら 1985）はそのひとつといえる．

　マッピングという用語は他の領域でも用いられているが，文処理の過程においては文法関係と意味関係の写像（mapping）を表している．このことに関して，まず，日本語の文を聴いて理解するプロセスを例にとって解説をする．

　聴覚的に入力された言語音の系列（例：「こどもがほんお（を）かった」）はひとまとまりの文として認知され，まず最初にその構造の解析（parsing）が行われる．これには，以下の操作が含まれている．

①名詞句と述語に分ける．

　例…名詞句「子供が」・「本を」，述語「買った」．

②内容語と機能語を区別する．

　例…「子供・本・買」，助詞「が・を」・助動詞「た」．

③主語と目的語を同定する．

　例…主語「子供」，目的語「本」．

　文を部分に分けて文法的な観点から構成素間の関係を把握したら，文理解のためにそれらを意味に結びつける作業を行っていく．このとき，我々は述語を中心に各名詞句がどのような意味合いで述語と関わっているのかを，格助詞を手がかりにして判断する．名詞句の持つ意味を意味役割（または主題役割）といい，文法関係を意味関係に結びつけることをマッピングという．

　例…「子供が」：主語→動作主
　　　「本を」：目的語→対象

　次に，文の発話プロセスにおけるマッピングをみてみよう．話すという行為の前に非言語的な段階として，まず発話内容に関する概念を内的に思い浮かべ，事柄相互の関係性をつかむ必要がある．

　例…動詞「切る」
　　　「誰が？」：「子供」
　　　「何で？」：「のこぎり」
　　　「何を？」：「板」

　そして，言語処理段階に移行して文を構成していくが，このときには述語（動詞など）が備え

ている意味情報や統語情報をもとに，必要な名詞句とその意味関係を特定する（Garrett 1982, 1984）．意味役割の表示は各言語により異なるが，日本語の場合は格助詞を付与することによって表していく．

　例…「子供」：動作主→「が」
　　　「のこぎり」：道具→「で」
　　　「板」：対象→「を」

このようにして文の基本構造が作られ，さらに，主語と目的語などにそれぞれの名詞句を位置づけて文は完成に至る（例：「子供がのこぎりで板を切る」）．この言語処理段階の中で，文の形で言語表現するために，文の成分や格助詞付与などの規則に従って，事柄相互の意味関係を文法関係へと対応づける過程が発話におけるマッピングである．

2．マッピング障害仮説

　文処理機能の評価のために文法判断課題を行うことがある．これは，いくつかの文に関して文法的な正誤を答えるものであり，文構造の解析能力をみることができる検査である．また，非可逆文と可逆文を課題にして比較検討をすることがある．非可逆文とは，名詞句の入れ替えが意味的に不可能な文のことである．たとえば「母が太鼓をたたく」の名詞句を交換して「太鼓が母をたたく」とすると非現実的な内容となってしまう．一方，可逆文とは名詞句の入れ替えが可能な文のことであり，たとえば「母が子供をたたく」は「子供が母をたたく」としても内容として成立する．

　文の理解障害に関する従来の研究において，文法判断課題の成績は良好であるのに文の意味内容の把握が困難な症例や，あるいは文法的に複雑な文の理解は可能であるのに可逆文は単文でも理解困難な症例の存在が指摘され，これらの障害要因が議論された（Schwartzら 1980, Schwartzら 1985, Schwartzら 1987, Linebargerら 1983）．そして，このような乖離症状から提唱されたのがマッピング障害仮説である．その後，この説は表出面の障害にも適用されるようになった．

　マッピング障害は大きく2つのタイプに分けて考えられている（Marshall 1995）．そのひとつは，語彙レベルの障害（lexical deficit）である．ここで注目されているのは動詞であり，このレベルが障害されると前述のような意味情報と統語情報が供給されなくなってしまう（例：動詞「切る」は動作主，対象などの名詞句を取る）．そのために，たとえば理解面においては可逆文の内容把握が困難になるといった症状が起こる．これは，非可逆文ならば主題役割の他に現実性という点からも意味内容の判断が可能だが，可逆文はそのような認知ストラテジーを用いることができないために，より正確な意味役割の判定能力が求められるからである（前述「たたく」の文例参照）．また，表出面においては，動詞の使用頻度が少なくなったり，統語構造の貧困化といった症状として現れてくる．

　もう一方のタイプは，構文に関する規則適用レベルの障害（procedural deficit）である．これ

については，例として受身文や関係節を含んだ文などをあげることができる．これらは基本構造を変形した文であるので，理解・表出のためには一定の規則を用いて処理する必要がある．従って，このレベルが障害されると特に変形された文の理解や表出が困難となる．

　Marshallはマッピング障害の鑑別診断は，実際の臨床場面においては不明確なことが多いと述べているが，訓練プログラム立案のためには，これまでに述べた観点に基づいて症状をできるだけ詳細に分析することが大切である．

3．マッピング訓練

　文の理解や表出に障害が認められ，それがマッピング障害に起因すると考えられる場合には，マッピング訓練を施行する．マッピング機能に関する評価は，理解面ならば可逆文を用いて検査をすること，表出面ならば統語構造の複雑さをみることが代表的な方法である．この他にも，失語症構文検査（藤田ら1983）の結果などが指標となるであろう．

　マッピング訓練を行って機能を向上させることとは，すなわち文の意味役割と文法形式の相互変換を円滑に遂行できるようにすることである．その目的を達成するために，各患者の症状に合わせて現在までにいくつもの訓練法が考案されてきた．

　そのひとつは，非言語的および言語的な意味処理のレベルにアプローチするものである．これには，事象の視覚的表象を概念化して認知し，さらにその中の事柄を意味役割に関連づける作業が含まれている．たとえばMarshallら（1993）はビデオを用いた訓練を施行した．これは，映像で「男性がシャツにアイロンをかけている」様子を見せた後，「男性／女性」・「シャツ／ズボン」・「アイロンのかかったシャツ／破れたシャツ」のように，それぞれを対比させた写真を提示して適切なものを選択させ，動作や意味役割の同定を図るものである．Byngら（1994）は，名詞部分が1カ所のみ異なる2枚の絵を提示してその意味役割（たとえば動作主）について意識を向けさせたり，あるいは名詞句と動詞句を色分けして出来事や動作を表している項目を強調した（例："Mary washes the dishes."という文の訓練では，Stan/Mary/washes/the dishesの各々の句カードを名詞句は赤，動詞句は緑の下線で印をした．そして，「赤−緑−赤」で描かれた空欄にカードを当てはめていく．なお，動作主に関しては着目させるために2枚となっている）．Swinburn（1999）も文中の各句と「誰が」・「どこで」などの疑問詞を対応するように色分けし，文の分析課題や絵とのマッチング課題を施行して概念化を促進した．情報全体の中から部分に着目して事柄を抽出することが困難であったり，事柄の関係性の把握に問題があると考えられる症例には，まず最初の導入としてこのような訓練が有効であろう．

　マッピング仮説の中で語彙レベルの障害に対しては，動詞を核として名詞句を意味的・統語的に同定したり，あるいはそれに基づいて文を構造化することを求める訓練を行う．Jones（1986）は，慢性期にあった重度の文処理障害例に対して叙述文の分析課題を行った．まず，患者は文を句に分けたら動詞について話し合ったり解説を受ける（例："Jo/laughed."，"Tom/ate/his dinner."などの文）．次にセラピストの言う疑問詞（例："who"，"what"など）を通して，動詞

に関連する名詞句を見つけていく，といった内容である．文は，最初は短い簡単な文から開始して，徐々に付加的な名詞句を加えたり（例："eat"に対して"where"），あるいは複雑な文（受身形など）を用いたりしてレベルを上げていった．訓練は発話訓練主体ではなかったにもかかわらず，自発話に改善が認められたと報告している．Byngらは第1段階として前述の訓練を施行した後，第2段階として絵の説明課題を行った．この際には，事象を表す語彙を適切に選択することにポイントが置かれ，それらを正しい語順で口頭表出することが求められた．患者は完成した文についてチェックする機会を与えられ，もし誤りを見つけたときは，どのようにしたら正しい文になるかについてセラピストから助言を受けた．このような自己発見的な訓練やモニターが，文の構造化や表出を活性化したと述べている．日本語話者を対象としたマッピング訓練例は藤田（1996）や滝沢（2000）が報告をしているほか，本章にも示されている（症例4-1（p.142），4-2（p.147）参照）．

　変形文の処理に関する訓練は，語彙レベルの障害に対する訓練の延長上で考えられることが多く，まだ研究途上といえる．表層構造において文法機能語（たとえば受身形で日本語なら助動詞「れる・られる」，英語なら前置詞"by"）を手がかりにして処理する場合などもあるが，Marshallは，今後，変形文に関わる原理について探求していく必要があると述べている．

　以上が先行研究における訓練例であるが，その他にも多様な訓練法があり，マッピング訓練とはそれらを総称した用語である．

　我々がセラピストとして訓練を立案する場合には，まず，対象とする症例のマッピング機能について障害レベルを評価すること，そして，理解面と表出面のどちらに対して主に働きかけていくかを決める．次に，訓練の段階については，動詞の種類（たとえば「来る」のような動作動詞か，「ある」のような状態動詞かなど），名詞句の数，意味役割の内容と導入順序，可逆性，統語構造の複雑さなどをコントロールして体系立てていく．マッピング訓練は意味役割という，失語症者にとっては了解しにくい概念を含んでいるので，教材と反応形式には特に配慮をして，創意工夫をすることが訓練への動機づけのために必要である．そして，さらに日常場面への汎化を視野に入れて訓練を進めれば，マッピング訓練は文処理の改善をもたらし，日々のコミュニケーションに貢献するものとなるであろう．

（土橋三枝子）

文　献

Byng S, et al : Replicating Therapy for Mapping Deficits in Agrammatism : Remapping the Deficits?. Aphasiology 8 : 315-341, 1994.

藤田郁代，他：失語症構文検査（試案Ⅱ）．日本聴能言語士協会失語症検査法委員会，1983.

藤田郁代：失語症の構文処理障害に対する治療計画．失語症研究 16：214-220，1996.

Garrett MF : Production of Speech : Observations from Normal and Pathological Language Use. A Ellis （Ed.）."Normality and Pathology in Cognitive Functions". Academic Press, London, pp.19-76, 1982.

Garrett MF : The Organization of Processing Structure for Language Production. D Caplan, et al（Eds.）. "Biological Perspective of Language". M.I.T., Cambridge. Mass, pp.172-193, 1984.

Jones E : Building the Foundations for Sentence Production in a Non-fluent Aphasic. British Journal of

Disorders of Communication 21 : 63-82, 1986.

Linebarger MC, et al : Sensitivity to Grammatical Structure in So-Called Agrammatic Aphasics. Cognition 13 : 361-392, 1983.

Marshall J, et al : Sentence Processing Therapy : Working at the Level of the Event. Aphasiology 7 : 177-199, 1993.

Marshall J : The Mapping Hypothesis and Aphasia Therapy. Aphasiology 9 : 517-539, 1995.

Schwartz MF, et al : The Word Order Problem in Agrammatism : I. Comprehension. Brain and Language 10 : 249-262, 1980.

Schwartz MF, et al : The Status of the Syntactic Deficit Theory of Agrammatism. ML Kean (Ed.). "Agrammatism". Academic Press, Orlando, pp.88-124, 1985.

Schwartz MF, et al : Syntactic Transparency and Sentence Interpretation in Aphasia. Language and Cognitive Processes 2 : 85-113. 1987.

Swinburn K : An Informal Example of a Successful therapy for a Sentence Processing deficit. S Byng, et al (Eds.). "The aphasia therapy file". Psychology Press, Hove, pp.151-158, 1999.

滝沢　透：失文法患者に対する動詞の訓練．失語症研究 20：202-210, 2000.

症例 4-1

ブローカ失語例に対する
動詞と文処理の訓練（マッピング訓練）

症　例：WH，女性．発症時 33 歳．右利き（家族性左利き素因なし）．高校卒．主婦．
原因疾患・発症後経過月数：脳梗塞．発症後 1 年 6 カ月経過．
損傷部位：左中前頭回・下前頭回を中心に側頭葉にかけての皮質・皮質下．
神経学的所見：右片麻痺．その他の神経学的所見なし．
全体的言語症状：訓練開始時（発症後 1 年 6 カ月）の SLTA を図 1 に示す．理解面は短文レベルが正確で，複雑な文でなければ日常会話の理解は可能．発話面は，呼称 80％，動作説明 60％の成績だが，日常のコミュニケーションでの自発話はまれに語句が表出されるのみだった．発話時には音の探索・置換・歪みなど発語失行症状がみられた．書字は，ごく簡単な漢字がときに書ける程度で，文は困難．仮名は漢字に比して不良であった．
失語タイプ・重症度：ブローカ失語．中度．
他の認知・行為面の特徴：レーヴン色彩マトリックス検査は 33/36 と高く，失語以外の神経心理学的所見は認められなかった．
　病前は活動的な生活を送っていたが，発症後は家事や散歩が日課となった．家族以外の者と会うことは「言葉が話せないから」と回避していた．
訓練・治療対象とする症状の特徴：発症後 1 年 6 カ月の時点での会話は，聞き手が質問し，症例が YES/NO で答える形式がほとんどであった．症例 WH には「自発的に話せるようになって，もっと子どもの教育に携わりたい」「友人と会話できるようになりたい」という願望があった．
　発症後 4 年目の時点で，喚語力は絵カードを用いた課題で名詞・動詞ともに 80～90％以上正答できるようになった．発語失行に関しては自主トレーニングを取り入れながら文の音読・復唱・暗誦を繰り返し行ったが，これらの課題で可能な長さは 2～3 文節文までであった．自発話は会話でときに電文体（例：「友達，洋服，くれたの」）が出るようになったほか，検査では構文を意図した反応が見られるようになってきた．SLTA「まんがの説明」（発症後 4 年 10 カ月）の発話例を以下に示す．
　「んーと　杖を・・・杖をついている・・・・スト　ス　ストスト・・・何だっけ・・歩いているーと・・・帽子が飛んだ・・・と・・・帽子が・・・帽子が脱げた・・・んと・・・帽子を杖が・・・んと・・・杖が・・帽子を・・んと・・わたす」

　　　　　　　　　　　　　　　　　　　　　　　　　所要時間：1 分 29 秒，「・・・」：無言部分．

　従来，ブローカ失語の文法障害は文法形態素の省略を特徴とする失文法を合併する例が多いことが指摘されてきたが，WH の場合，形態素は付与されているが統語には著しい困難を示している．語彙は改善したが文レベルの発話には至らず，文の表出に特異的な障害があることが示唆さ

れた．

目　標：

　長期目標：家族間のコミュニケーションが円滑にとれ，役割感を持てるようになる．さらに社会的交流が可能になる．

　短期目標：3文節文程度の文で自発的に話せるようになる．

訓練・治療仮説：発症5年目，WHは自発性も語彙力も備えているにもかかわらず統語（文の構成）が障害されていた．これには発語失行症状も文表出の阻害要因として考えられたが，文書字も単語カードを並べて文を構成する課題にも困難を呈したことから，内的に文を構造化する段階から障害されていると推察された．

　文表出障害の発現機序論のひとつにマッピング障害仮説がある（Linebargerら 1983，Schwartzら 1985，Marshall 1995）．これには，さらに2つのタイプの存在が指摘されており（p.138），その中の"lexical deficit"（語彙レベルの障害）は動詞の備えている統語情報の障害だとされている．この統語情報を活用できないと発話の際に語句の羅列や，あるいは文としてまとまりに欠けた表現となってしまう．また，マッピング障害例の理解面について，文法性判断課題は良好だが可逆文・受身文には障害を示すといった特徴が指摘されている．WHには格助詞正誤判断課題や失語症構文検査の理解課題で同様の傾向が認められた．以上の検討から，WHの統語困難にはマッピング障害が関与しているのではないかと考えられた．そこで，WHに適したマッ

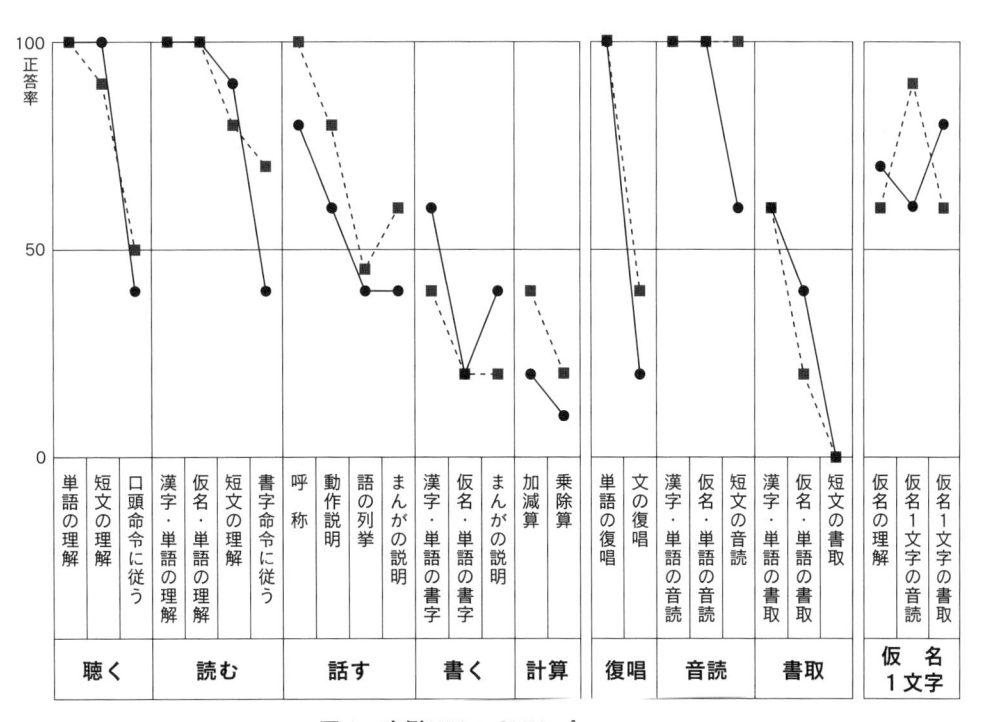

図1　症例WHのSLTAプロフィール

―●―発症後1年6カ月　--■--発症後6年

ピング訓練を計画することにした．

材料・方法： マッピング訓練は2段階に分けて行った．具体的な手順は以下の通りである．

(1) 動作絵説明

刺激として動作絵を用いる．**表1**のようにあらかじめ決められた文型ごとに絵カードを10～15枚用意した．各文型ごとに次のような訓練を行って，スムーズに言えるようになったら別の文型へと進んでいった．

①動詞の語彙を確認する（例：「切る」）．

②名詞の喚語についても確認する（例：「男の人」「板」「のこぎり」）．

③名詞句が担っている意味役割と格助詞について解説する（例：「男の人」；動作主→「が」，「板」；対象→「を」，「のこぎり」；道具→「で」）．

④規定された文の枠組みにそれぞれの名詞句を当てはめていく（例：「～が～を～で～」）．最初は単語カードや文型カードで手がかりを与え，徐々にそれらを取り去って自ら想起しながら文を言えるようにする（例：「男の人が板をのこぎりで切る」）．

⑤完成した文を繰り返し言う．

(2) 4コマ情景画説明

動作絵説明の課題がほぼ可能になったら，次に4コマ情景画の説明課題へと移行した．ここでは，4つの絵が連続して筋が展開し，1つの物語となる情景画を用いる．それを提示して，以下のように訓練を進めた．

①視覚的に物語の全体像をつかんだ後，絵の中で表現したいと思う箇所を患者が赤丸で囲む．

②1つの赤丸の箇所に着目して，その部分を文で説明する．このとき，**図2**のような動詞を中心とした意味役割と格助詞との関係一覧を同時提示する．文の発話が困難な場合は，主部と述部動詞を確認し，次に意味役割を意識しながらその場面を説明するのに必要な名詞句を加えていくように指示した．**図2**であげた以外の名詞句を述べたら，その意味役割と格助詞について補足説明をして構文を促す．たとえ文が完成しなくても，「できる範囲で構わないから」と伝えて失敗感を抱かせないようにし，自発話をできるだけ引き出していく．そして，この段階では，STは患者の発話を訂正せずに全文を書き取っていく．

③赤丸の箇所を全部表現し終わったら，②でSTが書き取った文や語句（患者の自発話）に最小限の訂正や補足を加えて，統語的，形態的に適切な文にする．このときも，**図2**を提示しながら意味役割と格助詞について説明をしながら進める．

表1　動作絵説明で用いた意味役割と格助詞

導入順序	
1.	動作主（が）
2.	動作主（が）＋道具（で）
3.	動作主（が）＋対象（を）
4.	動作主（が）＋対象（を）＋道具（で）
5.	動作主（が）＋場所・着点（に）
6.	動作主（が）＋対象（を）＋場所・着点（に）

④自宅学習として，③で作った情景画説明の文を1文につき3〜5回書き写し，さらに音読や暗誦を反復練習してくるように指示する．

⑤次回のSTの時間に，再び同じ4コマ情景画について絵を見てその筋を説明する．もし，症例が発話した文が④で自習してきた文と異なっていても，適切ならば容認し，強化をする．全体を適切な文で説明できるようになったら別の情景画に移り，同様の手順で構文訓練を行う．

結　果：

マッピング訓練は発症5年目より開始した．第1段階の動作絵の説明を3カ月間行った後，第2段階に移行し，5カ月間18種の4コマ情景画説明課題を行った．両段階とも訓練頻度は週1回，1回の訓練時間は1時間であった．訓練効果については，訓練課題としなかったコントロールの4コマ情景画説明7種をマッピングセラピー訓練期前後に施行し，表出された発話の「文の数」と「1文の文節数」を比較することにより検討した．

4コマ情景画説明における構文能力の変化を見ると（**図3**），1つの物語説明のために表出した

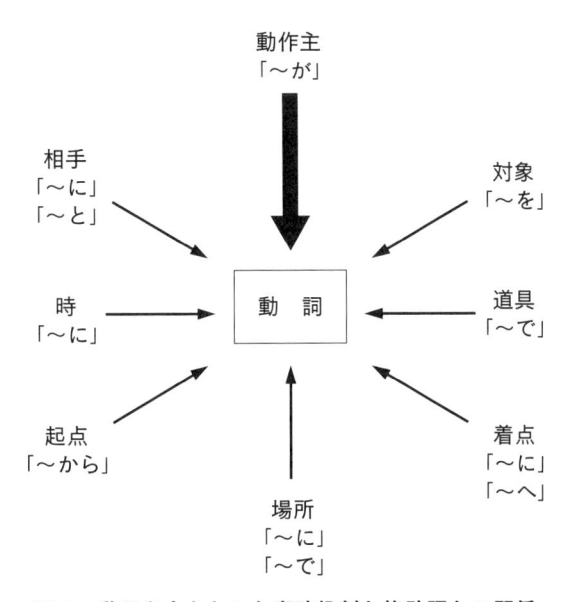

図2　動詞を中心とした意味役割と格助詞との関係

(a) 4コマ情景画説明における文の数の平均

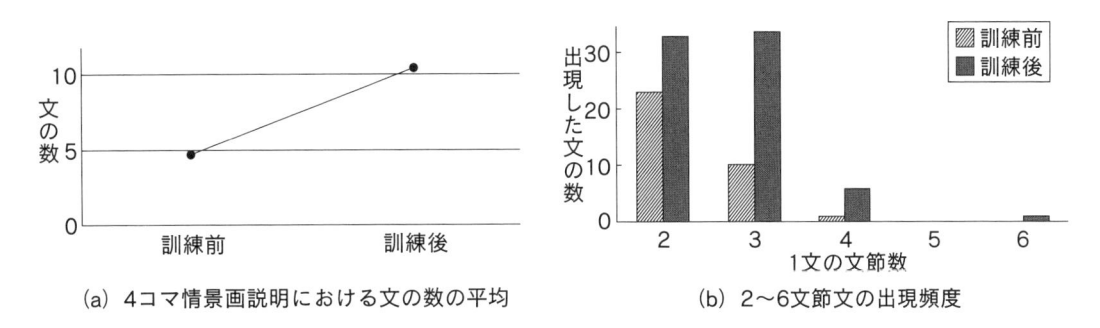

(b) 2〜6文節文の出現頻度

図3　マッピングセラピー訓練期前後での構文能力の比較
4コマ情景画説明

文の数は，マッピングセラピー施行前はコントロール7種の情景画で平均4.9文であったが，訓練期後は10.6文と多くなった．1文の文節数は，訓練期前は2文節文が一番多く，全文中の3分の2以上を占めていたが，訓練期後は3文節文が多くなり，さらに4文節以上の文（例：「男の人が枯れ葉を箒で掃く」「枯れ葉が風に吹かれて舞う」）も出現するようになった．

発症6年経過後のSLTAは図1の通りであり，「まんがの説明」の発話例を以下に示す．時間を要するもののマッピング訓練前と比べると統語が改善し，文レベルの表出が多くなった．

「おじさんがいる・・トコトコ歩いている・・杖をつく・・帽子が飛んで・・いく・・・待ってと言う・・・杖を・・・川に・・落っこって・・引っ張っている・・・川に行く・・・川・・川に・・帽子が飛んでいる・・・帽子が川に落っこった・・・・・川に・・帽子を・・杖に・・落っこった」

所要時間：3分2秒，「・・・」：無言部分．

考　察：文表出におけるマッピングとは事象の意味的な関係を文法関係に写像することであり，その訓練にはいくつもの方法がある．本症例には動詞を核にして事象の意味を文の形式にして表す機能に障害があると考えたので，まず最初に，文型を手がかりにして動作絵を文で表現する訓練を施行した．次に4コマ情景画の課題に移行したが，この際には，あらかじめ情景画に印をつけることによって何を表現したいか整理し，さらに，**図2**によって動作主と動詞を軸にして統語をするように促した．重～中等度の文表出障害が認められる場合には，このように視覚的手がかりとなる教材やそれを活用する段階を取り入れた方が訓練を進めやすいと考えられた．

文表出の訓練は文型や格助詞選択のドリルで改善を図る場合が多いが，この方法ではなかなか日常会話へ汎化しにくいといった経験が筆者にはある．これは，たぶん実際の会話で用いられる文は即時性，伝達性を優先した半ば自動的処理によって生成されるものだからではないだろうか．したがって，本症例の第2段階目のマッピング訓練を考案するにあたって，STから文型を与えるのではなく，患者自らの発話をできるだけ容認する形式で遂行していった．このときは，同時提示された図2を参考にするかどうかは自由であり，また自習後の復習で，前回に確認したものと異なる文型が表出されても，患者の自発的な表現はなるべく尊重して強化した．文で話すことが困難で自信を失いがちであった本症例にとって，このような方法は訓練への動機づけと文レベルの自発話促進に効果的であった．

（土橋三枝子）

文　献

Linebarger MC, Schwartz MF, et al : Sensitivity to Grammatical Structure in So-Called Agrammatic Aphasics. Cognition 13 : 361-392, 1983.

Marshall J : The Mapping Hypothesis and Aphasia Therapy. Aphasiology 9 : 517-539, 1995.

Schwartz MF, Linebarger MC, et al : The Status of the Syntactic Deficit Theory of Agrammatism. Kean ML (Ed.). "Agrammatism". Academic Press, pp.88-124, 1985.

症例 4-2

超皮質性運動失語例に対するマッピング訓練

症　例：YH，男性．59歳．右利き．大学卒．会社役員．

原因疾患・発症後経過月数：脳梗塞．1カ月経過．

損傷部位：左中心前回前半部から中前頭回後部の皮質及び白質を中心に，弁蓋部の一部にも病巣が及ぶ．

神経学的所見：麻痺はないが，右下肢にBarré徴候，Babinski反射陽性，右上肢に温痛覚軽度低下．失語症．

全体的言語症状：（SLTA, 図1）聴く…単語は良好．短文は5/10であったが，再刺激で訂正できた．口頭命令は困難．一部の語句を復唱しつつ考える行動が見られた．読む…単語は漢字，仮名とも良好．短文は，時間をかければほぼ可能．書字命令は，文中の語はすべて把握したが，動詞や文法関係の理解が困難であった．話す…発話は単調であるが，音の探索行動など，非流暢な要素は見られなかった．呼称は4/20であったが，語頭音のヒントで11語を想起．動作説明

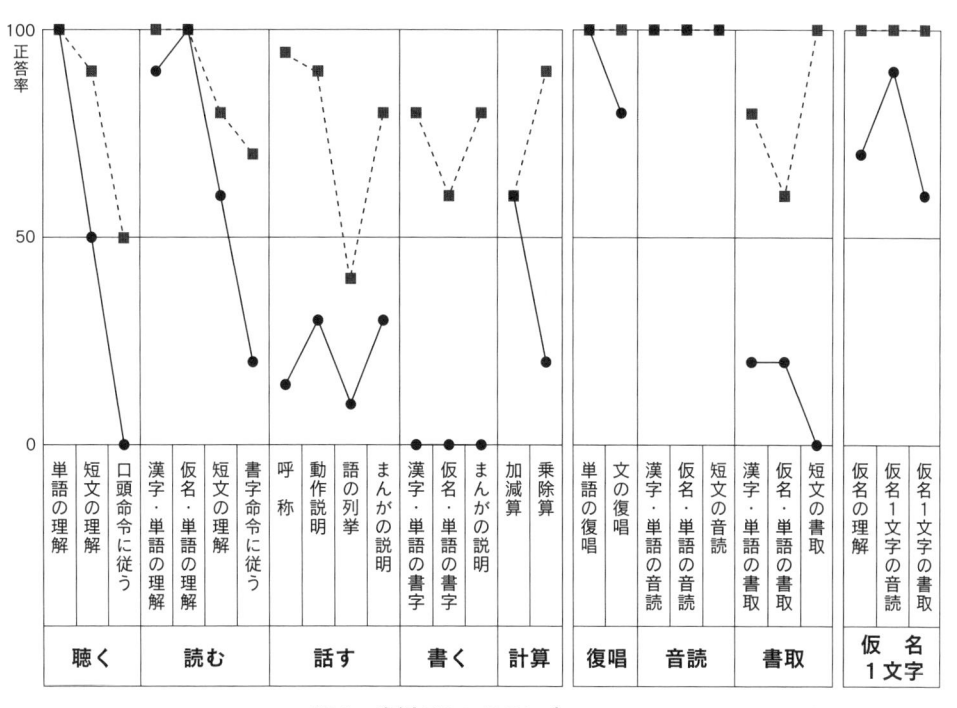

図1　症例YHのSLTAプロフィール

―●― 発症後1カ月　--■-- 発症後3カ月

3/10. 文脈のヒントを復唱しつつ，述部を補完することが6題可能．まんがの説明は，自発話がほとんどなく，「子供」が表出されたのみ．語の列挙は2語．**復唱**…良好．**音読**…良好．**書く**…漢字，仮名とも困難．ヒントによって想起できるものがあった．**計算**…加減算は2桁と1桁，乗除算は九九レベルのみ可能であった．〔まとめ〕自発話困難が著明で，応答はyes-no反応と，問いの一部を繰り返して答える反応的応答のみであったが，自発性の低下や発語失行は認められなかった．他方，復唱は6文節文が可能であった．

失語タイプ・重症度：超皮質性運動失語（TCM）．中度．

他の認知・行動面の特徴：失認，失行は認められず，コース立方体組合せテストはIQ113．

訓練・治療対象とする症状の特徴：2カ月半後のSLTA再検査では，理解，発話，書字が急速に回復し，自発話の障害のみが前景に立つようになった．この時点で自発話は，考え考えつなげていく2～3文節文が中心で，ときおり見られる長い発話は，動詞部が未完成であるか，態を誤るなどの文法障害（例：「窓の外を見てましたら，猫がいじめた」など）が認められた．動作絵の叙述では名詞より動詞の誤りが多く，助詞の誤りもあり，構文検査は6カ月を過ぎても語の意味に基づく処理方式であるレベルⅠであった．他方，書字の課題で，助詞を枠組みとして文図式を与えれば，内容語を補って単文，重文，複文を構成することができた．

そこで，訓練開始8カ月目から，非可逆文10種類について構文訓練を行った．方法は，聴覚理解と復唱，あるいは読解を通して該当する絵を1/4ないし1/8選択で同定し，その後発話を訓練した．扱った格は，動作主格（A），場所格（L），対象格（O），目標格（G），起点格（S），道具格（I）で，動詞に対していくつの格を取るかで，文は複雑さを増していく．内容語は，A：お母さん／子供の対立で，LV：①海／プールで泳ぐ，②廊下／道を歩く，OV：魚／りんごを洗う，GV：海／山に行く，SV：山／海から帰る，GOV：棚／引き出しに本／ボールを入れる，SOV：棚／トラックから鞄／花束をおろす，IOV：鋏／ナイフで紐／紙を切る，SGV：駅／病院から工場／野原へ行く，SGOV：やかん／コップからコップ／やかんに水を入れる，を使用した．

訓練の結果，4文節のAGOV構文，ASOV構文で内容語の保続と，格助詞「に」と「を」及び「に」と「から」の間の混同，また，動詞「入れる」と「出す」との間の混同が生じ，混乱を来たした．訓練終了1カ月後に復習テストを行った結果，これらの助詞の再学習は定着せず，起点格（S）と目標格（G）の混同は3文節のAGV，ASV構文にも及んだ．

目　標：

長期目標：4文節以上の文を正しく産生できるようにする．

短期目標：文中の名詞句が動詞に対して持つ格関係を理解し，助詞を正しく運用できるようにする．

訓練・治療仮説：聴覚理解を中心とした通常の絵カードと文型の1対1対応で学習が定着しないのは，絵の中の名詞ひとつひとつが動詞に対して持つ意味役割，すなわち格の解読が不安定であるためと仮定し，新たな訓練方法を考案した．すなわち，各構文に含まれる助詞の意味の違いがわかるように，それぞれの格が持つ示差的特徴（他から区別される意味的な特徴）を視覚的に表

すことによって，格の解読を助ける．そのために，各構文に共通する助詞の意味を一般的，抽象的に描いた線画を用い，構文ごとに数枚の具体的な絵カードと結びつけて，その構文の持つ意味を帰納的に認識できるようにするのである．

材料・方法：材料は，聴覚理解－復唱－発話の訓練と同じ10種類の構文で，新たに構文ごとに共通の意味を表す線画を10枚作成した（**図2**）．たとえばAGOV構文（例：子供が引き出しに本を入れる）の線画は，対象物を目標物のところに置く動作を表している．そして，1つの構文につき具体的内容を表す文を3つ（例：妻がハンガーにジャケットを掛ける），抽象的内容を表す文を1つ（例：国家が難民に市民権を与える）考案し，その内容語の文字チップ（例： ハンガー ・ 妻 ・ 掛ける ・ ジャケット ）を用意した．

方法は，まず聴覚理解－復唱－発話訓練に用いた絵カードを構文ごとに束ねて（1つの構文につき4枚），それらに共通する格の数と意味を確認し，線画の該当する部分を指さしながら，絵カードと線画を対応づけて説明した．その後，次の課題を行った．

①文字チップを並べ替えて内容語からなる電文体的な文を構成し，これに助詞を補って発話する．そして，該当する線画を同定する．線画は難度が高くならないように，**図2**の左側の5枚と，右側の5枚に分けて1/5選択での同定とした．

②各文ごとに，内容語の3～5語（名詞・動詞）をランダムな順序で書いてひとまとまりとした文字チップ群を20枚（5構文×｛具体文3＋抽象文1｝＝20）呈示し，それらを共通の構文に分類し，該当する線画を同定する．そして，各文を助詞を補って発話する．訓練は，誤りを指摘してすべての課題で正反応に行き着くまで繰り返した．

結果：①文字チップを用いての文構成発話を誤ったものは，線画の同定も誤ることが多かった．また，線画が正しく同定できても，文構成発話を誤るものの方がその逆よりも多く，起点格（S）と目標格（G）を含む構文が一貫して困難であった．②構文の分類課題は非常に時間がかかり，やはりSとGを含む文の間で混乱が見られた．しかし，分類の誤りが修正されれば，線画の同定は可能となった．なお，文の意味が具体的か抽象的かで，成績に差はなかった．

構文別の平均発話時間（絵カード呈示から言い終わるまでの時間）を調べると，訓練後にすべての構文で短縮した．

SとGを含む構文は，同様な方法で例文を増やしてさらに訓練を行った．

訓練6カ月後に聴覚理解－復唱－発話訓練で用いた絵カードで10構文の復習テストをしたところ，効果はほぼ保たれていた．

考察：TCMの障害機序として言語の発動性の低下，文の線形図式の障害，ブローカ失語からの回復型などが知られているが，本例は，一定の文の枠組みが存在する場合，すなわち文中の助詞がすべて与えられれば，内容語を入れて作文することは良好であった．しかし，何らかの枠組みがないと，叙述の展開が乏しくなった．これは，外的図式を用いて文法構造化を強化すれば，文の線形図式の障害が補完されうることを示している．本例は，文の線形図式が改善して表出できる文が長くなるに及んで，助詞の運用を誤り，失文法が顕在化した．

その症状は，復唱に誤りがないことから，助詞の音は捉えられるが，意味と正しく結びつかな

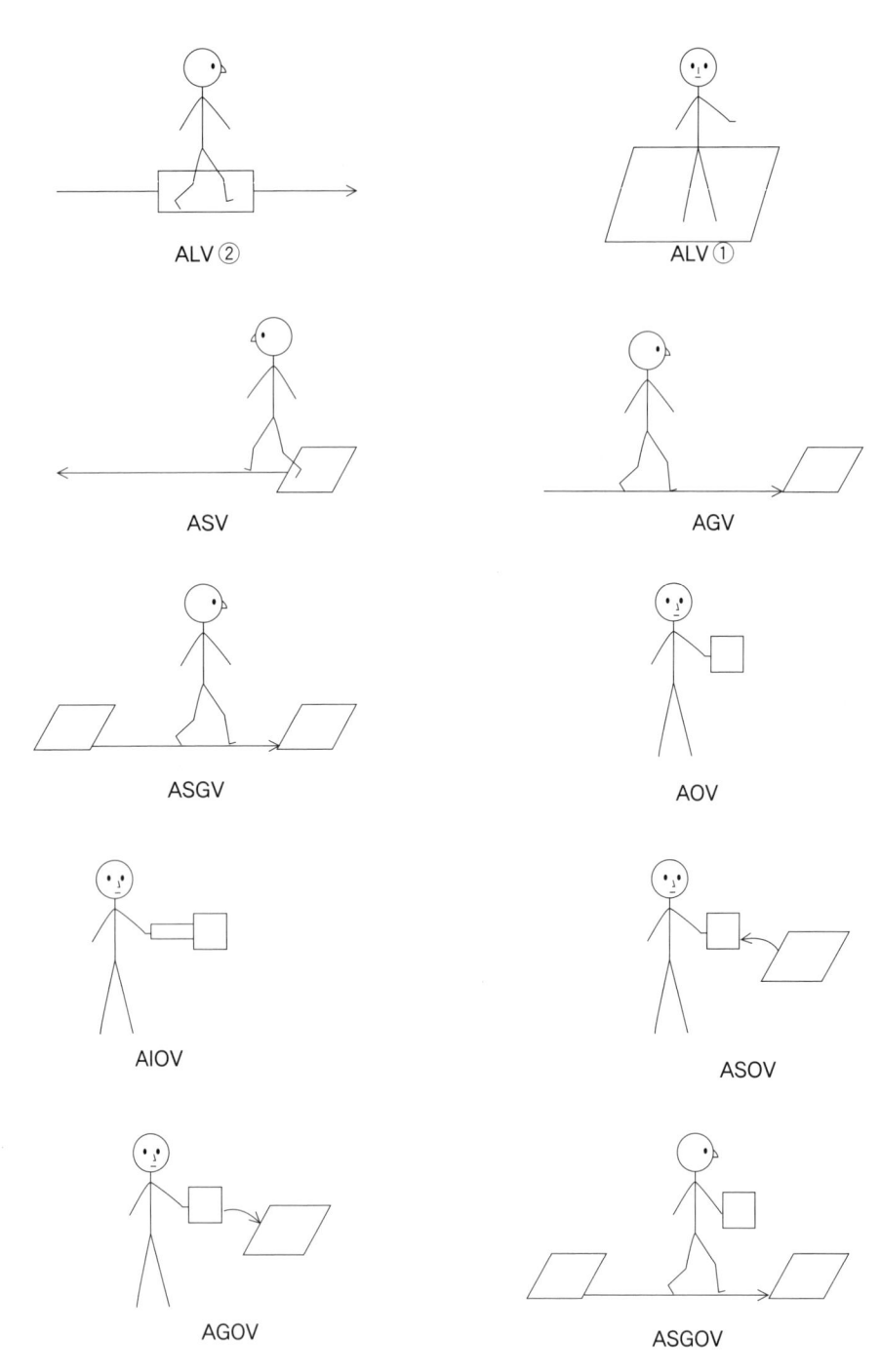

図2 訓練に用いた構文別の線画
（A：動作主格，L：場所格，O：対象格，G：目標格，S：起点格，I：道具格）

いものと考えられた．原因は，「に」と「から」のように反対の意味を持つものどうしは，意味素性の上で近いため，また，助詞は具体的な意味を担うのでなく，抽象的な関係概念を表すものであるため，互いに混同が起こると考えられる．そこで，助詞の解読を助けるために，格関係に従って助詞の意味特徴を表現する線画を作成した．そして，各構文の要素となる内容語をその線画と結びつけて格関係の解読を助け，かつ多くの文字チップ群の中から同じ種類の構文を探して，構文別に分類するというステップを踏んだ．こうして助詞の意味役割を認知するプロセスを明確にし，意識化することで有効な結果が得られた．この訓練法は，意味理解の過程を分析し，それを補助する手段を用いて，文中の名詞句が動詞に対して取る意味役割を統語構造に写像する際の，認知のレベルを強化したマッピング訓練（mapping therapy）といえる．

（今村恵津子）

文　献

今村恵津子：失文法に対する訓練－認知を強化する方法を中心に－．第5回言語障害臨床学術研究会発表論文集：47-64，1996．

症例4-3

書字において錯文法が著明な
健忘失語例に対する文法訓練

症　例：YM，女性．56歳．右利き．短大卒．主婦，自営の会社の事務を担当．
原因疾患・発症後経過月数：脳出血．4カ月を経過．
損傷部位：左側頭・頭頂葉皮質および皮質下領域．
神経学的所見：右視野障害．
全体的言語症状：発症時，中・重度のウェルニッケ失語を呈したが，比較的早期に著明な改善を示し，口頭言語の障害は軽度であるものの，手紙を書くと意味が通じにくいほど助詞の誤用が頻発するために，外来による週1回の言語訓練を継続している．

　モダリティ別症状は次の通りである（SLTA，図1）．**聴く**…日常会話では問題ないが，400字以内の文章を聴いて理解する課題では，たまに正確な理解が得られないことがある．4〜5文節文を聴いての助詞の正誤判定課題ではたまに誤るが，概ね良好である．トークンテストではユニット得点155/167，項目得点33/39であった．**読む**…文章の読解が可能だが，自分で書いた文を読み返して助詞の誤りを発見することは困難である．「女の子に追いかけられているお父さんが傘を持っている」のような関係節を含む文の読解は問題ない．**話す**…発話は流暢で多弁．情報伝達は十分可能だが，しばしば迂言が生じ，発話量に比して情報量は少ない．ときどき語性錯語，また稀に字性錯語が生じる．**呼称**…SLTAでも100単語検査でも通常の訓練場面においても，ほぼ100％に近い正答率である．**復唱**…単語レベルは良好であるが，文では助詞や語尾の誤りが目立ち，また意味処理が先行して語性錯語がみられることがある．例えば"わたしのいえに田舎から大きな小包が届いた"を「わたしのいえに田舎のお土産が届けてきた」と復唱した．**音読**…文章レベルの音読が可能だが，助詞の錯読がときどきみられる．**書く**…文章レベルの自発書字が可能．漢字はしばしば想起できないことがあり，平仮名での表記が多い．"待ち合わせ"を「逢合わせ」，"牛舎"を「馬牛」などの錯書がたまにみられる．仮名は良好である．単一物品の線画を見て，その線画の名称を含んだ文を作る課題では，"爪"に対し「爪の短く切ったときもマニキアに塗る」のように助詞の誤りが認められるものや，"ポケット"に対し「ポケットは寒いときはコートに入れてしまいます」のように，統語上の問題で意図した意味を表していない反応が観察される．**書取**…文の書取で助詞の誤りや，聴覚的把持力の低下によると思われる誤りがある．復唱を誤るとその通りに書いてしまう．**計算**…SLTAレベルの計算では加減乗除算が概ね可能．

失語タイプ・重症度：健忘失語．軽度．
他の認知・行為面の特徴：WAIS-R PIQ112，レーヴン色彩マトリックス検査33/36と非言語的知的機能は良好だが，日常的には，例えばバスに乗ったときに誤った料金を箱に入れてしまうな

ど，不注意な行動がみられる．

訓練・治療対象とする症状の特徴：主な訓練対象とする症状は書字における錯文法である．助詞の誤用が最も多いが，それ以外に助詞の脱落，時制の誤り，接続詞に後続の節が合わない文等も出現する．文末が脱落して文が途中で切れたようなものも，ときどき観察される．助詞の誤りは，例えばSLTAの短文の書取で「ステッキにひろいました」，また助詞の脱落は訓練課題の動作絵説明で「良い天気汗す」などである．時制の誤りでは，文完成問題（文の一部があらかじめ書いてあり，それに続く句ないし節を考えて書き込む課題）で"彼に会ったら"という未然形に「そのことを言った」と過去形を続けるような反応がみられた．また"うるさいからって"に「大きな声を出す」と補完するなど，接続詞に合わない句や節を表出する．統語的な問題なのか注意の問題なのか，発現機序は不明であるが，例えば線画を見て文を作る課題で"いかだ"の絵に対し「川へ木の上に乗って棒」のような途中で切れたような反応もときおりみられた．

こうした誤りは，自分で見直したときは発見されないが，STが声に出して読むとすぐさまおかしいと気づくことが多い．助詞の誤りに関しては，①一度聞いてすぐおかしいと気づくが訂正はできない，②二度以上繰り返し聞いて何となくおかしいとわかる，③聞いただけでは誤りに気づかないが正しい文と聞き比べるとすぐに誤りとわかる，という反応がみられた．

本症例の錯文法は発話には少なく，日常会話におけるコミュニケーションは支障をきたさないが，「友達に手紙を書きたい」という希望があること，文書で言いたいことを伝達するには，助

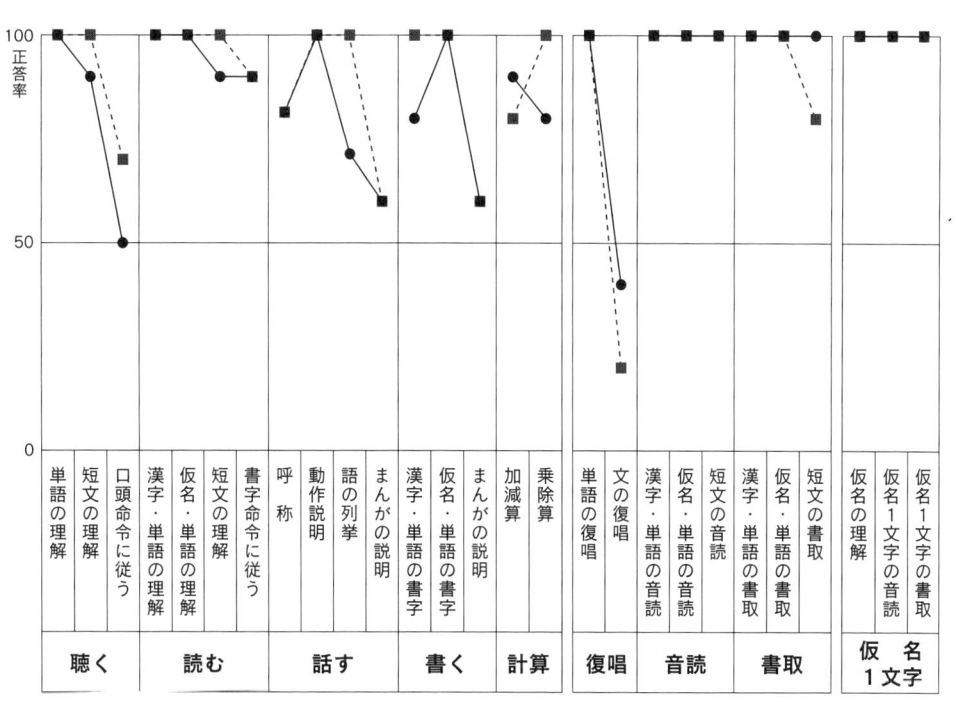

図1 症例YMのSLTAプロフィール

──●── 発症後4カ月　--■-- 発症後1年4カ月

詞の誤りが頻発するために意味不明な文も多く，実用性が低いことなどから，書字における錯文法を訓練の対象とした．

目　標：

　長期目標：誰が読んでもわかりやすい文章が書けるようになる．

　短期目標：助詞の誤りを減らす．また助詞の誤りを聞いて／読んでわかるようにし，自己修正能力を高める．

訓練・治療仮説：本症例の助詞の誤用に代表される錯文法は，発話に少なく書字に多い．餅田ら（1995）は，失語症者の助詞選択に関する研究の中で「統語能力は規則に基づく情報処理のみではなく，パターンプラクティスによって経験的かつ反復的に習得される側面がありえる」と述べている．身近な話題についての会話では，より自然な状況下で経験的に最も違和感がない文が表出されやすいが，書くということはより意識的な状況であり，課題場面ではなおさら助詞を意識せざるを得ない状況である．しかし日本語の助詞はほとんどが単音節であり，それ単独では意味を担わないため，かつて語音認知の障害が強いウェルニッケ失語であった本症例にとって助詞を意識することは，単音節を音韻的かつ意味的に情報処理することで，困難な作業であると推測される．そこで，訓練では助詞によって文意が決まるということを再学習してもらうために，助詞の穴埋め課題を行うが，文法規則を学習するというより文脈（文全体を音韻的に捉える）を重視するフィードバックの方法を考える．

材料・方法：

(1) 助詞の使い方を学習するための課題：

　①複数の選択肢から適切な助詞を選ぶ…"本の値段［が，を，に］尋ねる"の［　］内から正しいものを選んで丸をつける．

　②助詞の穴埋め課題…"薬局○薬○買いに行く"の空欄○に適切な助詞を書き込む．はじめは使用する助詞を「が・の・に・を」と限定し，その後いかなる助詞もランダムに使用する条件に替えた．

　③…①と②の答え合わせとして，宿題で書いてきたものをSTが音読し，患者はそれを聴いて文の正誤を判断する．このとき文の視覚呈示は行わない．

(2) 助詞を理解し統語的に正しい文になるように語を想起するための課題：

　④埋め込み式文完成問題（名詞）…"（　）で焼く"や"（　）が始まる"のような2文節文の空欄に適当な名詞を書き入れる．

　⑤埋め込み式文完成問題（動詞／形容詞／形容動詞）…"飛行機が（　）"や"納豆は（　）"の空欄に適当な動詞ないし形容詞や形容動詞を書き込む．

　⑥埋め込み式文完成問題・助詞や接続詞に注意しながら句ないし節を書き込む…④や⑤より長い文を用いる．使用語彙は具体語のみではなく抽象語も必要な文脈である．例えば"ついでに（　）おけばよかった"の空欄を埋める．

　⑦口頭文完成問題…課題④または⑤を用いて1つの問題について助詞を変えて2種類の述語を表出する．例えば1つの名詞「台所」について"台所を"と"台所で"のそれぞれに続く適当な

動詞を言ってもらう．最後に確認の意味で，その日に答え合わせをした文はすべて復唱してもらう．

(3) 自発的に文を表出する課題：

　⑧作文…B5判縦置きの紙に線画を5つ縦に並べ，各線画についてその名称を含んだ文を自由に書く．

　⑨Q&A…小学校以降に誰もが学習していると思われる一般常識的な問題に対する答えを文で書く．例えば"お風呂が沸きましたが，ちょっと熱すぎます．どうしますか？"などの質問である．

　訓練は週1回1時間程度行った．

結　果：

(1) 助詞の使い方を学習するための課題：課題①は訓練開始時よりほとんど誤らなかった．患者は「すべての助詞を当てはめて文を読み，しっくりくるものを選んだ」と言っており，正しい助詞の使い方に対する感受性はあるものと思われた．課題①が完全正答するようになった後，それに替えて課題②を開始した．この課題では誤りが多く，40題のうちたいてい3分の1程度誤った．例えば"堅焼きのせんべい*に*かじる""説明*の*省略して先*を*進む"（下線部は正答，囲みは誤り）など，特に誤りやすい助詞の種類は限定されていないようである．これらの文を聴いて正誤を判断する③の課題では，聴いた瞬間に誤りに気づく場合と，もう一度言ってくれという要求に対しこちらが2，3度繰り返したうえで「なんかおかしい」という場合があったが，正しい文を「おかしい」ということはなく，正しいものは「これは良い」と即答した．また，文を繰り返し呈示してもすぐには正誤が判断できない場合に，STが誤った文と正しい文を続けて聴覚呈示すると，即座に正しい文を選ぶことができた．

(2) 助詞を理解し統語的に正しい文になるように語を想起するための課題：課題④，⑤は呼称能力が100単語検査で85％を超えるようになった訓練開始1年後頃より導入した．語彙は豊富で，表出される語の種類は多かったが，④の名詞，⑤の動詞いずれも主部や述部と統語的につながらない答えが多かった．例えば④では「（買物）を運転する」，また⑤では「鉛筆を（書く）」のような誤りが頻発した．

　助詞の用法については，例えば「…で〜する」の「で」は道具を表したり場所を表したりするのだということを具体的な文を例示して説明した．週1回の外来STで，④と⑤の課題は宿題としてそれぞれ2枚ずつ毎回やってきてもらい，答え合わせをした．それを繰り返しているうちに誤りは徐々に減ってきたが，訓練開始後1年時も名詞の想起では6問中1つ程度の誤りが出現する．⑥は文が長く，さまざまな接続詞も含まれているので，助詞の用法のみが問題になるわけではない．本課題を導入したときは，まだ④と⑤が完全に誤らないわけではなかったが，④と⑤の導入時ほど誤りは出現しなかった．

(3) 自発的に文を表出する課題：課題⑧および⑨は，⑥とほぼ同時（訓練開始後約1年半）に導入した．やはり助詞の誤用は認められるが，②の助詞の穴埋め課題ほどは頻出しない．しかし"〜したとき，どうしますか？"という質問に，単語を羅列するのみで文になっていなかったり，

途中で途切れて完結しない文が現れたり，助詞以外の統語上の問題が少なくない．これらもSTが読み上げるとすぐ誤りに気づくが，自己修正は不可能であることが多い．これらの課題の中で，⑦の口頭文完成課題が最も著明な改善を示している．豊富な語彙の中から着実に助詞を含む文脈に合った動詞を表出できるようになっている．

考察：本症例は書字において助詞の誤用が著明であるが，発話にはあまり現れない．また，誤った助詞を含む文と正しい文を聴覚的に正誤判断することも可能である．語順を誤ることはなく，関係節を含む文の理解も良好であり，本症例の文法障害は構文の問題ではないと考えられる．助詞の誤用が最も多いが，接続詞の前と後の節がかみ合わない反応も少なからず認められ，助詞単独の統語障害というより名詞に関する周辺的情報（その名詞がどういう動詞を伴うのが通常かなど）の欠落や動詞の用法も含む意味的側面の問題ではないかと考えられた．訓練では，助詞の穴埋め課題が最も誤りが多く，回を重ねても目立った改善は示さない．一方で，課題④の主部や⑤の述部の補完はかなり改善した．いずれも助詞のみを取り上げて説明するのではなく，助詞の使い方が正しくない文と正しい文の両方を聴覚的に呈示して正誤判定や復唱を行うフィードバック方法により，文脈の中で自然と表出される発話の条件に近づけた形になったものと思われる．

　文法は規則であり，通常われわれは学校教育の中で動詞の語尾の屈折（活用）等を教えられるが，会話のときにそれらの規則を意識することは少ないし，また規則を知らないと話せないというわけではない．ウェルニッケ失語に錯文法の症状がみられることは珍しくないが，ウェルニッケ失語といえば語音の認知と理解障害が中核にあり，助詞の用法を文法規則から説明しても理解されにくいであろう．従って，単音節である助詞に注目するより，文のパターンと意味を対応させた訓練を取り入れることが効果的な場合もあると考えられた．
（本稿は横浜総合病院の症例をもとにまとめたものである．）

（今井　眞紀）

文　献

餅田亜希子，他：失語症者の助詞選択に関する計量国語学的検討(2)−助詞と動詞の結びつきを中心に−．失語症研究 15：329−337，1995．

実用コミュニケーション改善のための働きかけ　5

概説：実用コミュニケーション能力改善のための訓練

　コミュニケーション能力の実用化を目指す訓練の中で，相互作用を重視したアプローチと代償的アプローチを概説する．

1．相互作用を重視したアプローチ

　失語症者は言語能力に低下があっても，他者との相互作用を成立させる能力は保持しているといわれる（Holland 1982）．Simmons-Mackie と Damico（1996）は会話場面の観察から，失語症者がその患者に特有の非言語行動や発語によって，談話の促進と調整の役割を担う"談話マーカー"を適切に用いていることを見出した．三田地と飯高（1997）も，訓練の実施によって聞き手と話し手の役割や，役割交替の原則を理解することができた最重度失語症例を報告している．相互作用を重視するアプローチは，このように失語症者で保存されたやりとりの能力を利用して，有効なコミュニケーションがはかれるように援助するものである．このアプローチでは，相互作用の成功には話し手と聞き手の双方の要因が関与するとの観点より，失語症者のみならず家族やボランティアなどのコミュニケーション・パートナーを対象とした訓練も行われている．

1）PACE（Promoting Aphasics' Communicative Effectiveness）

　訓練に対話構造を導入した PACE セラピーについて，4つの基本原則に基づいた訓練の実際（Davis と Wilcox 1985）と研究報告を概観する．

＜訓練の実際＞

　まず情報の送信者が，相手に見えないように机上に伏せて置かれた絵や文字のカードをめくり（原則：相互作用では新しい情報を交換する），メッセージを相手に伝える．伝達に使用する手段は言語のみならず，書字，ジェスチャー，描画，絵や文字のポインティングなどのあらゆる方法を自由に選択でき，特定の手段の使用を強制されることはない（原則：患者は情報を伝える手段

を自由に選択できる).次に受信者は,相手の伝達行動の正確さではなくて情報が伝わったか否かなどについてフィードバックする(原則:STからのフィードバックは,患者が情報伝達に成功したかどうかについて与えられる).こうした送信者-受信者間のやりとりは,情報が伝わるまで繰り返される.STと患者は送信者と受信者の役割を交互に担う(原則:STと患者は対等な立場で相互作用に参加する).

STは患者の行動に直接介入するのではなくて,モデリングやフィードバックによって間接的に関与する.すなわち,その患者にとって適切である行動を,STが送信者あるいは受信者としてモデル提示することで,行動の促進と抑制をはかり,情報がどの程度,どのように伝わったかを患者にフィードバックすることによって,患者の自発的な行動修正を援助する.

患者側も,情報を受信したらメッセージの理解度を示す適切なフィードバックをすることが求められる.理解力が不十分で,本当に理解できたかどうか不明な場合は,絵カードをポインティングしてもらうなどの方法を利用する.

<評価法>

PACEの評価尺度は,情報伝達の成功度に関する段階評価(表1),患者が情報伝達の送信や受信に成功するまでに費やされた役割交替の数,使用されたコミュニケーション手段の特徴などが提唱されている(DavisとWilcox 1985).しかしDavisらも認めているように,まだ評価内容について十分に検討されているとは言い難く,後述するPACEの効果に関する研究では,標準的な言語検査やその研究者独自の尺度を用いて評価しているものが多い.

表1 PACEの相互作用に対する評価尺度(Davis GA, et al 1985)

得点	定　義
5	最初の試行でメッセージが伝わる
4	最初の試行では十分に理解できなかったことを示す一般的なフィードバックが臨床家によって与えられた後に,メッセージが伝わる
3	特定的なフィードバック(メッセージに対する推測や別の手段の使用を促すことなど)が臨床家によって与えられた後に,メッセージが伝わる
2	得点4と3のフィードバックが与えられても,部分的にしかメッセージが伝わらない
1	患者および臨床家の努力にもかかわらず,メッセージが伝わらない
0	患者にメッセージを伝えようとする努力がみられない
U	評価不能

(Davisら 1985)

＜患者の適用＞

　DavisとWilcox（1985）は，会話の刺激材料（話題，絵や文字，メッセージのタイプ等），伝達内容の複雑性（単語や文），使用するコミュニケーション・チャンネル，STが提示するモデルなどの要因を変化させることによって，失語症のタイプや重症度を問わず，どのような失語症者にも適用可能であるとしている．

＜PACEに関する研究報告＞

　PACEの訓練効果については，言語能力が改善したもの（Liら1988），言語能力は不変であったがコミュニケーション能力が改善したもの（Carlomagnoら1991），あるいは両方の能力が改善したもの（飯干ら1992）などが報告されている．このように研究結果に一貫した傾向がないのは，報告例によって対象患者の重症度や失語タイプ，刺激材料，評価尺度などが異なることによると考えられるが，そもそもPACEは，あらゆる失語症に適用可能で，さらに二者間の力動的な相互作用の過程を重視する訓練法であり，特定の症状や重症度に対応した刺激－反応の訓練に比して，訓練効果判定のための実験的統制が難しいといえよう．

　PulvermüllerとRoth（1991）は，PACEを発展させた訓練（情報交換に関する発語行為を用いるPACEに加えて，交渉や議論などの多様な発語行為を促進する相互交渉を言語ゲームの形で取り入れる）を実施したところ，トークンテストの成績が改善し，コミュニケーション能力が高まったとしている．

　PACEのモデリングによる間接的介入の効果について，疑問を呈する研究がある．Glindemannら（1991）は10名の軽度から重度までの失語症者に対して，STがモデルとして呼称か叙述的発話を提示した場合の患者の行動について調べた．その結果，呼称と叙述的発話の能力が同等であったにもかかわらず，モデルに影響されたのは10例中3例の軽度者のみで，その他はモデルに関係なく呼称を用いる例が多かった．GlindemannとSpringer（1995）は，重度失語症の場合，PACEのようにモデリングによる患者への間接的介入のみでは言語能力の改善や代償手段の獲得には至らないとし，PACEに加えて患者の症状に合わせて構造化された直接的介入による訓練を統合することが重要であると指摘している．

　現在では前述のGlindemannとSpringer（1995）が述べるように，障害に対する直接的なアプローチによって機能の改善をはかりつつ，PACEで実用性を高める訓練を行う方法が最も利用されており，後述する代償的手段の獲得と実用化を目指したアプローチでも広く用いられている．さらにPACEは，STと失語症者間のみならず，患者間あるいは家族やボランティアとの相互作用の練習にも応用されている．

2）会話の指導

　Holland（1991）は，失語症者が日常のコミュニケーション場面で経験する困難を援助するために，患者および家族のコミュニケーションを直接的に指導するConversational Coaching（CC）を提案した．この方法では，まず患者は短い脚本を見て内容をSTに伝える．STは患者にとって有効な情報伝達のストラテジーを見出してその使用を指導する．次に患者は家族に脚本の内容

を伝達する．ST は家族に対しても患者への質問の仕方や類推の手順などについて教授する．すべての会話場面は VTR 録画され，後でそれを再生しながら ST，患者，家族の三者で会話の様子を検討する．この CC の訓練効果について Hopper ら（2002）は，2 組の失語症者とその家族を対象にして検討した結果，二者間で伝達された主要な概念の数の増加や会話の質的側面の改善がはかられ，1 例については CADL-2（第 2 版）も改善した．しかし，CC の具体的な方法については十分に検討されているとはいえず，今後失語症者や家族にとって有効なストラテジーをどのように選択するか，会話にとって適切な話題は何か，ST の介入の方法などについて，さらに研究が続けられるであろう．

3）ボランティアに対する会話訓練

　失語症者を支援するボランティアへの指導の試みは，近年失語症者の生活参加を推進する潮流（LPAA 2001）に伴って，増加する傾向にある．ボランティアに対する会話指導のうち，失語症者と特定のボランティアとの関係を重視する立場（Lyon ら 1997）と，どのような失語症者にも対応できるボランティアを育成する立場（Kagan 1998）を挙げる．

　Lyon ら（1997）の提唱する方法は，個々の失語症者が暮らす地域のボランティアをパートナーとして指導し，その失語症者がパートナーを介して社会に参加し，最終的には失語症者が自己の感覚を取り戻すことを目指している．訓練では，まず失語症者とボランティアに対して適切な相互交渉の方法を指導し，円滑にコミュニケーションがはかれるようにする．次に，地域で長く続けられる活動——病前に楽しんでいたガーデニングや新しくコンピュータ操作を習う等——を 2 人に決めてもらい，ST はその活動の実行と維持を積極的に支援する．この訓練を 10 組のペアに実施したところ，標準的な言語検査や CADL の成績は不変であったが，コミュニケーションの状況および心理社会的幸福感に関する質問紙式調査では失語症者，ボランティアおよび介護者が改善を報告し，地域での活動も維持された．

　一方，Kagan（1998）の開発した "Supported Conversation for Adults with Aphasia"（SCA）は，失語症者との会話の一般的な技術を備えたパートナーを養成することで，失語症者の会話する機会を増やし，結果的に失語症者の自主性を高めることを目標としている．このプログラムは，SCA の紹介，会話の技術指導，ロールプレイ，評価のための訓練からなるワークショップを受けた後に，ST の指導下で失語症者の小グループ活動に参加し，見習期間を経て正規のコミュニケーション・パートナーになるように設定されている．ワークショップで指導される会話の技術は，成人に対する自然な会話を心がけること，言語のみならず非言語手段も使用することによって失語症者の理解と表出の機会を保証すること，失語症者の観点から話題が逸れないように会話を維持することなどである．SCA の効果判定のために，訓練実施群と訓練未実施群の比較を行ったところ（Kagan ら 2001），実施群のボランティアは未実施群に比べて，会話の技術の能力が高まり，また実施群の失語症者の社会的能力および情報交換の能力が改善した．

2. 代償的アプローチ

1）単一の非言語手段に対する訓練

　コミュニケーションのための非言語的な代償手段には，ジェスチャーやサイン，描画，コミュニケーション・ボードなどがある．これらの手段の獲得に関する研究では，訓練刺激を獲得できるか，獲得に関与する要因は何か，非訓練刺激や別の課題への般化はあるか，そして実際の日常生活場面で使用されるかについて論じられている．

＜ジェスチャー・サイン＞

　ジェスチャーの体系的な訓練法には，Helm-Estabrooks ら（1982）の開発した Visual Action Therapy（VAT）がある．この訓練法は，物品の象徴的なジェスチャーを視覚刺激なしで表現することを目的に，課題の難易度順に3レベル，各12段階で構成されている．課題は物品等のトレースからはじまり，物品と絵のマッチング，物品の操作，ジェスチャーの理解，実物や絵を手掛かりにしたジェスチャー表出などを経て，最終的に記憶に基づいたジェスチャー表出に至る．理解力の低下が顕著な重度例のために，ST の教示や援助はすべて非言語的に行われる．Helm-Estabrooks らによると，VAT を8名の重度失語症者に実施したところ，PICA のジェスチャーやパントマイムを含む項目や聴理解課題に改善がみられた．しかし VAT の訓練効果を調べた Conlon と McNeil（1991）は，VAT の各段階については訓練効果があったが，他の物品や上位の訓練段階への般化は認められず，本訓練の目的である象徴的ジェスチャーの確立には至らなかったと報告している．

　また Coelho（1990），Coelho と Duffy（1990）は，マニュアル・サインの模倣，理解，生成の訓練によってその獲得能力を調べたところ，獲得の可否には失行ではなくて失語症の重症度が関与すること，単一のサインを獲得しても，それを自発的に組み合わせて複合的なサインを生成するには至らなかったことなどを見出した．さらに場面への般化を検討するために Coelho（1991）は，2名の中～重度表出性失語症例に対して，レストランで飲食物を注文するサインの訓練を訓練室の場面，通常の町並みを病院内にシミュレートした"Easy Street"の場面，実際のレストランの場面で段階的に実施した．その結果，失語症が重度の症例では Easy Street 場面での獲得にとどまり，症状がより軽い方の症例で実際場面への般化が見られた．しかし，実際場面といってもウェイトレスが脚本に従って応答する条件が設定されており，不測の事態が生じる本来の場面とは異なる．実際には2例とも，日常生活でサインの使用が増加することはなかったことが報告されている．

　一方，ジェスチャー訓練によって，日常生活で基礎的な非言語行動が出現するようになったとする報告（田中 1992）もある．田中（1992）は，VAT に修正を加えた段階的ジェスチャー訓練を全失語症例に実施したところ，非訓練刺激への般化を認め，言語能力と失行が改善し，さらに日常生活においても指差しなどの非言語行動が増えたことを見出した．

＜描画＞

　Helm-Estabrooks と Albert（1991）は，描画をコミュニケーション手段として利用できるよ

うに，系列的な描画によって情報を伝達するプログラムを開発した（Back to the Drawing Board：BDB）．特徴的であるのは，訓練刺激にセリフのない1～3コマのまんがを採用していることである．その理由として，重度の失語症者でも視覚的なユーモアは理解しやすいこと，刺激の情緒的価値が患者の課題遂行を促進すること，さらに線画は書きやすいことが挙げられている．訓練では，STがまんがを提示した後に，患者が記憶に基づいて描画する．このプログラムを重度表出性失語2例に実施したところ，2例とも描画能力に改善がみられたとしている．

しかし描画についても，ジェスチャーと同様にすべての患者がこの代償手段を獲得できるわけではない．堀田ら（1996）は，重度失語症検査の描画課題（人物と3種類の物品）を45名の重度失語症者に実施し，描画能力と言語能力が相関することを見出した．ただし，患者によっては言語能力に比して描画能力が高い例もあり，描画訓練の導入にあたっては，個々の患者の反応特徴を十分に検討する必要が示唆された．

また黒田ら（1995）は，失語症者では描画する対象によって獲得状況に差異があることを見出した．彼らは重度失語症2例に描画訓練を行ったところ，2例とも名詞単語の描画は良好で日常コミュニケーションへの般化もみられたが，動作の描画になると課題での獲得あるいは実際場面への般化が困難であった．このことから黒田らは，動作絵レベルの描画は名詞レベルの描画とは異なった認知的基盤が必要であると指摘し，今後は描画訓練の適用をめぐって患者や描画のレベルの点から検討しなければならないとしている．

表2　失語症者の理解しにくい絵を解釈するためのマニュアル

1. 患者が描き終わってから，その絵の解釈を開始する．
2. 描画のテーマがわからない場合は，患者の絵の中で最も重要な部分をポインティングするように促す．
3. ポインティングした部分が何かわからない場合は，
    a）ジェスチャーなどを用いて説明するように求める．
    b）例えば「それは前（あるいは横）から描いたものか？」というように，その部分がどの観点から描かれたものかを尋ねる．
    c）別の用紙にその部分の拡大図を描くように促す．
    d）「それは人？物？」「小さい？大きい？」「内側？外側？」のように，一般的な質問から特定的な質問へ進める．
    e）それでもわからない場合は，あなたが最も近いと推測するものの絵を描き，患者に正誤を判定してもらう．
4. 患者が描画を開始しない場合は，あなた自身が患者に関わる話題，あるいは共通する話題を選んで描画する．

（Lyon 1995）

これまで述べてきた報告例は，失語症者の描画能力の改善をはかるものであった．他方，描画を失語症者と健常者との相互作用を成立させるための補助手段とし，むしろ健常者の対応の仕方を重視する立場がある（Lyonら 1995）．Lyonら（1995）は，重度失語症者の描く絵は一般的に象徴性が低くて不明瞭であるが，コミュニケーションの相手である健常者が適切なやりとりをすることによって，患者の絵に意味をもたせることができるとし，健常者側の質問や援助の方略を挙げている（**表2**）．

＜コミュニケーション・ボード（ノート）＞

Bellaireら（1991）は，コミュニケーション・ボード使用のための訓練によって使用能力の獲得と般化，維持を検討した．場面はコーヒータイムでのコミュニケーション（社会的挨拶，食べ物などの要求，個人情報を知らせる）で，まず訓練室でSTの質問に患者が当該の絵を指す訓練およびロールプレイ訓練を実施した．しかし実際のコーヒータイムの場面には般化しなかったため，STが実際場面に介入して般化のための訓練を行ったところ，ボードを活用するようになり，その効果は維持された．ただし，社会的挨拶に関しては患者個人の特定の形式で行い，ボードの使用はみられなかった．つまりコミュニケーション・ボードの使用のためには実際場面での直接的な訓練が必要であり，またコミュニケーションの内容によって向き不向きがあるといえる．

小島ら（1991）もコミュニケーション・ノートの使用状況の検討から，Bellaireらと同様に，話題によってノートの使用が適切でない場合があることを指摘している．さらに小島らは，ノートの活用にあたっては知的機能，コミュニケーションへの積極性，社会的関心，コミュニケーション環境などの要因が保たれる必要があること，ノートは発症後初期から導入可能であること，ノートの使用にあたっては家族の協力が必須であることなどを示唆している．

2）多種のコミュニケーション手段の活用

これまで単一のコミュニケーション手段の獲得に向けた訓練を概観したが，どの手段も実際のコミュニケーション場面で通用するほど実用性の高い代償手段として機能することは難しく，失語症が重度であれば使用の制約は顕著であることが示された．さらにコミュニケーションの話題によっては，それぞれの手段に向き不向きがあることも指摘された．そこで代償手段の実用的な使用を目指すには，単独では不完全であっても多種類の手段を組み合わせることによって伝達できる情報量を増やし，多様な話題に対応できるようにすることが必要であろう．GarrettとBeukelman（1992）は，コミュニケーションそのものが多くの手段を用いる過程であると考えられることから，代償手段や発話などの使える手段は何でも使うべきであるとしている．

近年代償的アプローチに関する研究では，多種の手段の利用に加えて，次のような提案がなされている．すなわち，新しい手段の獲得を目指すより，患者が相互作用を成功させるために自発的に用いる行動や病前に行っていた行動を拡大・発展させる方が有効であること，代償手段を患者個人の能力やニーズに合わせて限定された文脈で用いた方が効果的であること，自然な相互作用の中での使用を重視し，相互作用の成立に向けて家族やボランティアなどへの積極的な関与が必要であることなどである（Kraat 1990, GarrettとBeukelman 1992, Simmons-Mackieと

Damico 1997).

　以下に，こうした提案に沿った訓練の報告例を挙げる．さらに，多様な手段を活用する際に問題となる手段の変換能力についても触れる．

＜訓練の実際＞

　LawsonとFawcus（1999）は，聴理解力の重度障害をともなった重度失語症例に対して，ジェスチャー，描画，読解，書字の獲得と活用を目指した小グループ編成の訓練（トータルコミュニケーション・アプローチ）を実施したところ，本人にとって効果的で使用しやすい描画と書字の表現が増加し，聴理解を補うために相手のジェスチャーに注意を払うなどの行動がみられるようになった．そして発語能力は実用的には至らなかったが，各種の代償的手段によってSTや家族との会話を楽しめるようになった．

　坊岡（1998）は，重度ブローカ失語症例に視覚シンボル，コミュニケーション・ノート，ジェスチャー，描画などの手段について獲得のための訓練およびPACEセラピーを行ったところ，会話場面でこれらの手段と不完全ながらも単語の発話によって情報を伝達できるようになった．さらに下垣（1999）は，ジェスチャーや描画の能力は保存されているのに実際場面でそうした能力を利用できない重度失語症例とその妻に対して，コミュニケーション・ノート，漢字選択，ジェスチャー，描画を使用したPACEセラピーや会話の訓練実施後，さらに般化のために小グループ訓練を行った．その結果，病棟生活において多種の手段の使用が確認された．

＜手段の変換＞

　多様な手段の活用を目指す訓練では，患者が場面に応じた手段を自発的に選択できるか，あるいは情報伝達に失敗したときに別の手段に臨機応変に変換できるかどうかが重要なポイントとなる．しかし重度失語症者では，こうした能力に制約があることが報告されている（Kraat 1990, Purdyら1994, Yoshihataら1998）．

　Purdyら（1994）は，コミュニケーション・ボード，ジェスチャー，発話の各手段によるシンボルの獲得のための訓練を実施した後に，会話や情景画の説明の課題を行い，各手段の使用状況を調べた．その結果，使用するのは最も獲得の困難であった発話がほとんどで，他の手段の自発的使用は少なかった．さらに伝達に失敗した後に他の手段へ変換する行為も少なかった．

　Yoshihataら（1998）は，3名の重度失語症者に対して，ジェスチャーか描画のどちらか一方の手段で情報伝達に失敗した場合に他方の手段に変換する能力を調べたところ，全例で変換が困難であった．そこでSTが非言語的な手がかりを与えて変換を促進する集中的訓練を行った結果，最終的に手がかりがなくても，適切な場面で手段を変換できるようになった．さらにこの変換能力を失語症者とパートナーとの情報伝達場面で活用するには，パートナーが失語症者の反応を待ち，変換の機会を与えることが必要であったことが報告されている．

3. 今後の展望

　今後失語症者の高齢化や重度化に伴って，実用コミュニケーション能力改善のためのアプローチは，ますます重要性が高まると思われる．高齢者や重度の失語症者では，直接的訓練による言語機能の回復には限度があり，より生活場面に密着した実用性の高い訓練が求められるからである．また言語機能の回復が期待できる患者に対して，言語への直接的なアプローチを実施する場合においても，その患者のコミュニケーション状態を把握し，言語の実用性を目指した取り組みを行うことが必要であろう．訓練の短期目標や方法が狭義の言語能力の回復に関するものであっても，多くの訓練の最終目標は，対象者が自己の持てる力を最大限に活かしてより豊かなコミュニケーションをはかることにある．

　さらに近年では，STは病院における言語臨床のみならず，退院後の生活を積極的に支援する役割も期待されている．失語症は残存する障害であり，失語症者が言語障害とともに地域社会で豊かに生活できるようになるには，長い時間経過と家族や地域社会の人々（ボランティア）の協力が必要である．STは失語症者とその関係者に対して，円滑なコミュニケーションを確保して社会生活への適応を促進するために，長期的な援助を提供することが求められるだろう．そのためには，こうした地域社会におけるSTの役割が正当に認められ，保証されるような体制作りが急務である．

（堀田 牧子）

文　献

Bellaire KJ, et al : Establishing functional communication board use for nonverbal aphasic subjects. In TE Prescott(Ed.), Clinical Aphasiology 19 : 219-228, 1991.

坊岡峰子：重度失語症者に対する補助・代替コミュニケーション（AAC）の導入．聴能言語学研究 15：22-28, 1998.

Carlomagno S, et al : Expressive language recovery or improved communicative skills : effects of PACE therapy on aphasics' referential communication and story retelling. Aphasiology 5 : 419-424, 1991.

Coelho CA, Duffy RJ : Sign acquisition in two aphasia subjects with limb apraxia. Aphasiology 4 : 1-8, 1990.

Coelho CA : Acquisition and generalization of simple manual sign grammars by aphasic subjects. : J. Communication Disorders 23 : 383-400, 1990.

Coelho CA : Manual sign acquisition and use in two aphasic subjects. In TE Prescott(Ed.), Clinical Aphasiology 19 : 209-218, 1991.

Conlon CP, McNeil M : The efficacy of treatment for two globally aphasic adults using Visual Action Therapy. In TE Prescott(Ed.), Clinical Aphasiology 19 : 185-196, 1991.

Davis GA, Wilcox JM : Adult aphasia rehabilitation. Applied pragmatics. College-Hill Press, San Diego, 1985.

Garrett KL, Beukelman DR : Augmentative communication approaches for persons with severe aphasia. In KM Yorkston(Ed.), Augmentative communication in the medical setting. Communication Skill Builders, Arizona, 1992（伊藤元信，冨永優子・訳：拡大・代替コミュニケーション入門．協同医書出版社，1996）．

Glindemann R, et al : The efficacy of modeling in PACE-therapy. Aphasiology 5 : 425-429, 1991.

Glindemann F, Springer L : An assessment of PACE therapy. In C Code & DJ Müller(Eds.), The treatment of aphasia : From theory to practice. Singular, San Diego. 1995.

Helm-Estabrooks N, et al : Visual action therapy for global aphasia. J. Speech and Hearing Disorders 47 : 385-389, 1982.

Helm-Estabrooks N, Albert ML : Back to the drawing board. Manual of Aphasia Therapy. Pro-Ed, Austin, pp.189-198, 1991.

Holland AL : Observing functional communication of aphasic adults. J. Speech and Hearing Disorders 47 : 50-56, 1982.

Holland AL : Pragmatic aspects of intervention in aphasia. J. Neurolinguistics 6 : 197-211, 1991.

Hopper T, et al : Conversational coating : Treatment outcomes and future directions. Aphasiology 16 : 745-761, 2002.

堀田牧子, 他：重度失語症者の描画能力の検討. 聴能言語学研究 13：65-72, 1996.

飯干紀代子, 他：脳卒中による慢性期失語症患者に対するPACEについて. 失語症研究 12：255-263, 1992.

Kagan A : Supported conversation for adults with aphasia : methods and resources for training conversation partners. Aphasiology 12 : 816-830, 1998.

Kagan A, et al : Training volunteers as conversation using "Supported Conversation for Adults with Aphasia" (SCA) : A controlled trial. J. Speech, Language, and Hearing Research 44 : 624-638, 2001.

小嶋知幸, 他：失語症者におけるコミュニケーション補助手段の有効性について. 音声言語医学 32：360-370, 1991.

Kraat AW : Augmentative and alternative communication : Does it have a future in aphasia rehabilitation? Aphasiology 4 : 321-338, 1990.

黒田喜寿, 他：重度失語症者に対する描画訓練に関する一考察. 失語症研究 15：306-313, 1995.

Lawson R, Fawcus M : Increasing effective communication approach. In S Byng, et al(Eds.), The aphasia therapy file, Psychology Press, Hove, pp.61-71, 1999.

Li EL, et al : The efficacy of PACE in the remediation of naming deficits. J. Communication Disorders 21 : 491-503, 1988.

LPAA Project Group : Life participation approach to aphasia : A statement of values for the future. In R Chapey(Ed.), Language Intervention strategies in aphasia and related neurogenic communication disorders(4th ed.). Lippincott, Williams & Wilkins. Baltimore MD, pp.235-245, 2001.

Lyon JG : Drawing : its value as a communication aid for adults with aphasia. Aphasiology 9 : 33-94, 1995.

Lyon JG, et al : Communication Partners : Enhancing participation in life and communication for adults with aphasia in natural Settings. Aphasiology 11 : 693-708, 1997.

三田地真実, 飯高京子：全失語患者の語用能力(pragmatic abilities)の評価の試み. 神経心理学 13：38-46, 1997.

Pulvermüller F, Roth V : Communicative aphasia treatment as a further development of PACE therapy. Aphasiology 5 : 39-50, 1991.

Purdy MH, et al : An investigation of the communicative use of trained symbols following multimodatity Training. In TE Prescott(Ed.), Clinical Aphasiology 22 : 345-356, 1994.

Simmons-Mackie NN, Damico JS : The contribution of discourse markers to communicative competence in aphasia. American J. Speech-Language Pathology 5 : 37-43, 1996.

Simmons-Mackie NN, Damico JS : Reformulating the definition of compensatory strategies in aphasia. Aphasiology 11 : 761-781, 1997.

下垣由美子：重度失語症者へのAACアプローチ．聴能言語学研究 16：47-54，1999．

田中純平：1 全失語症患者に対するジェスチュア訓練の試み．神経心理学 8：100-109，1992．

Yoshihata H, et al : Acquisition and generalization of mode interchange skills in people with severe aphasia. Aphasiology 12 : 1035-1045, 1998.

症例 5-1

重度ブローカ失語例に対する代償手段実用化のための訓練

症　例：HK，女性．45歳．右利き．高校卒．会社員．
原因疾患・発症後経過月数：くも膜下出血．左中大脳動脈の動脈瘤クリッピング術施行後，血管攣縮による脳梗塞．発症後4カ月経過．
損傷部位：左前頭葉皮質・皮質下．
神経学的所見：右片麻痺．
全体的言語症状：自発話は「はい」「んー」に限られ，SLTA（図1）の**発話**課題でも無反応で得点なし．系列語（1～10）の斉唱困難，母音は「あ」のみ復唱可能，歌唱はハミングができるが歌詞は表出されず．理解面は日常的なやりとりには支障なく，SLTAでは，**聴理解**，**読解**ともに単語90～100％，短文80％の正答，口頭・書字命令は難しかった．**書字**については，仮名は困難で，漢字は高頻度漢字の書称・書き取りが若干できた．**計算**は，加減算が2桁同士の操作まで可能，乗除算は得点がなかった．
失語タイプ・重症度：ブローカ失語．重度．
他の認知・行動面の特徴：見当識良好で知的低下なし（コース立方体組合せテスト粗点66/131）．失認なし，観念運動失行，口部失行あり（発語器官失行症検査8/14）．
訓練・治療対象とする症状の特徴：訓練の対象としたのは，代償手段を用いたコミュニケーション能力である．障害された言語機能に対しては，本訓練に先立って約1カ月間の言語面への直接的訓練を実施したところ，言語理解面には大幅な改善が認められたが，発話の障害は依然重篤であり（「全体的言語症状」に記載），今後2カ月弱の入院期間で実用的な発話能力を引き出すのは難しいと思われた．一方，本人のコミュニケーション意欲は非常に高く，盛んに表情や指さしでSTに訴えるものの情報が伝わらずにあきらめることがほとんどであり，早急にコミュニケーション手段を確立する必要があった．そこで訓練では，これまでの経過や本人のニーズを考えて，代償手段によるコミュニケーション能力の改善を目標にすることにした．

　発話の代償手段として考えられるのは，主として書字，描画，ジェスチャーである．本例の書字能力を見ると，仮名書字は困難であるが，漢字については住所，家族の氏名，高頻度の名詞単語などが書けた．次に描画とジェスチャーの能力を検討するために，重度失語症検査PartⅡを実施したところ（図2），描画は100％正答で，記憶に基づいて物品の絵が描ける能力を有しており，一方ジェスチャーの表出は0％であることがわかった．その他の項目では意味関連の理解や記号の理解の正答率が低かった．
目　標：
　長期目標：病前は会社員であったが，復職は困難であり，退院後は在宅生活となる．そこで言

語面については，家族との日常的なコミュニケーションの成立を目指すことにした．

　短期目標：漢字書字，描画，ジェスチャーの能力を高め，さらにこれらの手段を適切に使用して，実際に有効なコミュニケーションがはかれるようにする．

訓練・治療仮説：実際の場面での代償手段による情報伝達の過程を考えてみると，相手に伝達したい内容を明確に概念化し，それを最も適した代償手段によって表現する流れが想定される．したがって訓練では，まず多様な情報を伝達するために多種類の代償手段を開発する必要があり，さらにその実用化に向けて，概念の自発的想起や手段の適切な選択を促進するような実際的な訓練場面を設定することが必要であろう．

材料・方法：次のような訓練プログラムを計画し，(1)，(2)，(3) の順で実施した．

　(1) 漢字書字・描画・ジェスチャー（代償手段）の基礎的訓練：漢字書字課題は，漢字単語（計50語）の写字を自習し，次の訓練で当該の単語の書称や書き取りを行う．描画課題は，STが口頭で提示した単語の絵を描く．ジェスチャー課題は，STが形や用途を動作で表しやすい物品の絵を提示し，その形態や使い方をジェスチャーで表す．

　(2) 一定の枠組みの中で概念を代償手段によって表現する：カテゴリーに基づいて概念を想起し，表現する（カテゴリー：果物，乗り物，朝食のメニュー等），使用可能な代償手段を臨機応変に使って相手に情報を伝える（PACE：絵カードを用いて本人とSTの間で情報交換をする）．この段階では，伝達内容の枠組みが設定されていることから，次の段階に比してHKが概

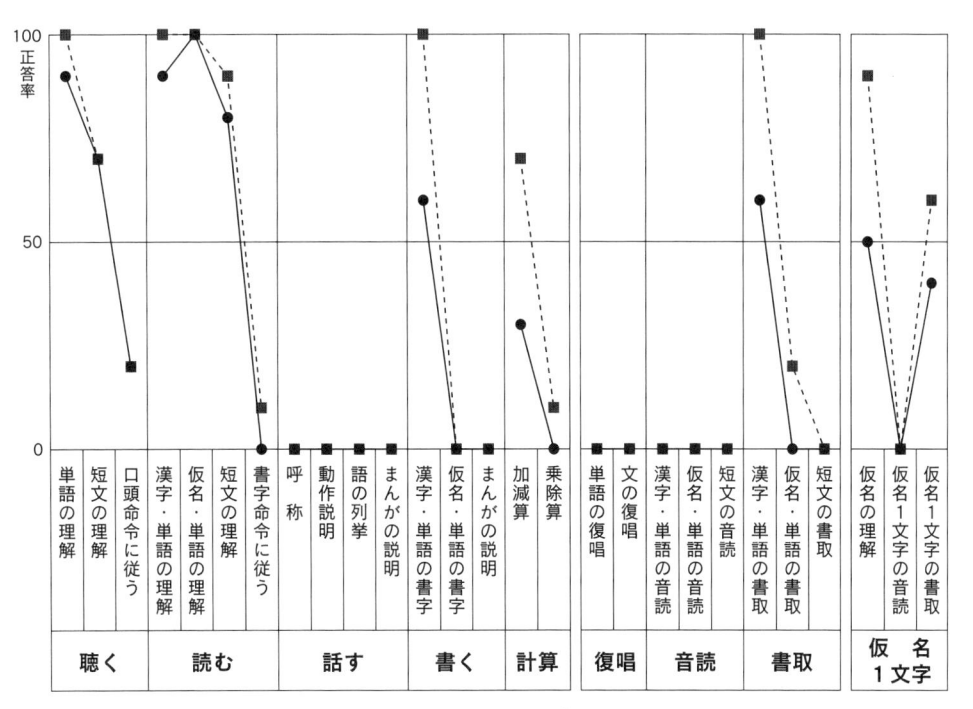

図1　症例HKのSLTAプロフィール

―●― 発症後4カ月　--■-- 発症後5.5カ月

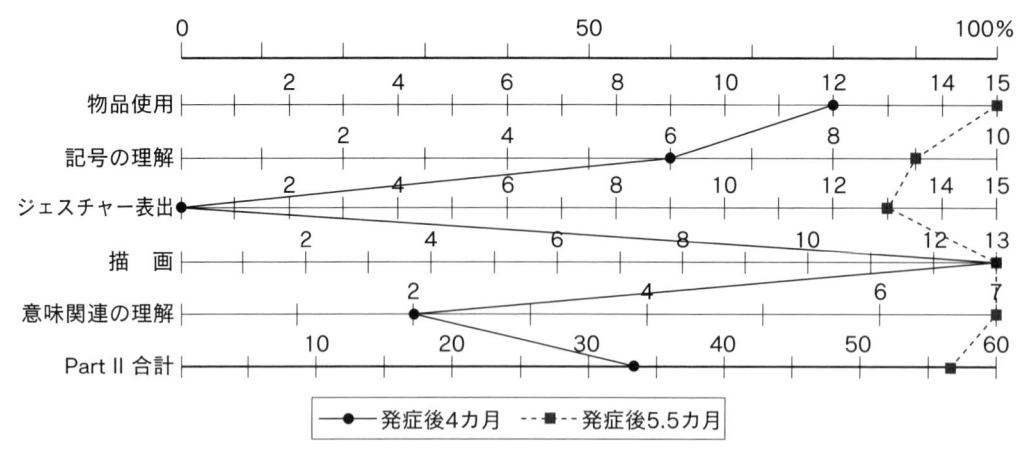

図2 重度失語症検査PartⅡ・評価領域別正答率プロフィール

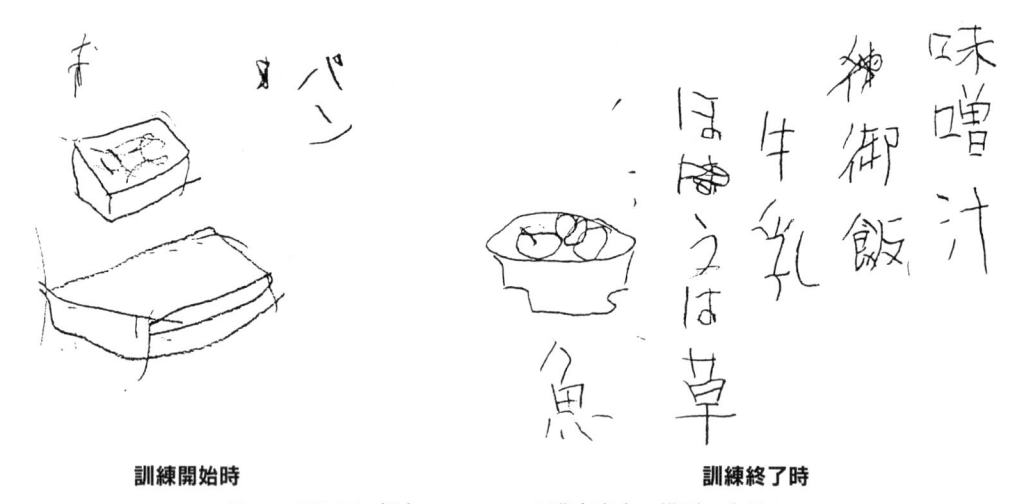

図3 段階(2) 朝食のメニューを漢字書字・描画で表現する

念を想起しやすく，またSTもモデルやヒントを提示しやすい．

(3) **自然に近い会話場面で，代償手段を用いて情報を伝える**：話題（昨日の出来事，今度の休日のこと，家族のこと等）に沿った内容を表現する．

結　果：段階(1)の基礎的な訓練については，漢字の自発的書字能力が改善し（訓練開始時4/10→終了時9/10，SLTA漢字書称の5項目に5単語を加えた），描画も一部曖昧な表現もあるが，STが口頭で提示したものを描画することができた．ジェスチャーは，訓練開始時には物品の形態を表現するのみであったが，次第に使用法を示すようになり，情報量が増えた．訓練終了時に実施した重度失語症検査PartⅡでは（**図2**），はじめからプラトーであった描画以外の項目で改善がみられた．

段階(2)の一定の枠組みの中で概念を表現する課題のうち，カテゴリーに基づいて想起する課題では，開始時にはほとんど想起されず，STが当該のカテゴリーにあてはまる概念を口頭で

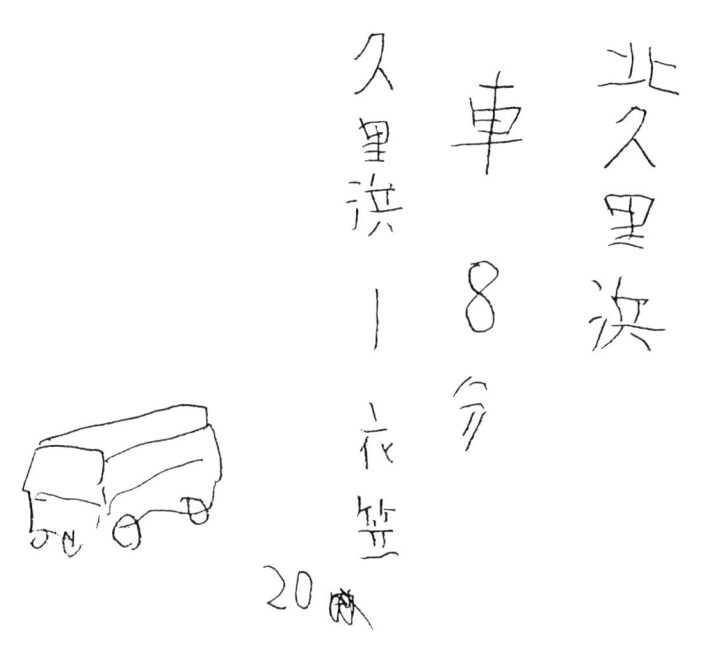

図4 段階(3) 会話場面：HK の漢字書字・描画・ジェスチャーに基づいて ST が内容を類推・質問し，それに対して HK が応答した．「親しい友人が北久里浜にいて，自宅からは車で 8 分の距離である．久里浜から衣笠まではバスで 20 分かかる．」

示すと適切に表現できる場合が多かった．その後は次第に自発的に想起して表現できる概念の数が増加した（**図 3**）．ただしその数には限りがあり，次々に概念が想起されることはなかった．PACE では，漢字書字やジェスチャーの能力があっても，刺激絵をそのまま模写して伝えようとすることが多く，別の手段に変換することは難しかった．

　段階(3) の会話については，**図 4** のような情報伝達が可能となった．会話のパターンは，代償手段を用いた本人の表出に対して，ST が内容を類推して質問をし，本人がそれに応答する形態である．代償手段としては漢字や数字の書字の使用頻度が高く，情報量も豊富であった．また，稀に漢字が想起できないと描画やジェスチャーで示す行為もみられた．ジェスチャーは指さし，大きさや高さを手で示す，泣くまねといった簡単な動作が多かった．発語はまったく表出されなかったが，「んー」という発声のイントネーションや表情で感情を表現することができた．

考　察：発語のない重度ブローカ失語に対して，代償手段としての漢字書字，描画，ジェスチャーの能力の改善をはかり，実際の場面で使用するための段階的訓練を行った．それぞれの段階をみると，まず代償手段の基礎的能力の改善をはかる段階では，開始時から残存能力のあった漢字書字や描画のみならず，使用の困難であったジェスチャーにも改善がみられた．重度失語症検査 Part II によると，ジェスチャー表出課題の他に，ジェスチャー理解課題を含んだ「記号の理解」や「意味関連の理解」などの項目も良好となり，表出面と理解面にわたる非言語的な記号操作能力が全般的に高まったと考えられる．

　一定の枠組みに基づいて概念を表現する段階では，訓練の経過の中で表現される概念の数が増

加した．つまり前段階で代償手段の能力が改善しても，すぐには概念を自発的に想起して表現することは難しく，課題の積み重ねが必要であったと考えられる．したがって，代償手段の実用化のための一段階として，このような課題を導入することは妥当であったと思われる．ただし一定の枠組みを設けても，概念の想起の制約や複数の代償手段を臨機応変に使用することの難しさが問題として残された．

最終段階の会話場面では，漢字書字の使用が最も多く，出現した単語は訓練語のみならず，本人にとって馴染みのある地名や人名なども出現した．漢字は，他の代償手段に比して象徴性が高く，情報の伝達効率が良いことから，漢字の書字能力が高まったことは，コミュニケーションを成功させる上で有益であった．一方，描画とジェスチャーはあまり用いられず，漢字を補う形でわずかに出現する程度であった．HK にとってこれらの手段は，漢字書字よりも使用しにくい手段であったと思われる．ただし頻度は少なかったものの，文字の想起が困難であった場合に描画やジェスチャーを試みる場面がみられ，前段階に比して伝達に失敗したときの代償手段の変換がスムーズである印象を持った．この相違は，場面設定の違いによるのではないだろうか．会話場面では，HK の情報伝達に対する意欲が高く，ST 側も予想のつかない新情報を懸命に聞き出そうとした．こうした状況が両者間の積極的な相互作用を形成して，HK の伝達手段の変換も促進されたと考えられるのではないか．その意味では，訓練の最終段階としてより自然な会話場面を設けたことは，実用化のために適当であったと思われる．

本訓練の結果は家族にフィードバックし，外泊時には積極的に家族間でコミュニケーションをはかるように促した．訓練終了間近の外泊では，本人が代償手段を用いて意思表示をする機会が増えたとの報告を受けた．

（堀田 牧子）

症例 5-2

重度ブローカ失語例に対する PACE によるコミュニケーション改善の訓練

症　例：FH，男性．40 歳．右利き．専門学校卒．ホテルマン．
原因疾患・発症後経過月数：脳梗塞．1 カ月経過．
損傷部位：前頭葉・側頭葉・頭頂葉・基底核にわたる広範な左中大脳動脈領域．
神経学的所見：右片麻痺．
全体的言語症状：自発話・復唱・音読ともに発話はほとんどが [aɯ] となってしまい，有意味な発語はみられない．構音可能な音は [a] [o] [ɯ] のみで，失構音が認められる．SLTA（図 1）で，聴覚的理解は「単語の理解」9/10，「短文の理解」7/10 であるが，日常会話の理解はほぼ保たれている．読解は，単語の理解では漢字・仮名いずれも 10/10 の成績で，文の理解は困難である（「短文の理解」2/10）．書字については，漢字単語の書字・書取と仮名 1 文字の書取では可能なものもあるが（「漢字・単語の書字」1/5，「漢字・単語の書取」2/5，「仮名 1 文字の書取」4/10），仮名単語は書字・書取ともに困難である（いずれも 0/5）．計算は，加減算は繰り

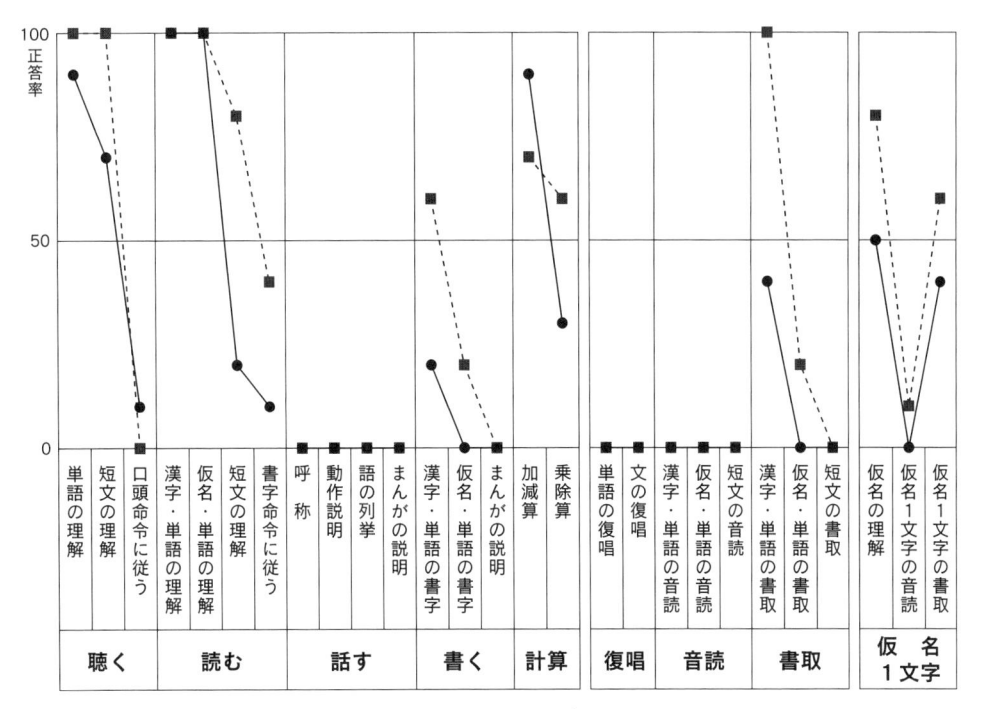

図 1　症例 FH の SLTA プロフィール
──●── 発症後 1 カ月　　--■-- 発症後 3 カ月

上がり・繰り下がりのある3桁同士の計算が可能で（加減算9/10），乗除算は九九の範囲を超えないものでも不確実である（乗除算3/10）．

失語タイプ・重症度： ブローカ失語，重度．

他の認知・行為面の特徴： 口舌顔面失行が認められる．

訓練・治療対象とする症状の特徴： 単語の復唱と単語の模写，口形模倣を行いながらの構音練習を主なプログラムとして訓練を行ったところ，訓練開始約2カ月後のSLTA（図1）では，聴く・読む・書くの各モダリティで改善が認められたが，話すモダリティでは「仮名1文字の音読」が1/10正答できたのみで，その他の下位検査はすべて正答率0であった．この検査結果が示すように，口頭言語によるコミュニケーションは非常に困難であったが，日常生活場面やST訓練場面での疎通性はそれほど悪くはなく，それは表情や指さし，書字などを有効に使うことができているためと考えられた．例えば，好きな野球チームを尋ねると「巨」の1文字を書いて巨人であることを伝えたり，翌日のグループ訓練の話題で，"庄司さん（グループ訓練のメンバー）は退院だから明日が最後のグループ訓練だね"という内容を「庄」の1文字とジェスチャーや表情で伝えたり，という場面がしばしばみられた．このような伝達の方法を，FHの発語に代わる，あるいは発語を補うコミュニケーション手段として強化したいと考え，PACEを導入した．PACE導入後も単語の復唱などの他の訓練も継続したが，以下はPACEについて述べる．

目　標：

　長期目標：言語的・非言語的コミュニケーション手段を十分に使いながら，日常生活上必要な意思伝達が行えるようになること．

　短期目標：①示された絵カード（物品の線画）の内容を，書字・描画・ジェスチャーなどを用いて聞き手に伝えることができるようになること．②要素的な言語機能に関しては，PACEの中で文レベルの聴覚的理解力の改善と単語レベルの有意味な発話，単語レベルの書字能力の改善を目標とする．

訓練・治療仮説： PACE導入の目的は，訓練によって"できないことをできるように"することではなく"より保たれた能力を伸ばす"ことによって実用的なコミュニケーション能力を改善させることにある．そこで，書字やジェスチャーを使って意図する内容を伝えることができるFHの能力をよりよく伸ばすために，PACEを具体的にどのように行うかを考えなければならない．

材料・方法： 材料は物品の線画の絵カードを使用する．PACEでは動作絵や続き絵のカードを用いることも可能だが，難易度の高いものよりも，内容を伝えやすいカードで回数多く訓練した方が伝える能力が定着しやすいのではないかと考えた．そこで，使用する絵カードは，具象性が高く日常生活での使用頻度が高い名詞の絵カードを多数，STが事前に選択しておいた．例えば，「バナナ」「電話」「タオル」「病院」「車椅子」などの絵カードである．PACEの原則に則って，絵カードがSTにとっても新しい情報であるためには，絵カードの選択は無作為に行うのが理想であろう．しかし，伝達に成功したという達成感を訓練時間中FHに回数多く味わってもらうことにより，日常生活でも言語的・非言語的な多種の方法を駆使して意思を伝えようとする動機が

高まるのではと考え，使用する絵カードは上述のように ST が具象語・日常高頻度語を作為的に選択した．

　訓練の手続きは，まず FH と ST が机に向かい合って座る．使用する 40 〜 50 枚の絵カードは机の真中に伏せて山にしておく．FH と ST は発信者と受信者という役割を持ち，その役割は毎回交替する．発信者となる方が絵カードの山の中から自由に 1 枚を選び，描かれているものが何であるかを，可能なあらゆる手段を自由に駆使して相手に伝える．その手段は，発語，ジェスチャー，指さし，描画，書字などいかなるものでもよく，描画や書字が自由に行えるよう，文鎮をのせた紙と鉛筆をいつでも使える状態で机上においておく．PACE の原則のひとつに「コミュニケーション手段の自由な選択」があるが，FH のコミュニケーション手段のレパートリーとその多様性を拡大するために，ST は発信者になったときに意識的に FH に適した多様な伝達手段を使用してモデリングを行った．例えば，PACE 開始当初は FH の使用する手段の多くは描画であったので，ST が発信者になったときには描画はあまり用いず，そのものの大きさを手で示す，手近にあるものを指さして，「こんな色のものです」と言う，一番最初の文字だけ書字する，な

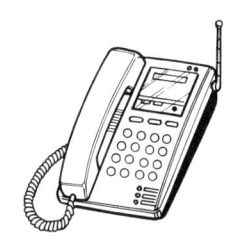

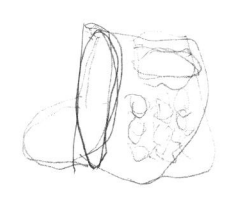

図 2　PACE 開始当初の FH の描画
左は使用した絵カード．右はその「電話」を伝えるために FH が描いたもの．

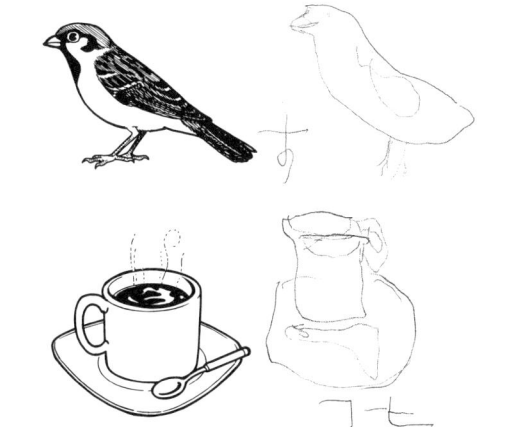

図 3　PACE 開始 2 カ月後頃の FH の描画
左は使用した絵カード．右は FH の描画．絵を模写した後，語の一部を書字している．

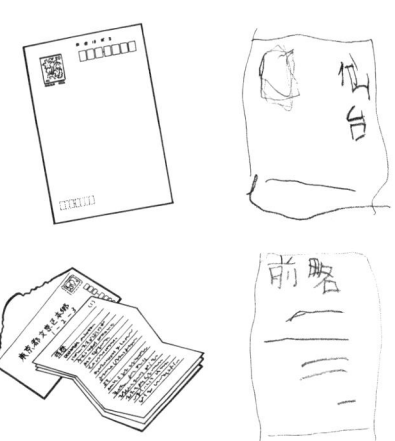

図 4　PACE 開始 2 カ月後頃の FH の描画
左は使用した絵カード．右は FH の描画．上の「葉書」では描画に「仙台」の文字を書き加えることで葉書であることを伝えており，下の「手紙」では，模写ではなく自分なりに描画したものに「前略」と自発的に書くことで，手紙であることを伝えている．

どの描画以外の手段を意図的に用いるようにした．また，FHが発信者のとき，一度の表出で伝達できなかった場合は，一度目とは異なる手段で更なるヒントを表出するように促した．例えば，書字による伝達に失敗したら，「絵を描けますか？」と描画を促し，描画による伝達に失敗したら，「何色ですか？この部屋の中にその色がありますか？」と，実物のpointingを促した．

　FHの相手はSTに限定せず，STとの訓練でFHがPACEに慣れたら，家族や病棟の担当看護師にFHのPACEの相手になってもらった．その理由は，FHと関わる人々が本人と伝え合えたという経験を重ね，その伝達の方法を習得することがFHのコミュニケーション環境をより良いものにすると考えたからである．

　STは，FHの伝達内容がどの程度理解できたか，適切にフィードバックした．例えば，FHが四足の動物らしきものを描画したときは，「動物ですか？」「四足の動物ですか？」と尋ね，「四足の動物ということまではわかりましたが，何の動物かがわからないので，もう少しヒントを下さい．」とFHに伝え，可能であれば上で述べたように，「何色ですか？」「どれくらいの大きさですか？」と，描画以外のpointingやジェスチャーを促した．家族や看護師が聞き手のときは彼らに適切なフィードバックの重要性やその方法を伝え，常に適切なフィードバックを行うよう促した．

　以上のような材料と方法で，約2.5カ月の間，週に2～3回の頻度で，実用コミュニケーション能力の向上を目指してPACEを行った．

結　果： PACEを開始した当初，FHは発信者のときの伝達手段として，描画や部分的な書字などからどれかひとつを選んで使用することが多かった（図2）．開始2カ月頃から，「コーヒー」という内容を伝えるときに線画の模写に加えて「コーヒ」と書字したり，「雀」を伝えるときに線画を模写してから「す」と書き加えたりするなど，複数の手段を同時に使う場面が時折みられるようになった（図3）．また，線画を模写するのではなく，その一部を変えてより伝わりやすい絵を描くという工夫もみられるようになった（図4）．

　退院と同時にPACEは終了した．退院後は外来でST訓練を行っていたが，退院から約10カ月後，訓練中のフリートークの中で，身近な人の離婚を「離始」という書字でSTに伝える場面がみられた．こうした具象性の低い概念を，相手に理解できる程度に書字によって表現できたことからも，本例の表出能力の改善が伺えた．

考　察： PACE導入前と導入後のFHの実用コミュニケーション能力について，条件を統制しての比較は行っていないが，結果のところで述べたような複数のコミュニケーション手段の組合せや描画の仕方の変化などは，FHの意図する内容を相手に伝える能力の向上を示唆しており，本例にとってPACEは有効であったと考えられる．

（八鍬 央子）

文　献

Davis GA, Wilcox MJ：Adult Aphasia Rehabilitation：Applied Pragmatics. Collede-Hill Press, 1985.
濱中淑彦・監修，波多野和夫，藤田郁代・編：失語症臨床ハンドブック．金剛出版，1999.

症例 5-3

最重度失語例に対する
非言語的な代償手段の実用化訓練

症　例：IM，男性．71歳．右利き．高校卒．会社員．
原因疾患・発症後経過月数：脳梗塞，1年11カ月経過．
損傷部位：不明．
神経学的所見：右片麻痺重度．ADLは，食事・整容は要監視レベル，更衣・トイレ動作は要介助，入浴全介助．排尿コントロール困難でリハビリパンツ使用．ときに失便あり．
全体的言語症状：SLTA（図1）では，**聴く**…単語4/10，短文1/10と低い．**読む**…漢字単語の理解3/10，仮名単語の理解0/10，短文の理解は困難．**話す**…有意味な単語はもちろん自分の名前も介助（斉唱，復唱）があっても言えず，呼称は不可．「ウィ，ウィ」「バッバー」などのジャーゴン様発話となる．**復唱**…「あいうえお」の母音の系列語の復唱は，口形を見て何とか可能だが，単語の復唱は0/10．**音読**…全く不可．**書く**…自分の名前の自発書字は不可．写字は最初の一文字を写字した後は保続となってしまい困難．漢字単語，仮名単語の書字，書き取りも不可．

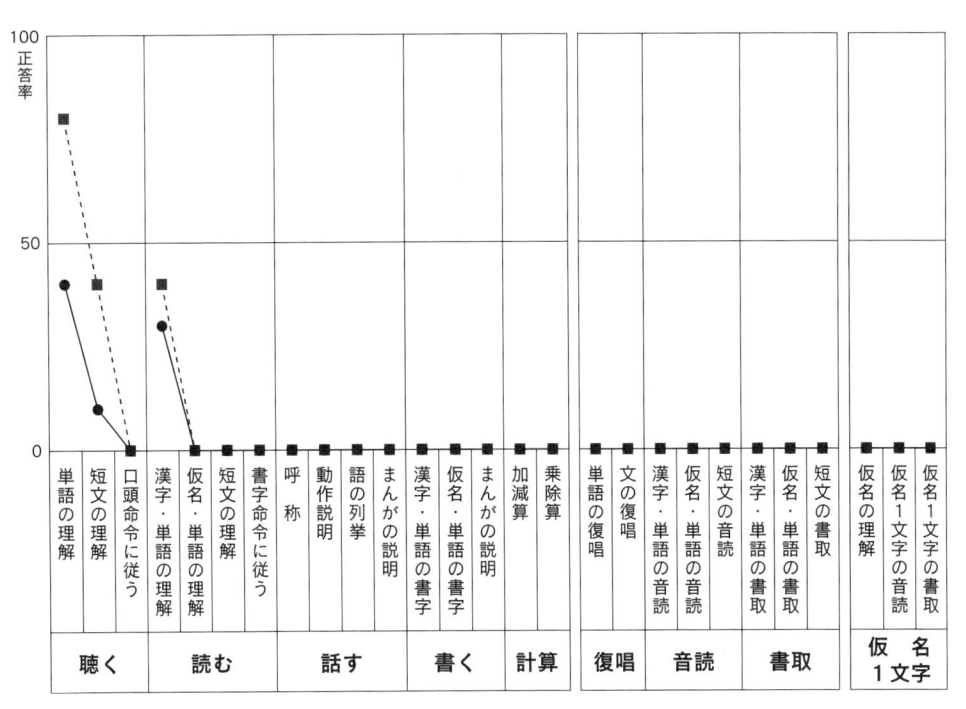

図1　症例IMのSLTAプロフィール

――●―― 発症後1年11カ月　---■--- 発症後3年5カ月

計算は不可であった．

失語タイプ・重症度： 混合型失語．最重度．

他の認知・行為面の特徴： 観念運動失行，観念失行，口腔顔面失行，右下1/4視野障害，構成障害．他に強い保続症状が動作や書字，描画において見られる（手洗いでいつまでも石鹸をつけ続け，手を水道の下に持っていけない，名前の模写では苗字の最初の字を書き続けるなど）．

訓練・治療対象とする症状の特徴：

①**日常場面での言語理解，表出，コミュニケーション行動：** 挨拶や日常会話での話しかけに対してはうなずきや「ウィ，ウィ」「バッバー」などのジャーゴン様発話や発声での応答，笑顔や不愉快を示すなど表情での表現が見られ，情緒的コミュニケーションや基本的な対人関係の態度は保たれていた．しかし言語面では，理解面，表出面において重度の障害があり，日常的に意思疎通が困難であった．理解面では状況に即した場面において，口頭での働きかけに文字やジェスチャー，絵を加えたYes-No疑問や選択疑問への応答も不確実で，言語理解，状況理解ともに不良であった（例：お茶の時間に「温かいお茶が良いか，冷たいお茶が良いか」を絵，ジェスチャー，口頭で聞いても応答が不確実であるなど）．表出面では自発的で有意味な発話は認められず，自分から指さしやジェスチャー等の非言語的な代償手段を使って表現することも見られなかった．自発的，能動的，意図的コミュニケーション行動は，入室時に手を振って笑顔を見せることや，家で妻に対して大声を出して怒鳴ることなどに限られており，受身的なコミュニケーション態度がほとんどであった．

②**妻とのコミュニケーションの様子：** 妻は家で本例が大声を出して怒鳴る，妻にイライラをぶつけるといった態度については，病気だからと諦めており，本例が怒り出さないように生活パターンや食事パターン，食事の内容などを決めて生活していた．このような状況のため，身体介護による物理的介護負担に加えて，日常的にコミュニケーションが取れないことによる妻の心理的介護負担感も大きかったと思われる．

③**重度失語症検査結果：** PartⅠ（非言語基礎課題）は口腔顔面失行，観念運動失行のため失点が見られたが，やりとり，指さし，絵と実物とのマッチングは可能で，95％の正答であった．PartⅡ（非言語記号課題）（図2）では，物品の使用は困難であった（例：櫛は手に持ち，包丁のように使う）が，物品を使う動作の模倣は，40％正答であった．ジェスチャーの表出は20％，模倣40％と低いが，ジェスチャー理解は80％正答であった．描画は保続が強く困難であった．

目　標：

長期目標：日常生活場面，特に妻とのコミュニケーションの改善を図る．

短期目標：(1)非言語的な代償手段（指さし，ジェスチャー）の実用化を図る．他に (2)聴覚的理解力の改善を図る，(3)発話の改善の可能性を探る，も目標としたが，ここでは (1)について述べる．

訓練・治療仮説： 本例にとって実用化の可能性が高い非言語的な代償手段は，指さしとジェスチャーであった．当初指さしは検査結果から理解，表出ともに可能であるにもかかわらず，日常生活場面での使用に到っていなかった．ジェスチャーは，理解は良好で模倣も一部可能なものも見

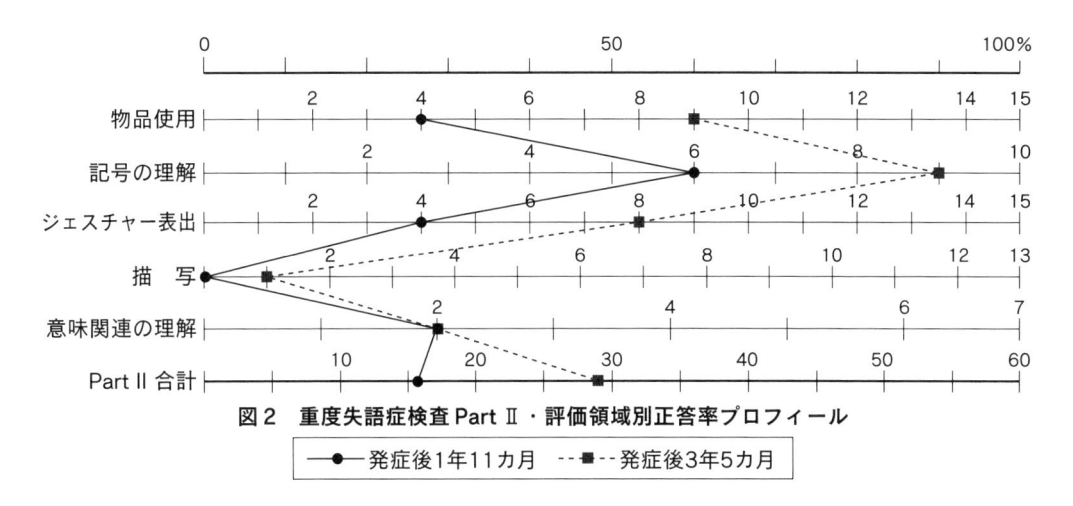

図2 重度失語症検査 Part Ⅱ・評価領域別正答率プロフィール

―●― 発症後1年11カ月　--■-- 発症後3年5カ月

られたが，自発的表出は難しかった．このことから**図3**に示すような非言語的な代償手段実用化に到る筋道と条件を考えた．

　図中【1】まず代償手段の使用に際して適切なコミュニケーション行動をもたらすためには，状況の意味理解と象徴の理解が前提条件となると考えられる．しかし本例はYes-No反応も不確実であり，確かな理解面でのコミュニケーションチャンネルも確保されておらず，状況の意味理解も良好とはいえない状態であった．そこで，聴覚的理解力の改善を目的とした絵カードのポインティング課題と，状況意味理解力の改善を目的としたジェスチャー理解課題を実施した．次に図中【2】の指さしとジェスチャーの代償手段の獲得訓練，図中【3】【4】でそれらの使用訓練を妻も参加してもらい，【1】の理解訓練と並行して行った．

　a．指さし訓練の手順：①絵→実物マッチング→指さし，という一連の行動を促して行った．具体的には，STが物品絵を1枚ずつ本例に見せ，目の前30cmの距離に置いた物品と絵のマッチングを促し，絵と同じ物品を2物品から選んで指さすように促す．その後それをSTが取って本例に渡し，再度物品絵と照合して確認する手順で行った．当初本例の前方1mに本例を取り囲む形で並べた10物品について同様の手順で行った指さし試行テストでは3/10の成績で，指さす指も3本指を出してしまったり不安定であったので，1/2選択で開始し，距離と物品数を徐々に増やしていくことで難易度を調節しながら進めた．②週1回，6カ月間の訓練で距離1m，10物品の絵→実物マッチング→指さし，が可能となったところで，妻にも訓練に参加してもらい，家での実際場面を想定した形での指さし使用訓練を行った．まず本例が指さした物品をSTの代わりに妻に

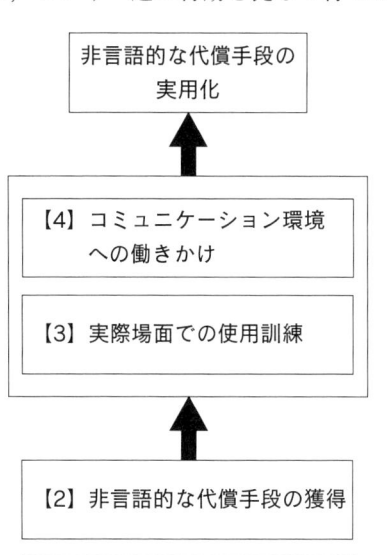

【4】コミュニケーション環境への働きかけ

【3】実際場面での使用訓練

【2】非言語的な代償手段の獲得

【1】言語及び状況理解の改善（象徴機能の改善）

→ 非言語的な代償手段の実用化

図3　症例IMの訓練仮説

取ってもらう．③これが可能になったところで，次に同じく絵→実物マッチングした後，妻を「おーい」と呼ぶ行為を間に入れ，その後，目的の物品を指さして妻に取ってもらう，という2つの連続行為の実施訓練を行った．

b．ジェスチャー表出訓練の手順：①やりとりの動作模倣．より自動的反応を引き出すために，本例が病前スポーツが好きだったところから卓球のラケット，野球のボールなどを使ってSTとやりとり動作を行い→その直後，物品なしでSTとやりとり動作の模倣を行う．②STが行う物品使用動作の模倣を行い→直後，本例1人で物品を使用するように促す．③物品を見せて（不使用），STが行う使用動作ジェスチャーの模倣を行い→直後，1人で同じ物品使用動作ジェスチャーの表出を行う．④動作絵を見せて，STが行う動作ジェスチャーの模倣を行い→直後，1人で同じ動作ジェスチャーの表出を行う．⑤物品絵を見せて，STが行うその物品の使用動作ジェスチャーの模倣を行い→直後，1人で同じ動作ジェスチャーの表出を行う．

材料・方法：図3の【1】の訓練については，a．100枚の日常高頻度語絵カード．b．50枚の動作絵，図3の【2】【3】【4】の訓練については，10個の日常物品（コップ・箸・スプーン・電話・眼鏡・櫛・ティッシュペーパー・鍵・歯ブラシ・ボール）とその物品絵カード：直接手に持って使う日常物品で象徴的な身振りを必要とするものではなく，自動的にその物の使用時の動作が再現されやすい物品を使った．これらは指さし訓練とジェスチャー訓練のどちらにも使用した．動作絵：上記の物品を使っている動作の絵カードなど．

結　果：①SLTA（図1）で単語の聴覚理解の改善が認められた．訓練語についても日常高頻度語100語の聴覚理解が1/4選択で8割正答となった（6カ月くらい経過した頃から自分で見やすいように縦一列にカードを並べるようになった）．②指さし訓練では，物品絵と実物をマッチングして妻に指さしで取ってもらうことはSTに対するのと同様，距離1m，10物品まで可能となった．しかしながら妻を呼び，目的の物品を取ってもらう2つの連続行為では，距離30cmで物品が2つまでなら援助なしで可能であったが，物品数が多くなると混乱を示し，把持が困難となり何度も物品絵を確認したり，物品絵を見ながらマッチング，指さししなければならなかった．③重度失語症検査（図2）では，物品の使用，物品使用の動作模倣，ジェスチャー模倣に改善が見られた．しかしジェスチャー表出の改善はわずかで，訓練場面においても単独での自発的なジェスチャー表出は難しかった．④訓練場面や家での日常生活場面など，実際場面では意図的，能動的なコミュニケーション行動が増え，非言語的代償手段の使用が見られるようになった．例えば，テレビのチャンネルを変えてほしいと，指さし，ジェスチャー（チャンネルを回す動作）で要求する，妻が台所でお菓子を食べていると来て，指さしし「あ，あ，あ」と発声し，口元を押さえるジェスチャーをして「食べたい」と意思表示する，訓練場面でもSTの質問について（例：庭に梅の木はある？），自分では解らないことは，妻の方を振り向きジャーゴン様発話ではあるが妻に尋ねたり，妻の方に手を出しその手を動かして（妻から答えてくれという）意思表示をする，などである．一方妻も本例のコミュニケーション行動の細かい変化にも気づくようになり，好きな食べ物を指さして選んでもらうような状況を設定するなど本例の自発的，意図的行動を促す工夫も出来るようになった．

考　察：本例は最重度の失語症に加えて，多様な失行症状，強い保続症状を合併しており，日常生活でのコミュニケーションが困難な状態であった．そこで妻とのコミュニケーションの改善を目的として指さしの実用化を図る，実用性を重視したアプローチを行った．

このような本例における非言語的な代償手段の実用化訓練の特徴及び成功の要因として次の4つが考えられる．第1は残存能力を評価し，明確にした点である．本例のような多彩な合併症状を持つ最重度失語症者においては新しい能力の開発，学習には限界があると思われる．そこで残存能力の積極的活用ということが求められるであろう．第2はコミュニケーションニーズを特定し訓練目標を定めた点である．本例のコミュニケーションニーズは何よりも日常生活場面での本例と妻とのコミュニケーションの改善であった．そこで残存能力の中でも実用的で使用可能性の高い指さし行為を訓練目標とした．このことにより，訓練室では妻を呼んで指さし行為を行う連続行為課題は達成されなかったにもかかわらず，実際場面では習慣的で全体的な刺激が引き金となり，妻を呼び，指さしてさらにジェスチャーを加えて要求を伝えるという3つの連続行為までもが成立するに到ったのではないかと推測される．第3には実際的な使用訓練を行った点である．指さし行為には幾つかの認知的過程が含まれているのではないかと考えられる．それは自己の欲求の知覚にはじまり，欲求に見合った対象のイメージの喚起，対象イメージの保持，注意の交代（注意の焦点の転換等），対象イメージと実物との認知的照合などである．しかしながら本例の場合，各々の認知的過程の1つひとつが不十分な状態であった．そのため，これらの各過程を段階的に反復使用練習することではじめて，実際場面でも一連の行為として喚起され，使用することが可能になったのではないかと考えられる．そして第4にはコミュニケーションの相手である妻を交えて訓練を行った点である．この代償手段の使用訓練とコミュニケーション相手に対するアプローチの必要性や効果は様々なモードにおいて強調され示されている点でもある（下垣1999，鶴田ら1994，綿森1994）．

これら以外にも言語理解の改善とジェスチャー理解の改善を目的とした訓練を並行して行ったことにより音声言語理解はもとより象徴機能の改善など，本例の基礎的言語能力の改善ももたらされたと推測される．ジェスチャー理解は当初から可能ではあったが，ジェスチャー理解課題が象徴的課題である（竹内1991）ことから，象徴機能の改善と状況理解の改善を目的として実施したものである．また，自発的で意図的なコミュニケーション行動が増えたことと，妻が本例のコミュニケーション行動に気づくことができるようになったことにより，妻と本例との意思疎通が可能となり，終了時には本例は穏やかになって怒ることは全く見られなくなり，妻は本例とのコミュニケーションにほとんど困らなくなった．

（中村　やす）

文　献

下垣由美子：重度失語症患者へのAACアプローチ．聴能言語学研究16：47-53，1999．
竹内愛子：重度失語症者の非言語的象徴障害．音声言語医学32：216-226，1991．
鶴田　薫，他：慢性期重度失語症患者に対する描画訓練（その2）．音声言語医学35：87，1994．
綿森淑子：失語症に対する能力障害・社会的不利レベルへのアプローチ．総合リハビリテーション22：105-110，1994．

最重度失語症改善のための働きかけ 6

概説：全失語の臨床的特徴と訓練

1. はじめに

　最重度失語症を代表するのは，「全失語」と呼ばれている失語症候群である．この群の非等質性はよく議論されるところであり，その中にはいわゆる全失語の他に，基本的にはウェルニッケ失語の最重度群や，分類不能の最重度群など，さまざまな質的に異なった最重度失語症者が混在すると推測される．Schuellら（1964）の第5群（不可逆性失語）は一般に全失語に対応すると考えられるが，この群の患者についてWertz（1987）は，35％は多発性の脳卒中，50％は精神的に何らかの異常があったとし，脳血管性痴呆や大脳萎縮の合併を疑っている．また，この群は全体として他群に比較して，高齢で身体的にも健康ではなかったとしている．こうした発言からも，全失語群の非等質性を伺うことができる．

　本章では最重度失語症のうち，研究史上，「全失語」として報告されている失語症群について，その臨床的特徴や訓練・治療法について検討する．

2. 全失語の臨床像

　全失語では，受容・表出のすべての言語様式にわたる最重度のコミュニケーション障害があり，1つの言語様式が他の様式よりも明らかに良いといった能力は残存しない（Collins 1986）と考えられている．また発話面の特徴としては，発話がないか，ときには短い再帰性発話の表出が挙げられている（De Renziら 1991）．Collins（1990）はこうした伝統的な定義の範囲を超えて，全失語では，非言語的な問題解決能力やその他の認知能力など，非言語面の機能障害の合併を指摘し，また，しばしばうつ症状が出現するとしている．

　竹内ら（1997）は重度失語症検査において，重度群の中から最重度失語群（重度群の26％）を分離し，図1のように標準化を行っている．これらの患者を「全失語」と命名しなかったのは，検者間の失語タイプの判定の一致に困難が予測されたので，重症度を前景に出し最重度群としたものであり，大体，全失語に対応すると考えてよいだろう．図1は，本検査における重度

群と最重度失語群のpart別成績の平均である．図の左側の項目名は検査領域を示したもので，その中にいくつかの下位検査が含まれている．最重度群が比較的保たれているのは，非言語基礎課題（partⅠ）の他者とのやりとり行為や，非常に低いレベルの非言語的記号能力だけであるのがわかる．ジェスチャー，描画など日常コミュニケーションでしばしば使用される代替手段や，非言語的な意味理解などを含む，非言語的記号能力（partⅡ）や，低いレベルの言語能力（partⅢ）は重度群よりかなり低いのが読み取れる．全失語の精神面の特徴については，本検査の「重度失語症者の行動観察表」の資料が参考になるだろう．

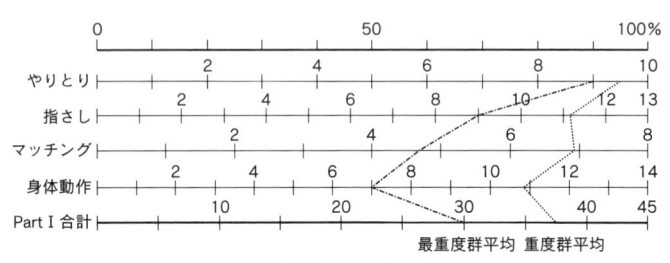

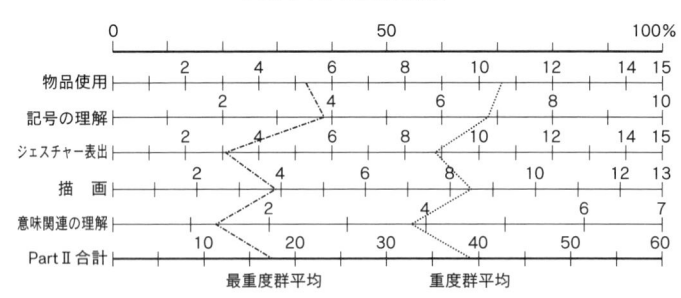

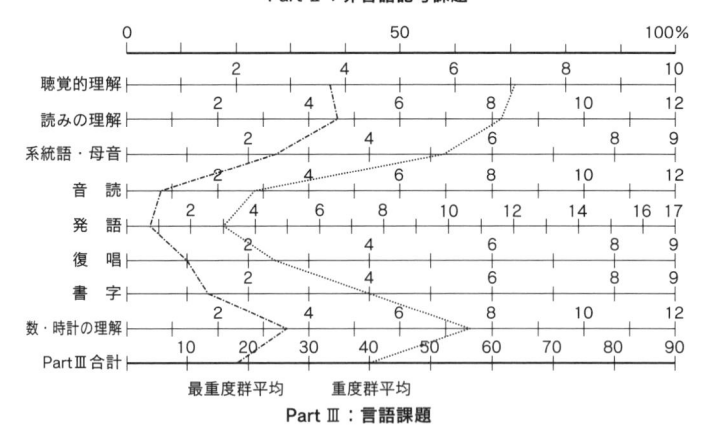

図1 重度失語症検査でみた最重度失語症群の非言語・言語能力
（竹内ら 1997）

3. 出現率

　発症直後は多くの失語症者が重篤な症状を示す．AlexanderとLoverso（1993）は，Brustの資料から脳卒中急性期における全失語は失語中の41 %としており，また，PeachとRubin（1994）は多数の論文検討から，全失語の出現率を10～40.6 %，急性期にはさらに高率であるとしている．日本における出現率は，WAB失語症検査日本語版（1986）の資料によると12 %となっている．

　急性期全失語が発症後の時間経過の中でどのように変化するかについて，Holland（1985）は15名の全失語の1年後の状態について調べている．15名中死亡していた5名を除外した結果，対象は10名と少数であるが，そのうち2名は正常に回復，6名は他の失語型（失名詞失語2名，ブローカ失語2名，ウェルニッケ失語2名）に回復，永続する全失語を残したのは2名（20 %）であったとしている．全失語は本来非流暢型失語であることから，一般に重度ブローカ失語への改善がもっとも期待されるところだが，AlexanderとLoverso（1993）もそれを20 %以下としている．

4. 全失語の予後に関連する重要な要因

　失語症全般にいえる予後関連要因については第1章（p.37～）で述べた．ここでは全失語で特に問題になる要因について検討する．

1）損傷部位

　全失語の患者における脳損傷部位と損傷の大きさは，予後をみるのに重要な因子といわれているが，諸研究の結果によるとクリアカットに行かない面もある．全失語を引き起こす原因疾患として伝統的に知られているのは，ブローカ野とウェルニッケ野の両方を含む前頭－側頭－頭頂葉にわたる中大脳動脈流域の広範な脳梗塞である．しかし例外もよく知られているところであり，

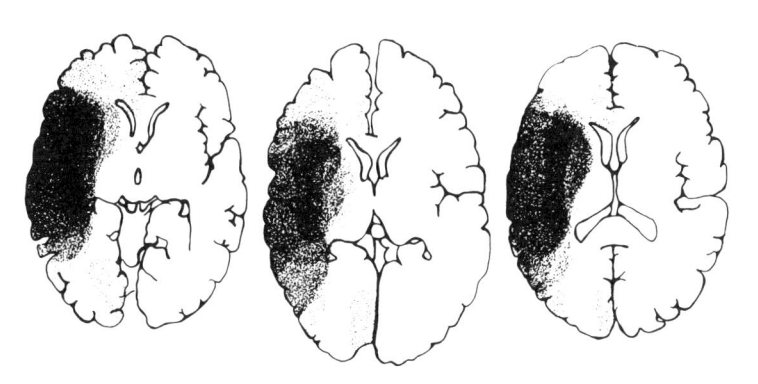

図2　慢性期全失語の損傷部位の例（慢性期全失語6例の合成）
（Kertesz 1979）

Vignoloら（1986）の調査によると，発症後の急性期～早期（21～60日）の言語検査で全失語と診断された37名のうち，上記のような前部～後部に広がる大きな損傷があったのは22名（59％）であった（**図2**は，Kertesz（1979）によるこうしたタイプの損傷をもつ慢性期全失語6例のCT合成図である）．さらに，それ以外の脳損傷部位をもつ全失語は，Vignoloらのデータによると，前部損傷8名（22％），後部損傷3名（8％），深部損傷4名（11％）となっている．Vignoloらは，損傷部位が異なるこれらの全失語が慢性期にどのような失語型に移行したかについては言及しておらず，また，発話特徴や重症度と損傷部位との相関は明確ではなかったとしている．

　Ferro（1992）は損傷部位と全失語の改善の関係を縦断的に調べている．その結果，急性期（発症後1カ月以内）に前部～後部の両方にわたる大きな損傷を持つ群は，発症後12カ月時にも全例が全失語であった．一方，このタイプの損傷を持ち，発症後6カ月以上経過した時点で検査を実施した別の全失語群7名についてはそのうち1名が，その後のフォローアップで重度ブローカ失語に改善していたという．発症12カ月後の前部損傷群，後部損傷群，皮質下（深部損傷）群の予後はさまざまであり，ブローカ失語，超皮質性失語，失名詞失語などに移行した者が多く，正常に回復した者も少数例だがみられている．中でも皮質下（深部損傷）群の予後は良好であった．しかし，前部損傷群，後部損傷群の中には全失語が残存した患者も存在していた．以上から伝統的にいわれている前部～後部にわたる大きな梗塞巣を持つ場合には，全失語が永続する傾向が多いといってよいが，逆に大きな梗塞巣があっても，必ずしも全例が永続する全失語とは限らない．一方，大脳前部または後部だけの損傷でも，全失語が永続する症例もあると考えてよいだろう．

　画像上，全失語の予後を推測する手がかりとしてNaeserら（Pieniadzら1983，Naeser 1983）が主張する後頭部頭蓋の左右非対称性の問題がある．大脳損傷が起きた反対側である右半球後頭部が長い患者は良好な回復傾向を示す可能性があるとし，その根拠として，大脳半球の優位性の変更（右半球に転移，または両側優位）によるものという仮説が立てられている．しかし近年ではこの説を積極的に支持するデータは得られておらず，Ferroの研究でも全失語の改善の指標としてほとんど意味を持っていなかった．

2）非言語的認知・行為の障害

　慢性期全失語の患者は他の失語群に比べて，言語機能の重度障害の他に，合併する非言語的認知・行為の障害の種類が多くかつ重度なのではないだろうか．こうした障害はコミュニケーションの改善を疎外する要因の1つになっている．ここではそれらの問題について検討する．

　失行：口部顔面失行，観念運動失行，観念失行，構成障害などの失行症状は全失語でもっともよくみられる合併障害である．口部顔面失行は患者の発語－構音の改善を疎外し，他の失行はジェスチャーや描画など代替コミュニケーション手段の獲得にとって，重大な妨害要因となる．

　右半側空間無視：これは患者のからだの右側にある空間，机上の物品，絵カード，プリント教材などを無視する症状であるが，失語症臨床でSTは，失読症の患者や全失語の患者でこの

症状をしばしば経験している．

視空間の認知－構成障害：これは前出の行為や空間認知の障害と不可分な能力である．Kertesz（1979）は WAB 失語症検査においてレーヴン色彩マトリックス検査（RCPM）を使用している．全失語の成績は，最高 36 点中，平均 3.6，標準偏差 6.2 と非常に低い成績となっている．

筆者の症例 HS（51 歳）は左前頭－側頭－頭頂葉，深部白質も含めた大きな梗塞巣があり，発症後 4 カ月時，すべての検査が実施困難であったが，6 年後には全失語の回復型と思われる言語改善がみられていた．しかし，視空間の認知－構成能力を調べると，RCPM よりレベルが高い標準レーヴン・マトリックス検査（RPM）で 15/60 の正答，コース立方体組合せテストの粗点 10/131 と，非常に低い成績を示した．全失語の言語機能がある程度回復しても，残存する非言語的認知－構成能力の低さは，重度ブローカ失語と全失語を分ける一側面ではないかと考えられる．

3）記憶・情緒面の問題

冒頭でも記述したように，Schuell の不可逆性失語の 50 ％はなんらかの精神症状があり，痴呆の合併が疑われている（Wertz 1987）．情緒面でしばしば取り上げられるのは怒りの感情とうつ状態である（Collins 1986）．筆者の臨床では，リハビリテーション訓練の拒否，ときに怒りの暴発，食事拒否，無表情，訓練中の涙もろさなど，さまざまな情緒的問題を示す全失語の患者を経験している．

脳卒中後の失語症における「うつ」について，Peach と Rubin（1994）は，失語症者の 31 ％に出現するというデータを引用しているが，この出現率は研究者によって異なり，また全失語群での出現率やこの群個有の傾向は明らかではない．しかし，筆者が経験した臨床では，精神症状を持たず，ST に対して礼儀正しく，言語の改善を願って訓練をのぞむ全失語の患者がかなりあり，リハビリテーション期にはむしろ，こうした全失語患者の方が多いと推測される．

4）全体的な重症度

患者の言語能力は，SLTA の実施不能レベルから，理解が改善し口頭表出もわずかにあるといった回復型まで，全失語の範囲内で幅があり，また，非言語的な合併障害にもばらつきがある．

Mourik ら（1992）は全失語のコミュニケーション治療の可能性を予測する観点から，認知能力を中心にして，全体的な重症度を下記のように 3 群に分けている．使用された検査は，GANBA（Global Aphasic Neuropsychological Battery）から言語治療を行うのに必要条件となる機能に着目し抜粋した下位検査で，注意／集中，記憶，知能（レーヴン色彩マトリックス検査），視覚的認知，非言語的聴覚認知，言語理解の領域から構成されている．

第 1 群：発症後 3 カ月以内でも GANBA 課題の最高点レベルの成績を示す．基本的な認知機能は充分保たれており，言語志向の治療が可能である．長期的にはもっとも良好な場合，非流暢な単語表出と，ジェスチャー，コミュニケーション・ボードなど代替手段の併用によるコミュニ

ケーションが期待できる．しかし，Mourikらのデータをみるとこの群に入る患者は17名中4名とごく少数であり，しかも検査時の発症後経過が1〜6カ月と，第2群より早い者が2/4名いる．

第2群：さまざまな障害パターンを示す．例えば，非言語的な聴覚認知や視覚機能に障害を示したり，あるいは，課題への集中困難，記憶課題での障害などを示す．こうした患者群には言語志向の治療に先だって，問題となる非言語面の改善に向けての訓練が必要になる．

第3群：Mourikらの対象患者ではなかったが，この群の患者はコミュニケーションに対する欲求がなく，言語治療に対する動機づけがない．描画・ジェスチャーは不能，意図的に指さしをすることもなく，yes-no反応はあいまいという臨床像を述べている．またこの最重度群を代表するものとして，De Renziら（1991）の「失語性孤立」（aphasic isolate）症候群を挙げている．

De Renziらは，発症後早期に全失語であった患者のうち，慢性期になっても他者とのコミュニケーションに関心がなく，長期にわたって孤立した状態にある患者が半数みられたことから，これを全失語のサブタイプとして，失語性孤立（aphasic isolate）群と呼んだ．この群のCTによる損傷部位は改善していく群と差がないことから，コミュニケーションからの孤立を引き起こす原因として，うつ，無気力，拒否など非認知的要因を挙げているが，それとても，明らかな証拠はないとして疑問を残したままにしている．

以上，Mourikらの全失語の分類について述べた．これは全失語の治療を考えていく上での1つのヒントとして有効と思われる．また，Collins（1990）は発症後の物理的な時間経過だけでなく，失語症状の予後を軸に，全失語をacute（急性期），evolutional（改善期），chronic（慢性期）の3タイプに分け，患者への治療アプローチを考えることを提案している．

5．訓練・治療

急性期〜早期の全失語の予後はさまざまである．他の失語型に移行する者も多く，一方全失語が永続する患者もいる．この時期の言語治療の目標は一般的に，患者の病後の環境適応を援助しながら，言語・非言語の広範囲な認知機能を刺激して，記号能力の回復の様子を注意深く観察し，なんらかのコミュニケーション手段を確立することにあるだろう．一方，家族やリハビリテーションスタッフに対しては，患者の症状や可能なコミュニケーション方法などについての情報を提供する．特に，家族は患者の発症によって，おそらく混乱と不安状態に置かれていると推測されるから，彼らの心理的支持も重要である．

こうした急性期〜早期過程を経た後に残存する全失語は，ほとんどが慢性期の全失語に至ると予測される．全失語の残存能力にばらつきがあり，先述のMourikらの検討に見られる通り，訓練・治療では言語刺激が使用できる例から，心理的安定を中心に置くべき例まで，さまざまである．全失語の治療を考えていくには，まず，この群の患者たちの残存能力，回復可能性を知っておくことが必要と思われる．そこで筆者の臨床経験を振り返り，慢性期全失語の特徴を回復の面から回復良好群・理解面のみ改善群・改善なし群に分類して提示し，後述の治療法の検討に関連

づけたい．

1) 回復の面からみた全失語の分類とその特徴：治療の手がかりを得るための検討
(1) 回復良好群の例

　症例 HS，51 歳，男性，右利き，高校中退，会社員（p.187 で一部既出）．脳梗塞（左前頭－側頭－頭頂葉に LDA）．発症後 6 年経過．発症後 4 カ月の入院時には 1 週間食事を拒否，すべての検査を拒否，また，すべてのリハビリテーション訓練を拒否していた．発症後 6 年目の再入院時には，図3 に示す SLTA の成績が得られている．聴覚的理解では単語 90 %，短文 30 % の正答と重度ブローカ失語に似た成績だが，日常コミュニケーションの理解は浮動的で，重度ブローカ失語より悪い印象があった．読みの理解では漢字単語 60 %，仮名単語 70 %，短文 0 % と聴く面より能力が低い傾向があったが，読みの成績も浮動的であった．口頭表出は非流暢で再帰性発話はなく，SLTA の呼称正答 0，初頭 1 音のキュー効果がなく，2 音を与えると効果を示すことがあるレベルであったが，絵と文字（漢字と仮名を併記）を同時に使用すると，高頻度 2 音節語の表出が可能なことがあった．日常コミュニケーションでも自分の名前以外はほとんど困難だが，稀に適切な挨拶ができた．復唱は単語 40 % の正答だが，音の歪みがあるがそれらしい語も加えると 80 % 可能であった．文は困難．全失語の口頭表出の改善は非常に困難なのが一般的であるが，以上のように，HS の口頭表出面は復唱による構音能力が単語レベルで比較的回復し，自発面でも，SLTA には表現されていないが，わずかに回復しているのがみてとれた．歌は好きでメロディーに問題がなく，童謡ではいくらか歌詞が出るので HS も満足げであった．書字面では自分の名前と年齢以外，書称は困難．模写は立方体や画数の多い漢字にも問題がなく，構成障害の

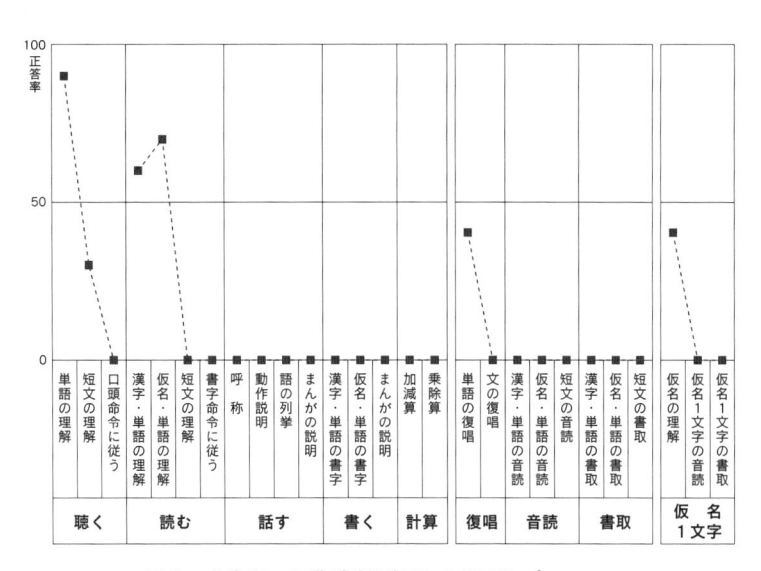

図3　全失語・回復良好群 HS の SLTA プロフィール

──●── 発症後4カ月　--■-- 発症後6年
　　　　（検査不能）

問題はないと考えられた．計算能力は非常に低く，ごく簡単な1桁の加減算に，ときに正答できるレベルであった．非言語面の能力として標準レーヴン・マトリックス検査（RPM）15/60，コース立方体組合せテストの粗点10/131（既出）．ジェスチャーは，机上の物品の使用動作には問題がなかったが，使用動作をジェスチャーで表現できるのは50％程度であった．

以上がHSの発症後6年目の成績である．このレベルの回復が発症後のどの時期に起こったかは不明だが，本例は全失語の回復型といってよいだろう．その根拠として以下の点が挙げられる．

❶浮動的とはいえ理解面が回復している．❷SLTAには反映されなかったが，ごくわずかながら自発語，呼称などの表出能力が回復している．❸発語失行による構音障害はあるが，復唱が比較的回復し，単語レベルでさまざまな音韻型の表出がある程度可能になっている．❹ジェスチャー能力がある程度回復しており，構成障害もないことから，非言語的なコミュニケーション手段の獲得可能性がいくらかある．❺精神的に安定していて，治療中に正答できなかった計算を1時間後にST室に伝えに来るなど，治療に対するモチベーションが高い．

（2）理解面のみ改善群の例

この群の患者は，回復良好群の患者に比較して表出面の改善がほとんどない点で顕著に異なる．すなわち，口頭表出・書字・非言語手段など，すべての表出手段の改善が危ぶまれるのだが，理解面では低いレベルでの改善がある．以下に症例を示す．

症例SK，63歳，男性，右利き，専門学校卒，会社員．脳梗塞（左前頭－側頭－頭頂葉にLDA）．発症後1年経過．発症後1カ月時，アイコンタクトが取れず，表情なし．発声・発語全くなし．非言語的な指示も理解できず，検査困難な状態であった．発症後1年時には低いレベル

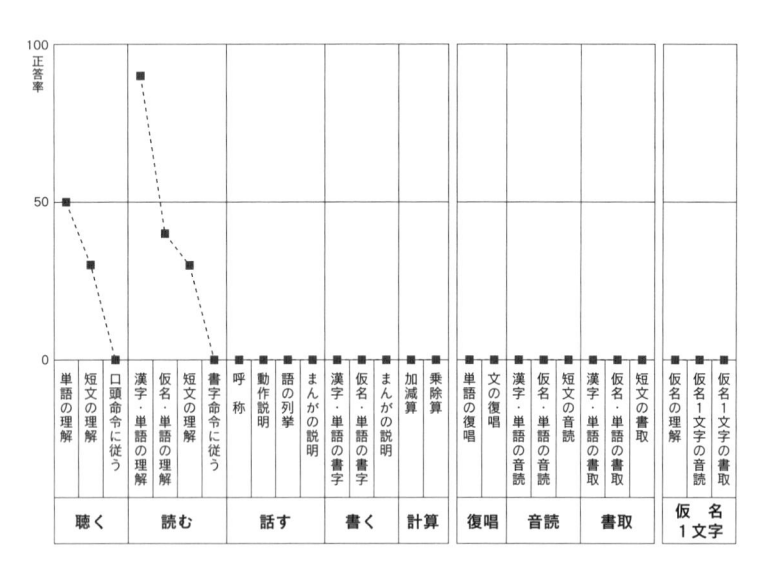

図4　全失語・理解面のみ改善群SKのSLTAプロフィール

―●―発症後1カ月　--■--発症後1年
（検査不能）

の理解が改善し，**図4**に示すSLTAの成績が得られている．その時期SKには，以下の特徴がみられた．

❶SLTAの聴覚的理解は単語50％の成績で，改善がよい，とはほとんどいえないレベルだが，読みの理解はHSより良好で漢字単語の理解が90％であった．❷口頭表出機能は非常に重症で［a］［o］はそれらしく復唱できるようになったが，日本語の音ではない．［a・a・a…］と断続的には構音できず，もちろん［ao］（青）と連続させることはできない．発語失行，口部顔面失行が著明である．発語面の能力についてSLTAでは，回復良好例のHSとの差が捉えられていないが，このように2症例では大きく異なっている．歌はいくらか音の高低がつけられるようになったが，メロディーがなく，歌詞も全く残っていない．❸書字面では，構成障害があり訓練によって自分の名前だけ書けるようになったが，それは図形を書くかのごとき稚拙さで，画数の多い文字は形が崩れる．また，練習を中止すると書けなくなる．数詞・複雑図形の模写は崩壊がある．❹計算能力はごく簡単な1桁の加算を3個の選択肢からの反応で正答できることがあるレベルである．❺標準レーヴン・マトリックス検査（RPM）7/60，レーヴン色彩マトリックス検査（RCPM）13/36と低い．❻描画・ジェスチャーは模倣も困難．しかし低いレベルの記号能力が残存し，妻が面会に来ると，あいまい音で発声しながら洗濯物の入った戸棚を指さし教える．エレベータは1人で操作ができ，また，ST室に来たときには，持参の宿題用紙でパタパタと音を立て，STに自分が待っていることを知らせた．❼精神的に不安定で，課題に成功しないと泣き顔になることがしばしばであった．訓練中も表情に乏しい．病室でも他患者との交流を望まず孤立していた．

以上のようにSKは表出面の回復はほとんどないが，理解面の能力はいくらか回復している特徴を示す．なお，SKは発症後1年であるが，さらに5年経てばHSと同様のレベルに到達できるかどうかの問題がある．しかし，HSの発症後1年時の資料がなく，その時期の2例の比較ができないのでこの点に問題を残す．ここではSKを慢性期全失語の一群の例として提示した．

（3）改善なし群の例

症例FH，65歳，男性，右利き，大学卒，会社員．脳梗塞（損傷部位不明）．発症後3年経過．口部顔面失行・観念運動失行・観念失行・構成障害を合併．発症後1カ月時，発声なくSLTA実施不能．5カ月間のST訓練後（発症後6カ月）のSLTAでは聴覚的理解0，漢字単語の読解で1/10の正答が得られたのみであった．コース立方体組合せテストは粗点16/131と低い．その後の発症後3年時までの経過と特徴は以下のようであった．

❶健康状態が安定せず，発話面の能力が低下していった．発症後7カ月時には質問に対して，あいまい音をいくつか連続して反応していたので，それを手がかりに［a］［o］の訓練が行えたが，その後ほとんど声を出すことがなくなり，［a］の発声の模倣を求めると口唇をすぼめ，舌打ちをするような動作をくり返す．❷SLTAは実施できなくなった．理解面では1/3選択にすると聴覚的理解，漢字単語の読解，非言語的な意味関連の理解課題などで大体30％程度，正答できる．❸自分の名前の自発書字は大体保たれていた．計算は1〜3の数詞を使った加算は正答しやすい．❹メロディーは保たれており，いくらか歌詞の一部も出ていたが，やがてハ

ミングのみになった．

　FHはその後急性腎不全を発症し，人工透析を受けるようになった．ST訓練には来ていたが体力的に訓練の持続は困難と思われ，妻との話し合いの結果，発症後3年時に終了とした．

　このように，FHは健康状態が悪化し，SKが理解面でいくらかの改善を示したのに対して，言語能力はむしろ低下していった．本例はDe Renziら（1991）の失語性孤立症候群のカテゴリーに入れてよい症例かもしれない．

　以上，改善の程度が異なる3症例を紹介した．次の治療アプローチに関する項では，全失語を対象とした治療の一般的な考え方とともに，これら3症例に適応できる主要な方法を検討する．

2）直接的治療アプローチ
（1）要素的な治療の適応

　全失語の治療アプローチの例としては，本概説に続く症例報告においてさまざまな具体的アプローチが実施されているので，臨床の参考にしていただきたい．欧米の文献では，AlexanderとLoverso（1993），Collins（1990），Helm-EstabrooksとAlbert（1991），PeachとRubin（1994），SalvatoreとThompson（1986）などがある．こうした文献の治療プログラムをみると，全失語の治療として言語機能の治療のみを勧めるものはなく，非言語面の記号能力も治療対象とする今日の傾向が反映されているが，中には全失語に本当に利用できるのかと疑問に思う治療法もかなり含まれているので，個々の患者の症状に合わせて取捨選択が必要である．

　全失語の全例が言語や非言語の記号を刺激材料とした直接的な治療アプローチの対象となるわけではない．すでにみてきたように，全失語の回復能力には幅があり，また，個人内でも言語・非言語の各々の様式内で能力に差があることから，個々の患者について改善の可能性がある残存機能には，直接的治療アプローチを試みることができる．

　先の症例の言語機能の治療についてみると，HSはSLTAの成績から，理解面に訓練可能性があり，口頭表出面でも単語の復唱がかなり保たれ，ごくわずかな自発・音読能力が出現することから，この面でも治療の可能性があるだろう．そして，こうした言語治療適応の可能性の基底に，HSのモチベーションの高さがあることも重要である．精神的に不安定なSKの場合，成功感の得られない発語面や書字面へのアプローチは，かえって意欲を低下させる危険があるので，この時期には治療の適応がない．適応があるのは，まず理解面であり，改善のよい漢字単語やジェスチャーなど刺激を併用した聴覚的理解改善へのアプローチである．また，全身状態が悪化し，言語能力も低下したFHには，要素的な治療はほとんど困難だろう．

（2）機能的コミュニケーション治療のための考え方

　LawsonとFawcus（1999）は，混合型の重度失語症者にトータル・コミュニケーション・アプローチ（total communication approach）と呼ぶ治療法を用い，効果をあげている（第1章（p.16）既出）．これは言語・非言語の領域を問わず，残存機能を広範囲に利用しコミュニケーション効果をあげようとする方法で，使用された治療ストラテジーはジェスチャー，パントマイム，描画，読み・書きであった．治療期間は2年近くで，発話の改善はなかったが，すべての残存機

能に改善がみられ，患者はコミュニケーションに自信を持つようになったという．

全失語の場合，残された記号能力は Lawson らの症例よりは低いが，それぞれの患者の残存機能を総合的に利用していくという total communication approach の考え方は，全失語の治療に当てはまる考え方である．ただし治療の目標・方法は，患者の予後推測によって異なるだろう．

HS の場合，日常コミュニケーションにおけるもっとも容易な方法は，絵，漢字単語，絵＋漢字単語，のいずれかの材料を使用したコミュニケーション・ボード（ノート）（第1章（p.20）既出）の指さしによる意思伝達である．しかし，挨拶，日常の最重要語，家族の名前など，ごく限られた範囲では口頭表出も可能性があるだろう．また，HS にはジェスチャー能力がいくらか残存するので，この面にも訓練の可能性がある．

SK の日常コミュニケーションのための治療可能性としては，漢字単語の理解が良いこと，指さしの表出ができる点があげられる．治療では指さしの強化と，絵，漢字単語，絵＋漢字単語，のいずれかの材料を使用したコミュニケーション・ボード（ノート）の使用訓練が考えられる．

全失語の治療における基本的な考え方として，①機能的コミュニケーションを可能にするためには，まず，言語，非言語面ともに要素的な訓練が必要となることが多いが，なくした能力の回復をはかるよりも残存能力を最大限にのばし，コミュニケーションに利用すること，②コミュニケーションは手段が何であれ，理解・表出ともに「意味」の伝達が主眼であることを見失わず，患者のまわりの人々も巻き込んだコミュニケーション治療を計画することが重要なのではないかと考えられる．

(3) 治療実施時の留意点

先に HS と SK の治療可能な機能面について検討したが，ここでは全失語の治療実施時の一般的な留意点について列挙する．失語症全般にかかわる問題は，第1章「治療計画と具体的な治療手続き」（p.28～）に述べたので，ここでは重複部分はできるだけ避ける．

①言語刺激による治療の場合

(a) 言語材料の選択：全失語の単語認知課題で，非個人的なものよりも，患者が病前から慣れ親しんだ物品，よく知った有名人の顔など，個人的に関連がある語彙の方が成績が良かったというデータがある（Lancker と Nicklay 1992）．このことは失語症全般について言われていることではあるが，データは全失語におけるこの問題の重要性を知らせている．Helm-Estabrooks（1989）はボストン重度失語症検査（BASA）において言語・非言語刺激として感情的表現を使用し，重度患者群には感情に訴える語や表記が認知されやすいとしている．

(b) 刺激の併用：絵または実物の認知課題で，与える刺激は口頭と漢字単語，口頭とジェスチャー，漢字単語とジェスチャーといったように，当該の患者にもっとも有効な刺激の併用が必要な患者が多い．Beukelman ら（1980）は重度失語者から反応を引き出すための指示理解について調べ，口頭とパントマイムの両方で与えた方が，それぞれ別の場合よりも理解されやすかったとしている．聴覚的理解課題で症例 HS にはこのような併用刺激は不要であったが，読みに比べて聴覚的理解の改善が悪い SK には口頭とジェスチャーの併用刺激が有効であった．

(c) 反応選択肢の数：SLTA の反応選択肢は6個であるが，これは全失語にとっては負担が

大きい．選択肢の数は2・3・4個のいずれかが適当である．

　　(d) 選択肢の指さしによる意志表出：全失語の口頭表出はほとんど絶望的であることから，表出手段としてしばしば yes-no 反応を求める方法が主張されている．しかし，この反応形式はあいまいな答に終わる場合が多い．そこで患者の意志表出は選択肢からの指さしに置き換えるとよい反応が得られることが多い．例えば，STは患者に「今朝何を食べましたか」と尋ねるとき，質問は口頭・文字・ジェスチャーなどを併用し，反応選択肢として「御飯」「パン」などの文字とそれを食べるジェスチャーを与えて，文字の指さしを求めるといった方法である．これは日常場面におけるコミュニケーション・ボード（ノート）の使用と類似の方法である．

②非言語面の治療の場合

　　(a) 非言語的な意味理解：コミュニケーションとは意味伝達であることを考えると，言語機能の治療以前に非言語レベルでの意味理解を確立しておく必要がある．課題としては重度失語症検査（竹内ら1997）のpartⅠ，Ⅱの課題が参考となる．

　　(b) 認知・行動面：全失語の患者は言語以外のさまざまな高次機能障害を合併する例が多い．もっとも多いのは口部顔面失行，観念運動失行，観念失行，構成障害だが，視覚認知面で問題を示す患者もいる．Helm-Estabrooks（1998）は，非言語的認知面に対する治療を言語治療の前に実施する必要性を主張している（第1章（p.15）既出）．全失語の患者の場合，基礎的なレベルの認知・行動面に対するアプローチは欠くことができないだろう．

(4) 治療期間と頻度

　Schuell（1964）は不可逆性失語群（全失語に対応するタイプ）の治療期間としては短期を示唆しており，むしろ，患者の障害の理解と受容などについて家族のカウンセリングを重要視している．たしかに全失語の改善レベルは低いが，全例が訓練不能なのではない．全失語の範囲での改善が得られる患者も多く，近年では長期間の治療によって改善が得られたという報告も散見される．

　週間の治療頻度についても週3回よりも毎日の訓練群の方が改善が良かったという報告がある（Denesら1996）．長期間の治療や高頻度の治療で効果が得られるのは，ある程度の残存機能が潜在し，言語治療に対するニードがあって，モチベーションが高い全失語群について言えることであり，症例SKやFHについては，これは当てはまらないだろう．こうした患者たちについて何を考えるべきかについては，中西（2001）の症例が示唆するものが大きいと思われる．

3）間接的治療アプローチ

(1) グループ治療

　全失語は個人治療の対象となり得る患者も多いが，その達成レベルは非常に限界があることは明らかである．それでは，全失語の患者はいつまでもほとんど意思伝達ができずに，家族や周りの人々から疎外された状態に置かれたままということになるのだろうか．前項ではコミュニケーション手段は何であれ「意味」が伝えられればよい，という目標のもとに全失語の直接的治療を考えたが，コミュニケーション機能のもう1つの側面として，記号のやりとりではなく，他者といて気持ちを分かち合うことの満足感があるだろう．健常者たちは，大した意味もないことをい

つまでもしゃべりあっていることがあるが，これは，相手といて何か気持ちが通い合うことが楽しいからに外ならない．全失語のグループ治療では，もちろん記号獲得の訓練もある程度可能ではあろうが，心理的安定を得るためのプログラムが実施される場合が多い．症例SKや健康状態が可能になればFHにも，以下の①②の方法が利用できるだろう．失語症全般のグループ治療については第1章「グループによる治療アプローチ」(p.21〜)を参照していただきたい．

①心理的安定と活性化を目指すグループ

　中西（2001）は全失語の患者2名，家族2名，ST2名の構成で，患者たちが非言語的やりとりをする場面を設定し，家族とSTがそれを助け，場を盛り上げる「デュオ訓練」と呼ぶ方法を実施している．筆者の症例SKは心理的に不安定で，他患からも孤立していたが，この方法の適応があるケースだと推測される．

　心理的に安定し，気持が楽しくなるためには，患者がグループの中で孤立せずに対等に参加することが大切であり，また家族もグループに楽しく参加することで，患者は家族との一体感や自分に対する支持を感じることができるであろう．

②趣味開発グループ

　回復良好群のHSは歌うことが好きで，童謡では歌詞が出てくる場合もあり，歌い終わると満足そうな表情を浮かべた．こうした患者や，さまざまなレベルの患者を対象に趣味のグループ活動が行われている．代表的なものとして歌，絵画，絵手紙，スケッチ，習字，写真，陶芸，園芸などがある．また趣味活動の成果を発表できる場を計画すると活動の生きがい効果は大きいだろう．

(2) 家族の治療への参加

　全失語患者の病後の人生において家族の果たす役割は，他のより軽度な失語群に比較してはるかに大きいと思われる．家族の役割として，一般的に患者の心理的支持，患者との意志疎通の方略の確立，患者の社会参加（地域資源の利用，地域活動への参加など）の援助が考えられる．

　全失語の患者をかかえる家族が上記の役割を遂行するためにSTは援助を行うが，まず，基本的に家族と担当STとの密接な連絡・相談が重要である．さらに，家族は言語治療に単なる見学者として同席するだけではなく，積極的に参加する必要があると考えている．セッションにおいて，コミュニケーション上でも情緒面でも，患者・家族・STの3者がよい関係を共有することによって，家族は患者を自然と受容できるようになり，また，お互いの意志疎通にも積極的態度を持ち得るようになるだろう．

　このように，セッションへの家族の参加は，患者と家族の望ましい関係を作り出していくために有効なだけではなく，治療中のSTが行う患者とのコミュニケーションの取り方，刺激の出し方，患者から反応を得る方法などを直接観察することができ，家族は患者とのコミュニケーションを確立する上で得るところが大きいと考えられる．

　　　　　　　　　　　　　　　　　　　　　　　　　　　　　　　　（竹内愛子）

文　献

Alexander MP, Loverso F：A Specific Treatment for Global Aphasia. Clinical Aphasiology 21：277-289,

1993.

Beukelman DR, et al : Communication in Severe Aphasia : Effectiveness of Three Instruction Modalities. Arch. Phys. Med. Rehabil. 61 : 248-252, 1980.

Collins MJ : Diagnosis and Treatment of Global Aphasia. Taylor & Francis, London, 1986.

Collins MJ : Global Aphasia. In LL Lapointe(Ed.), Aphasia and Related Neurogenic Language Disorders. 2nd ed., Thieme, New York, 1990.

De Renzi E, et al : The aphasic isolate : A clinical CT-scan study of a particularly severe subgroup of global aphasics. Brain 114 : 1719-1730, 1991.

Denes C, et al : Intensive versus regular speech therapy in global aphasia : a controlled study. Aphasiology 10 : 385-394, 1996.

Ferro JM : The influence of infarct location on recovery from global aphasia. Aphasiology 6 : 415-430, 1992.

Helm-Estabrooks N : A "Cognitive" Approach to Treatment of an Aphasic Patient. In N Helm-Estabrooks, AL Holland(Eds.), Approaches to the Treatment of Aphasia. Singular, San Diego, 1998.

Helm-Estabrooks N, Albert ML : Specific Therapy Programs, In Manual of Aphasia Therapy. Pro-ed, Austin, 1991.

Helm-Estabrooks N, et al : Boston Assessment of Severe Aphasia(BASA) Manual. Special Press, San Antonio, 1989.

Holland AL, et al : The Evolution of Initial Global Aphasia : Implication for Prognosis. Clinical Aphasiology : Conference Proceedings, 169-175, 1985.

Kertesz A : Aphasia and Associated Disorders : Taxonomy, Localization, and Recovery. Grune & Stratton, New York, 1979(横山　巌，河内十郎・監訳：失語症と関連障害：基礎・類量分類・病巣局在・回復過程．医学書院，1982)．

Lancker DV, Nicklay CKH : Comprehension of personally relevant(PERL)versus novel language in two globally aphasic patients. Aphasiology 6 : 37-61, 1992.

Lawson R, Fawcus M : Increasing effective communication using a total communication approach. In S Byng et al(Eds.), The aphasia therapy file. Psychology Press, Hove, 1999.

Mourik MV, et al : Cognition in global aphasia : indicators for therapy. Aphasiology 6 : 491-499, 1992.

Naeser MA(峰松一夫・訳)：皮質下性失語及び皮質下性失語におけるCTスキャン病巣サイズと病巣部位（田川皓一，峰松一夫・監訳：神経心理学の局在診断．西村書店，1987(A Kertesz(Ed.), Localization in Neuropsychology. Academic Press. New York, 1983))．

中西之信：全失語からの言語治療を考える－臨床の基本的前提へ－(日本聴能言語士協会講習会実行委員会・編：アドバンスシリーズ／コミュニケーション障害の臨床5 失語症)．協同医書出版社，2001．

Peach RK, Rubin SS : Treatment of Global Aphasia. In R Chapey(Ed.), Language Intervention Strategies in Adult Aphasia. 3rd ed., Williams & Wilkins, Baltimore, 1994(河内十郎，河村　満・監訳：失語症言語治療の理論と実際．第3版．創造出版，2003)．

Pieniadz JM, et al : CT Scan Cerebral Hemispheric Asymmetry Measurements in Stroke Cases with Global Aphasia : Atypical Asymmetries Associated with Improved Recovery. Cortex 19 : 371-391,1983.

Salvatore AP, Thompson CK : Intervention for Global Aphasia. In R Chapey(Ed.), Language Intervention Strategies in Adult Aphasia. 2nd ed., Williams & Wilkins, Baltimore, 1986.

Schuell H, et al : Aphasia in Adults : Diagnosis, Prognosis, and Treatment. Harper & Row, New York, 1964(笹沼澄子，永江和久・訳：成人の失語症．医学書院，1971)．

竹内愛子，他：重度失語症検査－重度失語症者へのアプローチの手がかり．協同医書出版社，1997．

Vignolo LA, et al : Unexpected CT-scan Findings in Global Aphasia. Cortex 22 : 55-69, 1986.

WAB 失語症検査(日本語版)作成委員会： WAB 失語症検査日本語版．医学書院，1986．
Wertz RT : Comments on 'Reapportioning time for aphasia rehabilitation : a point of view －' a suggestion in search of support. Aphasiology 1 : 87-90, 1987．

症例6-1

発症から6年以上経過し，現在も発語面で改善のみられる全失語例の訓練

症　例：OK，男性．64歳．右利き．大学卒．教師．
原因疾患・発症後経過月数：脳梗塞．発症後1.5カ月経過．
損傷部位：シルビウス裂周辺皮質下の広範な領域．
神経学的所見：右片麻痺．感覚は表在，深部ともに鈍麻〜脱失．
全体的言語症状：入院時SLTA評価不能．図1は入院後3カ月（発症後4.5カ月）時のSLTAである．**聴く**…単語の理解は1/2選択でも非常に困難で，チャンスレベル．短文の理解，口頭命令，仮名1文字の聴覚的理解は全く困難．しかし，状況判断は比較的保たれていた．Yes-No反応は不確実．**話す**…偶発的に「まったく」「ちがう」というような発語が一度観察されたが，囁き声に近く，意図的には復唱，音読はもちろん，発声も困難を伴った．歌も同様で，メロディも口ずさめなかった．常同語もなし．**読む**…聴くに準ずる．住所や家族の名前など身近な漢字も認知不能．**書く**…自発書字，書き取りいずれも不能．自分の名前の模写は介助で何とかそれらしい形になった．**計算**…簡単な数概念が保たれていた（碁石の数の多い少ないがわかる．1〜5のアラビア数字を順に並べることができる）が，計算は不能．
失語タイプ・重症度：全失語．
他の認知・行為面の特徴：WAIS-Rでは，組み合わせ問題と絵画配列がわずかに可能でPIQは46．レーヴン色彩マトリックス検査18/36．舌の運動の真似をする，紙片を吹く，バイバイのしぐさをする，鋏を使う，マッチでろうそくに火をつけるなど，口腔顔面領域の運動や物品を使う動作はいずれも困難で，口舌顔面失行，観念運動失行，観念失行がみられた．このことから代償的コミュニケーション手段の獲得には困難が予測された．視野障害，半側無視なし．

　意識は清明で，アイコンタクトが取れ，正しく頷いたり，指示に応じたりすることがあった．指さしや簡単なジェスチャーを用いて何かを伝えようとすることもあった．模写は簡単な図形や文字でも困難．性格変化は認められないが，評価を通して次々と明らかになっていく自己の障害に気づき，抑うつ的になっていった．

　入院当初，言語的課題のみならず，非言語的課題にもことごとく失敗する状態であり，涙を流すことがあったため，初期は簡単な漢字の模写や線画の模写を介助しながら行ったり，ジェスチャーと絵のマッチングを行ったりしながらのコミュニケーションの基盤作りで経過した．病前の職業が教師であり，知的レベル，社会的レベルが高かったことなどを考慮すると，アプローチは慎重にならざるを得なかった．

　発語に関連したアプローチと実用的なコミュニケーションに向けた働きかけがなされるようになったのは訓練開始4カ月（発症5.5カ月）後であった．以下はその時点で立てられた訓練目標，

および結果である．

目　標：

長期目標：家庭で生き生きとした豊かな生活を送ることができるように，できれば病前の趣味（囲碁）を生かした生活ができるようになること．

短期目標：簡単なコミュニケーション手段の確立を目指し，言語理解の促進を図る．具体的には，日常高頻度語の線画の聴覚的認知および線画と文字とのマッチングにおいて1/2～1/3選択が正確にできるようになること．表出面では，意図的な発声ができること，口型模倣などを手掛かりにそれらしく簡単な語を発することができること，単語の模写ができることを目指す．

訓練・治療仮説： 極めて重篤な失語でも，保たれている非言語的能力を最大限に活用することによって，日常の簡単なコミュニケーションが図れるような有効な手段を確保することが可能であるといわれる．言語に代わる代償的コミュニケーション手段として，ジェスチャー，描画，コミュニケーション・ノート（シンボル）などが挙げられるが，本症例は，絵，写真の選択もほとんど不可能であった．また描画も模写でそれらしい形を描くまで数カ月は待たねばならなかった．コミュニケーションノートも選択肢が増えると操作できないということで，適応の段階になかった．症例とのコミュニケーションは，表情，頷き，実物の指さし，習慣的に用いられているジェスチャーなどから，最終的に家族やスタッフが推測するという形にならざるを得なかった．

しかし，症例OKは場面への適応は良好であり，STのしぐさをよく見，指示通りにはできな

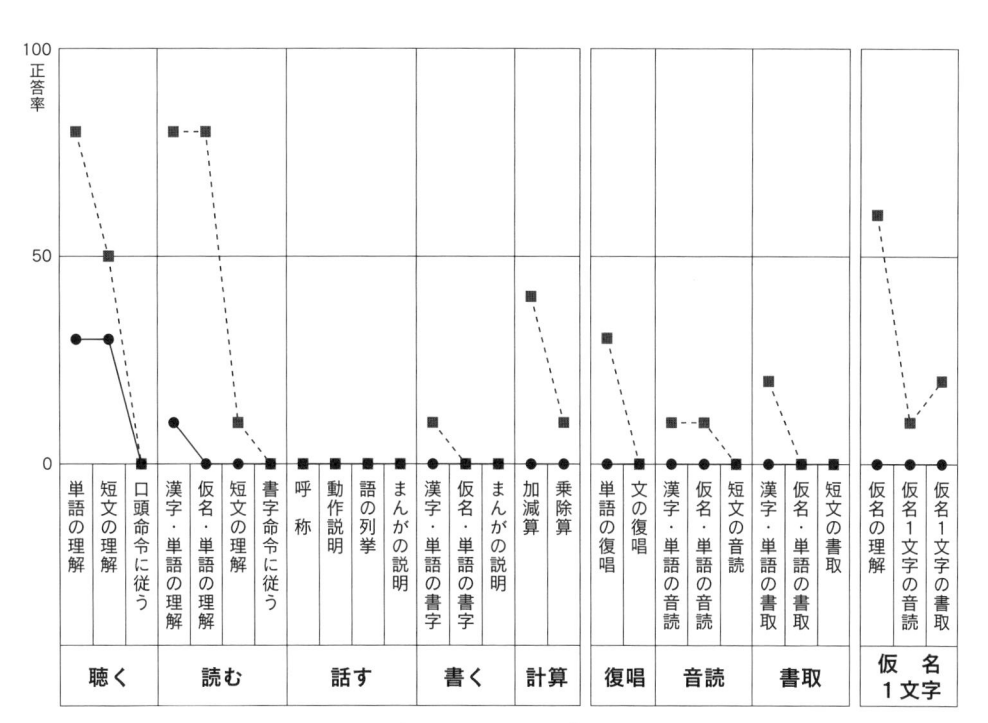

図1　症例OKのSLTAプロフィール

―●― 発症後4.5カ月　--■-- 発症後6年2カ月

くとも，基本的に協力的で，同じ課題にも熱心に取り組む態度があった．今後のコミュニケーション能力の拡大と，訓練意欲の開発・維持のために，基本的な単語の理解促進と，発語面への何らかのアプローチは可能と考えた．発語失行のための一般的な訓練プログラム（発声訓練・構音器官の運動訓練・構音の訓練など）はそのまま応用できないが，その中から基本的なものを選択・単純化することによって，スムーズな発声，挨拶語や系列語などの斉唱につながるのではないかと考えた．

材料・方法： 言語理解の促進に用いられた単語は2～3モーラの日常高頻度語50語で，絵カードとそれに対応する文字カード（漢字または仮名単語）を使用した．絵は『失語症の言語治療』（笹沼ら 1978）の付録絵を用いた．課題は聴覚刺激による1/2～1/3選択の指さしと絵と文字のマッチングを行った．刺激はSTが口頭で与えるだけではなく，同時に口型をはっきりと示すようにした．ランゲージパルも利用した．また，これらの単語は後の斉唱，音読，復唱，模写の訓練にも用いた．

発声訓練では，あくび，ため息のリラクゼーションや運動感覚を活用した音の引き伸ばし，ランゲージパルのカードを利用した発声の持続，断続の練習（例：「アー」や「アッ，アッ，アッ」などと書かれたカードを器械に通し，一緒に言う，または繰り返す練習），メロディ（童謡，唱歌の一部）を利用した発声などを行った．

構音器官の意図的運動の訓練は，失行も伴っているので，開口して「ア」（または「パ」）と言い，次に口を閉じて「ン」と言う，口唇を突き出して「ウ」，横に引いて「イ」と言うなど，目に見える模倣しやすい母音や両唇音を付随させながら行う手法をとった．いずれも対面でSTの口型や表情が捉えられるようにして行った．

発声の持続や構音がある程度可能となった時点で，その音からはじまる2～3モーラの単語（「愛」「青」「雨」「足」「頭」など），あるいは，偶発的によく出てくる音からはじまる2～3モーラの構音しやすい単語（「御飯」「バス」「桃」「パン」など）を構音点，構音様式，下顎の開閉などを考慮しながら試みるようにし，徐々にそれらしく言える単語を増やしていった．なお，構音練習の際は，必ず当該単語の絵と文字を同時または直後に提示するようにし，意味理解の促進を図った．

結　果： 訓練開始1年後は，歌のメロディを一緒に口ずさんだり，「イヌ」がそれらしい構音になったりということはあったが，訓練は遅々として進まなかった．2年後より声がよく出るようになった．STと一緒に構音する中で，はっきりとした歪みのないものも稀に見られるようになった．3年後，趣味の碁を打ったり，妻と一緒に近くの碁会所に通うようになった．言語面では，絵と文字と口型（いずれも必要）を見ながら，それらしく言える単語も少しずつ増加した．4年後，妻の名義で囲碁サロンを自ら開設．訓練においてもSTの口型や語頭音がcueとして機能するようになり，本人から積極的にそれらを求めるようになった．5年後，STと一緒に2語文を音読することもある程度できるようになった．以上のように同じパターンの練習を根気強く継続した結果，すべての言語モダリティで改善が認められた．発症後6年2カ月のSLTAを**図1**に示す．

聴く…単語・短文レベルの聴覚的理解がある程度可能になり，日常会話の理解が顕著に改善された．SLTAでは単語の理解は8/10，短文の理解は5/10，口頭命令は正答がなかったが，仮名1文字の聴覚的理解は6/10正答した．**話す**…日常の生活場面で「はい」「そうです」「よいしょ」「うるさい」などの有意語が観察されるようになった．SLTAでは単語の復唱と音読が若干可能であった．歌も楽しんでいる．**読む**…聴くに準ずる．絵と文字のマッチングが1/6選択でも8割可能となった．**書く**…自分の名前や日付が自発書字で可能となった．書き取りも漢字単語が若干可能である．筆順が安定してきて模写のスピードは格段に上がった．**計算**…繰り上がりのある1〜2桁の加算と1桁の減算が可能となった．

考　察：最重度失語症で，訓練の手掛かりを得るまで数ヵ月を要した症例に，伝統的な刺激法をベースに理解改善の訓練および構音および発語訓練を長期間継続した．その結果，理解面の改善のほか，口頭表出面では単語の斉唱や復唱，音読がある程度可能になり，モーラ数の少ない，構音の単純な2語文も口型や文字などを頼りにしながら斉唱または復唱が可能になった．依然として，日常のコミュニケーションの中で使いこなせる段階にはないが，立ち上がるときに自ら掛声を発したり，「うるさい！」と怒ったり，囲碁のお手合わせの最中に自分のミスに気づいて大きな声が出たりと，自分の音声を使ったコミュニケーションが観察されるようになった．「はっはっは」の笑い声が何よりスムーズに発せられるようになったのも驚きである．

　こういった変化にはもちろん病院で行われた訓練の成果もあろうが，①ペット（猫）との関わり（発症2年後より飼うようになった），②碁盤上のコミュニケーション，③囲碁仲間との関わり，④訪問看護師との関わり（一緒に歌を歌う）なども大きな役割を果たしたと考えられる．そして，長年支え続けてきた家族の功績も大きかったと思われる．

　以上，発症から6年以上経過し，現在も発語面において改善の見られている症例を紹介した．最重度失語症の自然回復はほとんど望めないと考えるのが一般的であり，また，自然回復しやすい言語面とそうでない言語面があり，最重度の失語の場合は表出面の予後が非常に厳しいといわれる中で，本症例の発語面の改善は注目に値するといえるだろう．

（細川　惠子）

文　献

笹沼澄子，他：失語症の言語治療．医学書院，1978．
竹内愛子，河内十郎・編著：脳卒中後のコミュニケーション障害．協同医書出版社，1995．

症例6-2

重度混合型失語例に対する
動作性課題を中心にした訓練

症　例：TI，女性．52歳．右利き．高校卒．主婦．
原因疾患・発症後経過月数：くも膜下出血で発症し，開頭クリッピング術施行．術後，脳梗塞．1年経過．
損傷部位：左前頭葉・側頭葉．
神経学的所見：右不全片麻痺．
全体的言語症状：SLTAプロフィール（図1）では，聴覚的理解は単語2/10で著明な低下を示した．一方，読みの理解は漢字単語6/10，仮名単語5/10，短文1/10で聴覚面より良好だが，全般的に理解面の成績は低かった．しかし，日常でのコミュニケーションは，検査成績に比べ状況判断や文脈理解が良好で，意思疎通が図りやすい．

　自発話はいくつかの常同語（残語）のみで，有意味な発話は認められない．常同語（「そーえー」「よくよく」など）に抑揚をつけたり，速度を変化させることでYES-NO反応になっている．表出される常同語の構音は明瞭で，その部分では音の置換や歪みはみられない．母音の口形模倣が困難で，試行錯誤や錯行為が観察された．呼称・復唱・音読・書字は重度に障害されており，SLTAの発話，書字は実施困難だった．ジェスチャーの使用はみられなかった．

失語タイプ・重症度：混合型失語，重度．
他の認知・行為面の特徴：前医から意欲低下や訓練拒否の報告があり，当院でもときどき検査や訓練を拒否することはみられたが，基本的な礼節は保たれていた．コミュニケーション態度や状況判断は良好．記憶，注意，行為，認知，知的機能については重度失語症のため精査困難だが，院内の生活に支障をきたすような問題は認められなかった．口腔顔面失行，構成障害が認められた．
訓練・治療対象とする症状の特徴：入院当初は，種々の検査を実施しながらYES-NOで答えられる方法での自由会話を中心に訓練を進めた．

　レーヴン色彩マトリックス検査では課題が難しくなるにつれ，注意散漫となり表情が硬くなっていくのがみられたので，検査を中止した．SLTAでも単語，短文の理解課題には応じても，課題の途中で一旦悩んでしまうと，そこから拒否してしまう傾向があった．書字課題は強い拒否を示した．

　訓練では絵と文字を線で結ぶ（3者択一）プリント1枚を課題として使用したが，これには抵抗なく取り組み，ときには2枚目を要求することもみられた．気分のよさそうなときにマッチングで使用した単語の写字を促してみたところ，これも抵抗なく取り組むことができた．そこでその後のマッチングの課題には，プリントにある文字単語（例：猫・家・靴下）の写字も加えた．

写字には誤りがあり，自己修正によって正答に至らないこともあった．

　機嫌がいいときはいつもより丁寧に慎重に写字を行っていたが，気分が優れないときは頭をおさえ軽いパニック状態になり，書字課題は拒否することもみられた．

　1カ月ほど同レベルの課題を行い正答率も増したところで，新しい課題（動作絵にあった動詞を名詞句に線で結ぶ）を加えて行うことにしたが，STが用意していたプリントを見せると急に顔をしかめ，表情が暗くなり，頭を抱えて苦しそうな態度を示し課題を拒否した．

　このように検査・訓練を進めるにあたり，難しい課題や新しい課題にはパニック状態や不安を表し，訓練の進行に影響を与えていた．

目　標：
　長期目標：日常コミュニケーション手段の確立．
　短期目標：（1）訓練課題に対する不安の軽減．
　　　　　　（2）非言語・言語の両様式を使用して，コミュニケーション手段を獲得するための訓練．

訓練・治療仮説： 言語訓練では同じような課題でもパターンが変わったり，レベルを上げたりすると拒否反応を示し，訓練，検査を中断せざるを得ない状況にあった．本症例は言語症状に比べて状況判断が良好なことから，まず言語を避け，動作性課題を用いて達成感を十分に感じることによって訓練パターンの変化，難易度の変化に慣れることにより，言語訓練につなげることがで

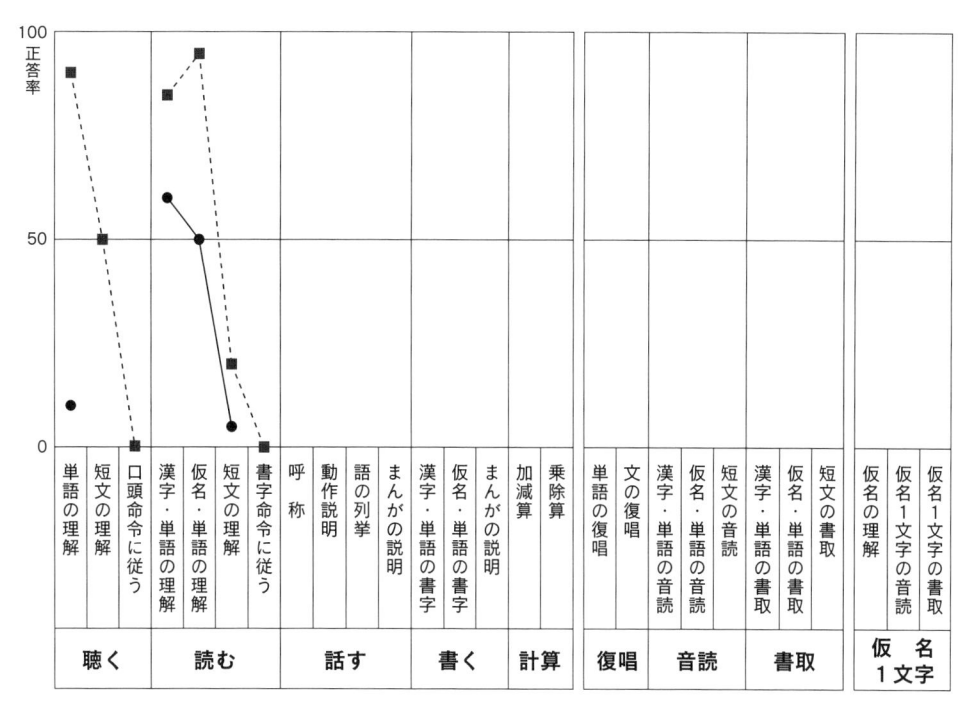

図1　症例TIのSLTAプロフィール

──●── 発症後1年　　---■--- 発症後2年9カ月

注：検査を拒否した項目についてはプロフィール上未記入とした．

きると予測した．

材料・方法：

(1) 訓練課題に対する不安を軽減するための材料として動作性課題を使用し，同じもの探し（図2），違うもの探し，間違い探し，迷路（公文式：図3），写し絵（公文式）などを行った．課題の実施は本人のペースに任せ，特に制限時間は設けなかった．時間はその都度フィードバックした．同じもの・違うもの探しでは，反応終了後どこが同じかとどこが違うのかをそれぞれを指摘し患者が納得した後，課題を進めた．

(2) コミュニケーション手段獲得のための訓練は，理解（聴覚的・視覚的）の改善を目的として単語レベルから行った．訓練では絵カードを使用し，3枚（3者択一）から最高6枚（6者択一）まで選択肢数を増やした．その呈示枚数は安定した高い正答率が得られたところで1枚ずつ増やしていった．短文レベルの訓練では動作絵を4枚（4者択一）呈示した．単語，短文レベルのいずれの課題もまず聴覚的理解を行い，次に視覚的理解を行った．訓練で使用した絵カードを用いて，ジェスチャーでのコミュニケーションも促した．

結　果：

(1) 動作性課題のパターンが前回のやり方と変化したときには，実施方法の理解に毎回説明を必要としたが，了解後は慎重に取り組んでいた．訓練の導入部として自由会話を行おうとしても，課題のプリントを指さして促すほど，課題の実施には積極的に取り組んだ．迷路課題で，課題が非常に複雑になり，何度も行き止まりにあたることがあっても根気よく最後まで課題を遂行した．時間を要していた動作性課題も，慣れるにしたがって短時間で行えるようになった．

(2) 動作性課題の実施時間の短縮により，残った時間でできる量の言語課題を呈示すると，スムーズに課題に取り組むことができ，絵カードを用いての理解課題対応が可能となった．また，訓練場面では呈示してある絵カードの1枚（例：蛇）を指さし，ジェスチャー（目を覆う動作をして「蛇はきらい」という意思を表す）を使用する場面もみられた．

考　察： 本症例は失語症が重度で，すべてのモダリティにおいて重度の制限がみられたが，状況判断は良好であった．

実施可能だった検査結果から，当初単語の聴覚的理解を難易度の変化をもたせて行う訓練計画を立てた．しかし訓練場面では課題を拒否する，パニック状態になるなど言語訓練を行うことによって不安感を生じさせているようであった．そのため訓練を言語性課題中心から動作性課題中心に変更した．

本症例にとって，複数種類の動作性課題を経験し，難しい課題でも時間をかけて問題解決できたことによる達成感は，言語性課題に対して感じていた不安感，拒否反応を軽減させることにつながったのではないかと考えられた．

動作性課題とあわせて行った言語訓練場面では課題の変化（例えば，単語レベルから短文レベルへの課題変化）を受け入れ，手紙を書くなど拒否していた書字に対しても積極的な姿勢を見せるまでになった．長い経過ではあるが発症後2年9ヵ月時（訓練開始1年9ヵ月時）のSLTA（図1）では，聴覚的理解・視覚的理解ともに単語・短文レベルに改善がみられた．

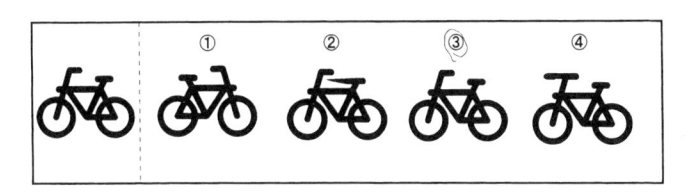

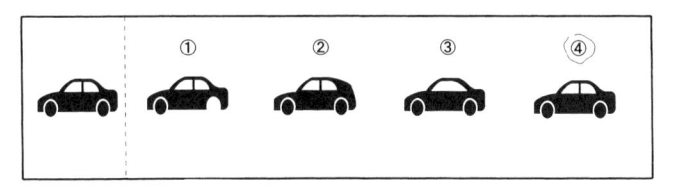

図2 同じもの探し
発症後1年3カ月

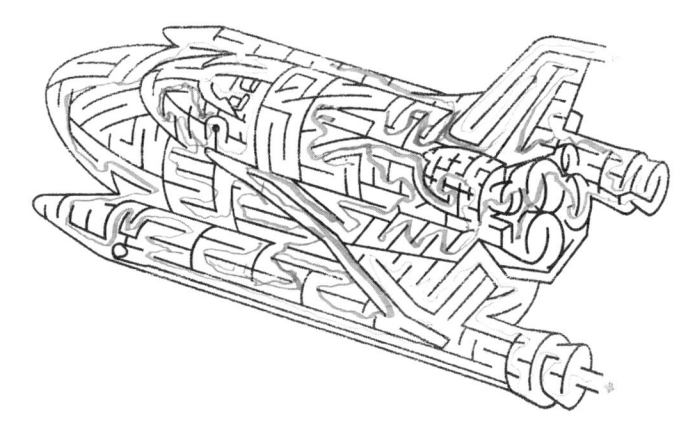

図3 迷路（公文式）
発症後2年3カ月（所要時間5分29秒．迷路を1頁からはじめて本日で75頁．介助なしでゴールまでいくこともある）．
（図版は公文 公・監：くもん式の新めいろあそび第3集．p.75, くもん出版, 1983. による）

（井口 ナホ，荻野 恵）

症例 6-3

最重度混合型失語例に対する
家族が参加した小グループ訓練

症　例：NT，男性，59歳，右利き，大学卒，会社員．
原因疾患と発症後経過月数：打撲性脳出血．発症後3年2カ月経過．
損傷部位：両側被殻出血．
神経学的所見：右片麻痺（屋内は4点杖歩行で要監視レベル，屋外移動は車椅子，ADLは全介助），右半盲，嚥下障害，発声発語器官の重度麻痺，挺舌困難．
全体的言語症状：SLTA（図1）で理解面は，**聴く**…単語の理解は3/10，短文は困難．**読む**…漢字単語の理解は8/10，仮名単語は4/10と聴覚理解に比べて良好，ただし右半盲のため反応に時間がかかる．**発話**は，呼称，復唱，音読ともに全く困難．自発語は「あー」「あーあー」など一部の母音のみ，他の母音は復唱も困難．**書字**困難．**計算**は加減1/10，乗除1/10の成績であった．
　日常会話では，状況判断が良好で冗長性のある短文の理解は比較的良かった．意志表示は首振りによるYes-No反応や注意を喚起するために机をたたくなど．自発書字は自分と妻の名前のみ可，住所は一部可，漢字の写字は画数の少ない単語で可能だった．
失語タイプ・重症度：混合型失語．最重度．
他の認知・行為面の特徴：口腔失行，肢節失行．
訓練・治療対象とする症状の特徴：個人訓練では絵カード（模写が容易なように単純化した簡単な線画）と文字カードを使用し，絵と文字の模写を宿題としていた．聴覚刺激から絵と文字を表出する訓練を行ったが，ヒントとして答のカードを一瞬見れば表出可能だったが，自力では困難で，発語に替わる手段としての実用性は得られなかった．ジェスチャー理解は良好，指で物のかたちを空中に描いて絵カードの内容を伝えることができたが，生活の中での表出はみられなかった．また訓練ではSTからの働きかけに対して，Yes-No反応や選択肢の中からポインティングして答えるというかたちがほとんどで，全般に受け身の態度で訓練意欲は低かった．
　自宅ではベッドで過ごして，日常生活で必要なものはベッドのまわりの手の届く範囲にあり，妻が意図を汲み取り用意するので，本人が自分から意思表示をしたり要求する機会は少なかった．
目　標：
　長期目標：コミュニケーション意欲の向上．
　短期目標：指さし，やりとり，ジェスチャーの理解と表出．
訓練・治療仮説：発語が困難である上に書字や描画・ジェスチャーが代替手段として獲得できない状態で，コミュニケーション意欲も低かった．そこで，伝達意欲及訓練意欲を上げるには重症度が類似した症例とのグループ訓練が望ましいと考え，応答の順番を待っている時間が少なく，集中していられる2人程度の訓練形態が最も適していると判断し，もう1人の患者を加えて個別

からグループへ変更した．また家族の参加が現状を理解し，コミュニケーションのやり方を学ぶということにも繋がると考え，妻に訓練に加わってもらった．そこで患者2名，妻2名の4名にSTを加えて小グループ訓練を実施した．

発話が困難な場合，指さしが意志伝達の重要な手段となる．そこで指さしを含むジェスチャーのやりとりを通して意志を伝達することを強化することにした．失行があるため簡単なジェスチャーから導入した．

訓練の進め方としては，まずSTが各々の妻も含めた4人の名前を呼ぶと同時に，名前を書いた短冊を提示し，出席をとった．呼ばれた人は手を上げ，残りの人は呼ばれた人を指さし，参加メンバーが確認し合うことから行い，やりとり訓練へと発展させていった．

指さしとやりとり訓練では，

①訓練室にあるもの（ドア，窓，電気，時計，カレンダー，机，椅子など）を一緒に指さす（模倣）練習からはじめ，

②2人の患者間のやりとりへとすすめた．AがBの前にある物品の中から欲しいものを選択し指さす，Bが指さされた物品を取りAに渡す．

③AがSTから渡された名詞絵カードを見てBの前にある物品の中から同じものを選択し指さす，Bは指さされた物品をAに渡す．

以上のように徐々に複雑なものへと移行した．選択肢は2〜3とした．さらに，妻とのやりと

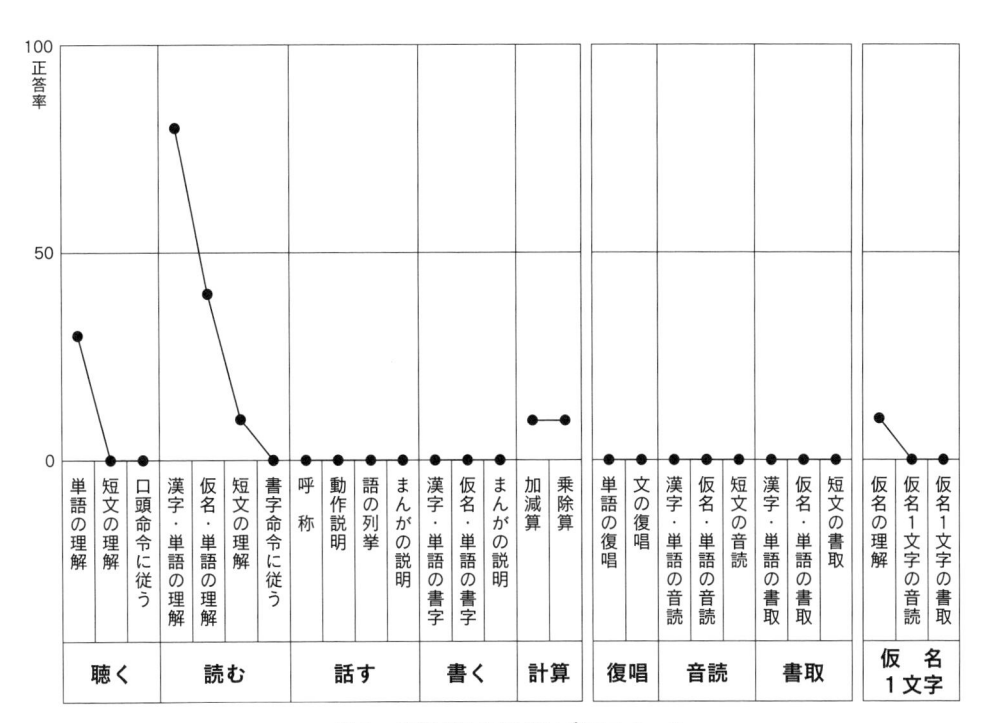

図1　症例NTのSLTAプロフィール

●──発症後2年1カ月

りを行うことが家庭でのやりとりにつながると考え，

①同室内の妻を「おーい」と呼び，絵カードを見て物品を指さし，妻に取ってもらう．

②部屋の外にいる妻を「おーい」と呼び，複数（4～5）の物品絵の中から欲しいものを選びポインティングし，室外から絵カードに対応する物品を持ってきてもらう．というプロセスを踏んで，妻とのやりとりの成立を図った．

次に，目の前にないものを要求できることを目標に，ジェスチャーの理解，模倣，表出訓練を行った．段階は次の通りである．

①STのジェスチャーを見て物品を選択する（例：STの飲むジェスチャーでコップを取る）．

②STのジェスチャーを見て動作絵カードを選択する．

③STのジェスチャーを模倣する．

④Aが動作絵カードを見てジェスチャー表現をし，Bが動作絵カードを選択する．

⑤Aが動作絵カードを見てジェスチャー表現をし，Bが対応する物品を選んで渡す．選択肢は4個．Aが直接指さすのを防ぐため，Aから見えないようにトレーにのせ，Bの膝の上に置いた．

材料・方法： 出席取りでは大きく名前を書いた短冊カードを使用，訓練室内の物品の指さしでも物品名の漢字単語を書いた短冊カードを使用した．

実物のやりとり訓練では，日常生活で度々必要とする物品，眼鏡，箸，櫛，歯ブラシ，鏡，鋏，ノート，鉛筆，消しゴム，その他と，それらの絵カードを使用した．

ジェスチャーの理解と表出訓練では，日常生活の中で必要かつ表現しやすく，実物と結びつけやすい「飲む」「食べる」「書く」「暑い」の4つの動作を選んだ．そしてそれらの動作と関連するコップ，スプーン，鉛筆，ハンカチ，などの物品と，その使用動作絵を使った．

結　果： NTは，指さしは当初腕を伸ばして親指と人さし指で丸をつくって行っていたが，練習の結果，人さし指を使って出来るようになった．また柱時計を指さして訓練終了時間を知らせたり，家では台所を指さして夕食の支度をはじめるように妻に指示するなど，物品自体を示すだけではなく物品に関連する意味を表現する為にも使用するようになった．

訓練開始前は問われたことに対してYes-No反応で答えることが主な表出であったが，指さしが伝達手段として使えるようになり，意思表示の場面が増えた．大きい声が出るようになり「あー」と呼んで妻が傍に来ると，欲しいものを指さすという手順が身についた．

「飲む」「食べる」「書く」「暑い」の動作は，1セッションの中で，理解，模倣，やりとりの順に練習した結果，ジェスチャーによるやりとりが成立するようになった．また確認や了解を相手のジェスチャーを真似ることで表すという行動が自然に出てきた．ただし，目の前にない物品を，ジェスチャーで表す行動は実用化しなかった．

グループ訓練でのやりとりを通して，表情が生き生きと豊かになり，コミュニケーション意欲が高まった．互いに会うと手を上げ，声を出して挨拶するようになった．相手が間違わずにできると感激して喜ぶ場面が見られた．本人も家族も訓練を楽しむことができ，訓練場面で笑いが増えた．さらに，グループ内で自然なやりとりが生じ，相手に確認したり相手の反応を見て楽しむ

などの相互作用が生まれた．また，部屋の外の妻を呼び品物を持ってきてもらうやりとり訓練では，誰が妻を呼ぶかを手を上げたり机をたたいたり指さすなどして互いに相談する様子が見られた．

考　察：妻の世話が行き届き，必要なものは常に用意されている受け身の状態にあったが，指さしを使って意志を伝えたり自ら選択するということを訓練の中で繰り返し行い，自分から要求してそれが相手に伝わる経験を積み重ねることで，コミュニケーションの意欲が高まり要求や意志をあらわすようになった．やりとりの楽しさを知り，訓練を楽しむと同時に，相手に刺激されたり相手への興味や働きかけも生まれた．

また，持ってきて欲しい物を物品絵の中から選ぶやりとりの機会を用意し，妻を加え意志を引き出す場面をロールプレイで行ったことにより，家族がそれを日常の中で応用することが可能となった．

指さしは伝達手段として日常生活で使われるようになったが，目の前にないものをジェスチャーで表すことは実用化しなかった．訓練では動作絵や相手のジェスチャーを手がかりに表出できるが，視覚的手がかりのない状況でジェスチャーを想起することは難しく，加えて自発的な表出が可能なほど動作と物品が結びつかなかったことなどが理由として考えられる．

この症例には，自分から表出することの出来ない重度失語症者との少人数のグループ訓練が，訓練意欲や伝達意欲を引き出す上で効果的であったと考える．さらに，家族が参加することで家族も一緒に楽しみ，訓練内容の般化を促す結果となった．

（中尾貴美子，中村 やす）

症例 6-4

全失語例に対する，覚醒レベルの
改善を目指した発症後早期からの訓練

症　例：KT，男性．64歳．右利き．定時制高校卒．建具と表具の職人．
原因疾患・発症後経過月数：左被殻出血．開頭血腫除去術後．発症後2週間経過．
損傷部位：左被殻から頭頂葉にかけての領域．
神経学的所見：右片麻痺．
全体的言語症状：発声もみられず，口頭・書字ともに言語的な表出は認められなかった．理解は口頭・書字ともに簡単な単語でも困難であった．本人の氏名や住所など，familiarity の高い情報も理解困難であった．
失語タイプ・重症度：全失語．
他の認知・行為面の特徴：覚醒レベルの低下が認められた．アイコンタクトがほとんど取れず，呼びかけに対しては，閉じていた眼を開けたり視線を動かしたりしてときどき反応するのみであった．レーヴン色彩マトリックス検査の施行を試みたが，図版を注視することができず施行不可であった．右空間に注意が向きにくい傾向があった．
訓練・治療対象とする症状の特徴：
①覚醒レベルの低下
　ST室に来室後，15分〜20分程度しか開眼状態を保てない．一度閉眼してしまうとその状態はしばらく続き，その間は大声で呼びかけても体を揺すっても反応がない．開眼しているときでも，終始体を動かし落ち着かない．
②聴覚的理解の障害
　「〜さんですか（氏名）」「〜市の方ですか（住所）」など，本人に関する質問を Yes-No で答えられる形で行っても反応がない．聴覚呈示での線画の 1/2 選択も反応なし．
③発語の障害
　発声もほとんどみられず，有意味な発語はない．
目　標：
　長期目標：家族の介助で家庭で生活すること．
　短期目標：①覚醒レベルの向上，②単語の聴覚的理解の改善，③挨拶語や簡単な単語の発語．
訓練・治療仮説：言語機能にアプローチするためには覚醒レベルの向上・安定が必要と考え，まずアプローチの焦点を覚醒レベルの向上におく．覚醒レベルが向上・安定してきたら，机上で行う課題を開始する．非言語的な課題から言語的な課題へ，より簡単な課題からより複雑な課題へ無理なく進んでいけば要素的な言語訓練にまで導けるのではないかと考え，言語的な課題にのれるようになったら，非言語的な課題を徐々にプログラムからはずしていき，要素的な言語訓練を

集中的に行う．

材料・方法：風船を用いて，STとの風船渡しや家族も交えての風船回しを行う．本人に頻繁に声がけをしながら行い，聴覚的・視覚的・触覚的な刺激を同時に与えることで，周囲の働きかけに対する反応を引き出して覚醒レベルの向上を目指す．本人の右空間から風船を渡すときにその位置を正面からより右側に徐々に広げていき，右空間に向ける注意の向上も目指す．また，実際に風船を"やり取りする"ことが，言葉を"やり取りする"コミュニケーション態度の改善に結びつくことを期待する．1つの風船でスムーズに行えるようになったら，風船を2つ同時に使用する．

覚醒レベルの向上に対するアプローチには，風船の他に歌も使用する．KTの肩や手を軽くたたいてリズムを取りながら，KTにとって親しみ深いと思われる歌（「ふるさと」や「荒城の月」など）をSTが大きな声で歌う．

机上で行う課題は，簡単な迷路や塗り絵からはじめる．迷路は，道をたどりながら鉛筆ではみ出さないように線を引かねばならず，注意の集中を要する．塗り絵を完成させるためには，毎回色を選び，その色ではみ出さないように塗らねばならず，これも注意の集中を要する．ともに非言語的な課題であるので，全失語のKTにとっては言語的な課題よりも簡単で取り組みやすいのではないかと考え，言語的な課題の導入に先んじてこれらの課題を導入する．迷路と塗り絵を比較すると，塗り絵は迷路にはない色の選択という過程が必要であるほか，塗りつぶすという作業

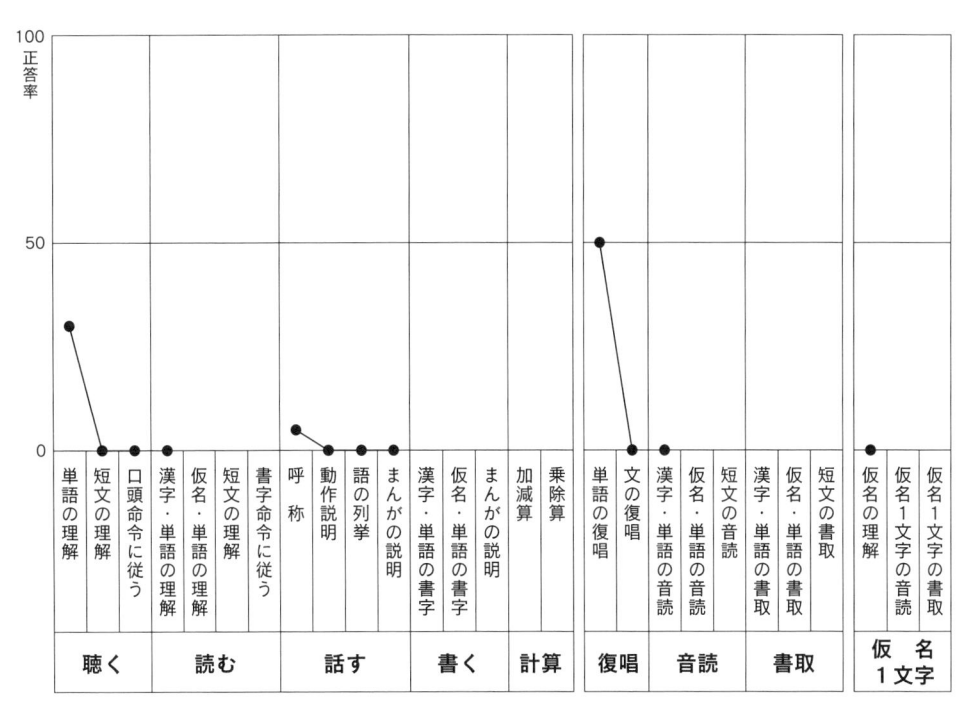

図1 症例KTのSLTAプロフィール

―●― 発症後4.5カ月

注：日頃の訓練の様子から本人の心理的負担を考慮し，
　　施行を中止した項目については未記入とした．

は線を何本も引くようなものであり，1本の線を引く迷路よりは難しい課題であると考えられる．したがって，先に迷路の課題を導入し，その後塗り絵の課題を導入することとした．塗り絵課題では，KTが絵の右側を塗り落としたときに指摘して訂正してもらうことで，右空間へ向ける注意の向上も目指す．

　非言語的な課題にのれるようになったら，本人・家族の氏名の模写やアナグラムなどの言語的な課題を訓練プログラムに導入していく．本人・家族の氏名を題材に選ぶ理由は，本人にとってfamiliarityが高いために課題に成功する可能性が高いことと，成功すればその嬉しさは本人のみならず家族の心理面にプラスの影響を与え，それがひいては全失語のKTが生活する環境をよりよいものにすると考えるからである．具体的な訓練の進め方は，まず氏名の模写については，本人の氏名をSTが漢字で書き，それを模写してもらう．困難な部分はSTが手をとって一緒に書く．本人の氏名が書けるようになったら，本人と妻の2人の氏名の模写を行う．それも可能になったら，4人の子供の名前も加える．6人の氏名の模写が漢字で可能になったら，氏名を仮名にしたり，最初の数画のみをSTが書いてあとは自発書字を促すなど，徐々に課題を難しいものにしていく．アナグラムは，本人・家族の氏名の文字を1枚に1文字ずつ書いてバラバラにしたカードを正しい順序に並べるという課題である．模写の課題と同様，はじめは本人の氏名のみからはじめ，徐々に数を増やしていく．

　言語的な課題をスムーズに行えるようになったら，迷路や塗り絵などの非言語的な課題を徐々にプログラムからはずしていき，要素的な言語訓練を中心に行う．要素的な言語訓練は，理解面では，聴覚呈示による簡単な単語の線画のpointingを行う．刺激法にのっとり，刺激は強力なものを適切に何度も呈示するよう心がける．表出面では，本人・家族の氏名と住所の書字のほかに挨拶語や簡単な単語の復唱を行う．訓練材料として挨拶語を用いる理由は，familiarityが高いことのほかに，挨拶は日常のコミュニケーションの中で重要な役割を担っており，挨拶語の発語は間接的であれ，QOLの向上につながると考えるからである．

結　果：訓練を開始して約1カ月後には覚醒レベルが向上・安定し，アイコンタクトが良好となった．訓練開始後約1.5カ月でレーヴン色彩マトリックス検査の施行が可能となり，結果は17/36であった．入院時評価と比較した退院時評価（訓練開始後約4カ月）では，単語の聴覚的理解が改善し，1/2選択の線画のpointingが7割程度，1/6選択でも3割程度可能となった（SLTA（図1）「単語の理解」3/10）．口頭言語のみによる意思表示は困難であるが，表情や視線で気持ちを表現することができるようになり，「おはようございます」や「こんにちは」などの挨拶語が自発的に発語可能な場面も出てきた．挨拶語以外の自発語はほとんどが「りつこさん」（長女の名前）「としおさん」（本人の名前）という残語だが，呼称に成功することもあり（SLTA「呼称」1/20），簡単な単語の復唱が可能なものもでてきた（SLTA「単語の復唱」5/10）．また，右空間にもより注意が向くようになった．

考　察：発症後2週間という比較的早い時期に訓練を開始したので，覚醒レベルの向上は自然治癒によるものである可能性は否定できない．自然治癒と訓練効果を分けて考えることは不可能であるが，開眼状態を保つことも困難であったKTが，約5カ月の入院期間で要素的な言語

訓練をこなせるようにまでなった要因の1つには，発症後の早い時期に，覚醒レベルの向上を目標としたアプローチを集中的に行った効果があるのではないかと考える．

　風船回しでは，聴覚・視覚・触覚の複数のモダリティの刺激を同時に与えた．全般的な脳機能の改善を目的として行った迷路や塗り絵では，机に向かって鉛筆を持つことや右空間の注意を向上させることなど，1つの課題の中での達成目標が複数あった．残存能力を伸ばすために，多種の刺激を呈示することで反応を少しでも引き出し，また，1つの課題から引き出せる反応に広がりがあるような課題の選択を心がけたのである．一方，非言語的な課題から言語的な課題へ，より簡単な課題からより複雑な課題へという原則を守り，無理のないスモールステップで課題の導入順序を系統的に並べた．このような課題の選択と導入順序が，言語機能の改善の鍵だったのではないだろうか．

（八鍬 央子）

文　献

竹内愛子，河内十郎・編著：脳卒中後のコミュニケーション障害．協同医書出版社，1995．
濱中淑彦・監修，波多野和夫，藤田郁代・編：失語症臨床ハンドブック．金剛出版，1999．

症例 6-5

「言語機能」・「実用的コミュニケーション能力」
"以前"に注目した全失語例の訓練

症　例：MN，男性．70代後半．右利き．大学卒．会社役員．
原因疾患・発症後経過月数：脳梗塞．発症後3カ月経過．
損傷部位：左中大脳動脈の広範な領域．明らかな脳室拡大・脳萎縮の所見はなし．
神経学的所見：重度右片麻痺，右半側の重度知覚障害，右半側無視の傾向あり．意識の覚醒レベルの低下なし．把握反射・吸啜反射なし．
全体的言語症状：**聴理解**は，実物の1/2選択課題で，課題には応じる態度を示したが，ポインティング動作自体は全く行わず，課題達成自体が不可能であった．Yes-No疑問文による日常的な質問も全く理解できず，単に軽く微笑むなどの情緒的応答のみであった．**発話**は，日常場面でも残語，偶発語は全くない．復唱・音読は全く不可能であった．興奮したときに発するうなり声，あいづちのときに軽く出す声などの情緒的な発声のみであった．系列語の斉唱も全くできず，歌の斉唱ではいくつかの音節のみ可能であった．**読解**は，漢字提示による実物の1/2選択課題も全く出来なかった．**書字**も自発書字，写字とも不可能であった．例えば自分の名前の写字でも，単に丸の形を何度か繰り返して書くのみであった．**病棟の日常生活での人とのやりとり**では，MN氏は自ら他者へ直接働きかけることは，声・動作でも全くみられなかった．PTでのROM訓練での痛みや尿便意の訴えも周囲の者へは直接表現できず，声をあげ興奮するという情動的な表出のみであった．つまり状況の中で自然に表出される，こうした声・顔の表情を受け手側が読み取るという形でのコミュニケーションが中心であった．
失語タイプ・重症度：全失語．
他の認知・行動面の特徴：観念失行，観念運動失行，口腔失行が疑われた．課題場面などの状況理解は悪く，一般的行為のレパートリーも極めて限られていた．しかし注意・集中力は，ST室での40分ほどの課題場面などにも応じることができ，基本的には問題ないと考えられた．ジェスチャーの模倣では無反応であり，手を取って教えた後でも模倣できなかった．ADLはほぼ全介助で，日常の生活行為のレパートリーは極めて限られ，食事動作が一部介助で可能なだけであった．なおMN氏の臨床像が前頭葉症状群，脳血管性痴呆などの症候からは説明できないと考えられる点については，中西と橋本（1987a）を参照されたい．
目　標：
　長期目標：担当スタッフ全体の方針として，家族の意向を確認し家庭復帰とした．
　短期目標：行動一般，および情緒的やりとり，非言語的・非記号的やりとりの活動を促進することとした．
訓練・治療仮説：当初は通常の聴理解や読解などの言語訓練も試みたが，継続困難であった．そ

の後に試行錯誤的ではあったが，言語症状の改善や情報伝達の能力ではなく，むしろ行動一般や情緒的，非言語的・非記号的やりとりという側面に注目して訓練をすすめるという方向に定まっていった．なお，ここでは言語，ジェスチャー，視覚的シンボルなどの表現の形式性が高いものを「記号的」といい，身体を直接使う（例：手渡す，受け取る，他者の肩を手で叩いて何かを知らせる，など）コミュニケーション行為を「非言語的・非記号的」とする．これらの行為の方が，意図的に行わせがちになる言語機能やジェスチャー，視覚的シンボルなどに注目した課題よりも，MN が比較的意図的にならずにすみ，それほど困難ではなく，MN 氏の変化を引き出せるのではないかと考えた．

材料・方法： 材料は以下に示したように，その都度，適宜使用した．治療方法・内容は，MN 氏の改善経過に応じて，以下の 5 つの内容に分けられた．個人訓練を 4〜5 回／週，グループ訓練を 1〜2 回／週のペースで行った．なお付添い者である妻に対しても，患者理解や患者とのよりスムーズなやりとりを目的に，訓練に同席させたり，患者の様子についての情報交換などを適宜行った．

　①習慣的行為・情緒的コミュニケーション行為期（入院後 0〜1 カ月）： この時期には，意図的なやりとり以前の情緒的コミュニケーションと目的的な行為自体の活性化が必要であると判断し，その目的が達成しやすい場面の設定が可能なグループ訓練を中心に行った．具体的には前頭葉損傷患者，重度失語症患者ら 4 人で，挨拶などのやりとり，"ジャンケン・手たたき" ゲーム，などを実施した．

　②応答的行為・応答的コミュニケーション行為期（入院後 2〜3 カ月）： MN 氏に施行可能と思われた課題を導入し，課題場面という現前する場面における状況理解，他者の意図理解を目指した．そして，その結果として，応答的な行為・コミュニケーション行為が出現し促進されることを目的とした．具体的には個人訓練では妻も参加させ，手渡し形式でのマッチング課題，グループ訓練ではカラーボールの受け渡しゲームなどを実施した．

　③能動的行為期 1（入院後 4〜6 カ月）： ②の時期と同様の目的で，個人訓練では主に分類課題（上位概念による）などを実施した．また行為レベルでの "次" の予測が必要な自発的な行為を促す課題として，グループ訓練で風船バレーを行った．

　④能動的行為期 2（入院後 7〜8 カ月）： ②，③において現前する場面の課題理解は比較的良好となってきたので，この段階では非現前的な場面の想起を必要とする課題を工夫し，状況理解の質的な拡大を目指した．入院生活でのいくつかの日常生活場面を分節的に想起・意識化せざるを得ないような課題を工夫し，MN 氏に非現前場面を想起させるのに利用可能な手段として写真を考えた．具体的には訓練場面や病棟場面などの場面に関係する，場所・人物・使用道具の写真（例えば PT 場面の場合なら，PT 訓練室，担当 PT，訓練器具であるターンバックル，の 3 枚の写真）をマッチングさせる課題を行った．また妻を指導して，実際に訓練室へ行く際にも患者自身に判断させ，車椅子の操作をさせるようにした．

　⑤能動的コミュニケーション行為期（入院後 9〜13 カ月）： この⑤では，実物や絵カードを用いたマッチング課題を実施した．さらに ADL に直接結びつくような形でのマッチング課題が

有効と考え，"syntagmatic matching"（湯飲みと急須，ホチキスとその針など，"連辞的関係"にある物品同士のマッチング）を実施した．当初は歯ブラシと歯磨きチューブ，湯飲みと急須という互いに独立した物品同士のマッチングが困難だったので，電気カミソリとそのケース，体温計とそのケースなど，物品とそのケースという関係に注目して，ケースに物品を入れる行為やそれらのマッチングを行った．そしてこれらがある程度可能となってから，あらためて湯飲みと急須，などのマッチング訓練を行った．

結　果： 入院期間は途中，右下肢の内転筋断裂や，腫れ・痛みなどの問題のため数カ月延長せざるを得ず，ほぼ1年に及んだが，歩行は室内介助歩行が下肢装具と4点杖にてなんとか可能となり，また基本的なADLは軽介助となった．言語治療の面では，①言語機能は変化せず，実用的な情報伝達能力といった点でも極めて限られた改善しかみられなかった．つまり言語的あるいは非言語的・記号的コミュニケーション行為は依然ほとんど不可能な状態のままだった．しかし，それらの"前段階"においては変化，改善が認められ，最終的には能動的なコミュニケーション行為の出現というレベルに至るまで改善した．具体的には，グループ訓練での風船バレーにおいて，自分が取った風船を隣りの患者へ，その目を見ながら渡そうとしたり，肩を叩いて受け取るよう促すなど，他者を明瞭に意識したコミュニケーション行為が認められたのである．②それにつれて，病棟での患者と妻とのコミュニケーションや生活もそれなりに，より落ち着いた感じとなってきた．③しかし，今後これ以上のレベル，即ち言語的あるいは非言語的・記号的コミュニケーション行為が実用域に達することは，それまでの訓練経過から不可能であると判断した．以上から入院での言語治療は終了とし，入院後ほぼ1年で自宅退院となった．

　なお退院時，**聴理解・読解**は実物の1/3選択課題でchance levelを超える反応が得られる場合がでてきたが，SLTAでは単語の聴理解，漢字単語の読解ともに正答なしであった（ポインティング動作自体は可能となったが）．**発話**は入院時とほとんど同じ状態であり，うなずくときなどの"声の表情"が豊かになった程度であった．またジェスチャー模倣や物品使用の課題も入院時とほとんど変わっておらず，課題場面における観念失行・観念運動失行的な症状も変わらなかっ

表1　改善経過

段階1：習慣的行為と情動的表出・情緒的コミュニケーション行為の段階
↓
＜現前場面の分節的理解，他者の意図理解＞
↓
段階2：応答的行為と応答的コミュニケーション行為の段階
↓
＜非現前の場面理解，自らの意図形成＞
↓
段階3：能動的行為の段階
↓
＜他者志向性＞
↓
段階4：能動的コミュニケーション行為の段階

た．

考　察：

(1) 改善経過の特徴

　MN氏の改善経過の特徴はつぎの3点にまとめられる．第1は，改善は一般的行為のレベルから，コミュニケーション行為のレベルまでにわたり，その質的な変化は4つの段階として示すことができるという点である（**表1**）．各段階は，括弧（＜＞）で示された契機を媒介として，次の段階へ移行したと考えられる．MN氏の段階的な変化は，直接他者の肩を触ったり，手を叩いたりという自分の上肢という"身体の直接的な使用"によるにせよ，自ら他者へ働きかけるという能動的なコミュニケーション行為の段階にまで至った．第2の特徴は，発症後1年経過しても言語機能自体の改善はほとんどなく，指さし・ジェスチャーなどの非言語的・記号的な伝達手段も全くみられず，また声を，呼びかけなど自発的に，他者へ向けて使うことが全くなかった点である．第3の特徴は質的改善が認められたとはいえ，各段階での行為のレパートリーの量は極めてわずかであったという点である．例えば能動的な行為といっても，先に述べたエピソード以外に2,3つけ加えられる程度であった．

(2) 全失語は「訓練対象になりにくい」ことはない

　「言語機能」・「実用的コミュニケーション能力」をほぼ喪失している全失語の場合，いわゆる復唱や呼称，単語の聴理解などの形式を中心とする訓練や，ジェスチャー・描画・視覚的シンボルなどの非言語的なコミュニケーション手段の訓練といった視点からみると，そうした訓練の適用にはなりにくく，どうしても否定的に捉えられてしまうことになる．しかしMN氏との経験から明らかになったのは，情報伝達を念頭におくような形式的・規範的なコミュニケーション（例：言語，ジェスチャーなど）ではなく，コミュニケーションにおける情緒的な面，あるいは身体を使うやりとり（例：風船バレーや，物品の受け取り・手渡し，など）や一般的な行為（例：移動行為や物品の使用など）に目を向ければ，全失語患者の場合でも十分訓練的に関わることができ，限りはあるものの，そこに一定の意義を認めることができるということであった．「言語機能」・「実用的コミュニケーション能力」"以前"に注目すれば，ことさら「全失語は訓練対象になりにくい」と言う必要はないといえる．

(3) "すでにしてしまっている"あるいは"しそうな"コミュニケーション

　また，このような非言語的・非記号的なコミュニケーション行動や行動一般に注目する方法は，「"すでにしてしまっている"コミュニケーションが出発点だ」という発想を思いつかせる．MN氏は入院時から，こちらからの問いかけに，正確にYes-Noで答えられず，pointing動作もできなかった．しかし，微笑みを返し，また何か品物を受け取ることは彼が"すでにしている"ことであった．これを他の全失語患者たちとグループ訓練の形でやってみよう，そうすればSTと1対1でやるより，"それほど意図的にならずに""より自然に""面白く"できるのではないか．こんな発想からジャンケン＝手たたきゲーム，カラーボールの受け渡しゲーム，風船バレーなどをやってみた．患者の失敗や理解の悪さは，個人訓練では患者，ST双方にとって緊張を生みやすいが，グループ訓練では，失敗も場を盛り上げる重要な契機となる．うまくいかない患者本人

も周囲も，それを大いに笑い合えるのである．このようなグループ訓練の雰囲気の中から，次第に"次にしそうな"新たなコミュニケーション行動が生まれるのである．風船バレーでMN氏は，最初は，たまたま自分のところに来た風船を受けるような態度を示すだけであった．しかし回を重ねるうちに，次第に打ち返すことをしはじめ，さらに自分が取った風船をとなりの患者へその目を見ながら渡そうとしたり，ついには肩を叩いて受け取るよう促すといった行為がみられたのである．

"すでにしてしまっている"あるいは"しそうな"コミュニケーションにおいて患者と関わることは，患者自身そして周囲の者，STを安心させ，次のやりとりが生まれやすく，つながってゆく．逆に，例えば絵カードを使ってなんとか言葉を思い出させようとする訓練では，"やがてできるはずのコミュニケーション"をひそかに期待しつつ（誰が？），患者は苦悩しSTも緊張し，次のやりとりへの展開が起こらず，呼称という場面のみが孤立してしまうことが多い．対照的である．

(中西 之信)

文 献

中西之信，橋本武樹：1全失語患者におけるコミュニケーション行為および一般的行為の改善経過．聴能言語学研究 4：1-7，1987a．

中西之信，橋本武樹：全失語の言語治療について．聴能言語学研究 4：71-76．1987b．

中西之信：重度失語の臨床論理をどう構成するか～"ジレンマ"から"折り合い"へ～．聴能言語学研究 8：177-184，1991．

症例 6-6

「コミュニケーションの感覚」に注目した全失語例の訓練

症　例：RN，男性．60代前半．右利き．高校卒．塗装業．

原因疾患・発症後経過月数：脳梗塞．発症後2カ月経過．なお4年前にも脳梗塞にて右片麻痺が出現したが，ほとんど後遺症なく軽快している．

損傷部位：左中大脳動脈の広範な領域，および左視床・尾状核頭，右内包に陳旧性の小さな病巣あり．

神経学的所見：右上下肢の重度麻痺．

全体的言語症状：**聴理解**は，SLTA（図1）で単語1/10とchance level以下であった．日常会話でのYes-No判断・応答もあいまいであった．**読解**は，SLTAで漢字単語1/10，仮名単語0/10と不可能であった．**発話**は，発話しようとすると，ほとんど「おいしい，おいしい」という再帰性発話になってしまう．その他でも「おー」「えーと」などに限られており，いわゆる意味ある言葉は全く認められなかった．復唱，音読も全く不可能であった．**書字**では，自発書字，書き取

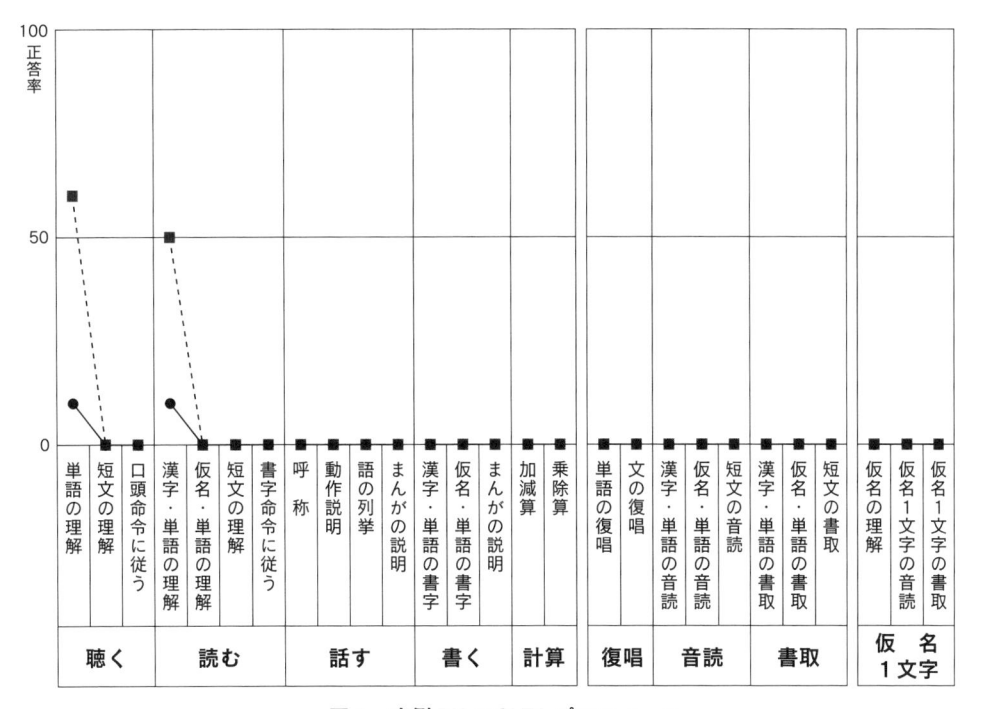

図1　症例RNのSLTAプロフィール

──●──発症時　--■--発症後2カ月

りとも全くできなかった．写字もごく簡単なもののみ可能な場合があるという程度であった．

身体の活動性は比較的活発で，日常場面ではわずかだが指さしの行動も認められた．しかし，**対人の場面**で何か意図的に言おうとすると「おいしい」になってしまい，それを克服しようと発話するとまた「おいしい，おいしい」となり，RN氏はこの再帰性発話から抜けられないのだった．彼は人に何かを伝えられずにいらいらするというより，自分自身の中だけで"空回り"し，とまどい困惑している状態であった．その結果，こちらからの問いかけにも応じられず，対話の相手と何かをコミュニケートしようという姿勢がますます希薄になり，また相手の方も対応にとまどってしまうのだった．以上より，RN氏の抱える問題点として，客観的に測定された重度の「言語機能」や「コミュニケーション能力」障害は確かにあるのだが，現時点ではそのことより，むしろRN氏が主観的に経験している違和感（感覚），つまり彼が自分の再帰性発話に困惑しているという事実の方が重要な問題点だと考えられた．

失語症タイプ・重症度：全失語．

他の認知・行動面の特徴：非言語面では，指さしの理解は保たれていた．指さしの表出は課題場面ではスムーズではないが，病室での生活場面では眼前のしびんを指さして，尿意を知らせる場合がある．ジェスチャーの理解は不良であり，表出は模倣でも不可能であった．その他，観念運動失行，観念失行，構成失行，口腔失行が疑われた．

目　標：

　長期目標：家庭復帰．

　短期目標：再帰性発話への固執が軽減すること．

訓練・治療仮説：当初，ST室や病室内でのマッチング・指さしの訓練を施行し，指さしの行動は拡大した．しかし依然として「おいしい」を繰り返してしまうことには変わりなく，周囲の人の話しかけを聞こうとする姿勢は不十分なままであった．そこで治療の方針を変更し，言語機能や実用的コミュニケーション能力の改善という"将来"の目標ではなく，このときのRN氏にまず必要なことは，彼にとり"現在進行形"である主観的な困惑という感覚を軽減させ，他者へ向かう姿勢を取り戻すことだと考えた．具体的には，RN氏の再帰性発話を直接意図的に抑えるような方法はとらずに，彼の意識を対話者の方へ向けることにより，自らの再帰性発話に自然と意識が向かなくなるような「対話場面」を設定した．そうした場面でのやりとりをRN氏が繰り返し経験することにより，知らず知らずのうちに他者へ向かう姿勢が優勢となる，そして結果的に彼の再帰性発話が減少し，それへのとらわれや困惑も軽減し他者とのコミュニケーションがよりスムーズになるであろう，との仮説をたてた．

材料・方法：材料は，以下に示すようなものを適宜使用した．治療内容・方法としては，RN氏ともう1人の全失語患者の2人による「デュオ訓練」と称する「対話場面」を設定した．彼ら2人が「主人公」で，ST2人が場を「演出」しながら，各々の妻とともに「共演者」，「黒子」あるいは「観客」としても参加する（計6名となる）というような方法を試みた．当のRN氏たちが発話でやりとりしないですみ，しかも意図的にならずに比較的自然に行えると考えられた行動を通して，やりとりの「パフォーマンス」を行うのである．例えば，RN氏たち2人で握手によ

る挨拶，物の受け取り・手渡しという行動，物を介してのやりとり（例：実際の徳利と猪口で酒を酌み交わすという場面設定）などを行う．STはそれらの行動の正誤や適切さにのみ注目し，その場を緊張させてしまうようなことを避け，やりとりしている最中に思わず笑い合う，夢中になってしまう，脱線して妻たちがいろいろな話をはじめてしまう，STも適当に冗談を言って笑わせるというように，場が醸し出すリラックスした雰囲気や情緒的なものを大切にした．例えば，徳利で相手の患者が持つ盃に酒をつぐという場面では，RN氏は観念失行のため徳利を持っても，相手が差し出す猪口へ注ぐまでがなかなかスムーズにいかない．これがもし失行の評価という場面であれば，患者は緊張し出来ないことに苛立ち，STは観念失行があると判断するだけで終わってしまうのが普通であろう．しかしこのときは全く違う状況が生まれた．つまり徳利で相手の猪口へ注ぐまでのRN氏のぎこちない独特の仕草に皆思わず笑い出し，どっと盛り上がったのである．RN氏はさらに今度は皆を笑わせようと，わざと自らおかしなふりをしてみせたりする．いわば彼は観念失行を演じたのである．これは，観念失行的な行為でも場面が異なれば，その意味や価値も全く変わることを示す格好の例といえよう．

結　果：このような対話場面での経験を積み重ねるうち，RN氏の様子は私たちが仮説した通りに変化していった．やりとりの最中に相手の目をきちっと見て，確認するような態度がみられはじめたのである．それとほぼ平行して「おいしい」という再帰性発話は自然に目立たなくなり，それにこだわることが少なくなってきた．挨拶がスムーズになり，相手に自ら握手を求めたり，またYes-No応答も正確さを増してきた．別のグループ訓練の際に遅れてきた患者に，空いている場所を指して教えるという行動もみられるようになった．日常の場面でも変化が認められた．身振り・指さしも多くなり，コミュニケーションのときの態度や表情は落ち着き，妻との関係もより"安定"したものとなってきた．なお退院時のSLTAでは，単語の聴理解と漢字単語の読解のみが50％程度正答できるようになった．他の項目では依然全く正答はなかった．また観念運動失行，観念失行，構成失行も若干だが改善した．

考　察：

①コミュニケーションの感覚に注目する－間主観的な感覚をもって主観的な感覚を制す－

　入院当初，RN氏は相手に内容が伝わらない，情報伝達できないことに苛立つのではなく，何か言おうとすると「おいしい，おいしい」という再帰性発話になってしまう自分に困惑している状態であった．そこでアプローチとして，客観的に示された「言語機能」や「コミュニケーション能力」の重度の障害には直接焦点を当てず，RN氏の意識を対話者の方へ向けることで，自分の再帰性発話へのこだわり（主観的違和感）が自然に軽減してゆくような方法を考えた．RN氏は全失語であり，言語機能や非言語的コミュニケーションの改善を目的とすると，それは先延ばしにされたままになってしまいやすい．それよりもRN氏が"今"一番ひっかかっている問題に目を向ければ，彼も，そしてSTも何か手ごたえを得ることができるのではないか．こう考えて，実際コミュニケーションしようとする際に，再帰性発話により生じる困惑という主観的な"感覚"に注目したのである．ここで，感覚という言葉を使う意図を説明しておきたい．臨床（やりとり）とは，患者－ST間で情報を伝達するだけではなく，その都度ある関係が生成する場である．こ

の関係するという事態では，患者もSTもそれを反省的に認識する以前に，いわば身心全体で感じてしまうところがある．この特徴に注目するために，"感覚"ということばを選んだのである．これは，例えば「＜体性感覚＞的統合」「共通感覚」（中村 1979）などの概念が意味するものに近いだろう．

さて，RN氏の主観的な違和感を軽減するにはどうしたらよいのか．そこで思いついたのが，"感覚は感覚をもって置換えればよい"という考え方であった．自分の中でのみ空回りしてしまう主観的な困惑（感覚）は，まず相手を意識せざるを得ないという"間主観的な感覚"によって置換えることができるのではないか．このような発想から，「対話場面」という設定を行ったのである．ここで，"間主観的な感覚"という言葉も少し説明しよう．私たちは独りでいるときには，自分だけで自由にいろいろなことを考えたり想像したりできる（主観的な感覚）．しかし，ひとたびそこに他者が現れると，そうはいかなくなる．他者も私と同様にいろいろなことを考えている人間なのだ，その他者を意識しながら私は振る舞い，考えなくてはならない．このとき生じているのが間主観的な感覚である．このように間主観的感覚は他人によって制御される感覚であり，同時に他人へ開かれた感覚でもある（竹田 1989）．

RN氏の場合，言葉によるコミュニケーションが，再帰性発話への困惑（主観的な感覚）にRN氏を閉じ込めてしまうという問題を引き起こす当の原因だと考えられるわけだから，言葉によるやりとりでは，彼の中に間主観的な感覚は生じにくいだろう．したがって，言葉を使わないですみ，しかもそのときのRN氏にとってやりやすい（してしまっている）コミュニケーションの形であれば，彼の中に間主観的な感覚の方が優勢になると考え，相手と握手したり，相手から物を受け取り，逆に相手へ物を手渡したり，相手と物を介してやりとりする，という方法を用いたのである．彼はこのようなやりとりの経験を通じて，他者とのやりとりにおける達成感や快感などを味わっているうちに，自然に自分の抱えていた主観的な違和感に徐々にとらわれなくなったと考えられる．間主観的な感覚が，主観的な感覚を制したといえよう．

この「感覚をみていく」という経験はとても新鮮なものであった．臨床の場において，STも感覚をもった当事者として患者の内的な感覚を感じとりながら患者と関わるという姿勢は，「言語機能」「コミュニケーション能力」という客観的に測定されるものによって，患者を捉えねばならないという態度を緩めるように作用する．話する，やりとりすることの快感のようなものを，失語症患者そして私たちSTはもっと味わってよいのではないだろうか．そして患者やST自身がコミュニケーションの際に抱く不快や緊張にも，STはもっと着目しなくてはならないと思う．こうしたことをRN氏との臨床によって経験したのである．

②拡大ジャクソニズム

RN氏の事例は，いわゆるジャクソニズム（意図性／自動性，陰性症状／陽性症状という視点（波多野ら 1989））について考えさせられるきっかけともなった．ジャクソニズムは一般に症状レベル（個体レベル）において語られることがほとんどだが，それを症状レベルに限定せずコミュニケーション行動のレベル（個体間レベル）にまで拡大して解釈すると，その考え方がより有効に生かせるのではないかと思われる．私はこれを"拡大ジャクソニズム"と呼んでいる（中西

1990).RN 氏の場合でいえば,「おいしい」という再帰性発話のみしか出ない状況,即ち自動性と意図性の乖離という状態を,症状レベル・個体レベルで考えずに,コミュニケーション行動レベル・個体間レベルに投げ込んでみるという,いわば視点を広げたアプローチが効を奏したといえよう.個体レベルでの自動性（再帰性発話）をめぐる問題が,他者をみる・他者にみられるという個体間レベルにおいて緩和していったのである.

(中西 之信)

文　献

波多野和夫,他：再帰性発話の回復過程について－ジャクソニズムの視点より－.神経心理学 5：171-178,1989.

石川裕子,中西之信：「対話場面」アプローチが有効であった重度ウェルニッケ失語の一例.聴能言語学研究 8：97,1991.

中村雄二郎：共通感覚論－知の組みかえのために－.岩波書店,pp.108-119,284-286,1979.

中西之信：言語行動は失語を超えるか(4)〜"拡大"ジャクソニズムの視点〜.日本聴能言語士協会会報 15：21-23,1990.

竹田青嗣：現象学入門.日本放送出版協会,pp.130-132,1989.

読みの改善のための働きかけ 7

概説：読字障害のメカニズムと読みの訓練

1. はじめに

　脳の器質的病変によって，読みの障害が生じることがある．読みだけに障害が生じることもあれば，書きの障害を伴うことや，音声言語の障害（聴く，話す）を同時に呈しているときもある．その様相は，漢字，平仮名，片仮名で同様であったり相違していたりする．STは，それらの症状に合わせて効果的な訓練方法を考案しなくてはならない．

　症状を把握するために各種の検査が施行されるが，一般的な包括的検査の一部分として行われることもあれば，より詳細に項目数を増やして検査されることもある．特定の理論に基づき或る症状を証明するために構成されている検査もある．検査の結果は分析され，障害のメカニズムが推測され，適切な訓練方法を考案する手掛かりとする．

　本章では，まず日本語を表記する文字である漢字，平仮名，片仮名の文字としての性質を述べる．文字の種類によって，音声言語との結びつき方や，視覚的なあるいは他の感覚による認識のされ方には相違がある．障害のメカニズムを解明するためには，読めたか読めなかったかだけでなく，どのように読み誤ったかの質的分析が重要であり，そのためには読みの障害の様相や程度が文字の種類によって異なって現れることを把握しておかねばならない．

　次に，読みの障害の分類方法として，神経学的分類と認知心理学的分類について説明する．それから，読みの障害の訓練方法についていくつか紹介する．分類方法の違いは視点の違いに基づいており，障害のメカニズムをどのように推定するか，ひいてはどのような訓練方法が適切と考えるか，の違いにつながっている．

　しかしながら，どのような分類方法を採用しようとも"同じタイプの症状を示す"とされたケースの1人ひとりの症状には，やはり細部において相違が残るものである．高次脳機能障害が個人の生活史を色濃く反映するものである以上，仮に全く同じ部位を損傷されたとしても，その呈する症状には相違があって当然であるといえよう．また，"読み"にかかわる読みの障害以前の要因として，学歴・職歴（書字・読字習慣），視力（読書用眼鏡の必要性や白内障・緑内障など

の眼科的疾病の有無を含めた検討），視野障害なども把握しておく必要がある．さらに，読みの訓練をすることがそのケースの日常生活をより活気のあるものにする上で，どのように役立つのかも検討しなくてはならない．ケースによっては，読みの訓練よりも優先すべき課題が存在するかもしれない．

このため，読みの訓練の立案に当たっては障害の本質的なメカニズムと個別の要因を合わせて考慮しなくてはならず，訓練方法の立案はオーダーメイドが原則である．本章で紹介されている症例に用いられている訓練方法も，読者の方々はそっくり真似をするのではなく，あくまでも参考にしてご自分のケースに役立てていただきたい．

2．文字の違いによる症状の相違

1）文字の種類

文字表記の特性を規定する要因として，母体である音声言語から切り取る単位の違いと，文字と音との対応関係にみられる規則性の度合いがある，とする笹沼（1995）は，文字を表音文字と表意文字に分けている．表音文字には，英語のアルファベットのように個々の文字が音素に対応する音素文字と，仮名文字のように音節，より正確にはモーラ（拍）に対応する音節文字がある．表意文字である漢字は，単語を表す表語文字，または形態素（意味をになう最小単位）に対応する形態素文字である（例：「人」，「形」…表語文字，「人形」を構成している"人"と"形"…形態素文字）．

文字を表記される内容によって分類する岩田（1996）は，話し言葉を正確に記録する文字体系を表語文字とし，表意文字という言葉はどの言語で読まれても概念が同一であるアラビア数字に使用している．表語文字の中に形態素文字と表音文字があり，漢字は表音的な機能も有るとして表意文字と呼ばず，形態素文字と呼んでいる．表音文字には，具体的な語音を表記する音節文

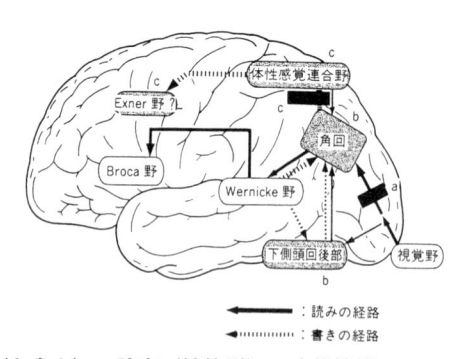

図1 読み（と書き）の障害（純粋型）の病態機構
a) 純粋失読は角回への視覚性入力を遮断する病変で生じる．
b) 失読失書は角回ないし下側頭回後部病変で生じる．
c) 純粋失書は角回から体性感覚連合野への出力系ないし体性感覚連合野自体，あるいは中前頭回後部病変で生じる．

（溝渕と河村 1997）

字と,抽象的な語音要素を表記するアルファベットがある.

　文字と音との対応関係にみられる規則性の度合いについて笹沼(Sasanuma 1986,笹沼 1987)は,仮名と漢字で著しく相違することを指摘している.仮名は,少数の例外を除いて文字と音節との間に1対1の対応関係が存在する,規則依存的な文字である.漢字では対応関係ないし規則依存性の度合いがきわめて低く,1個の漢字が前後の文脈により幾通りもの読まれ方をする.英語のアルファベットは中間に位置し,対応関係が比較的一貫している(または規則的な)「規則語」から規則に従わない「不規則語」または「例外語」まで存在する.

　文字は,種類によって形態の複雑さが異なる.表音文字である仮名やアルファベットは字数が少なく形態が単純であり,形態素文字である漢字は字数が多く形態が複雑である.また,同じ表音文字ではあるが平仮名と片仮名とでは文字を構成する線分の性質が異なる.平仮名では曲線が多く,1文字ずつの運動パターンが強固であるが,片仮名では直線が多く,「ス・マ・ヤ」のように交点がずれるだけで別の字になるほど構成行為が重要である.これら形態の相違は,後述する読みの障害が生じたときの代償手段としてのなぞり読みの効果に影響してくる可能性がある.

2) 漢字・仮名問題

　神経学的に症候と病巣との対応づけを試みるとき,音読の障害の程度が漢字と仮名とで異なることがしばしばみられる.多くのケース報告の積み重ねにより一般に受け入れられている読み(と書き)の障害の病態機構を**図1**(溝渕と河村 1997)に示す.下側頭回後部病変で漢字において仮名より強い読み(と書き)の障害が生じる.

　同様に,漢字と仮名における音読障害の現れ方の相違により,Iwata(1984)は音韻的な読みの過程にかかわる左角回と意味読みの過程にかかわる左側頭葉後下部の二重回路仮説を提唱していた.最近,健常者に対して $H_2^{15}O$ -PETスキャンを行った結果を踏まえ,音韻読みは左中後頭回(19野)が,意味読みは左側頭葉後下部(37野)が関与しているとし,新しい二重回路(**図2**,岩田 1999)を提唱している.

　笹沼(1995)は,脳損傷例が示す日本語の読み(音読と読解)に焦点をしぼり,その障害パ

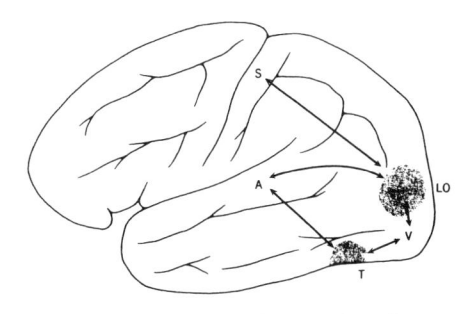

図2　健常者に行った賦活実験結果より読みの過程を説明する新しい二重回路
　　A:Wernicke領域,LO:左中後頭回,S:体性感覚野,
　　T:左側頭葉後下部,V:視覚領域.

(岩田 1999,岩田 2002)

ターンの解釈・説明に情報処理モデルを適用することを試み（**図3**），英語アルファベットにおける失読データとの比較結果について考察している．そして，単語の読みと1文字の読みとを区別し，新しい（知らない）仮名単語の読みには文字レベルの音韻変換回路（T回路）が不可欠だが，英語アルファベットの例外語（文字と音との対応が規則的でない語）の場合は語彙情報を用いる音韻回路（O→P回路）が不可欠であるとする．また，文字表記の熟知性（「げんご」「かめら」より，「言語」「カメラ」の方が熟知性が高い）が健常成人における読みの反応時間に影響していることから，熟知性の高い文字単語は単語としてのユニットを形成しており，情報処理回路が異なる可能性が示唆されると述べている．

認知心理学的な，健常者の機能を表すモデルのどこが損傷した場合に脳損傷例でみられる障害が生じるのかを研究する立場では，漢字と仮名は同一の機構で処理されていると仮定している（辰巳 2002）．例えば，内容語（名詞，形容詞，動詞など）と機能語（接続詞，助詞，助動詞など）の音読成績を比較し，漢字で書くことの多い内容語は仮名で書く機能語より心像性が高い（意味特徴が多い，冗長性に富む）から，成績の差は漢字と仮名の処理の違いではなく心像性の差を反映していると考えている．また，文字と読みの関係に規則性が低いといわれる漢字に対し，「一貫性」という観点から分析すると「一貫性」の低い読み方で構成された単語は高い場合より音読にかかる時間が長い，という規則性を認めている．そのほかにも，頻度（その単語を，その文字表記で目にする頻度．例えば「こくりつ」より「国立」の方が頻度が高い），親密度（その単語に対する馴染みの程度）が音読のしやすさに関係するとし，それら単語属性を統制した比較において違いが認められないと漢字と仮名の対立があるとは言えないとする．また，英語アルファベットの場合に認められる現象は漢字，仮名においてもある程度認められるのではないかと考え，実験的研究を行い各種のデータを比較している．

脳損傷者が呈する読みの障害を観察すれば，文字表記の特性の相違が症状の相違に結びついていることは，まぎれもない事実である．しかしながら，症状を文字の種類別に把握して病巣と対

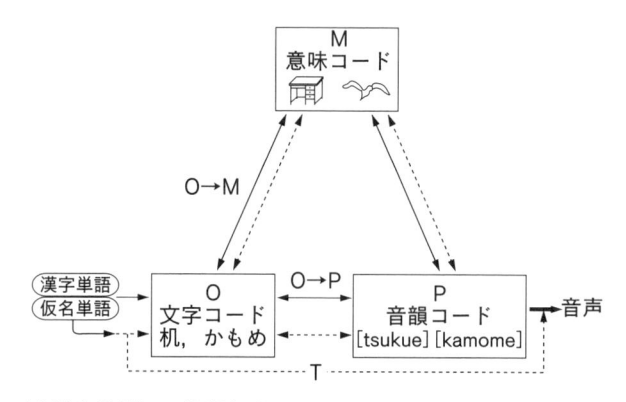

図3 単語の読み（音読と読解）の情報処理モデル
　　四角い"箱"は，脳内辞書を表す．漢字・仮名単語のいずれも，意味回路（O→M）と音韻回路（O→P）が活性化されて読解や音読が実現する．仮名文字の音読には文字レベルの音韻変換回路（T）が存在し，熟知性の低い単語や非単語もこの回路を用いて音読できる．

（笹沼 1995）

応させるか，各文字に共通する側面別に把握して病巣と対応させるか．あるいは，病巣ではなく情報処理過程における部分的な損傷と対応させるか，研究者によって視点が異なっている．視点の相違はそれを証明しようとする課題の相違に結びついているので，論文を読み比べるときには，結論の言葉だけでなく課題に用いた材料や方法もよくよく把握する必要がある．

3．読みの障害の分類

　読みの障害は，さまざまな観点から検討されている．神経学，神経心理学，認知心理学（認知神経心理学），という言葉がよく使われているが，字面を見ただけでは各々が何を意味しているのか分かりにくいかと思われる．そのよって立つ考え方を知ることは，「いかなる学際的交流においても，最も役立つのは他の領域の用語を理解することであろう」（Walsh 1983）と言われているように大切なことなので，まず方法論の相違について概略を述べる．その後で，神経学と認知心理学で分類されている個々の失読症状について項目をあらためて説明する．

　神経学：神経学的診察そのものは，患者の知覚，反射，運動，筋緊張度などを詳細かつ漏れなく記録することにある（Walsh 1983）．神経学的な分類は，症候群および症候と病巣の対応を重視する（溝渕と河村 1997）．

　神経心理学：神経心理学とは「高次精神活動を脳の構造との関連において研究する学問である（Hécaen）」（鳥居 1993）．人間に対する脳損傷者や正常者などを対象とする人間神経心理学と動物実験などによってこれを補足しようとする動物神経心理学とがある．隣接領域としては神経学，精神医学，神経生理学，神経解剖学などの医学系諸科学，さらに心理学，言語学，その他の人文科学系との関連をもつ学際的な学問である（大橋 1982）．

　認知心理学：認知心理学の一分野に，脳損傷例を対象とする認知神経心理学がある．認知心理学では心的活動を情報処理過程と考える（伊集院ら 2001）．認知心理学的分類では，読み書きの情報処理モデルに基づいた症候分析を重視する（溝渕と河村 1997）．

　ひとことで言うと，神経学は病巣を離れることなく症候を観察し，神経心理学は病巣を踏まえた上で不足する部分は推測によって補ってでもケースの治療に役立つ（と思われる）仮説を立て，認知心理学は病巣にこだわらず情報処理の観点から障害を理解したり治療に役立つ（と思われる）仮説を立てる，ということになろうか．

1）神経学的分類
（1）純粋失読

　純粋失読は書きがおおむね正常に保たれる一方，読みが障害され，自分が書いた字でも後から読むことができない．読みは一般に漢字・仮名いずれも障害される．書きは，ときに漢字の想起困難を伴う．責任病巣には古典型と非古典型の2種があり，いずれも視覚野から優位側角回への視覚性入力が途絶する点で共通する．古典型の病巣は優位側後頭葉＋脳梁膨大，非古典型の病巣は角回直下白質あるいは側脳室後角外側白質である（河村 1990）．体性感覚連合野と角回が無傷

で残されているので，なぞり書きをすることで読みが促通される．運動パターンが1文字ずつ強固である平仮名で，促通は顕著である．漢字でも，画数の少ない文字では促通がみられることがあり，病前に草書を書き慣れていたケースでは草書で促通効果が生じやすい．

(2) 失読失書

読みと書きの両者が障害される．責任病巣は優位側角回で（Dejerine 1891），文字を聴覚的記憶心像である音韻へ，また音韻を書字の運動覚心像へ変換することが障害された状態と考えられる（Geschwind 1965）．読みの障害は仮名の方で強く，書きの障害は漢字で強い（河村 1990）．純粋失読の場合のようにはなぞり読みが有効ではない．

日本人では，優位側下側頭回後部の病変で漢字に強い失読失書が生じる．これは，同部位に漢字の読み書きの際に参照される視覚記憶心像が貯蔵されているためと考えられている（岩田 1987）．左側頭葉下部の病変で呼称障害と漢字の失読失書を呈した症例の誤反応には，共通して意味性の誤りが多くみられている（山本ら 1994）．

最近，岩田（1999）は，先述のように音韻読みは左中後頭回（19野）が，意味読みは左側頭葉後下部（37野）が関与しているとし，"左角回病変によって失読が生ずるのは，この領域とWernicke 領域とを結ぶ白質線維路が破壊されるためである" という Kleist（1934）の説を支持している（岩田 2002）．

(3) 失語性失読

失語性失読は，一般に失語の重症度と比例し，話し言葉の障害像と質的に類似した障害を呈する（溝渕と河村 1997）といわれている．ブローカ失語では仮名の障害が強く，漢字の理解は比較的良好である．伝導性失語では，理解は良好だが音読では音韻性の錯読を呈する．ウェルニッケ失語では仮名より漢字の理解の方がやや良好で，文字理解の方が聴覚的理解より良好な例がある．語義失語では，理解は仮名・漢字いずれも障害されるが，仮名の音読は良好で，漢字では類音性錯読（例：真白→「しんぱく」）がみられる．

失語症状そのものが個人差の著しいものであるが，読みの障害が音声言語の障害を反映しただけのものか，純粋失読や失読失書のときにみられる読みの障害を合併したものかを明らかにする姿勢は，訓練方法を考える上で大切である．病巣が限局されている典型的なケースでの読みの障害を把握しておくと，病巣の広がりに応じて追加される症状をとらえることが容易になる．例えば，左上側頭回後部の梗塞性病変により典型的ウェルニッケ失語を呈した症例の読み誤り反応には，口頭言語における"音韻の選択障害"と同様の課題字と音韻が類似した誤りが多く認められている（倉持ら 1996）．

最近，失語症状をとらえるに当たって神経学的な分類ではあきたらず，言語機能訓練の立場から言語モダリティ（聞く，話す，読む，書く，などの様式）を情報処理過程としてとらえなおす失語分類が提唱されている（小嶋と佐野 2000）．その提唱されるモデルは認知心理学的なものより簡潔で，説明困難な症状に出会ったら修正を加えられるようなゆるやかなモデルである．神経学的な分類名をつけただけでは個々人に有効な訓練方法にたどり着かない以上，神経学を踏まえた上で情報処理的観点を追加する方法は有益なものと思われる．その考え方による音読および読

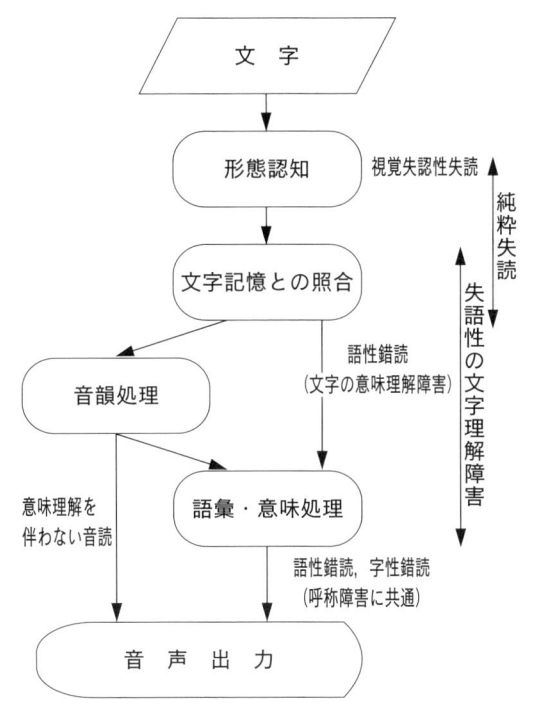

```
                    文 字
                      ↓
                   形態認知      視覚失認性失読
                      ↓                         ↑
                文字記憶との照合                  │純
                   ↙    ↘        語性錯読        │粋  失
                音韻処理   →   (文字の意味理解障害) │失  語
                    ↓      ↘                    │読  性
           意味理解を      語彙・意味処理          │    の
           伴わない音読        ↓                  │    文
                    ↘      語性錯読，字性錯読      │    字
                     ↘    (呼称障害に共通)        ↓    理
                      音 声 出 力                      解
                                                      障
                                                      害
```

図4 音読と読解の情報処理過程および障害された場合に生じる症状
音声出力の手前，音韻処理と語彙・意味処理までが，
読解の情報処理過程である．
(小嶋と佐野 2000)

解の情報処理過程と，それを障害された場合に生じるとされる症状を，**図4**に示す．

(4) その他の失読

注意障害，視空間認知障害に関連する失読として無視性失読，注意性失読が，その他の特殊な失読として半側失読，体性感覚性失読があげられている（毛束 2002）．

2) 認知心理学的分類

認知（神経）心理学は，症状と認知モデルの対応を重要視する．認知モデルには，機能局在を前提とするモジュール型モデルと，機能の局在を前提としない並列分散処理型モデル（コネクショニスト・モデルともいわれる）がある．いずれもモデルをコンピュータ上に作り，人間の読みの過程の再現を試みる，情報処理モデルである（伊集院ら 2001，辰巳 2002）．

モジュール型モデルであるDRCモデル（Dual Route Cascaded Model．**図5**）は二重経路モデルの代表的なものであり，語彙経路と非語彙経路の2つの経路からなる．モジュールとは"箱"のことで，特定の情報処理機能をもつ部品を表し，矢印の連絡路を介して情報は別のモジュールに伝えられる．このモデルでは頭の中にある「規則」や「辞書」が中心的な役割を果たすとされる．DRCモデルでは，視覚特徴ユニットで文字の視覚特徴を検出し，文字ユニットで文字を同定する．左側の語彙経路（文字ユニットの後から音韻システムの前まで．単語情報だけが処理さ

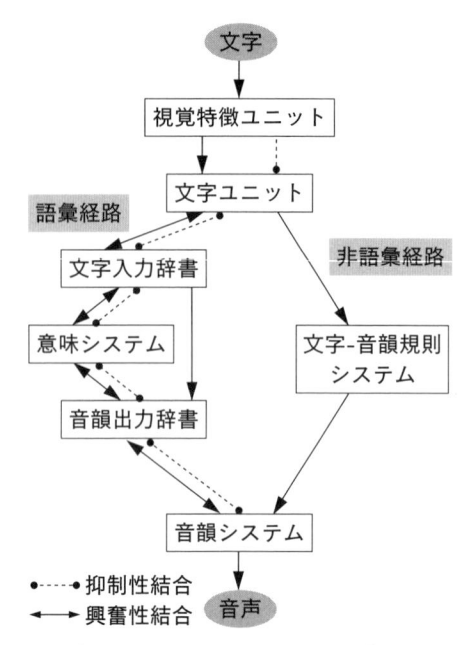

図5 DRC モデル（Dual Route Cascaded Model）
表層失読は語彙経路の障害で説明され，非語彙経路は保たれている．音韻性失読は綴りと読みの規則を扱う非語彙経路の障害により説明され，語彙経路は保たれている．深層失読は両方の経路に障害があると考えられ，同音疑似語を読みにくいのは見た目には非単語なため非語彙経路が使われるから，とされる．
 (Coltheart ら 1993, Coltheart ら 2001, 辰巳 2002)
(図版は，辰巳　格：ここまで来た認知神経心理学，宇野　彰，波多野和夫・編：高次神経機能障害の臨床はここまで変わった．医学書院，2002．による)

れる）の文字入力辞書では，入力された文字列に合致する単語があるとその情報が活性化し，音韻出力辞書に伝えられる．音韻出力辞書ではその単語の音韻情報が活性化し，音韻システムに出力される．音韻システムには発音を表す情報が保持される．意味システムは意味理解を司る．右側の非語彙経路（文字ユニットの後から音韻システムの前まで）は文字－音韻対応規則に従い，単語，非単語にかかわらず文字列を音韻に変換していく．対応関係が規則から外れていると間違った音韻が出力される．

　並列分散処理型モデルでは規則や辞書などは頭の中になく，「神経細胞」を真似た多数の処理ユニットで脳を模した人工的なニューラル・ネットワークをコンピュータ上に作る．ニューラル・ネットワークを使う研究者をコネクショニストと呼ぶ．コネクショニスト・アプローチであるトライアングル・モデル（**図6**，Seidenberg と McClelland 1989）は単一経路モデルとして代表的なものであり，単語を読むニューラル・ネットワークだが，非単語でも活性化される．文字表象，音韻表象，意味表象があり，それぞれは中間層ないし隠れ層を介して双方向に結ばれている．さらに文脈層が意味表象につながっている．文字表象とは，文字で書かれた単語や非単語を見たときに活性化される脳内での表象のことであり，音韻表象とは，単語や非単語を聞いたとき

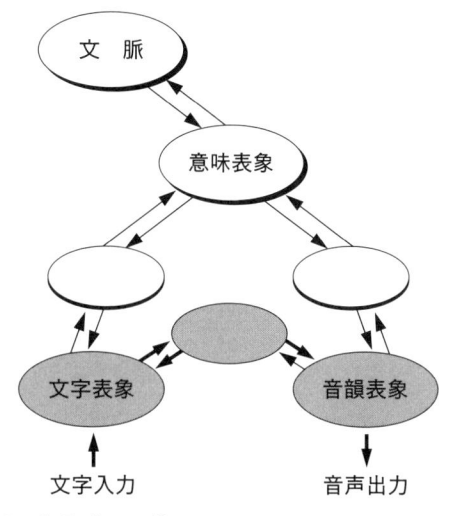

図6 トライアングル・モデル
注：彼らが実際に1989年に作ったのは，
図のアミ掛けの部分と太線の部分のみである．
(SeidenbergとMcClelland 1989, 辰巳 2002)
(図版は，辰巳　格：ここまで来た認知神経心理学，宇野　彰，波多野和夫・編：高次神経機能障害の臨床はここまで変わった．医学書院，2002．による)

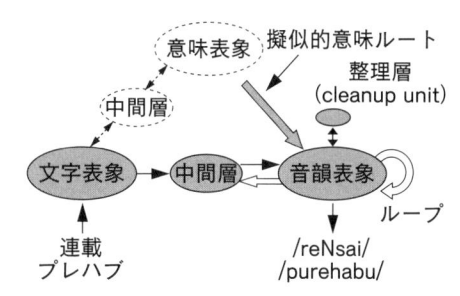

図7 漢字語と仮名語を読むネットワーク
伊集院ら（2000）は，図のアミ掛けの部分を用いた．
(辰巳 2002)
(図版は，辰巳　格：ここまで来た認知神経心理学，宇野　彰，波多野和夫・編：高次神経機能障害の臨床はここまで変わった．医学書院，2002．による)

に作られる表象のことである．**図6**の文字表象→意味表象に相当するネットワークを作ったHintonとShallice（1991）の実験では，文字から意味を正確に抽出できるように学習させた後，そのネットワークを部分的に壊すと，どこを壊しても深層失読がシミュレートされた．

伊集院ら（2000）は，トライアングル・モデルを改良した漢字語と仮名語を読むネットワーク（**図7**）で漢字2字からなる単語と通常片仮名で書く仮名語を正しく読めるように学習させた後，音韻表象についているループの一部と音韻表象から中間層に戻るルートの一部を破壊し音韻性失読症を，擬似的意味ルートを損傷させて仮名，漢字とも表層性失読の症状をシミュレートし

ている．

　機能局在を前提とするモジュール型モデルも，機能の局在を前提としない並列分散処理型モデルも，以下に記述する"失語に起因すると思われる失読"の症状を説明するために作られたモデルである．

(1) 表層失読 (surface alexia)

　仮名は単語・非単語とも読めるが，漢字単語の読みは困難である症状．しかし，Fushimiら (1999) は，一見漢字と仮名の対立にみえる症状は，文字と読みの関係における規則性ないし一貫性の程度の現れであり漢字と仮名の差異ではないとし，根拠として読みの一貫性の高い漢字単語（例：議題），漢字非単語（例：満送）は読むことができ，頻度の高い語は一貫性が低くても読めたことをあげている（"一貫性"とは，Fushimiらが漢字2語からなる単語の読みに関して導入した統計量で，語頭字・語尾字ともに読み方が一貫している漢字で構成される単語を一貫語という．例えば「議題」を構成する「議」「題」はそれぞれの位置（議…語頭，題…語尾）では「ぎ」「だい」としか読まない一貫語である．「歌手」を構成する「歌」「手」は，それぞれの位置で「うた」（歌声）および「て」（苦手）とも読むので，非一貫語である）．

(2) 音韻性失読 (phonological alexia)

　単語なら漢字語・仮名語とも読めるが，非単語は漢字・仮名ともにきわめて読みにくい症状．通常漢字で書かれる単語を仮名で書いた同音疑似語（例「あぶら」）は，その中間の成績である（"同音疑似語"とは，英語では"fox"に対する"phoks"のように，綴りを見ると非語だが音韻に変換されると単語（/foks/）になるものをいう．日本語の場合，「こくりつ」（国立），「あめりか」（アメリカ）のように，通常とは異なる種類の文字で書かれたものが同音疑似語にあたると考えられている）．

(3) 深層失読 (deep alexia)

　漢字語では意味性錯読が多く，仮名語と仮名の非単語はほとんど読めない症状．同音疑似語は，読むのが困難である．視覚的に類似した単語に読み誤る視覚的錯読も生じる．具象語より抽象語や機能語の方が誤りが多い．

4．訓練方法

　いくつかの観点の異なる方法を，以下に紹介する．また，訓練方法を直接的に報告したものではないが，純粋失読の回復過程を発現機序から考察した河村と溝渕 (1996) の回復機序に関する仮説は，訓練方法を立案する上で示唆に富むものである．

1) 運動覚利用

　KashiwagiとKashiwagi (1989) によれば，失書を伴わない失読の症例において，写字により運動覚促通をはかる方法は，仮名・漢字1文字の音読に効果的であった．後には，写字をしない読みにも改善が認められた．その時点において仮名音読は，右人さし指で正三角形を反復する動

きにより妨げられた．これは，症例が仮名を運動覚心像を経由して読んでいることを示している．運動覚心像の関与は，視覚心像の回復よりも音読の進歩に寄与しており，おそらく右半球の視覚野に到達した視覚刺激は保たれている神経線維を通じて，左半球の運動覚心像を想起させることができるようになったと思われる，と述べている．

Seki ら（1995）によれば，純粋失読例においてなぞり字や写字による運動覚を利用した読みの練習を行い，仮名・漢字1文字の音読・写字ともに改善した．タキストスコープによる読字の検査結果は，症例が運動覚によらない読字能力を持つことを示唆している．運動覚を利用した読字練習は視覚心像を利用した読字に改善をもたらした，と述べている．

2）キーワード法

伊澤ら（1999）によれば，失名辞失語と漢字の失読失書症状を認めた症例において漢字1文字の音読み（訓読みではない）の訓練を熟語をキーワードとした対連合学習で行い改善を認めた．形態処理から意味処理を経由して音韻処理にいたる情報処理過程が想定された．仮名1文字の音読障害と漢字の音読みの障害は，情報処理機構が同一ではない可能性が考えられる，と述べている．

3）意味利用

藤永（2002）によれば，当初軽度の呼称障害と漢字・仮名の読み書き障害を認めた症例が発症後11カ月経ち，純粋失読と考えられる状態になった時点で，漢字単語の音読訓練を意味ヒントを利用して行い改善を認めた．音読が可能になった後も，課題語から意味ヒントを想起することはほとんどできないままで，意味ヒントとの対連合学習で読めるようになったわけではない．改善のメカニズムとしては，文字入力辞書から意味システムへのアクセスが強化されるなどいくつかの可能性が考えられる，と述べている．

4）その他

吉野ら（1999）によれば，軽症の純粋失読症例に単語を全体として読むフラッシュカード訓練を行い，仮名2〜3文字語では音読時間の短縮がみられたが，4〜5文字語では非訓練語への般化が乏しく「文字数効果」（文字数の増加につれて反応時間が線形的に増加する現象）が存在した．それでも MOR（Multiple Oral Rereading）法導入後，文章レベルの音読・読解能力の改善が続いた．本症例では AVM 摘出が行われ，病前から右半球に読みに関する認知機能がある程度備わっていたと推測され，フラッシュカード訓練と MOR 法は左右角回を結ぶ経路の開発に効果をもたらしたと考えられる，と述べている．

文字数効果について，小久保ら（2000）は定型的な逐字読みを示す左利きの純粋失読例において検討している．単語をまとまりとして音読するには視覚領域と言語領域の効率的な連絡が重要であるとし，本症例では右半球視覚領域からの情報が脳梁膨大部以外の交連線維を通って左半球に伝達されている可能性と，1文字ずつの音読は右半球で処理されている可能性が考えられる

としている.

(長谷川啓子)

文　献

Coltheart M, et al : Models of reading aloud. : Dual route and parallel-distributed-processing approaches. Psychological Review 100 : 589-608, 1993.

Coltheart M, et al : DRC : a dual routecascaded model of visual word recognition and reading aloud. Psychological Review 108 : 204-256, 2001.

Dejerine J : Sur un cas de cécité verbale avec agraphie, suivi d'autopsie. C. R. Soc. Biol. 9, 3 : 197-201, 1891.

藤永直美：純粋失読症例における漢字単語の音読訓練－単語の情報処理モデルに基づいた訓練法(竹内愛子，他・編：シリーズ言語臨床事例集第5巻 失語症周辺領域のコミュニケーション障害)．学苑社，2002.

Fushimi T, et al : Consistency, frequency, and lexicality effects in naming Japanese kanji. Journal of Experimental Psychology : Human Perception and Performance 25 : 382-407, 1999.

Geschwind N : Disconnexion syndromes in animals and man. Brain 88 : 237-294, 585-644, 1965.

Hinton GE, Shallice T : Lesioning an attractor network : Investigations of acquired dyslexia. Psychological Review 98 : 74-95, 1991.

伊集院睦雄，他：漢字・仮名で書かれた単語・非語の音読に関するトライアングル・モデル(2)．失語症研究 20：127-135, 2000.

伊集院睦雄，他：並列分散処理モデルによる読みの障害へのアプローチ(日本聴能言語士協会講習会実行委員会・編集：アドバンスシリーズ／コミュニケーション障害の臨床5 失語症)．協同医書出版社，2001.

Iwata M : Kanji versus Kana. Neuropsychological correlates of the Japanese writing system. Trends in Neurosciences 7 : 290-293, 1984.

岩田　誠：脳とコミュニケーション(シリーズ＜脳の科学＞)．朝倉書店，1987.

岩田　誠：脳とことば－言語の神経機構(大村　裕，中川八郎・編：ブレインサイエンス・シリーズ21)．共立出版，1996.

岩田　誠：言語のシステム(酒田英夫，外山敬介・編：現代医学の基礎7 脳・神経の科学Ⅱ)．岩波書店，1999.

岩田　誠：読字と書字の神経機構．神経心理学 18：49-52, 2002.

伊澤幸洋，他：漢字の失読症状に対する訓練法－漢字一文字に対して熟語をキーワードとして用いる方法－．音声言語医学 40：217-226, 1999.

Kashiwagi T, Kashiwagi A : Recovery process of a Japanese alexic without agraphia. Aphasiology 3 : 75-91, 1989.

河村　満：純粋失読・純粋失書・失読失書の病態．神経心理学 6：16-24, 1990.

河村　満：失読(島薗安雄，保崎秀夫・編集主幹，鳥居方策・編集企画：精神科MOOK，No.29 神経心理学)．金原出版，1993.

河村　満，溝渕　淳：純粋失読の回復過程：発現機序からの考察．失語症研究 16：153-162, 1996.

河村　満：読み書き障害：大脳機能偏在・局在の要因についての考察．神経心理学 15：88-92, 1999.

毛束真知子：読み書きの障害(竹内愛子，他・編：シリーズ言語臨床事例集第5巻 失語症周辺領域のコミュニケーション障害)．学苑社，2002.

Kleist K : Gehirnpathologie. Barth, Leipzig, 1934.

小嶋知幸，佐野洋子：失語症の障害メカニズムと訓練法(加藤正弘・監修)．新興医学出版社，2000.

小嶋知幸：言語情報処理の考え方から失語症を捉えなおす－障害メカニズムと訓練法(宇野　彰，波多野和夫・編：高次神経機能障害の臨床はここまで変わった)．医学書院，2002．

小久保香江，他：日本語における逐字読みの発症メカニズムについて－純粋失読例における検討－．神経心理学 16：145-153，2000．

倉持裕子，他：Wernicke野病変による読字・書字障害の検討．失語症研究 16：188-196，1996．

溝渕　淳，河村　満：失読，失書．CLINICAL NEUROSCIENCE 15：745-749，1997．

大橋博司：神経心理学序説(島薗安雄，保崎秀夫・編集主幹，大橋博司・編集企画：精神科MOOK，No.1 失語・失行・失認)．金原出版，1982．

酒井邦嘉：言語の脳科学－脳はどのようにことばを生みだすか．中央公論新社，2002．

Sasanuma S : Universal and language-specific symptomatology and treatment of aphasia. Folia Phoniatrica 38：121-175, 1986.

笹沼澄子：脳損傷に起因する読みの障害－言語病理学の立場から(御領　謙：認知科学選書5 読むということ)．東京大学出版会，1987．

笹沼澄子：読みの過程の普遍性と言語特異性－失語症者の障害パターンから(大津由紀雄・編：認知心理学3 言語)．東京大学出版会，1995．

Seidenberg MS, McClelland JL : A distributed,developmental model of word recognition and naming. Psychological Review 96：523-568, 1989.

Seki K, et al : The Efficacy of Kinesthetic Reading Treatment for Pure Alexia. Neuropsychologia 33：595-609, 1995.

辰巳　格：ここまで来た認知神経心理学(宇野　彰・波多野和夫・編「高次神経機能障害の臨床はここまで変わった」)．医学書院，2002．

鳥居方策：神経心理学序論(島薗安雄・保崎秀夫・編集主幹，鳥居方策・編集企画：精神科MOOK，No.29 神経心理学)．金原出版，1993．

Walsh KW(椿　忠雄・監訳，相馬芳明・訳)：神経心理学－臨床的アプローチ．医学書院，1983．

山鳥　重：神経心理学入門．医学書院，1985．

山本弘美，他：呼称障害・漢字の失読失書を呈した単純ヘルペス脳炎．失語症研究 14：187-195，1994．

吉野眞理子，他：純粋失読のリハビリテーション：単語全体読み促進を目ざしたフラッシュカード訓練とMOR法による検討．失語症研究 19：136-145，1999．

症例 7-1

側頭葉後下部を含む損傷により
失読失書を呈した症例における漢字の読字訓練

症　例：HT，男性，61歳，右利き，大学卒，会社役員．

原因疾患・発症後経過月数：頭部外傷（階段からの転落による頭部打撲），5カ月経過．

損傷部位：左側頭葉後下部（図1）．その他に両側前頭葉白質に小病変．

神経学的所見：両上下肢とも筋力低下および深部・表在感覚の障害なし．右上同名性1/4盲．

全体的言語症状：訓練開始後2カ月時（発症7カ月後）のWABを図2に示した．**聴く**…複雑な継時的命令でも良好．**読む**…全体的には軽〜中度だが，漢字単語や漢字の構造（漢字の構成要素である偏や旁）の理解・表出課題で誤りが目立つ．**話す**…軽〜中度．視覚刺激である物品呼称は不良で，触っても正答に至ることは少ないが，語頭音ヒントで正答することがある．音声言語による質問に口頭で答える課題（文章完成，会話での応答）は良好．**復唱**…良好．5文節文が可能．**音読**…漢字部分を読めないことがある．仮名の読み誤りはほとんどみられない．**書く**…仮名を多用して，文レベルの書字が可能．系列で平仮名五十音を想起できる．**書取**…漢字単語の書き取りで誤りが目立つ．仮名の誤りはほとんどみられない．**計算**…答えを選択する方法だからか，加減乗除算のいずれも可能である．

失語タイプ・重症度：漢字に強い失読失書．中度（合併症状として，中度の呼称障害がみられる）．

他の認知・行為面の特徴：口頭指示によるジェスチャーは，左右手とも良好．描画は，形態は整っている．積木問題は良好．レーヴン色彩マトリックス検査28/36（図2）．

　口頭で指示された動物名を理解していながら，想起での描画は著しく障害されている．写生は良好（図3）．ぬり絵で苺のヘタを橙色にぬる等，色彩失認が疑われる．自宅近くで道に迷ったり，行き慣れていた職場近くの駅まで1人で行けない等，地誌的障害が疑われる．視覚性の即時・近時記憶と言語性の近時記憶に障害が認められる．

訓練・治療対象とする症状の特徴：本訓練法を開始するまでの14カ月間，本訓練法とは異なる方法による漢字の読字訓練，平仮名1文字のなぞり読み訓練，呼称訓練を実施した．ここでは読みに関する経過の概略を記す．

　漢字の読字：訓練開始後7カ月時（発症後12カ月）における小学校1・2年レベルの漢字1文字の音読は各々35/40，13/40正答，書き取りは38/40，22/40の成績で，訓練開始時に比べてある程度の改善はみられたが，依然として重度の障害が認められた．短文中で漢字単語の読みを練習すると比較的すみやかに読めるようになったが，短文の意味を手掛かりにしていると推測され漢字1文字での読字を大幅に改善させることはできなかった．

　平仮名1文字のなぞり読み：訓練開始時（発症後5カ月），平仮名1文字の音読は60/104（清

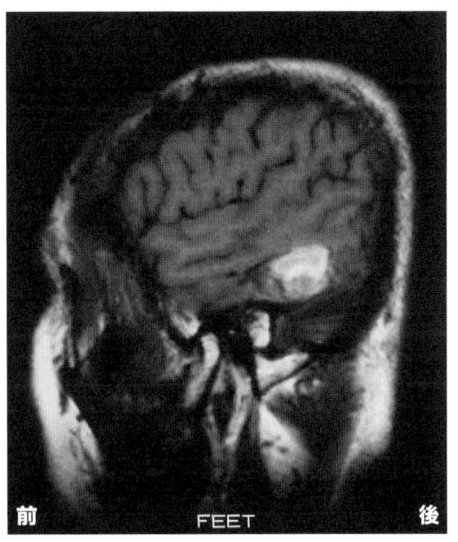

図1 症例HTのMRI（T₁強調画像，矢状断）
左側頭葉後下部に病変を認める．

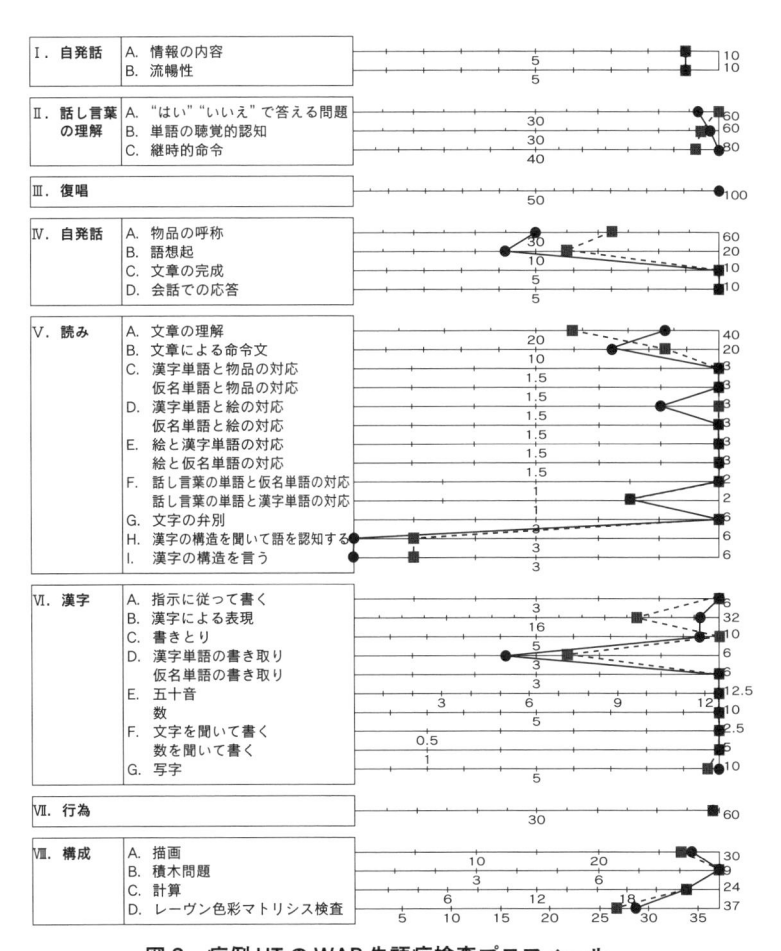

I. 自発話	A. 情報の内容		5	10
	B. 流暢性		5	10
II. 話し言葉の理解	A. "はい""いいえ"で答える問題			60
	B. 単語の聴覚的認知		30	60
	C. 継時的命令		30	80
			40	
III. 復唱			50	100
IV. 自発話	A. 物品の呼称		30	60
	B. 語想起		10	20
	C. 文章の完成		10	10
	D. 会話での応答		5	10
V. 読み	A. 文章の理解		20	40
	B. 文章による命令文		10	20
	C. 漢字単語と物品の対応		1.5	3
	仮名単語と物品の対応		1.5	3
	D. 漢字単語と絵の対応		1.5	3
	仮名単語と絵の対応		1.5	3
	E. 絵と漢字単語の対応		1.5	3
	絵と仮名単語の対応		1.5	3
	F. 話し言葉の単語と仮名単語の対応		1	2
	話し言葉の単語と漢字単語の対応		1	2
	G. 文字の弁別			6
	H. 漢字の構造を聞いて語を認知する		3	6
	I. 漢字の構造を言う		3	
VI. 漢字	A. 指示に従って書く		3	6
	B. 漢字による表現		16	32
	C. 書きとり		5	10
	D. 漢字単語の書き取り			6
	仮名単語の書き取り		3	6
	E. 五十音			12.5
	数	3	6 9 12	10
	F. 文字を聞いて書く			2.5
	数を聞いて書く	0.5		5
		1		
	G. 写字		5	10
VII. 行為			30	60
VIII. 構成	A. 描画	10	20	30
	B. 積木問題	3	6	9
	C. 計算	6 12	18	24
	D. レーヴン色彩マトリシス検査	5 10 15 20 25	30 35	37

図2 症例HTのWAB失語症検査プロフィール

——●—— 発症後7カ月　---■--- 発症後2年7カ月

症例7-1　側頭葉後下部を含む損傷により失読失書を呈した症例における漢字の読字訓練

音27/46）正答であった．その1週間後，清音1文字の音読は33/46，なぞり読みは37/46正答でなぞり読みの効果がわずかながら認められた．2カ月後（発症後7カ月）には平仮名1文字音読は90/104（清音45/46）に改善した．

　以上の経過を踏まえ，訓練開始11カ月後より本例に効果的な漢字読字の訓練法を検討した結果，次の2点が明らかになった．①"音声言語を利用し，すでに読めている漢字の構成要素を合成する聴覚刺激を復唱する"練習の方が，"運動覚を利用して漢字1文字をなぞり読みする"方法より容易に覚えられる．②読めない漢字の構成要素は，"運動覚を利用し，なぞった後で復唱する"練習の方が，"見て復唱する"だけの方法よりも読みやすくなる．これらの具体的な方法について以下に述べる．

【検討①：訓練開始後11カ月時．8日間，セッション数6．5日後にプローブ】

　材料：読めない漢字，7文字ずつ，A，B2グループ．Aグループの字（例：迷，名）は，読めた構成要素（偏・旁など）2個で構成されている（例：米/こめ/，辶/しんにゅう/，迷/？/（注：？は読めないことを示す））．Bグループの字（例：訪，科）は，読めない構成要素（偏・旁など）2個で構成されている（例：言/？/，方/？/，訪/？/）．いずれも小学校1～6年で習う，5～12画の漢字．

　方法：Aグループは，漢字1文字（例：迷）を見ながら，構成要素を合成する聴覚刺激（例：コメとシンニュウでマヨウ）の復唱を3回ずつ7文字分繰り返した後に1人で音読する（例：/まよう/）課題を，1回のセッションに5度繰り返した．Bグループは，漢字（例：訪）を1度なぞってから読み方の聴覚刺激（例：おとずれる）を復唱することを3回ずつ7文字分繰り返した後に1人で音読する（例：/おとずれる/）課題を，同様に繰り返した．

　結果：毎回，読字訓練前にA，B両グループの音読成績を調べた結果（図4），Aグループの方が，改善が速やかであった．

【検討②：訓練開始後1年1カ月時．16日間，セッション数10】

　材料：読めない構成要素16個（Cグループ8個，例：衤，冂．Dグループ8個，例：殳，尸）．

　方法：Cグループは，構成要素（例：衤）を1度なぞった後で，読み方の聴覚刺激（例：しめすへん）を復唱することを3回ずつ8個分繰り返した後に，3回なぞってから読む課題を，1回のセッションに5度繰り返した．Dグループは，構成要素（例：殳）をなぞることなく読み方の聴覚刺激（例：るまた）を復唱することを3回ずつ8個分繰り返した後になぞることなく読む課題を，同様に繰り返した．

　結果：毎回，読みの訓練前にC，D両グループの音読成績を調べた結果（図5），わずかながらCグループの方にのみ改善が認められた．

　以上の結果に基づいて，訓練開始後1年2カ月時，構成要素（要素に分けられない漢字は1文字全体）のなぞり読みを利用した本訓練法を開始した．

目　標（訓練開始後1年2カ月時）：

　長期目標：①新聞の短い記事の大意がおおむね理解できるぐらいの漢字読字力を身につける．

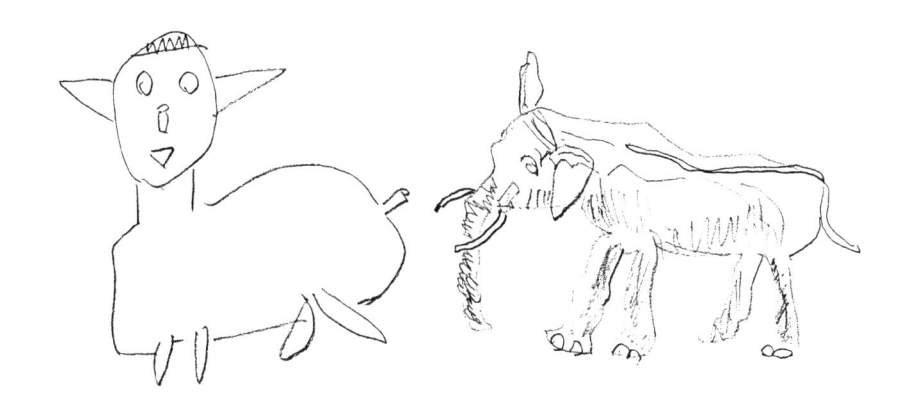

図3　象の想起描画（左）と写生（右）

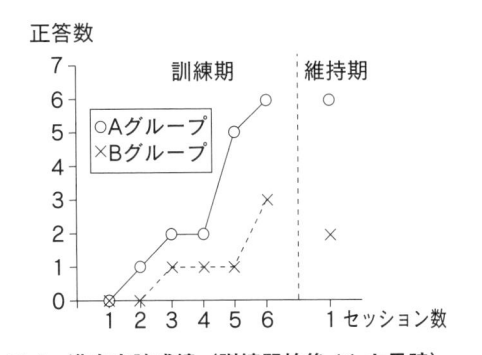

図4　漢字音読成績（訓練開始後11カ月時）
Aグループ：すでに読めている構成要素を合成する聴覚刺激の復唱で練習した．
Bグループ：漢字を1度なぞってから読み方の聴覚刺激の復唱をして練習した．

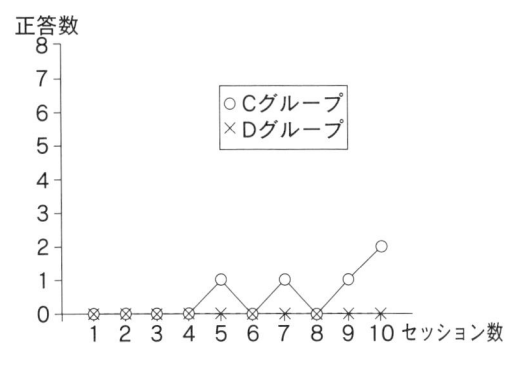

図5　構成要素の音読成績（訓練開始後1年1カ月時）
Cグループ：1度なぞってから復唱する練習をした．
Dグループ：復唱のみで練習をした．
Cグループにのみ改善がみられた．

②納得のいく水準に達するまで，ライフワークとして漢字の読字練習を続けられるように，自力で教材カードを作れるようになる．

　短期目標：①偏・旁など漢字の構成要素をなぞり読みして正確に言えるようになる．②その漢字の構成要素をなぞり読みしたら，「○○と△△で××・□□」と，漢字1文字の訓読み・音読みが正確に想起できるようになる．

訓練・治療仮説： 当初，短文中で漢字単語の読みを練習したが，他の文中・熟語中で使われたときには読み誤ることが懸念され，漢字1文字での正確な読字ができるようになる訓練方法の考案が必要と考えられた．症例HTは，音声言語機能も言語性の即時記憶も保たれており，既知の構成要素とそれで構成されている漢字の読みとを結びつけることは良好であった（検討①結果）．漢字の構成要素に関する知識は個人差が大きいが，症例は病前かなり詳しかったというので，訓練に取り入れられると考えた．また，平仮名1文字のなぞり読みや検討②時の構成要素のなぞり

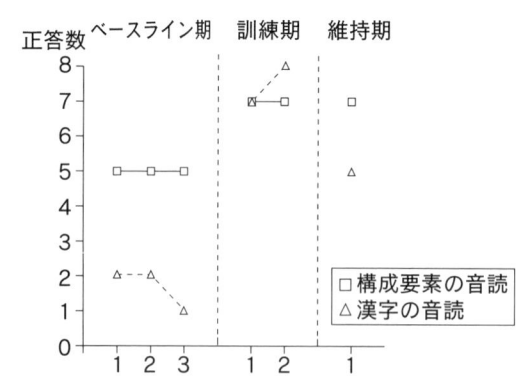

図6 構成要素と漢字の音読成績（訓練開始後3年11カ月時）
「口」を構成要素に含む8文字について．

読みは安定しており，運動覚を利用することが可能と推測された．

材料・方法：

　漢字カード：表側中央に約4cm四方の漢字1文字を，裏側に分解された漢字の構成要素とその振り仮名，および訓読み・音読み各1つずつの平仮名表記を記したA6判の大きさのカード（例：カード表に「歌」の漢字，裏に「か（可）と，か（可）と，あくび（欠）で，"うた，か"」と書く）．使用した漢字は，当初は小学校1年レベル，それから2年レベル．その後は漢和辞典から部首ごとに抜き出した教育漢字．一度に使用した枚数は当初は5～9枚，その後は7～13枚．

　漢字読字練習の方法：漢字カード1枚ずつで以下の手順を踏み，1組分終えたら順序を組み換えて反復練習する．手順は，表の漢字を黙ってなぞる→裏返して，平仮名で書かれた構成要素と漢字の読み方をなぞり読みする→表に戻し漢字をなぞりながらその部分の構成要素を言い，なぞり終えたところで訓読み・音読みを想起して言うことを，3回繰り返す（構成要素に分けられない漢字は，平仮名と同様，1文字全体のなぞり読み練習になる）．

　結　果：訓練期間は長期にわたったが，その間に訓練効果を確認する作業を2度行った．構成要素に分けがたいため1文字全体のなぞり読み練習を行った9文字（風，毛，牛，羽，馬，工，才，万，方，いずれも小学校2年レベル）の音読成績（本訓練法開始後11カ月時）は，1週間の家庭学習で9/9字正答になるが1カ月ほど間が開くと低下し，本当に覚えてしまうには反復が必要であった．構成要素による漢字の読字訓練（例：「兄」クチとヒトアシでアニ・ケイ）を行った「口」を構成要素に含む8文字（員，器，鳴，唱，味，品，兄，吸）の音読成績を図6に示す（本訓練法開始後2年9カ月時）．反応の前半部分を構成要素の，後半部分を漢字の音読として採点した．練習をはじめてから2週間ごとに調べた音読成績は，いずれも向上している．6週間後（維持期），漢字の音読成績はやや低下したが，構成要素の音読成績は維持できている．

　考　察：平仮名と同様に運動パターンのまとまりが強いと推測される漢字の構成要素（分けられない漢字では1文字）のなぞり読みを練習すると，病前から知っていたのを思い出した可能性が高いが，音読できるようになった．運動覚心像を利用する訓練方法は，漢字においても効果が認

められることが判明した．

　しかし，漢字にはいくつかの構成要素が組み合わされている文字が多数ある．複数の構成要素で構成されている漢字のなぞり読み練習は，既知の構成要素を音声言語的に合成して覚える方法と比べて困難であった（**図4**）．構成要素が複数になると，運動覚心像を手掛かりに漢字1文字のなぞり読みをすることは難しくなると推測された．そのような漢字のときは，まず構成要素に分解して音声言語と結びつけ，それを音声言語的に合成する方法で効果が得られることが判明した．それでも運動覚心像を手掛かりにしやすい構成要素の音読成績のほうが，漢字の音読成績よりも維持されやすく，下側頭回後部病変による失読失書の読字訓練には保たれている運動覚心像を最大限活用する方法が適していると推測された．

　訓練開始後8年近く経った時点で，ほとんどの教育漢字のカードを作り終えた．訓練が長期に渡った理由として以下の3点が挙げられる．①カードを作成する一連の作業時に写し間違いが稀ではあるがなくならず，"自力で教材カードを作れるように"ならなかった．視覚性の即時記憶の障害があるものの，左手を漢字のところに置き，右手で書いた文字と一致していることを確認しつつ進める方法を守れば誤ることはないのだが，言語性の即時記憶が良好なため"正しく読めるつもりで音読"して"正しく書けるつもりで書字"する経路を使いがちで誤りが生じると推測された．②訓練開始後2年2カ月時（発症後2年7カ月）のWABでは，漢字の構造（＝構成要素）の理解と表出に少し改善が認められている．そのころには新聞を見ておおむね内容を理解できるようであった．しかし，明確に読めるようになりたい，本も読みたいという希望が強かった．③運動覚を利用する迂回路を使うことに馴染めないのか，漢字カードの表裏ともに先に音読してからなぞる傾向があった．平仮名といえどもなぞり読みしないと稀に誤るときがあるのだが，誤読したことに自ら気がつく前に誤ったセリフを何度も言って漢字をなぞってしまい，誤りが固定しかかることもあった．本人は練習方法を守ることの必要性は納得しているのだが，いつの間にか自己流になりがちであった．このため，頻度を減らしながらも訓練を継続し，家庭学習が適切に行われるように配慮する必要性が持続した．

（長谷川啓子）

症例7-2

純粋失読例への視覚系全般を対象とした基礎訓練

症　例：CY，男性．54歳．右利き．大学卒．会社役員．
原因疾患・発症後経過月数：脳梗塞．2週間経過．
損傷部位：側脳室下角近傍の海馬領域を含む左後大脳動脈領域に広範な梗塞（図1）．
神経学的所見：意識清明で麻痺なし．右同名半盲，軽度の視覚失認，失読を認めた．
全体的言語症状：（WAB失語症検査，図2）聴く…おおむね良好．文で語順変換文の理解に誤りが見られた．読む…重篤な障害．文章の理解と文字による命令文は実施不能．単語レベルの課題は漢字，仮名いずれも同程度に障害され，50％強の成績．文字の弁別課題から，仮名文字の同定に問題があることが判明した．一方，漢字の構造を聴いて語を認知することと漢字の構造を言うことは，読みの課題の中でも比較的成績が良かった．話す…物品呼称は，目で見て12/20であったが，手でさわると，すべて正答．語想起は，動物名が1分間に13個表出された．文章完成に軽微な誤りがあるものの，自発話は情報の内容，流暢性ともに良好．復唱…すべて良好．音読…単語レベルから漢字・仮名とも困難で，音読を誤ると，読解もできなかった．書く…自発書字，書き取りとも，文レベルでは多少の誤りがあったが，五十音，数は良好．ただし，写字は文字自体がつかめず，困難であった．計算…数字を読むことが困難であったが，口頭で刺激を与えて暗算すれば，加減乗除とも全問正答した．〔まとめ〕読みが選択的に障害され，音声言語と書字にはほとんど問題がなかった．障害は読みにとどまらず，実物や絵の理解が不完全で，写字も困難であるなど，視覚入力全般にわたっていた．
失語タイプ・重症度：純粋失読．重度．
他の認知・行動面の特徴：右同名半盲のため，一番右に書かれた文字を見逃すことが頻回に観察された．また，文字以外にも物品や絵の認知，色の認知，時計の読みなど，視覚過程の問題が認められた．とりわけ込み入った背景の中から目標物を探すことが困難であり，五十音表でランダムに指された仮名文字を音読するときも，しばしば「ここですか」と，目標となる文字を確認していた．仮名文字など，自分の書き方と少しでも違うと，認識しづらいと訴えた．日常生活では，意図したのと違う店に入ってしまったり，陳列品を見ていて非常に疲れるという．なお，本例には糖尿病性網膜症があり，視覚系の問題に関しては，こうした末梢性の障害の要因も絡んでいると考えられる．
　しかし本例は，このように検査や課題に困難を覚えつつも，病識が不十分で，会社への復帰をあせっていた．
　コース立方体組合せテストは粗点41/131（IQ71），レーヴン色彩マトリックス検査は28/36であった．

訓練・治療対象とする症状の特徴：訓練対象とする症状は失読であるが，文字の読みに焦点を当てつつも，基礎訓練として視覚系の認知，走査課題を並行して行う必要が感じられた．たとえば，WABの単語の聴覚的認知課題は1/6選択でできても，沢山の絵の中から捜すことには困難があり，時間がかかるとともに，鉛筆とペン，机と椅子など形態的，意味的に関連のあるものに誤ることがしばしば見られた．

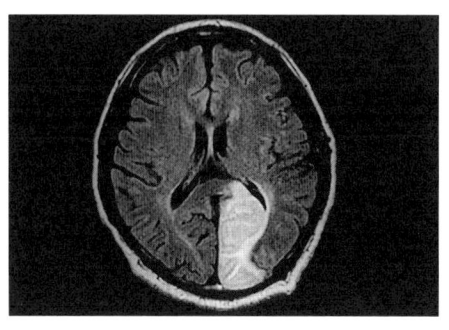

図1　症例CYのMRI画像

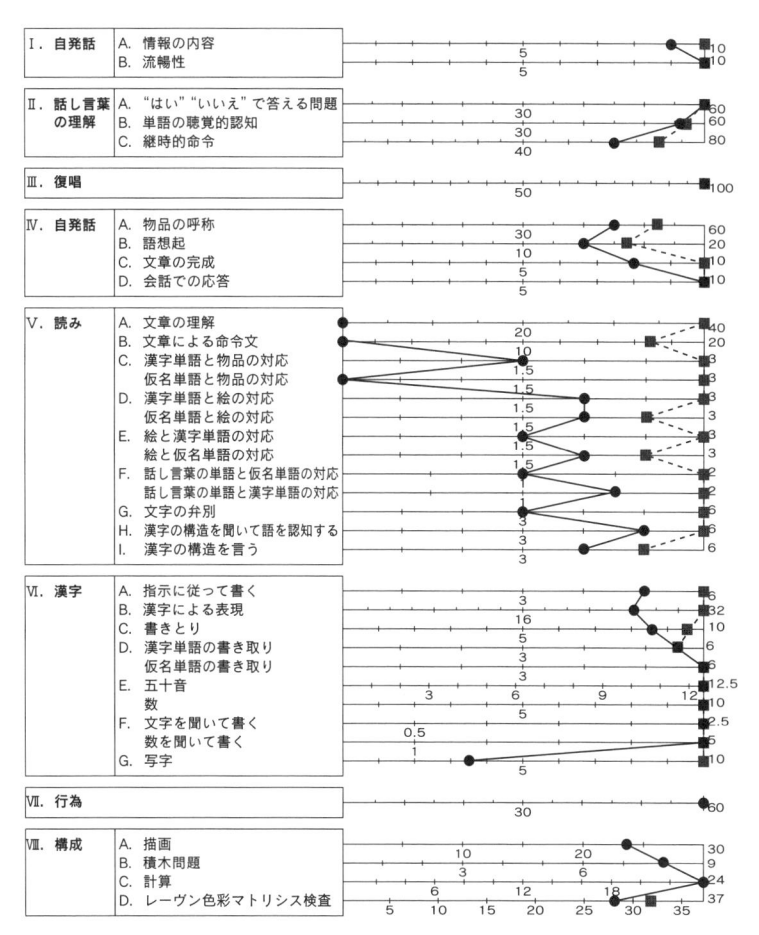

図2　症例CYのWAB失語症検査プロフィール

―●―発症後1カ月　--■--発症後8カ月

読みに関して掘り下げ検査を行った．仮名1文字の音読は，平仮名29/46，片仮名32/46，聴覚認知は，平仮名35/46，片仮名38/46であった．音節数別に漢字と仮名の読みを比較したところ，仮名は単語の意味から推測読みがしやすくなる5音節で成績が良く，漢字は仮名より劣り，反応の成否は必ずしも画数や熟知度などの要因から説明できるものではなかった．

本例は，漢字，仮名ともなぞり読みを自らストラテジーとして使っていた．促通効果はあったが，反応に時間がかかるものもあり，また誤りも多く，自分では誤りに気づかなかった．

目　標：

長期目標：漢字，仮名とも正確に，できるだけ普通に近いスピードで読めるようにする．

短期目標：①読みの基礎訓練として，非言語刺激の認知と走査が正確に効率良くできるようにする．②文字の認知機能を高める．

訓練・治療仮説：本例は，ものがどのように見えていて，生活上どう困っているかを自ら語り，報告してくれるなど，障害への洞察力があるので，それに耳を傾けることから関係を築き，訓練を始めた．本例の視覚認知の困難は，糖尿病性網膜症，右同名半盲の影響も複雑に関与しているが，具体的な話を聴きつつ障害の全体象をとらえ，その状態に合わせた視覚認知課題を考案した．つまり，文字の認知以前に，非言語刺激も含めて認知と走査の能力を高めることが，読みの基礎訓練としても，生活の行動範囲を広げるためにも肝要であると考えた．

文字に関しては，漢字，仮名とも全く形態の違うものに読み誤ったり，漢字も画数が少なく，使用頻度の高いものが容易であるとは限らなかった．むしろ，そのときの思い込みによって読む傾向があったため，文字に対して細かい点にまでより注意を払い，また有効に推測を働かせられるようにすることを目的に，教材を工夫した．

以上のことは，机上の訓練だけでなく，日常生活においても応用されなければならず，訓練項目に関連させて外出時の注意点をアドバイスした．

材料・方法：読みの基礎として，種々の視覚認知課題を考案した．

①すでに獲得している視覚心像や知識を認知に利用する：動物の体を2分割した部分どうしのマッチング，動物の親子捜し，県名・国名を聴いて白地図上にプロットする，不完全な絵を見て欠落した部分を指摘する．

②込み入った背景の中から目標物を捜す：B4の紙に描かれた小さな絵30個の中から1/30選択による単語の聴覚的認知，多くの図形の中から同じ絵を探してペアにする同定課題．

③対象への注意を強化する：複雑な図形や遠近感のある図形の模写，点線画図形の認知．

④視覚的走査：迷路，数字を順に線でつないで絵を完成する課題．後者では，つなぐ前，途中，完成時に対象物が何であるかを述べてもらい，未完成なものから完成された目標物を推測する能力を伸ばすことも目標とした．

このほか，不注意な誤りの多かった時計の読みの訓練も実施した．

文字の読みについては，次のように種々の課題を実施した．

①すでに獲得している知識を文字の認知に利用する：電車の路線図を用いて駅名の聴覚的認知，五十音の行別に5個の選択肢を組み合わせた1音節1文字漢字の聴覚的認知．

②**対象への注意を強化する**：形態の類似した非字を作って1/4選択で正字を選択，線を1本書き足しての漢字完成，仮名の誤りの訂正，非字を含む選択肢の中から仮名単語の見本合わせ，形態の類似した平仮名，片仮名のミニマル・ペアの音読，類似した漢字の聴覚的弁別（1/2〜1/4選択）及びその音読を行った．

また，日常生活の中で散歩に出て街の看板の文字を読むこと，建物の特徴で何の店か想像すること，電車に乗って出かけること，家族とゲーム（オセロやパチンコ）をすることなどを勧めた．

結　果：発症後8カ月時にWAB失語症検査の再検査を行ったところ，読みの能力をはじめ，全般に良好な改善を見た（**図2**）．ただし，読みには時間がかかり，仮名単語にわずかな誤りがあった．初検時，写字は2文節書いて混乱し，未完成な文字を重ね書きしたが，再検では容易にできるようになった．

仮名についての再検査では，仮名1文字の音読は，平仮名43/46，片仮名44/46，聴覚認知は，平仮名41/46，片仮名40/46で，前回に比べて向上した．しかし，誤りを指摘すれば訂正できるが，自分では誤りに気づかないのが問題であった．

色は，12色について色名呼称が3/12から7/12に，理解が8/12から10/12に改善した．

コース立方体組合せテストは粗点52/131（IQ77），レーヴン色彩マトリックス検査は32/36と，それぞれ多少の改善を見た．

本例の症状に合わせて行った各種の課題は，徐々に成績は上がったものの，全体的に8割止まりで浮動していた．地図の理解，絵画完成，視覚的マッチングは最初から比較的良好，迷路は試行錯誤しつつ可能となった．数字つなぎは徐々に慣れて，完成時何になるか，最初の頃は全く違ったものを連想したり，「動物」「子供」などステレオタイプの判断しかできなかったのが，回を重ねて正しい推測が働くようになった．時計の読みは，誤りを指摘されればすぐに訂正できるが，自力では8〜9割であった．図形の模写は，遠近法が困難．絵の1/30選択は，時間は短縮したが，意味的に類似したものへの誤りが残存した．漢字の聴覚認知，正字選択，漢字完成課題は比較的良好であるのに，その音読は困難であった．仮名も，類似したペアを音読する課題で，誤りがなかなか減少しない．

本例は積極的に外出し，発病後6カ月頃には，デパートの陳列を見ても疲れなくなったという．また，1人で帰省することも問題なくできた．

考　察：読みの機能の基礎として非言語刺激の認知，走査課題を取り入れた結果，課題による難易度の差はあるものの，全体として視覚系の処理能力は上がった．容易であったものは，既にある視覚心像や知識を利用した課題で，対象への注意を促す課題は徐々に向上し，思い込みによる反応を防ぐ一助になったと考えられる．漢字完成，正字選択課題においても，注意力は向上していったが，このようなたたき台や比較の材料のある課題と違って，漢字・仮名の音読は伸び悩み，今後の課題となっている．これは，非言語的な視覚系の問題は，いわば障害の周辺的な位置にあったもので，視覚系の障害が訓練によって改善に向かった時点で，本来の障害である失読が前景に出てきたとも考えられる．

（今村恵津子）

症例 7-3

失読失書例に対する漢字と仮名の読みの訓練

症　例：NK，男性．68歳．右利き．高校卒．会社員．
原因疾患・発症後経過月数：脳梗塞．発症後約1週間経過．
損傷部位：分水界梗塞による左中前頭回，下側頭回，後頭葉の諸回．左角回にも明らかな血流量低下あり．
神経学的所見：右視野障害
全体的言語症状：発症から1週間後のST初診時，患者本人は「ことばは別に不自由ない」と言うが，明らかに喚語困難が認められ，軽度の失語が疑われた．しかしその後，喚語困難も目立たなくなり，会話上の問題はなくなった．文字の読み書き障害が重度であり，数字も1桁の音読は可能であったが2桁以上になると錯読が増加し，2桁の加減算も困難であった．

　モダリティ別症状は次の通りである（SLTA，図1）．**聴く**…日常会話ではまったく問題はなく，"口頭命令に従う"で90％の正答率であるにもかかわらず，課題の指示や訓練時間の変更等は理解されにくいことがある．**読む**…初回の漢字単語の理解は100％，一方で仮名単語の理解は40％で，漢字と仮名の差が明らかであった．しかし，日常臨床では漢字・仮名ともに単語レベルで障害がみられ，音読できないものは理解困難なことが多い．漢字単語は，具体語ではたまに意味が漠然とイメージされているのか，例えば"白菜"を音読できなくても「野菜だろ？」という反応が認められる．文レベルになると1文字ずつ音韻化することに集中し，音読も困難であるので文意が把握されにくい．**話す**…ST開始当初は，多少の喚語困難が認められたが，迂言により情報伝達には特に支障はきたさなかった．**復唱**…良好．**音読**…漢字，仮名ともに文字レベルで障害が認められる．漢字の音読障害は重度であり，発症1週間後のST開始時は高頻度具体名詞なら音読できたが，"出席"など二字熟語はほとんど音読できなかった．SLTAの漢字単語音読では4/5の正答で，誤りは"鉛筆"を「ペン」と読んだものであった．仮名は，平仮名1文字の音読70％の正答であったが，単語レベルになると時間がかかるうえに誤りが増加する．例えば"でんしゃ"に対し「デン…シン…キョウ…シ…デン，ショ…デン…リ，ユ…デンリュウ？」のような反応である．**書く**…ST開始時は自分の名前以外はほとんど書けなかった．写字では，書き順が乱れ，線分を1本ずつ図を描くかのように書き足していくが，線の長さや方向を誤り，自己修正をしようとして混乱するなど，失行性の障害が認められた．また画数の多い漢字は困難で，平仮名では一部が鏡像になるなどの異常が観察された．漢字では文字の右側の一部が欠落することが多く，右無視も疑われた．平仮名および片仮名は比較的早期に著明な改善がみられたが，漢字の失書は発症後3カ月時も重度のままである．**書取**…ST開始時のSLTA仮名1文字の書取では正答3/10．しかしその後，仮名文字の書字能力は著明に改善し，訓練開始後3カ月の時点

では稀に誤ったり時間がかかったりとやや不安定であるものの，自己修正能力も向上し，短文レベルの書取が可能となっている．**計算**…初期には加減乗除算すべて1桁でも誤ることがあった．その後計算能力は急速に回復した．

失語タイプ・重症度：健忘失語，ごく軽度．漢字の失読・失書症，重度．仮名の失読・失書症，中・軽度．

他の認知・行為面の特徴：右無視，空間的認知の障害，構成失行が認められる．右無視は書字以外に，自分の右側に置いた荷物を置き忘れるなど日常生活でもしばしば現れる．空間的認知の障害は，退室時にドアの位置がわからず壁にドアノブを探したり，入り口を出ると来た方向とは逆に行こうとしたり，位置関係の把握が不良である．自宅内でも部屋の中で自分の行くべき方向を見失うことがあるという．コース立方体組合せテストでは粗点11/131，レーヴン色彩マトリックス検査では得点19/36，WAIS-RではFIQ71，VIQ74，PIQ70といずれも低下が認められるが，日常生活のエピソードから特に痴呆が疑われる所見はない．

訓練・治療対象とする症状の特徴：主な訓練対象とする症状は，漢字と仮名の失読である．

（1）**漢字の失読：**漢字の音読は，発症後1カ月の時点で具体名詞であれば62％正答しているが，発症後6カ月でも63％とほとんど改善がみられない．"牛，本，象，傘，柿，家，畳，鍵"など1文字で対象物を表す訓読みの語はたいてい音読可能であるが，具体語でも音読みの組合せでは，例えば"大根"は「オオ…ダイ…オオヌキ…ヌキ…ネ…ダイヌキ…ネ」と読み，単語とし

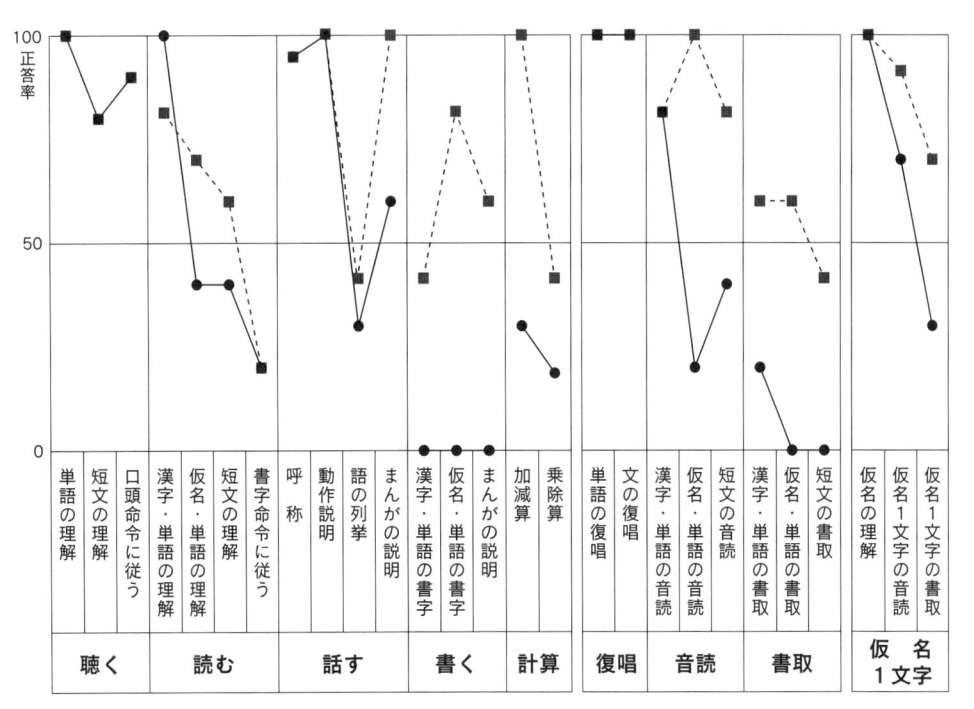

図1　症例NKのSLTAプロフィール
―●― 発症後1週間　　--■-- 発症後3カ月

て認識できない反応がみられた．小学学習漢字101文字を1文字ずつ呈示し，知っている読み方をすべて挙げるよう求めたところ，訓読みは62語正答したのに対し，音読みの正答は29語であった．音読みが出たものは，ほとんど熟語を想起してそこから1文字に対応する音を抽出するストラテジーがとられていたが，中には"運"を「陸送のリク」など想起する熟語が意味性錯語であるための誤り，"白"を「目白のメ」のように想起した熟語が適切でも該当しないほうの文字の読み方を答える誤りがみられた．また"結"を「結婚のケ」など音の抽出を誤ったものもあった．

(2) 仮名の失読：仮名の失読は文字と音の1対1対応が障害されたもので，ST開始当初は同じ文字でも読めたり読めなかったりしていた．単語は1文字ずつ逐字読みのように順に音韻化し，最後に単語として認識された．

目　標：

長期目標：自分宛の郵便物の処理など，日常的に最低限必要な読字が実用的に行えるようになる．

短期目標：①漢字熟語の音読および読解の改善．②仮名文字読みの処理速度を上げる．本症例は失書もあるが，日常生活では書字より読む機会が多いので失読についてのみ述べる．

訓練・治療仮説：

(1) 漢字の失読に対して：本症例は，抽象的な意味の文字（例：迷，除，従など）は音読できないと意味が理解できないことが多い．しかし失語症は軽度であり，意味理解は比較的良好である．また日常的には文字を音読しなければならない場面はほとんどない．そこでまず，音読する目標語の意味を活性化し，読解力を高め，意味処理を経る経路で喚語できるようになるのではないかと考えられた．

(2) 仮名の失読に対して：仮名の失読は，発症から早期にある程度の改善が認められた．特に誤りやすい文字の傾向は認められず，音と文字の1対1対応が不完全であるものと考えられる．このような場合には，失語症にみられる失読ではキーワード学習法で音と文字の結びつきを確実にしていくが，本症例の場合，直前に練習した単語の読み書きが正しくできないことが多く，キーワードを覚えることがかなり困難と思われた．五十音順やキーワード学習法など系統立った訓練法は，本症例では作業に対する構えがつきにくいことを考慮すると効果は期待できず，それよ

```
┌─────────────────────────┐
│ 横断する    吐く    さす │
│ 拾った    行った         │
└─────────────────────────┘
1. 傘を（　　　　　　　）．
2. 九州に（　　　　　　）．
3. 財布を（　　　　　　）．
4. 道路を（　　　　　　）．
5. 息を（　　　　　　　）．
```

図2　述部選択文完成問題（5者択一）

```
┌─────────────────────────┐
│ 値段    習慣    うさぎ   │
│ 成人式  グラス  氷       │
└─────────────────────────┘
1. （　　　　　　　）に出席した．
2. （　　　　　　　）を落として割った．
3. 冷凍庫から（　　　　　　）を出す．
4. 商品の（　　　　　　）を確認する．
5. （　　　　　　　）の目は赤い．
6. 早起きの（　　　　　　）をつける．
```

図3　名詞選択文完成問題（6者択一）

りランダムに多種類の単語を数多く用いて，読み書きの回数をできるだけ多く得るほうがよいのではないかと考えた．

材料・方法：

①5者択一の選択書称問題．5つの線画に対し，名称および関連語を別にして選択肢を書いておき（各5語），そこから適語を選んで空欄に書き込んでもらう．この場合，漢字と仮名を区別するなどはせず，通常表記（その語について最も一般的と思われる表記法）を重視する．

②5者択一の選択式文完成問題．5つの動作絵（線画）に主語＋述語（例：風車が___）ないし主語＋目的語＋述語（猫に___をあげる）の短文をつけ，選択肢から適語を選んで空欄に書き込んでもらう．名詞，動詞，形容詞をできるだけ片寄らないよう使用する．

③単語のカテゴリー問題．10語程度の単語を選択肢として書いておく（漢字，仮名はランダムに使用する）．その中から指定したカテゴリー（例："動物"，"病院にあるもの"）に関係する単語を選んで書き写してもらう．

④漢字単語と仮名単語のマッチング．左側に漢字二字熟語を縦に6語並べ，右側に読み方を平仮名で書いておき，同じ単語を線で結ぶ．例えば使用語は熟字訓も含む「砂金，苦労，主婦，師走，必然，南米」等である．これは宿題に先立ち，漢字のみ訓練時に音読してもらい，次の訓練時に一度学習したものとして再度音読してもらう．

⑤5者択一の述部選択文完成問題（図2）．

⑥6者択一の名詞選択文完成問題（図3）．

以上①〜⑥は宿題とし，次の訓練時に音読してもらいながら答え合わせを行う．

結　果： 課題①〜⑥のうち④以外は意味が手がかりとなる．本症例は呼称が良好であるので，①の線画の名称を選ぶには，呼称することですでに音韻は内在し，音韻情報も文字単語を選ぶ手がかりとなりうる．また絵になる語は具体性や心像性が高く，①と②は比較的楽な課題であるという．③も具体名詞が多いので音読可能なものが多く，音読できれば意味が分かるので短時間で終わらせることができるという．⑤も"お茶を（　　）"などの文に「飲む」が選択肢から選べれば正解であるが，主部に用いる名詞は具体語に絞ってあるので，少なくとも主部は音読，読解ともに可能であり，それが文脈の手がかりになり述部の動詞が見当つきやすいという．⑥は選択肢に抽象語が混じるが，本文の漢字に仮名を振ることにより，文脈を得やすくしてあるので，さほど負担なくできるようであった．

本症例にとって最も難しいのが④の漢字熟語の音読であり，初回（宿題にする前）の音読ではたいてい6語中1〜3語の正答である．二字熟語のどちらか一方の文字だけ正しく音読できることが多く，その場合読めないほうの文字について音を得るのに，別の熟語をヒントとして呈示しても，それがまた読めないという事態が起きるが，たまに有効なヒントとなる場合がある．例えば"生死"を「ナマ…ケ．イキモノ？イキルの方かな」と音読できないとき"日本生命"と書き示すとそれは正しく音読でき，「ああ，ニホンセイメイのセイね」と目標音を得ることができる．訓練開始後6カ月時には，以前はまったく音読できなかったものでも，例えば"製材"に対し「シザイ，何ザイ？ザイはザイだけど」など1つの文字が音読できることが増えている．ただ依

然として"水筒"を「スイドウ,ミズ…ミズイレ」のように漠然としたイメージから意味処理経由で喚語しようとする努力や,いずれかの文字が音韻化できると,そこから推測して正答に至る反応が目立つ.しかし,特に抽象的な意味の熟語に関しては,音読できない場合に意味を問うと「まったくピンとこない」と意味的なイメージは湧かない様子である.

仮名文字の音読は,課題の中で音読を繰り返すうちに回復が認められた.具体名詞の平仮名表記の音読は,発症後1カ月時で83%の正答率であったのが,訓練開始後6カ月時には98%と改善が認められた.誤反応には"らーめん"を「ライ…ラム,ラムネ,ラムネじゃない?」など,文字数とモーラ数が合っていないものも認められたが,大半は"まど"を「モド」のような字性錯読であった.錯読しやすい文字は特に限定されない.仮名単語の音読が改善し,文レベルの音読も可能となったが,1文字ずつ音韻変換しながら読む逐字読みのスタイルで,しばしば一部の文字から単語を推測して誤る反応が見受けられる.

考 察:本症例は失語症はごく軽度であるが,失読・失書症が重度であり,この失読・失書は失語とは独立した症状であると思われる.失語性の失読では,意味理解障害に起因した意味性錯読や音韻障害に起因した音韻性錯読など,何らかの失語症状から失読が生じていると考えられるが,本症例は失語性の意味理解障害はなく,文字単語は音韻化されれば聴覚入力から正しく意味処理される.逆に文字単語を見ても,活性化される意味情報が乏しいと音読には至らない傾向が認められた.

そこで,文字単語と同時に絵や文脈を呈示したり,語義を聴覚呈示するなど,良好な意味システムを起動させ,文字単語を音読するに十分な意味情報を活性化しようと目論み,確かにそれはヒントとして有効であった.しかし仮名文字と音の対応が再獲得されはじめると,次々と仮名で書かれた語や文が音読できるようになったのとは対照的に,漢字の音読は目立った改善を示さなかった.おそらく漢字単語に関しては,例えば「生死」と「生徒」の「生」のように,同じ文字でも組み合わせる文字によって,まったく異なる語と意味を形成するので,意味情報を手がかりにしても,意味はその単語に固有のものであるため汎化されにくいものと考えられた.従って漢字を音読するには「思考」「意思」「不思議」とどこに現れても「思」は「シ」だという音韻情報が必要不可欠であり,そこが学習されない限りは回復にも限界があるものと思われる.

以上のことから,本症例の漢字読みの回復には意味だけではなく,今後音韻を活性化する訓練プログラムも加えていく必要があると考えられる.

(本稿は横浜総合病院の症例をもとにまとめたものである.)

(今井 眞紀)

症例 7-4

深層性失読を呈した健忘失語例に対する漢字の音読訓練

症　例：NH，男性．60歳．右利き．大学卒．会社役員．
原因疾患・発症後経過月数：脳梗塞．発症後1年経過．
損傷部位：左側頭葉から頭頂葉にわたる広範な中大脳動脈領域．
神経学的所見：特になし．
全体的言語症状：初期には聴覚的理解障害と復唱障害が著明な中・重度のウェルニッケ失語像を呈していたが，その後理解力の改善がめざましく，発話時に音の探索や音韻性錯語とその自己修正が目立った伝導失語期を経て，音韻性錯語が目立たなくなったが，喚語困難が著明な健忘失語へと変化していった（発症後1年時）．本症例は読み書きの障害が特徴的で，漢字の意味性錯読と仮名の字性ないし視覚性錯読（例：おこと→オトコ）が共存する，いわゆる深層性失読が認められた．書字も読みに対応するように，漢字の意味性錯書と仮名の字性錯書が目立った．
モダリティ別症状は次の通りである（SLTA，図1）．聴く…日常会話では特に問題ない．検査上

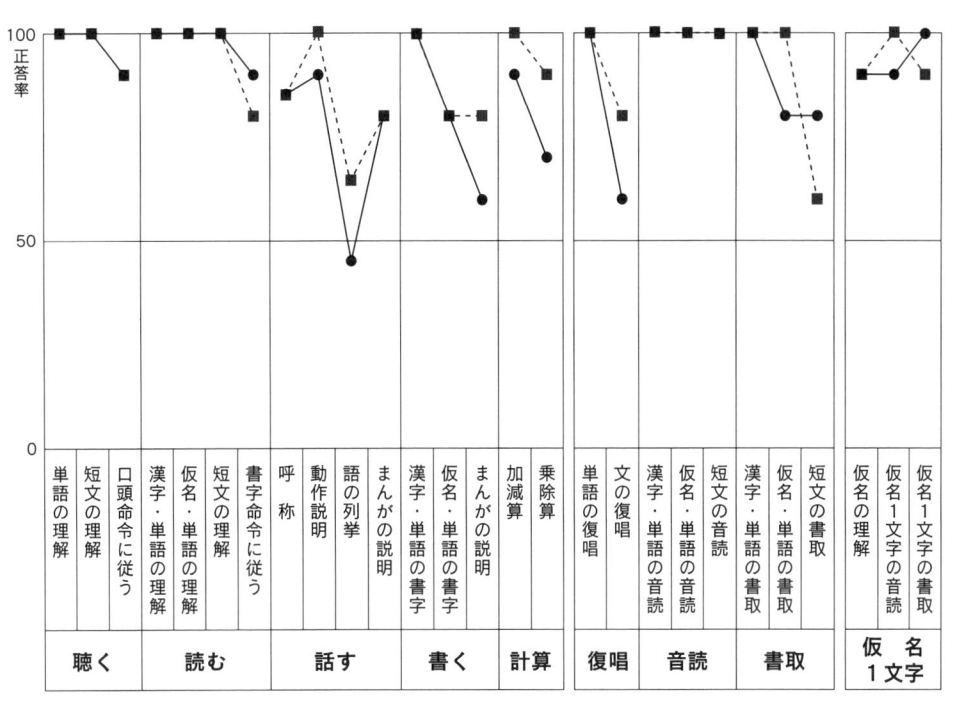

図1　症例NHのSLTAプロフィール
―●― 発症後1年　---■--- 発症後3年

は口頭命令で物品の誤り（1/10）を示したが，これは語の意味理解障害というより聴覚的把持力低下の影響によるのではないかと考えられた．**読む**…文章レベルで良好．日常的に新聞を読んだり読書を楽しんだりすることができている．**話す**…時事問題を話題に，かなり抽象的なことについての会話が可能であるが，喚語困難が強く，発話はしばしば休止を伴う．稀に音韻性錯語が出現するが，自己修正可能である．**呼称**…呼称は良好でSLTAでは85％，WAB，100単語では正答率は95％を超える．**復唱**…文レベルが可能であるが，長くなるとときどき音の繰り返しや自己修正行為が出現する．**音読**…文レベルが可能であり，流暢である．漢字でときどき意味性錯読が出現する．初期には"胃"を「ガン」のような意味的には関連がありながら音韻的には類似性のない意味性錯読が頻繁にみられたが，経時的に減少し，"看護"を「カンビョウ」，"名前"を「メイショウ」のように，一部その漢字の音韻を含む錯読へと変化がみられた．また，仮名音読で自己の字性錯書をあたかも正しく書けているかのように音読してしまい，誤りに気づかない点が問題であった．**書く**…文章レベルの書字が可能であるが，音読と類似の症状を示し，漢字の意味性錯書と仮名の字性錯書が多い．**書取**…文レベルの書取が可能ではあるが，漢字の意味性錯書と仮名の字性錯書が頻発した．単音節の平仮名書取（101文字）の正答率は清音93％，濁音87％，拗音61％であったが，単語や文レベルでは1文字レベルよりはるかに誤りは増加した．**計算**…演算能力は保持されていたが，誤りは数字の錯読や錯書に起因していることから，失語性の失算であると考えられた．

失語タイプ・重症度：健忘失語．軽度．

他の認知・行為面の特徴：WAIS-RのPIQ 116，レーヴン色彩マトリックス検査35/36と知的低下は認められない．

訓練・治療対象とする症状の特徴：

（1）**漢字の意味性錯読**：漢字の意味性錯読は大きく2つに分類された．①意味的に関連のある実在語への置換（例："盛夏"→「モウショ」）．②目標語の一部の音韻を含む別の語への置換（例："防止"→「ヨボウ」）．初期には①のタイプの錯読が非常に多かったが，訓練が進むにつれ（訓練約3カ月後）①は減少し，②は残存した．錯読は熟語のみならず"掃く"を「ミガク」のように送り仮名を伴う動詞にも現れたが，一方で"砂利"や"行方"など，熟字訓の読みは良好であった．また漢字1文字の音読では訓読みは良好であったが，音読みで"算"を「スウ」のような錯読が目立った．おそらく「算数のスウ」と熟語を想起した後で音の抽出に失敗したものと思われる．ただ，これらの意味性錯読は必ずしも意味理解障害が原因で生じているのではなかった．"茎"を「ハ」，"包丁の背"を「ほうちょうのハ」と錯読したとき絵を描いてどの部分のことかを尋ねたところ，迷わず花の茎と包丁の背の部分を指し，音読は誤ったが意味は正しく理解していた．

（2）**仮名綴りの字性錯読ないし語彙化錯読**：仮名1文字の音読は誤らず，新聞記事や本など有意味なものであれば長い文でも問題なく音読できており，一見仮名音読は問題ないかのようであった．しかし，自書した仮名の字性錯書である"のうべい"を「ノウゼイ」と錯読することが多く，仮名読みの障害が疑われた．指で他の文字を隠し1文字ずつ呈示すると間違いなく読むこ

とができたが，単語全体が露出された状態では錯読が生じた．1文字1文字に注目して読むと誤りが減る傾向は本症例自身も認めていながら，自らはそのストラテジーをとることができなかった．

目　標：

長期目標：会社での報告書や手紙において誤字脱字のない，実用性の高い書字能力を再獲得する．

短期目標：①漢字・仮名の文字を正しく音韻変換する能力を高める．②自己の錯書を発見でき，自己修正できるようにする．

訓練・治療仮説：

（1）漢字の意味性錯読について：意味性錯読は意味処理過程における障害が原因で生じるという考え方があるが（御領 1987），本症例の場合は先に示したとおり，音読を誤っても意味は理解されていることが多く，目標語の一部の音韻を含む意味性錯読は，むしろ意味理解が良くて音韻変換が弱いために，意味的に近似してなおかつ部分的に音を共有する別の語となって現れたものと考えられた．特に文章の中で起きる意味性錯読は，文脈からみても自然で，その文意を損なわないものであることが多いため，患者本人の自己フィードバックがされにくい．従って意味を利用するのではなく，漢字は表意文字ではあるが，音は音として読み方があるのだという部分を強調した方が改善するのではないかと考えた．

（2）仮名綴りの錯読について：仮名音読の障害は，1文字の音読は良好であるのに，文字の置換によって実在しない無意味な単語を実在する有意味語として錯読してしまう"語彙化（lexicalization）"が問題であったため，仮名綴りをまとまりとして捉えず，文字レベルの処理を確実にする訓練が必要と思われた．また1文字の音読が良好であるのに逐字読みのストラテジーを採らないのは，おそらく単語を見たときに単語全体を視覚的に捉え，その語を構成する文字の音が同時に活性化され，それらを順序よく配列するのに目標音を抽出したり，他の音を抑制したりという音韻処理機構が十分に機能していない可能性が考えられ，音読訓練と平行して音韻操作訓練も必要であると考えた．

材料・方法：

（1）漢字の意味性錯読に対する漢字1文字の音読訓練：使用する文字は，最初は小学学習漢字1年から6年までを学年別に任意に選択し，それ以外は特に頻度や心像性は統制せず，比較的多くの熟語を持つ漢字を選んだ．週1回の訓練時に20文字を使用し，その漢字が持つ複数の読み方を思い出せるだけ言ってもらった．意味の活性化を抑制するために熟語や文脈を与えず，1文字の読み方を表出してもらうことで，あくまで漢字は文字ごとに読み方を有しているという部分を強調した．

（2）仮名の字性錯読ないし語彙化錯読に対する音読訓練：2～5文字の3種類の仮名単語（230語）を用意してその音読を行った．3種類とは①通常仮名表記する単語（例：とんぼ），②通常片仮名か漢字で表記する単語（例：ばすけっと，ようふく），③実在しない単語（以下，非語と呼ぶ）．例えば"くしつた"のように実在する語の文字を転置させたものや"つしかおぶ"

のようにまったく類似の有意味語が存在しないもの．これら3種類を混ぜて単語帳に書き，1枚ずつランダム順に呈示して音読を求めた．あらかじめ実在しない語が混じっていることを告げ，気をつけて音読するよう注意を促した．週1回の訓練時に30～40語の音読を行い，誤った場合は指で1文字ずつ指しながら再度音読してもらい，それでも気づかれなかった誤りはそのつどフィードバックして訂正した．

（3）音韻操作訓練：仮名綴りの錯読の障害基盤として音韻処理能力の低下が考えられたため，音韻操作訓練として，①仮名の音読訓練で使用した単語と非語を1秒に1モーラずつ区切って聴覚呈示し，それをまとめて発語する（例：STが"く・し・つ・た"と区切って言った後に「クシツタ」とつなげて発話してもらう）．②語頭音削除（例："くしつた"であれば「シツタ」と言えれば正解である）．③2～4モーラの有意味語と非語の逆唱．1回の訓練に①～③のいずれかを20語程度行った．これら（1）～（3）の訓練はほぼ同時期に行ったが，漢字の読みは比較的良好な改善がみられたので（1）は約6カ月で終了し，（2）と（3）はさらに週1回のペースで3カ月継続した．

結　果：

（1）漢字1文字の音読では，特に音読みの場合，熟語を想起するストラテジーが採られたが，そこから当該文字分の音韻を抽出しなければならず，意味より音に注意を傾けている様子であった．しかし熟語を想起した後で音の抽出に失敗することがしばしばあり，また想起した熟語が意味性錯語である反応も観察された．音の抽出に失敗した例として"暗"を「暗記のア」と熟語のどちらの文字にも対応しない音節を答える場合と，"巧"を「技巧のギ」のように熟語を想起して音の振り分けで誤るものがみられた．また熟語が意味性錯読になった例では"受"を「領収のリョ」という反応が見受けられた．これらの誤反応は訓練開始前と同じ傾向である．訓読みの誤りは少なかった．約半年間にわたり漢字1文字の音読訓練を行ったが，訓練前には訓読みの正答率90％（91/101文字），音読み62％（63/101）であったが，訓練後は訓読み89％（90/101），音読み78％（79/101）と音読みで改善が認められた．また文章音読や漢字熟語音読においても意味性錯読は減少した．

（2）の仮名単語音読では，回を重ねるにつれ，一見して即答したものも再度見直して1文字ずつ読む反応が増え，自己修正能力は高まったが，文字を転置させただけの有意味語によく似た非語は語彙化が起こりやすかった．自分で1文字ずつ指さしながら音読する場合も指さしは形だけで，指している文字と声に出している文字はずれており，結局指さしの効果がないことが多かった．指さしの場合に錯読した単語でも，語尾から逆に1文字ずつ読むよう求めると，文字はすべて正しく音読された．患者にはこのようにして1文字ずつ読めば誤らないことを繰り返し指摘して，逐字読みのストラテジーを採るよう促したが，自発的にはあまり使われなかった．

（3）の音韻操作訓練は，訓練語の即時効果はみられたが，別の日に非訓練語を試行すると誤りは出現し，音韻操作能力自体はさほど改善したとはいえないと思われた．

考　察：日本語における深層性失読は，仮名非語ないし仮名1文字の音読に障害を示し，なおかつ漢字の意味性錯読を示すのが特徴で，一方表層性失読は，文字と読みの対応が規則的な仮名は

良好で，漢字に特異的な障害（例："大方"を「タイホウ」と音読）を示すという特徴がある（伊集院ら2001）．

　本症例は深層性失読の特徴を有している．本症例の漢字の意味性錯読は，音韻的に類似しない意味性錯読から目標語の音を一部含む意味性錯読へと質的に変化したことなどから，良好な意味システムから語彙へアクセスした際に，意味システムからの情報により，まず語彙内の意味的に近似の語が複数活性化され，さらに不完全な音韻情報から音韻的に類似の語が活性化された結果ではないかと考えられた．通常失語症や失読症の訓練においては，症状分析に基づいて，より優位なモダリティを利用する訓練法が有効である場合が多い．しかし本症例の場合は，良好な意味システムを利用すると，意味に依存して音読しようとするので，むしろそれを抑制するために「文字－音変換」を強化する手段を採った．その結果意味性錯読が減少したのではないかと考えられる．

　仮名の音読障害については，1文字レベルならば誤らないにもかかわらず，単語レベルでは誤りが顕著に増加するのが特徴的であった．深層性失読における仮名の錯読は，文字－音変換能力の障害であると説明されている（御領1987）が，本症例においては文字－音変換能力は比較的良好で，この経路を利用した方がむしろ誤りは減少する．それにもかかわらず，文字－音変換経路を患者本人が使用しないことが症状発現をもたらしている．なぜ音－文字変換経路が使用できないかは，音韻処理障害のためであると思われる．すなわち，よく知った単語は音韻的に安定した活性化が得られ，一方で意味のない音レベルには分解されにくいのではないかと考えられた．仮名読みの障害が仮名文字と音の対応（文字－音変換）レベルの問題だけであるとは限らないように，読みの障害はその複雑な認知神経心理学的メカニズムゆえ，効率のよい訓練計画を立てるには症状分析が不可欠であると思われる．

（本稿は横浜総合病院の症例をもとにまとめたものである．）

（今井　眞紀）

文　献

御領　謙：読むということ．東京大学出版会，1987．
伊集院睦夫，他：並列分散処理モデルによる読みの障害へのアプローチ（日本聴能言語士協会講習会実行委員会・編集：アドバンスシリーズ／コミュニケーション障害の臨床5 失語症）．協同医書出版社，2001．

症例7-5

流暢型失語例の左手なぞり読みによる仮名読字訓練

症　例：SM，女性．39歳．右利き（妹，祖父，叔父が左利き）．高校卒．保育士．

原因疾患・発症後経過月数：6年前，意識障害を伴うてんかん発作を生じ，脳動静脈奇形と診断され加療中．読字・書字障害の訴えと訓練の希望があり，言語訓練開始．初期評価期間中に右手の脱力が生じて入院，今後，右片麻痺の増悪も懸念された．

損傷部位：左側頭葉全部〜後頭葉と一部頭頂葉にかかる，脳虚血による大脳皮質の機能障害（図1）．

神経学的所見：右片麻痺（増悪と軽快を繰り返す）．右下同名性1/4盲（2年あまり後，右同名性半盲の増悪が判明）．

全体的言語症状：（初回評価（WAB失語症検査プロフィール，図2））**聴く**…日常会話は成立する．単語レベルはほぼ良好．複雑な文の理解は不十分．聴覚的把持力は2単位±で著しく短い．トークンテストでは3単位から誤りが生じ，得点は50/165点．**読む**…単語レベルで仮名の錯読あり．漢字単語の読解は良好．文章の読解はおおむね良好だが，反応に時間がかかる．**話す**…文レベルでの発話が可能だが，喚語困難がみられ，やや情報に乏しい．物品呼称の誤りのほとんどは無反応で，まれに語性錯語がみられる．語頭音ヒントの効果は浮動的．音声による質問に口頭で答えるとき，答が具象語のときは発話できなくても絵で表現することが可能である．**復唱**…単語レベルは可能．文になると1〜3単位±しか把持できない．**音読**…短文の音読はよどみや誤りが多い．**書く**…漢字・平仮名ともに想起が困難．文の作成では「木の下で」と書くのに3分を費やした．五十音の系列想起は部分的に可能．写字はおおむね正しい．数字の系列書字は良好．書字に使用手の左右差は目立たない．**書取**…単語レベルで漢字の想起が困難，平仮名は部分的に可能．短文の書き取りでは，文節に分割した音声刺激で初頭の1文字のみ平仮名で書けることがある．仮名1文字の書き取りは不良，無反応の他に文字形態の誤りがみられる．数字の書き取りは，2桁以上になると困難．**計算**…1桁同士の加減乗除算は，おおむね良好．〔まとめ〕聴覚的理解は，聴覚的把持力が著しく短いわりにはかなり保たれている．喚語困難は音韻性錯語がみられないことから，音韻の選択・配列の障害によるものではないと考えられる．漢字・仮名ともに読み書きの障害が認められる．平仮名書字（右手使用）でもまれに形態の誤りがみられ，運動覚心像の想起のレベルにも多少の障害が疑われる．

失語タイプ・重症度：流暢性失語．中度．文字言語面に関しては，角回性失読失書と頭頂葉性純粋失書のときにみられる障害が含まれている．

他の認知・行為面の特徴（WAB失語症検査プロフィール，図2）：口頭指示に応じてジェスチャーをすることは，左右手とも良好．描画は，物品を想起して描くことが良好．積木問題も簡単

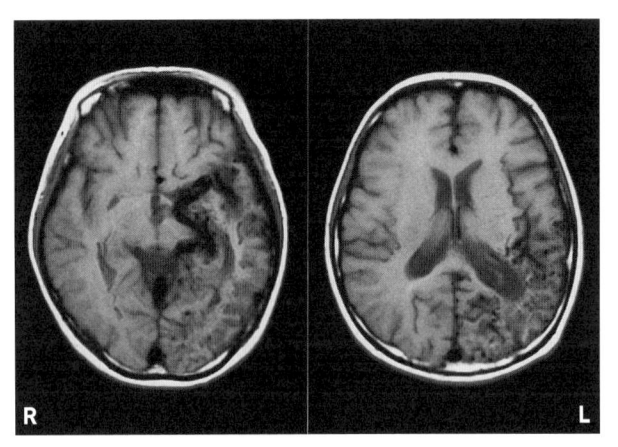

図1 症例 SM の MRI（T₁ 強調画像，水平断）
　　左側頭葉全部から後頭葉と，一部頭頂葉にかかる，広汎な病変が認められる．

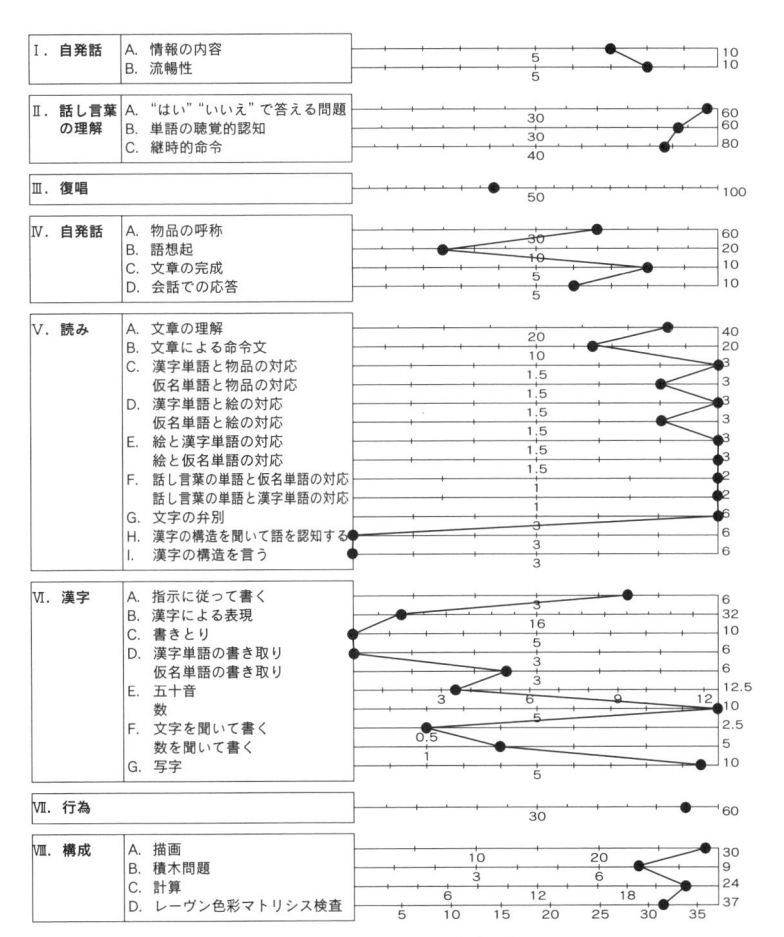

図2 症例 SM の WAB 失語症検査プロフィール

──●── 発症後6年（初回評価時）

なものは可能．レーヴン色彩マトリックス検査32/36．ベントン視覚記銘検査正確数5，誤謬数7．

訓練・治療対象とする症状の特徴：

平仮名1文字の読字・復唱・書取の成績：仮名の読字訓練開始前後の読字と復唱の成績を**図3**に示す．清音46文字を対象に，10秒以内の正答を数えた．評価期間中の音読成績は29〜35/46正答．復唱は39/45音節正答（"お・を"の2文字は/o/の1音節に対応するので，分母が文字数より1個少ない）で，誤り方は聞き返し4，他の音への置換2．一方，書き取りは1音節の復唱が正しくなったところで書いてもらったところ（セッション1，右手使用），17/46正答で，誤り方はすべて無反応．読字のほうが書字より良好であった．

右手によるなぞり読み（文字の大きさは6cm四方）は26/46正答．誤り方は無反応10，置換10．正答に至らなかった文字のいくつかには，筆順のとまどいがみられた．同日に並行して施行した通常の音読は29/46正答（以上セッション2）．左手によるなぞり読みは28/46正答で，誤り方は，無反応4，置換14．同日に並行して施行した音読は32/46正答．この時点では，読字に運動覚を利用する（なぞり読み）効果は認められなかった（以上セッション5）．また，右手によるなぞり読みの誤りには左手の場合より無反応が多く，なぞることによる促通効果が左手の場合より得にくい可能性が疑われた．

目　標：

長期目標：備忘録として，自分で書いたメモや人に書いてもらったメモを正確に速やかに読めるようになる．

短期目標：平仮名1文字の音読がほぼ完全になる．平仮名1文字の書き取りがほぼ完全になる（書き取りに関する具体的な方法については，今回は触れない）．

訓練・治療仮説：会話時，やや込み入った話題では，聞き手が要点を書き留めつつ話を進める必要があるのだが，速く正確に読めないために，聞き手にときどき読み上げてもらって，記憶を新たにしなければならなかった．また，メモを書けない不自由感を訴えていた．そこで，平仮名の読み書きを改善させることを目標とし，成績の良い読字のほうから開始した．

聴覚系（音声言語），視覚系（文字），運動覚系（運筆行為）のいずれの入力方法も完全に保たれているものはなかったが，著しく障害されているものもなかったので，すべてを併用する方法を考案した．運動覚を利用したなぞり読みの効果が得られそうか検討するにあたり，平仮名1文字のなぞり読みと書き取りの過程を推測してみた（**図4**．実際には視覚心像も関係しているが，煩雑になるため省略した）．平仮名は運動パターンとしてのまとまりが強く文字数も少ないので，動きの良い左手を使用すれば健全な右半球に強固な運動覚心像を形成できるのではないか．すでにある左半球の運動覚心像を利用するにしても，障害されていない左手の運動覚を利用できる分，右手使用の場合よりは運動覚促通の効果を得やすくなる，と考えた．症例SMは右利きだが家族に左利きが複数おり，また脳動静脈奇形という原因疾患を考慮すると，なんらかの言語機能が右半球に存在する可能性もあり，右半球での機能の代償は通常の場合より生じやすいことが期待された．

音声言語機能もある程度は保たれているので，運動覚心像と音韻表象を結びつける上で五十音

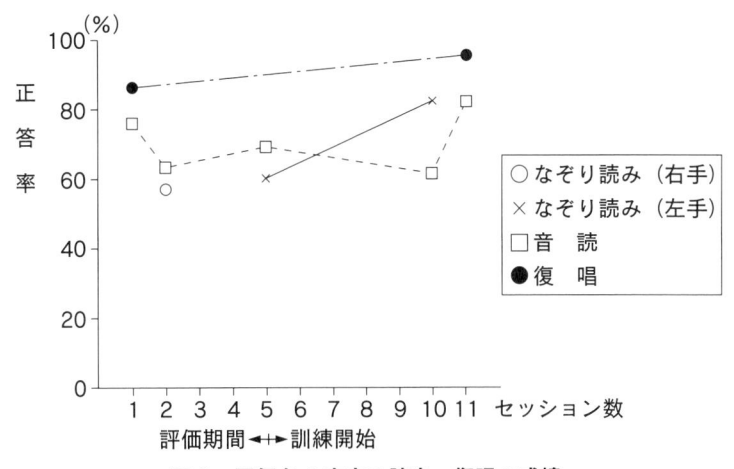

図3　平仮名1文字の読字・復唱の成績
訓練開始前・後の比較．

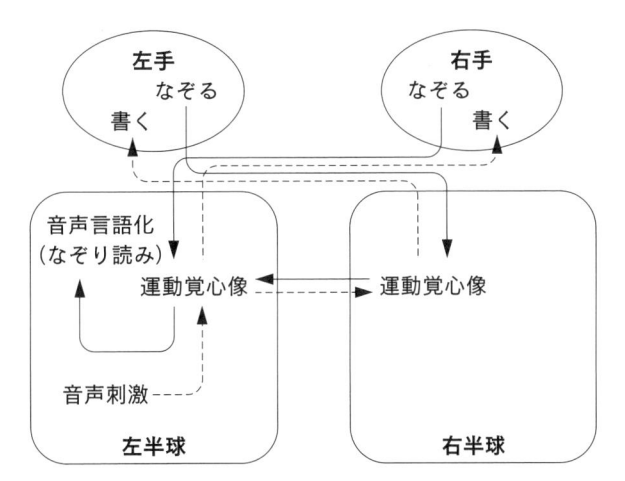

図4　平仮名1文字のなぞり読みと書き取りの過程（訓練仮説）
──▶：なぞり読みの過程，⋯⋯▶：書き取りの過程．
健側の左手でなぞり読みすることで障害されていない体性感覚を利用し，運動覚促通の効果を得やすくなるのではないか，もしかすると右半球に強固な運動覚心像が形成されるかもしれない，と考えた．

系列を利用することにした．非利き手によるなぞり字の動きに慣れるために，また，類似した形態の相違に注目しやすくなるために，運筆練習用のドリルを考案した．ドリルは，後日に予定している平仮名の書字練習に備えて左手の動きを実用的な速さと正確さに近づけるためにも役立つ，と考えた．

材料・方法：

　五十音表： なぞったときに運筆動作の違いが分かりやすい大きめの文字で，1文字約2cm四方とした．

　運筆練習用紙： 平仮名の形態を分割し，部分的に類似した形態の相違を対比させて16種類の

運筆練習用紙（B5 判の大きさ）を作成した．1枚の運筆練習用紙には2種の分割された形態を，反復して6個×8行，STが手書きした（**図5**）．

読字練習の方法：全工程で左手を使用する．先述の五十音表で1行分を言いつつなぞる→その1行分を言いつつ別紙に写字する→その1行分を，五十音表も今書いたばかりの文字も隠して想起して書く．五十音表で，次の1行分を言いつつなぞる→……．以下，同様にすすめ，1～2日で五十音を一通り終わらせることを繰り返す．

運筆練習の方法：左手を使用する．太いペンで，運筆練習用紙の細い線分をできるだけ速くなぞり書きする．毎日，1～2枚をなぞり書きする．

訓練頻度は通院の負担を考慮し，当初はおおむね週1回，長期の中断後は2週間に1回であったが，体調不良によりしばしば休むことがあった．

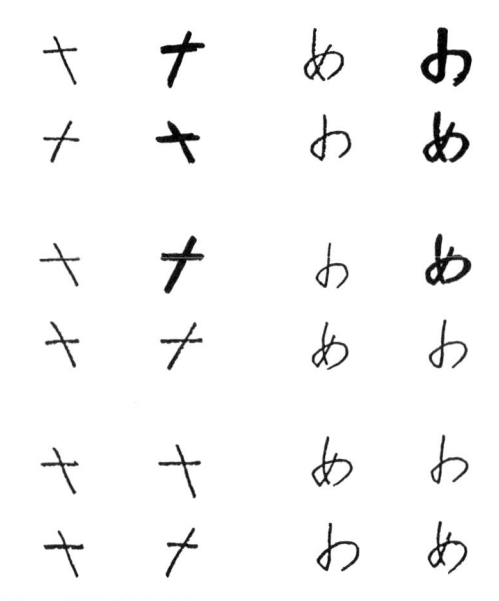

図5　運筆練習用紙
2種類の用紙（省略して2行ずつ掲載）を例として示す．左は「た・な」の「ナ」と「さ・き」の「サ」の斜線の傾きを，右は「お」と「あ」の2画目以降の形態（各々「わ」「め」）を対比させたものであり，太いペンで3つ目までなぞったところである．

結　果：左手による平仮名清音1文字のなぞり読みの正答数は，訓練開始5週間後（セッション10）38/46 に改善した（**図3**）．誤り方は無反応4，置換4で，置換による誤りが大幅に減少した．反応に要する時間も短くなった．同日に並行して施行した音読は 28/46 正答で，訓練前と比べて改善が認められずなぞり読みよりも不良であった．その1週間後（セッション11），音読は 38/46 正答でセッション10のなぞり読みの成績と並んだ．

セッション11 に音読と並行して施行した左手による書き取りは 10/46 正答で，訓練前の右手による書き取り（17/46 正答，セッション1）より不良であった．誤り方はすべて無反応．しかし，同日，別途施行した想起による五十音系列書字（左手使用）は 46/46 正答で良好であったので，系列を利用した左手による書字訓練を開始した．訓練開始3カ月後の左手による書き取りは 17/46 正答で（**図6**），短期間の間に訓練前の右手による成績と並んだ．

原因疾患による体調不良のため7カ月の訓練中断後，音読と左手によるなぞり読みと書き取りには大幅な低下が認められたが，復唱はほぼ保たれていた．教材の種類を追加してなぞり読みと書字訓練を継続したところ，仮名1文字のなぞり読みは訓練開始後 20 カ月で良好な改善が確認された（**図6**）．22 カ月後より平仮名2文字で表記される単語のなぞり読み訓練など追加し，41 カ月後より2～3文節文の写字読み訓練を追加した．この頃，"写字してから読む" タイミングでなら，逐字読みではあるが滞りなく読めた．見ただけでもある程度読めるので "読んでから写

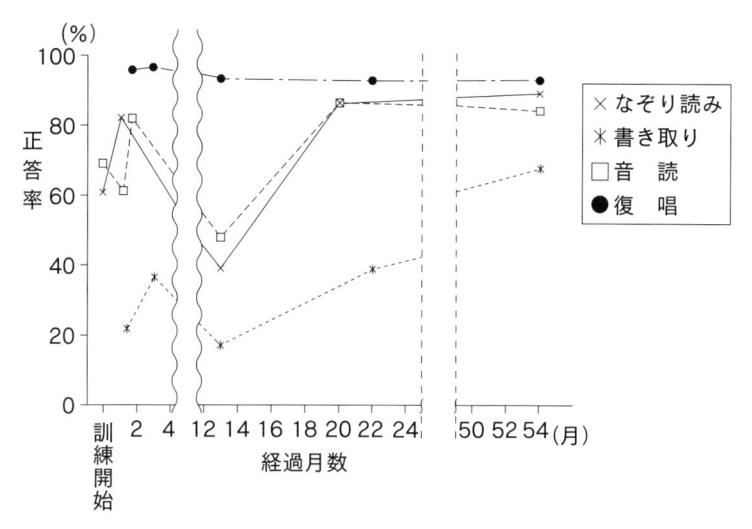

図6 左手による平仮名1文字のなぞり読み・書き取りと音読・復唱成績の推移
訓練開始（セッション5より，図3参照）から開始後54カ月時までの推移を示す．
（訓練開始後5〜11カ月の7カ月間は体調不良のため中断）

字する"タイミングになりがちで，その場合，読めない字に当たると見つめ続けて，促されないと写字しない傾向が認められた．写字すれば比較的速やかに読めた．54カ月後には"左手で書かないと音読できない"と述べ，90カ月後の体調不良で入院する日には，視覚的には読めなかったが，写字読みはいつも通りにできていた．

書き取りは，訓練開始後54カ月で良好な改善が確認された．この頃，"（麻痺が出現しない日は）写字は右手がやりやすい．でも考えて書くときは（自発，書き取り）左手のほうがやりやすい"と述べている．75カ月後には，ときどきヒントの五十音表（平仮名1文字＋その音ではじまる漢字単語＋振り仮名）を見て字を捜しながらではあるが，短文を書けるまでに改善した．

考　察： 訓練前，読字に運動覚を利用する効果は認められなかった．しかし，5週間という短期間でなぞり読みの効果が認められた．これは，正常な左手の運動覚が，なぞり読みに必要な情報を十分に左半球の運動覚心像に伝えたからと考えられる．それから1週間後の通常の音読の正答率は著しい向上をみせているが，左手によるなぞり読みの正答率を超えるものではなかった．そして，訓練を積み重ねた54カ月後には，"写字読みは左手で行わないと効果がみられない"ことに言及している．一方，書字の改善速度はなぞり読みと比べて緩やかであった．そして，54カ月後には"考えて書くときは左手のほうがやりやすい"と述べている．これらのことは，右半球の頭頂連合野が音声言語機能と密接に結びついたことを意味していると推測される．この時点で，右半球に運動覚心像が作られた可能性を考えてもよいのかもしれない．新たな機能を獲得するには，長期にわたる訓練が必要であった．病状のゆるやかな悪化が懸念される疾患の場合，早めに対応をはじめることは有用であると考えられる．

脳動静脈奇形の場合，病変部位が本来担っている機能はその周辺の部位に移っており，周辺部位も血流が乏しいため，脱水や発熱により乏血状態が悪化し，症状を出すのではないかと考えら

れている．症例 SM が左半球の乏血状態が悪化することで呈した症状は，読み書き障害の目立つ失語症であった．7 カ月間訓練を中断したときも，いったん獲得されていた読み書きの機能がいずれも同様に正答率が半減しており（**図 6**），基本的には左半球が優位半球であると考えられる．しかし，症例 SM の病変部位は巨大であり，またそれは生得的なものと推測され，一部の機能が右半球に移行している可能性も考えられなくはない．また本人は右利きだが，家族に左利きが複数居ることも，その可能性を高めるものである．今回，右半球の頭頂連合野が音声言語機能と密接に結びつくことができた背景として，何らかの言語機能が右半球に存在する可能性が考えられる．

（長谷川啓子）

書字の改善のための働きかけ　8

概説：失書を理解するために—症状の特徴と訓練

1. はじめに

　本章の目的は，一度獲得された書字技能が，脳血管障害などの後天的な疾患によって障害された場合に生じる書字障害の症候内容，障害機序を概観し，現在行われている種々の訓練方法を整理することである．後天的な書字障害は一般に agraphia と称されることから，ここでは慣用的に"失書"という用語を用いることにする．

　書字という行為は，視覚，聴覚，運動，感覚，空間認知，記憶などの多くの神経系の働きによって成り立っている複雑な高次脳機能であり，同じ表出手段であっても話すことに比べはるかに負荷が大きい．仕事で書く必要があったり，手紙や日記をつける習慣がある一部の人を除き，多くの人々にとって，通常の日常生活で文字を書く機会は極めて乏しいのが実情で，失書のために社会復帰が困難な患者が存在する一方で，失書があっても生活には一向に支障を来たさない患者も数多くみられる．読む・書くという書字言語は，能動的，意識的な学習の結果獲得した言語機能であることから，失書の有無や程度は，厳密には病前の書字能力との比較によってのみ可能であり，書字の訓練に際しても，患者が置かれている環境，書字訓練に対する意欲など，患者の個別的な事情を十分に勘案し，訓練の適否，訓練目標を設定するのが何よりも重要である．

2. 失書の分類

　文字形態を思い出すことができない，文字を誤って書く，文字を書く速度が遅い，文字列の空間的配置がうまくいかないなど，個々の患者が示す失書症状は一様ではなく，背景となる考え方の相違によって，様々な用語，様々な分類方法が提唱されている．失書に対する訓練を概観する前に，失書症状を把握し，整理する手がかりとして，まず，失書がどのように分類されているか簡単に見直してみよう．

　従来から伝統的に行われている分類方法は神経学的分類と称されており，失書症状の特徴をそ

の責任病巣と対応づけて類型化する方法を用いる．このような分類方法に立ったとしても諸家の分類は必ずしも同一ではないが，このなかで，純粋失書，失語性失書，失読失書，失行性失書，空間性失書の5つは，多くの研究者，臨床家に支持されている代表的な失書類型である（Roeltgen 1997）．

一方で，構成的要素が強い漢字を使用する本邦においては，構成失書という概念が広く用いられてきた．近年，失行性失書という用語が脚光を浴びるにつれ，構成失書は以前よりも頻繁に用いられない傾向にあるが，この概念の自立性がどの程度保障されており，他の失書類型との整合性がどの程度保障されるのか，その症候的価値を再検討すべき段階に来ているものと思われる．

1）神経的分類
（1）純粋失書（pure agraphia）

音声言語障害は認められず，読字障害，手指の運動感覚障害や失行などの二次的に書字の問題を来たす可能性のある障害も認められないにもかかわらず，書字中枢の局所的病変によって生じた孤立性の失書を純粋失書と呼ぶ．ChédruとGeschwind（1972）は急性錯乱状態（acute confusional state）で生じる失書を論じたが，このような広汎な機能低下によって引き起こされた失書に対しては，純粋失書という用語は通常用いられない．左（優位側）の前頭葉，頭頂葉で出現することが知られており，それぞれ前頭葉性純粋失書，頭頂葉性純粋失書と称される．視床（杉下ら 1973，相場ら 1991），島，被殻などの皮質下病変によっても孤立性の失書が生じることがあるものの，それら全てを純粋失書と同列に扱うかどうかは異論のあるところである．両側性に障害がみられるのが普通であるが，脳梁病変の場合には左手一側性の失書となる．

前頭葉性純粋失書は，長い間その存在が疑問視されてきたが，Exner（1881）が書字中枢を仮定した左中前頭回後部病変によって失書が引き起こされるのは，今日ほぼ間違いない事実である．しかし失書症状をみると，文字形態を全く形作れない症例（Gordinier 1898）から，拗音のみに障害がみられる症例（毛束 2000）まで，従来の報告例の症候内容は多様である．

頭頂葉性純粋失書は，自発書字，書き取りともに失書が両手に出現し，文字の置換よりも存在字と形態的に類似した錯書が多く，一般に写字は保たれるという特徴を呈する（河村 1990）．通常は，漢字と仮名両方が障害されるが，ときに漢字や仮名に選択的な障害を呈することがある．Dejerine以来，書字言語を担う脳部位として重要視されてきたのは左角回であるものの，その後の研究の進展によって，今日ではそれよりも少し上方の左頭頂間溝皮質・皮質下が注目されている（河村 1990）．

さらに，日本人症例では，左下側頭回後部の損傷で漢字に選択的な純粋失書が生じることが明らかになっており，この場合の失書症状は文字の形態想起の障害である可能性が高いことが指摘されている（岩田 1988）．

（2）失語性失書（aphasic agraphia）

失書は失語症状に随伴することが多い．その特徴は失語型によって異なるが，発話症状と並列的な失書症状がみられるのが一般的である．

ブローカ失語に伴う失書：発話特徴と同様，書字は努力性で短めになり，表出は低下する．音韻性錯書や文字の欠落が生じ，失文法を伴う（Benson 1996）．写字は保たれる．日本人症例では漢字よりも仮名書字に困難を示す．

ウェルニッケ失語に伴う失書：流暢に文字を書き下すことができ，文字形態も良好であるが，実質語の産生が不良で，自発書字，書き取りともに音韻性錯書が著しく，ときに意味が全く汲み取れない新造語となることもある．日本人症例では，漢字，仮名ともに重度な失書が認められる．文字の一部を書くことによって文字形態を想起できる場合があり，誤字訂正課題がかなり良好であることから，ウェルニッケ失語では文字形態の想起障害によって失書が引き起こされていると推測することができる（倉知 1979）．写字は可能である．

伝導失語に伴う失書：音韻性錯書が頻出するのが特徴である．綴りを誤ったときに，伝導失語の患者は書字の誤りに気づくことができ，それを訂正しようとする点，単語の選択は障害されていない点などがウェルニッケ失語患者とは異なっている．ただし自発訂正は必ずしも成功するとは限らない．原則的に写字は保たれている．

全失語に伴う失書：重度な失書が合併する．表出はごく限られ，判読可能な文字はみられず，何らかの文字形態を想起できたとしても状況に合致したものではない．自分の名前も書くことができないのが普通である．多くに右片麻痺が合併するため，書字を非利き手で行うことになることに加え，重度な失書が合併するため，文字を書くという能動的な意欲自体に欠けることも少なくない．写字も困難である．

混合性超皮質性失語に伴う失書：全失語と同様に重度な失書がみられるが，写字が保たれることがある．

超皮質性感覚失語に伴う失書：名詞を使用することが困難であるという発話の特徴が書字にも反映され，意味性の錯書（verbal paragraphia）が出現する（BensonとArdila 1996）．超皮質性失語の一類型である**語義失語**では，仮名書字が他の失語型と比べ容易であるのに対し，漢字に強い障害を示し，自発書字や書き取りで漢字の音韻的側面を万葉仮名のように用いる類音的錯書が出現するのが特徴である（井村 1943）．自発書字ではまとまりのある内容を書くことができない．綴りをあやまるなどの問題は生じるものの，書き取りは可能である（BensonとArdila 1996）．

超皮質性運動失語に伴う失書：書字能力は個々の患者によって開きがある．書字障害は一般に軽度とされ，漢字よりも仮名に重度の障害が認められる（倉知 1979）．

失名詞失語に伴う失書：多くの場合書字にも問題が生じる．発話と同じく名詞を使用することが困難であり，超皮質性感覚失語と同様，意味性の錯書が出現する（BensonとArdila 1996）．

(3) **失読失書**（alexia with agraphia）

喚語困難や錯語などの失語症状が軽度であるのに対し，読み書きの能力が重篤に障害された症状を失読失書と呼ぶ．Dejerine（1891）が左角回に病変を有した失読失書例を報告して以来，多くの臨床例を通じて左角回が失読失書の責任病巣であることが確認されてきている．角回性の失読失書における読字では，音読と読解，仮名1文字と仮名単語との間に顕著な差が認められるのが特徴である．仮名1文字の音読障害は重篤であるが（山鳥 1979, 河村ら 1990, 1991），単語

の読解が保たれていることから，単語レベルの音読，特に漢字単語の音読は良好であり，意味性の錯読が出現する．純粋失読とは異なり，文字数によって読みの成績が左右されることはなく，なぞり読みによる促通効果は認められない．書字では，漢字と仮名両方に困難を示し，形態想起障害，錯書など様々な誤反応が生じる．重症度は症例によって様々である（山鳥 1979）．写字は保たれている場合が多い．

　本邦では，左下側頭回後部（岩田の表現によれば"側頭葉後下部"）の損傷によっても失読失書が出現することが知られており，この場合，漢字に選択的な失読失書の様相を呈する（岩田 1988，河村ら 1990, 1991）．左下側頭回後部病変の失読失書よりも角回性の失読失書の方が読み書き障害が重度であることが報告されている（河村ら 1990）．

(4) 失行性失書（apraxic agraphia）

　書字の運動プログラミングの障害によって引き起こされる書字障害を失行性失書と言う．文字知識の障害，書字に用いる手に影響する感覚運動機能および大脳基底核や小脳の障害は認められないにもかかわらず，文字形態に障害が生じるのが特徴的である（Rapcsak 1997）．自発書字でも書き取りでも書字に難渋し，その時々で様々な歪みが生じる．書字速度は一般的に遅く努力性であり，筆順も一定ではない．障害は漢字にも仮名にもみられ，仮名では曲線字の表出が特に困難となる（毛束 1995）．写字も障害されているが，自発書字や書き取りよりは良好であり，写字をすることにより失書症状に改善が認められる．文字知識には問題がないため，パソコンを用いれば問題なく文章を綴ることができる．

(5) 空間性失書（spatial agraphia）

　右半球病変による視空間認知障害の結果引き起こされる書字障害である．Hécaen と Albert（1978）によれば，空間性失書では書記素のストロークが付加される傾向がみられ，文字の線が様々な角度で傾き，線の軸も波打ったり階段状になったりする，紙面の右半分だけにしか書かない，単語の間に不適切な空白が挿入され単語の統一性が損なわれる，といった症状を呈する．文字知識には問題ない．

　Ellis ら（1987）は空間性失書を，左側半側無視と関連ある群と，字画に省略や反復が生じ，視覚性や運動性のフィードバックの障害がみられる群の2群に分けて考えている．

(6) 構成失書（constructional agraphia）

　書字行為における構成面の障害の結果引き起こされると考えられている．必ずしも通常の構成行為の障害に随伴するとは限らず，それらとは独立して生じる場合もある．Kleist（1934）によって提唱された概念であるが，今日のアルファベット圏ではこのような失書類型は用いられておらず，漢字という構成的要素が強い書字体系を有する本邦で定着している失書類型である．錯書は生じないものの，文字の構成要素の空間的位置関係が変化し，文字を形作るのが困難で，一部の構成要素が欠落することもある．平仮名に比べ漢字の障害が著しいのが特徴であり，例えば太田（1970）の症例では，平仮名では文字に変形が生じるものの字画の欠落などはみられない一方で，漢字と片仮名の障害は著明で，自分の名前以外の漢字に重度な障害が認められたという．構成失書として報告された従来の症例のなかには，今日の失書分類の観点から見直すと，必ずし

も構成失書と考えるのが適当とは思われない症例も散見される．

2）認知心理学的分類

　従来失語性失書として総括されてきた失書のなかで，特に特徴的な誤反応を呈する失書は，音韻性失書，語彙性失書，意味性失書，深層性失書などのように，認知心理学的な情報処理モデルから導き出された名称で呼ばれる．

　このような失書の分類は，そのほとんどが欧米のアルファベット圏によるデータを基に検討され，分類されてきたものである．書字過程には文字の特性を超えた共通部分も確かに存在するものの，書字体系が異なれば文字の学習の仕方も異なるため，書字を実現する脳内の神経ネットワークに差異が生じるのはしごく当然のことであり，欧米圏で用いられている認知心理学的分類をそのまま本邦の失書症状に当てはめることはできない．このような点を踏まえた上で，以下に，欧米で呈示されている認知心理学的分類を列記してみよう．

(1) 音韻性失書（phonological agraphia）

　実在語は綴ることができるが，非単語を綴ることができない．単語知識を基に書字が実現されていると考えられ，実在語であれば，規則語，非規則語を問わず書くことができる．音を文字に変換するのが困難であり，目標語と形態的に類似した誤反応が生じやすい．

　ブローカ失語，ウェルニッケ失語，失名詞失語に合併し，縁上回，島を含む左シルビウス裂周辺領域後部がその責任病巣として指摘されている．

(2) 語彙性失書（lexical agraphia）

　非規則語の綴りが障害される．規則語の書字は良好であるが，低頻度語よりも高頻度語の方が書きやすい．非単語も綴ることができるが，より音韻的に自然な方向に誤る傾向がある．単語知識からの書字経路が障害され，音を文字に変換する経路に依存した書字であると考えられる．

　ウェルニッケ失語，失名詞失語，超皮質性感覚失語などに合併する．病巣は多様であるが，いずれの場合もシルビウス裂周辺領域は保たれている．語彙性失書の典型例では左角回に病変が認められる（Roeltgen 1997）．

(3) 意味性失書（semantic agraphia）

　意味を介して書くことが困難となり，意味が不適切な同音異義語に誤りやすい．このため，文レベルの書字では意味性ジャルゴンとなる．不規則語や非単語の書字には問題ない．

　超皮質性感覚失語で認められる．意味性失書の病巣は多様であることが報告されている（Roeltgen 1997）．

(4) 深層性失書（deep dysgraphia）

　非単語を綴ることができないことから，音韻性失書の一形態として扱われることがある．実在語の書字は可能だが，品詞によって書字の難易度が異なる品詞効果が認められ，名詞や形容詞に比べ機能語の書字が困難である．名詞の中では抽象語よりも具象語が書きやすい．意味性の錯書や目標語と形態的に類似した誤反応が出現し，音韻経路よりも障害が軽度な意味的情報，視覚的形態情報を利用した書字を行っているためであると解釈される．

深層失書を呈する症例は，縁上回や島を含む左側頭葉後部病変を有している．

3. 書字の機構

文字を書くという行為に種々の認知系，感覚系，運動系，記憶系が関与していることは疑いないが，実際に文章を産み出す過程には，これらに加え，モチベーションなどの情動系も重要な因子として関わっており，さらに，このような個人内要因だけではなく，用いる道具，身の回りの環境などの社会的要因も書字行為に影響を及ぼしていることが指摘されている（Alamargot とChanquoy 2001）．このため，実際に文字を書き下す際の包括的な書字モデルは，**図1**のように極めて幅広い視野を持つものである．

このような複雑な書字行為も，その中核となるものは，言語的側面の処理過程と運動的側面の処理過程の2つである．ここではより的を絞った書字機構のモデルを呈示することで，失書症状の理解をはかりたい．

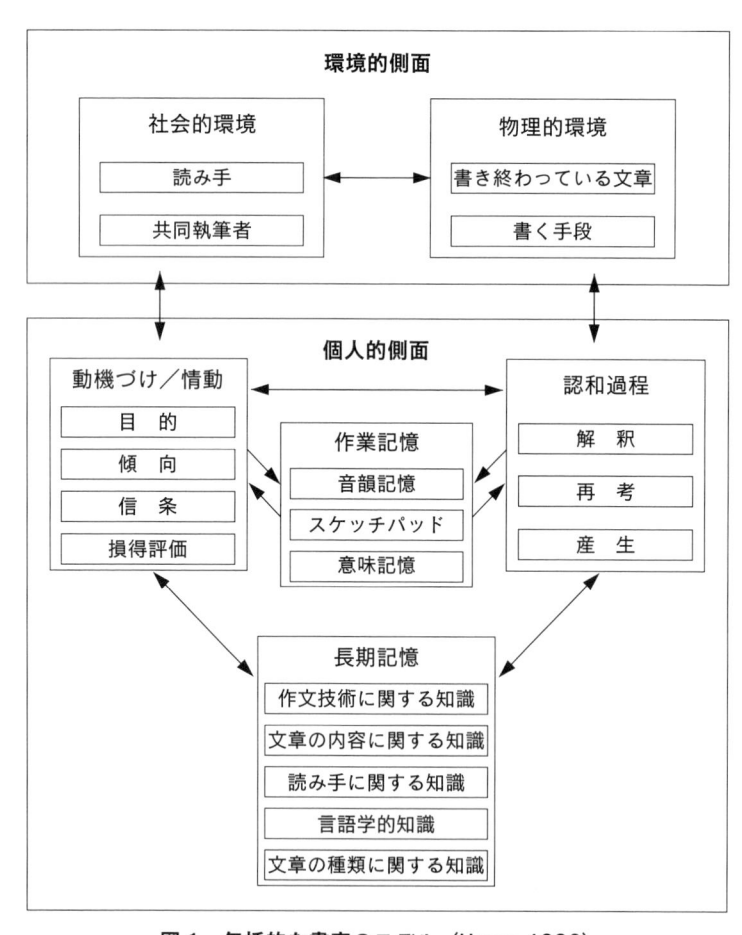

図1 包括的な書字のモデル（Hayes 1996）
Alamargot と Chanquoy（2001）による

1）書字の神経学的モデル

　失書の多くは失語に随伴して生じるが，純粋失書のように失書が孤立性に生じる場合もあることから，書字には発話とは異なる中枢が存在するものと考えられ，左（優位側）中前頭回後部や左角回が重要視されてきた．加えて，漢字処理には左下側頭回後部も重要な役割を果たしており，日本人独自の神経ネットワークが形成されていることが明らかにされている．

　書字の神経学的モデルは日本語の読み書き障害のモデルとして，岩田（1988）や河村（1990）（**図2**）によって呈示されている．両者の図式は漢字と仮名との処理経路の差異に力点を置いたもので，視覚入力の後に漢字と仮名との処理経路が分かれ，角回でそれらの情報が連合されることになる．両者のモデルには多少の差異があり，岩田では，漢字処理の経路は左側頭連合野に向かう経路だけだが，河村の図では，岩田が提示した経路に加え直接左角回に向かう経路も仮定されており，下側頭回を経る経路は視覚野から直接角回に向かう経路の側副路である可能性が指摘されている．

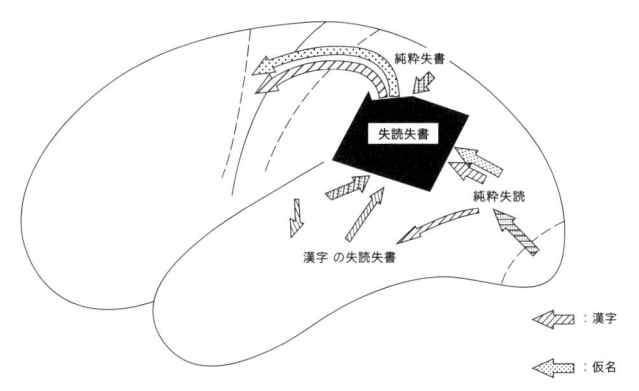

図2　書字言語の神経学的モデル
（河村 1990 より改変）

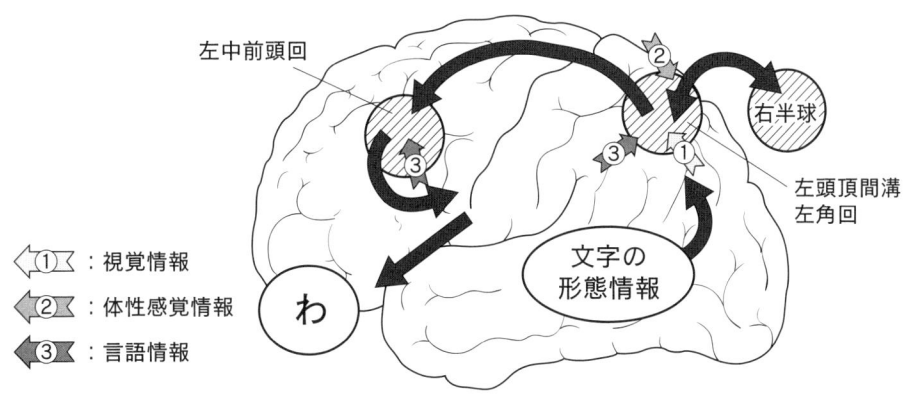

図3　運動的側面に重点を置いた書字の神経学的モデル
（毛束 2003）

一方で，**図3**のような書字の運動的側面の処理過程に重点を置いた神経学的モデルも提示されている（毛束 2003）．このモデルでは，文字の形態イメージを手指の運動に変換するシステムの中核に，左頭頂間溝を中心とした脳部位を想定している．想起された文字の視覚情報は，左角回で音韻情報，意味情報，体性感覚情報と連合された後に左頭頂間溝で手指運動として情報変換され，その運動情報が左中前頭回に伝達されて文字として紙面に表出される可能性が考えられる．

2）書字の認知心理学的モデル

高次脳機能を実現する過程を情報処理過程として記述する見方は，今日ではすっかり定着し，失書症状を検討する有用な分析手段として活用されている．このような観点から体系化された検査としては，英国で編纂された PALPA（Psycholinguistic Assessments of Language Processing in Aphasia）が有名であるが，本邦でも PALPA と同様な，頻度や具象性，心像性などの文字に内在する特性，画数，曲線の有無などの文字の外在的な特性を考慮した検査体系の整備が徐々に進められつつある．

図4は日本語における書字の情報処理過程の基本的モデルの一例である．文字知識は視覚表象，音韻表象，意味表象から構成されている．これらはそれぞれ密接な連合を保っており，自発書字，書き取り，書称，写字という書字の様式のそれぞれで最初にアクセスする表象は異なるものの，最終的には視覚表象が想起され，選択され，配列される過程を経て，文字表出に至ると考えられる．文レベルの書字の情報処理過程は，このような基本的過程に統語処理が加わり，まとまった概念を表す文章になるとさらに多くの要因が加わって，書字の情報処理過程は極めて複雑

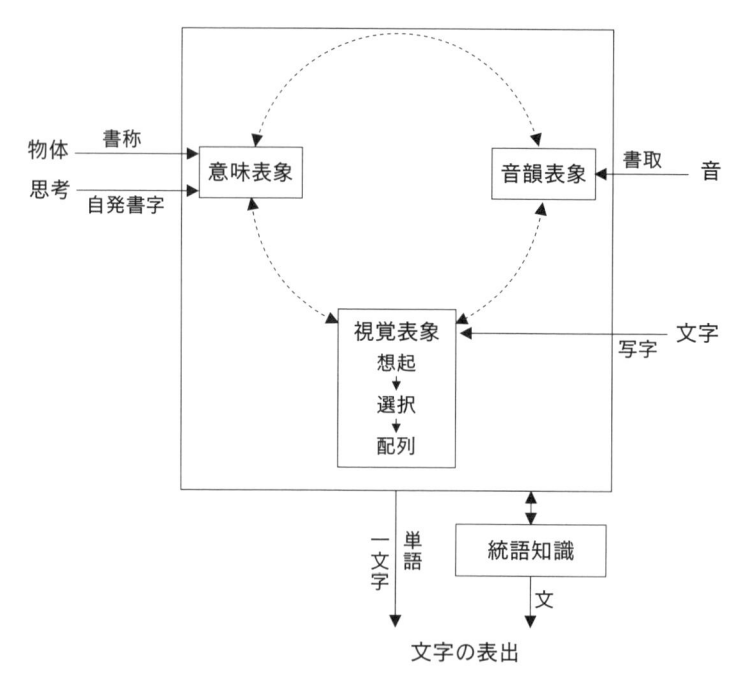

図4 書字の認知心理学的モデル

なものとなることが予想される．これらの情報処理単位，情報処理経路の障害の様相が，臨床的な失書特徴として現れる．

　書字における言語的側面の処理過程は，多くの要素を整理するという観点に立った場合，このような認知神経学的モデルとして記述したほうが有用性が高い．ある情報処理能力は，多くの脳部位が関わる一連の情報処理の流れによって生み出されている可能性が高く，局所的な脳部位と必ずしも対応するものではないと考えられるため，実在的な脳の形態を下敷きにこれらの機能を当てはめようとすると，とてつもなく複雑で実用に適さないモデルにしかならないだろうと思われるからである．

4. 失書の訓練方法

　失書に対する訓練は，文字の言語的側面の障害に対する働きかけと，文字の運動的側面の障害に対する働きかけの2つに大別することができる．文字の言語的側面の障害としては，文字形態の想起や選択，配列の障害が，文字の運動的側面の障害としては，文字形態の歪みや文字の大きさの障害などが挙げられる．

1）文字の言語的側面の障害に対する働きかけ

　言語的側面に対する働きかけは，通常の場合，個々の文字，単語，文のように，小さな単位から大きな単位へと進められる．さらに，各段階では，頻度，具象性，心像性などの文字の内在的要因，あるいは画数，曲線の有無などの外在的要因を，容易なものから複雑なものへと統制する必要がある．このような訓練過程で，我々STが最も腐心するのは，特定の音韻と文字形態とを対応づける文字レベルの学習である．文字を実現するまでのどの過程に障害があるのか失書症状を分析検討し，単語の意味理解障害，記銘力障害など，失書に合併する諸症状を理解した上で，訓練方法を決定しなければならない．

　現在行われている文字レベルの訓練方法は以下のように整理することができる．

（1）漢字の障害

　漢字が書きづらいというのは失語症状にとどまらず，広く一般にもみられる傾向である．このため，社会的には，失語患者にとって漢字の失書は仮名ほど深刻な問題とはならない場合が多い．このような事情もあり，漢字の書字訓練に対しては，漢字習得過程における学習方法と同様な方法が用いられることがほとんどで，脳損傷後の再学習という視点に立つ方法論はほとんど展開されていないのが実情である．漢字訓練には，幼児用，小学生用として市販されている各種の読み書き教材を利用することも多いが，文例が成人向きではないことがあるため，できればこのような点を配慮した教材を用いるのが望ましい．

　直接対応法：個々の漢字形態を音韻と直接対応づける方法である．写字や書き取り，あるいは書称で，同じ刺激を何回も反復訓練する方法が基本となる．訓練に際しては，必ずしも単純な文字形態から訓練を開始する必要はなく，個々の症例にとって利用頻度が高い語から訓練を開始す

るのが実用的である．丸山ら（2000）は，左下側頭回後部病変の漢字の純粋失書例に，漢字や仮名での物品の書称訓練，小学校2年レベルの教育漢字の書き取り訓練を実施している．

　連想法：直接対応法では書字の再獲得が困難な場合，漢字が持つ視覚的イメージや意味的イメージを利用することによって学習が容易になる場合がある．例えば，"山"や"川"という字を学ぶ際に，漢字の持つ視覚的イメージを強調して文字形態想起の手がかりとする，木の名前には木偏がつくことを連想させるなどのことが，最も端的な例として挙げられる．全ての漢字に活用できるとは限らないのが難点であるが，向井ら（1990）は，左後頭・頭頂葉病変による失書例に，漢字の成立起源を意識させた書き取り訓練を行い，有用性を認めている．

　形態想起法：書き取りや写字などの実際の運筆を伴わない方法として，漢字の形態想起を促すことで漢字の書字能力の改善を促す方法も存在する．例えば，正答字を選択する，部首カードを用いて漢字の構成を行う，漢字を偏と旁に分解して言う，口頭で呈示された偏と旁を1つの漢字として合成する，などの方法が行われる．吉田ら（1997）は，漢字の失書を呈した純粋失書例に写字訓練と部首カードの組み合わせを行う形態想起訓練を施行し，写字訓練よりも形態想起訓練で良好な改善がみられたことを報告している．

（2）仮名の障害

　仮名の書字障害は，漢字と比べて極めて深刻な問題となりうる．その原因の1つは仮名の特性によるものである．表音記号である仮名は音韻処理機構の片翼を担っているため，仮名の書字障害があると音韻を表象化する際に支障を来たす場合がある．2つ目は社会的な観点からのものである．仮名は発達的に早い時期に獲得される書字記号であるため仮名書字は容易であると見なされがちであり，仮名を書けないということがあたかも低次元のレベルの障害であるような印象を与え，仮名書字障害に対する社会的認知が得づらいという事情がある．

　仮名の再学習には，以下の3つの方法が用いられているが，仮名の書字訓練を行う前に，仮名書字の基盤となる，モーラ分解能力，音韻抽出能力，音と仮名の対応能力がそれぞれどの程度保たれているか把握しておく必要がある（物井1990）．

　直接対応法：仮名1文字を語音と直接に対応づけて訓練する方法である．仮名1文字や仮名単語の書き取り，漢字の仮名ふりなどの課題を反復することによって，仮名の文字形態と音韻表象との連合を強化することを目的とする．仮名書字能力が比較的高い症例では，写字や書き取りを反復することで仮名書字能力の改善をはかることができる．一般的には，高頻度具象語から訓練を開始することが多い．このような直接対応法は，必ずしも文字形態と音節との単純な対連合学習ではなく，文字・音韻体系そのものの活性化を促している可能性がある．

　五十音表法：五十音系列の学習を通して，個々の仮名文字の定着を図る方法である．五十音表を学習した後，その系列から個々の文字を抽出するという手順を経る．例えば"き"という文字形態を想起するために，"かきくけこ"というか行の文字系列を思い浮かべ，その2番目の文字の"き"を同定するのである．関ら（1993）は，五十音表法による書字訓練で15例中10例に効果が認められたと報告している．

　この方法を用いるには，五十音の発話で音韻的な混乱を来たさないこと，五十音表を完全に学

習できること，ある音韻が五十音表のどの行の何番目か検索することができることなど，いくつかの前提条件が必要である．この五十音表法で学習可能な仮名文字を学習し，定着しない文字だけをキーワード法によって学習することもある．

　キーワード法：仮名の視覚形態表象と音韻表象とを結びつけるのに意味表象を介する方法で，"み"は"みかんのみ"等と，小児が仮名文字を学習する際に自然に用いられる方法が体系化されたものである．目的の仮名文字の想起に用いる有意味語をキーワードと言う．目的の音韻を(多くの場合)語頭に持つ高頻度・具象単語や，症例と特に親近性が高い有意味語がキーワードとして用いられる．この方法には，キーワードを仮名書きする方法，キーワードを漢字で書く方法，2つのキーワードを使用する方法などが考案されている（鈴木 1996）が，学習の基本的な流れはどれも同じであり，ある音韻とキーワードとを対連合学習することにより，音韻→キーワードの音韻・意味の想起→キーワードの文字形態の想起→仮名1文字の想起，という手順によって仮名の書字が可能となる．小嶋ら（1991）は，漢字に比して仮名に重度の障害を呈した純粋失書例に写字訓練とキーワード法による書字訓練とを施行し，キーワード法による書字訓練の方がはるかに高い訓練効果が認められたことを報告している．

　キーワード法は，五十音表法では仮名文字の再獲得が困難な症例に対しても利用可能であるが，単語の意味理解障害がある症例には適さない．

2）文字の運動的側面の障害に対する働きかけ

　文字の運動的側面の障害の中には，失行性失書や運動感覚の障害による書字障害（毛束 2002）のように文字形態の歪みの障害が特徴的なものもあり，あるいは小字症（micrographia）のように文字形態の大きさが問題となるものもある．

(1) 文字の歪みの障害

　文字の歪みが問題となるのは，文字形態を形作れない場合，あるいは文字形態を実現できても判読が困難で，コミュニケーションに役立たないと思われる場合である．このような障害に対しては，以下のような色々な方法が試みられている．村西（1998）は，観念運動性失行が著明な書字障害例に対して，直線や名前のなぞり書き，徒手的介助・誘導による書字訓練を行った結果，ある程度の改善効果が得られたと述べている．鈴木（1993）は，文字運動の実現に障害がみられたものの，文字盤の溝をなぞることで運動覚の促通が可能となった失書例を報告している．毛束（2002）は，文字形態の実現が困難であった失行性失書例に，類似した書字運動から目標字を導く方法を用いて訓練効果を認めている．失行性失書では文字知識が保たれていることから，五十音表やパソコンを代替手段として使用することができる．

(2) 文字の大きさの障害

　小字症は神経学的な運動機能障害の発現であるため，訓練では症状を動かし難い場合も少なくない．従来報告されている小字症は予後が多様であり，全く改善が認められなかった症例がある一方で，症状が一過性で改善が見られた症例（ScoldingとLees 1994，吉田ら 1989，山本ら 1989），罫線などの視覚的手がかりがあれば文字を大きく書くことができた症例，書字運動に注

意を向け，意識化することで文字の大きさをコントロールすることができるようになった症例（Pullicino ら 1994）も存在する．小字症では，通常の書字動作では文字の大きさをコントロールすることができなくても，空書では大きな文字を書けることが知られており，一般に，肘を机から離して書くなど，手関節よりも近位の関節を用いた書字動作の導入が効果的である．また，運動機能系に作用する薬物治療が有効であった症例も報告されている．真木ら（1993）は，ドーパミン前駆物質の投与で症状に改善がみられた症例を報告している．小字症の症状改善には薬物治療が1つの有効な手段となりうる場合があるため，主治医とこの点をよく相談する必要がある．様々な工夫によっても実用書字に結びつかない症例，投薬によっても症状変化がみられない症例や副作用の点で薬物治療が困難な症例の場合には，左手を用いる，ワープロを用いるなどの代償手段を積極的に活用すべきであろう．

5．おわりに

　今日までに，色々な訓練方法が考案されているとはいえ，その適応基準はまだ充分に明文化されているとは言い難く，訓練方法にも改善の余地がないとはまだ言い切れない時点に私たちはいる．失書の訓練には，ときとして他の言語訓練にも劣らないほどの長い時間と地道な努力が必要となるが，このような過程の支えとなるのは患者の文字を書きたいという意欲に他ならない．個々のSTが患者と向き合い，書字の訓練という共同作業を通じて，このような期待にそえる訓練方法の整備・開発がなされることを期待したい．

（毛束真知子）

文　献

相場恵美子，他：純粋失書を呈した左視床出血の2例．脳神経 43：275-281，1991．
Alamargot D, Chanquoy L : Through the models of writing. Kluwer Academic Publishers, 2001.
Benson DF, Ardila A : Aphasia : a clinical perspective. Oxford University Press, New York, 1996.
Chédru F, Geschwind N : Writing disturbances in acute confusional states. Neuropsychologia 10 : 343-354, 1972.
Dejerine J : Sur un cas de cécité verbale avec agraphie, suivi d'autopsie. Memoires-Société Biologie 3 : 197-201, 1891.
Ellis AW, et al : "Afferent dysgraphia" in a patient and in normal subjects. Cognitive Neuropsychology 4 : 465-486, 1987.
Exner S : Untersuchungen über die Lokalisation der Funktionen in der Grosshirnrinde des Menschen. W.Braumuller, Vienna, 1881.
Gordinier HC : The gross and minute anatomy of the central nervous system. P.Blakistone's son & co., Philadelphia, 1899.
Hécaen H, Albert Ml : Human Neuropsychology. Wiley, New York, 1978.
井村恒郎：失語－日本語における特性－．精神神経誌 48：196-218，1943．
岩田　誠：左側頭葉下部と漢字の読み書き．失語症研究 8：146-152，1988．
河村　満：純粋失読・純粋失書・純粋失読の病態．神経心理学 6：16-24，1990．
河村　満，平山惠造：文字の視覚的認知．神経進歩 35：479-487，1991．

毛束真知子, 他：右半球優位変性過程による特異な失書－Apraxic agraphia との比較. 神経心理学 11：196-205, 1995.

毛束真知子, 河村　満：仮名に著明な障害が認められた前頭葉性純粋失書(会). 失語症研究 20：55, 2000.

毛束真知子：音声言語の障害を伴わない書字障害：書字の運動的側面の障害－失行性失書・運動感覚の障害による書字障害(竹内愛子, 他・編：シリーズ言語臨床事例集　第2巻　失語症周辺領域のコミュニケーション障害 失読／失書の事例 音声障害を伴わない書字障害). 学苑社, pp.110-142, 2002.

毛束真知子：書字の脳内機構：文字の運動変換－表出過程について. 神経心理学 19：22-29, 2003.

Kleist K：Gehirnpathologie. Johann Ambrosius Barth, Leipzig, 1934.

倉知正佳：失語症における失書. 神経内科 10：443-451, 1979.

小嶋知幸, 他：純粋失書例における仮名書字訓練－シングルケース・スタディによる訓練法の比較. 失語症研究 11：172-179, 1991.

真木寿之, 他：micrographia を呈したモヤモヤ病(会). 臨床神経 33：220, 1993.

物井寿子：失語症の読み書き障害の訓練－仮名書字訓練を中心に－. 神経心理学 6：33-40, 1990.

向井泰二郎, 他：健忘性－失行性失書の一例. 神経心理学 6：179-186, 1990.

村西幸代：左手に保続・失行・失書を呈した1例：運筆訓練の検討(会). 聴能言語学研究 15：143, 1998.

太田幸雄, 古薮修一：構成失書について. 精神医学 22：959-967, 1970.

Pullicino P, et al：Micrographia with cognitive dysfunction："minimal" sequelae of a putaminal infarct. Movement Disorders 9：371-373, 1994.

Rapcsak SZ：Disorders of wrinting. In Apraxia：the neuropsychology of action. LJ Gonzalez Rothi, KM Heilman(Eds.). Psychology Press, Erlbaum(UK), p.157, 1997.

Roeltgen DP：失書の局在診断(田川皓一, 峰松一夫・編：神経心理学の局在診断と画像診断. 第12章). p.356, 1997(Localization of agraphia. In Localization and Neuroimaging and Neuropsychiatry. A Kertesz (Ed.). Academic press, New York, 1994).

Scolding NJ, Lees AJ：Micrographia associated with a parietal lobe lesion in multiple sclerosis. J Neuro Neurosurg Psychiatry 57：739-741. 1994.

関　啓子, 他：五十音を用いた失書訓練によって書字可能となった文字(会). 失語症研究 13：51, 1993.

杉下守弘：純粋失書－disconnexion syndrome に関連して. 神経内科 10：420-427, 1979.

杉下守弘, 他：左 Cmthalamotomy 後にあらわれた"純粋"失書. 臨床神経 13：568-574, 1973.

鈴木　勉：構成失書の1症例の障害機序と訓練経過(会). 音声言語医学 34：83-84, 1993.

鈴木　勉：失語症の仮名書字訓練導入の適応と訓練方法. 失語症研究 16：246-253, 1996.

山本　清, 他：Dysarthira-clumsy hand syndorome, micrographia を呈した左視床出血の1例. 診断と治療 77：3015-3017, 1989.

山鳥　重：失読失書症. 神経内科 10：428-436, 1979.

吉田恭子, 他：漢字書字において形態的誤りを顕著に呈した左視床出血の1例－訓練法の検討－(会). 失語症研究 17：102, 1997.

吉田高志, 他：左比較梗塞により右手の micrographia を呈した1例. 臨床神経 29：1149-1151, 1989.

症例 8-1

日記書字が可能になった伝導失語例の書字訓練

症　例：TE，女性．66歳．右利き．中学卒．主婦．
原因疾患・発症後経過月数：脳梗塞，2カ月経過．
損傷部位：左縁上回皮質下．
神経学的所見：異常なし．
全体的言語症状：発症2カ月後に老研版失語症鑑別診断検査を行った（図1）．**聴く**…比較的良好で日常会話には不自由しない．単語や短文の理解には問題ないものの，口頭命令課題では成績が低下．**話す**…自発話は流暢．音韻性錯語は目立たないが，喚語困難のために発話をしばしば中断．自発的に書いた漢字単語を読み上げる形で発話することも多い．呼称障害が認められ，音韻性錯語や音韻の探索行動が頻出．**復唱**…障害は重度で2モーラ語が浮動的に可能な程度．**読む**…単語や短文には問題なく書字命令課題で誤りが生じるものの，読解は聴理解よりも確実．仮名1文字の音読は良好であるが，単語や短文では音韻性の錯読や音韻の探索行動が出現．**書く**…漢字よりも仮名の障害が強く，錯書，文字想起困難が生じる．文レベルの表現は困難．**計算**…簡単な加減算は可能だが，九九を想起できないため乗除算は困難．
失語タイプ・重症度：伝導失語，中度．
他の認知・行為面の特徴：発症後2カ月時のレーヴン色彩マトリックス検査の成績は18/36と低いが，臨床的には知的低下を疑わせる症状は全く認められない．同時期のコース立方体組合せテストは粗点44/131で，構成障害が明らかである．

　本症例は，元来日記や手紙などを書く書字習慣を有しており，言語訓練開始前から数詞や家人の名前などを自発的に練習していた．「しゃべれない」「（日記を）書けない」といった訴えが強く，言語訓練に対する意欲は高い．本稿では書字訓練について述べる．

訓練・治療対象とする症状の特徴：本症例の書字面の特徴は，漢字よりも仮名の書字が困難なことである．漢字の想起は完全ではないものの概して良好で，日常会話の喚語困難時に自発的に漢字を書いて意思伝達することもある．一方で仮名では錯書が生じ，文字を想起できないことも多い．単音節（平仮名1文字）書き取り検査の成績は83/100と比較的良好であるものの，仮名単語の書き取りの成績は3/10と低下する（図2）．「えんぴつ」と書こうとして「え」しか書けないなど，仮名単語を部分的にしか書けないことも少なくない．助詞の誤りも生じるため，文の書字は極めて困難である．このため，情景画の叙述では漢字を多用した単語の羅列となる．
目　標：
　長期目標：日記や手紙などの文章を書くことができるようになる．
　短期目標：①単語レベルにおける仮名の錯書を改善する．②文を書くことができるようにな

る.

訓練・治療仮説：書字過程は，音韻表象，あるいは意味表象から視覚形態表象が喚起され，手指運動によって紙面に表出される過程と考えることができる（**図3**）．書字にはいくつかの入力経路があり，書き取りでは聴覚刺激である音から，書称では視覚刺激である物体や線画などから，自発書字では思考概念から，音韻や意味や視覚形態の表象が喚起されることによって書字が実現される．

　伝導失語には仮名の錯書が随伴しやすいことが知られており，本症例でも仮名に強い書字障害が認められた．本症例では誤った仮名を書いてしまうことがあり，正しい仮名文字を想起できないものの，選択肢が示されれば誤りなく正答字を選ぶことができることから，文字形態そのものは保たれていると思われる．さらに言葉に詰まった折には自発的に漢字単語を媒介として音韻を想起しようとするが，音韻の想起は必ずしも完全ではないことから，意味表象そのものの想起は良好である一方，単語の音韻表象の想起が困難であることが伺えた．仮名の音読では音韻を誤り，誤ったことに気づいて訂正しようとするが正答に至ることは少ないことから，音韻表象が不安定である点，仮名文字の視覚形態表象と音韻表象との間の連合が障害されている点が本症例の中核的な病態であると考えられた．すなわち，本症例の誤反応には，音韻表象レベルと，文字の選択や配列といった視覚形態表象レベルの2つの側面の誤りが含まれていると思われた．

　このため，音韻表象と視覚形態表象との連合を強化することを目的に書字訓練を開始した．平

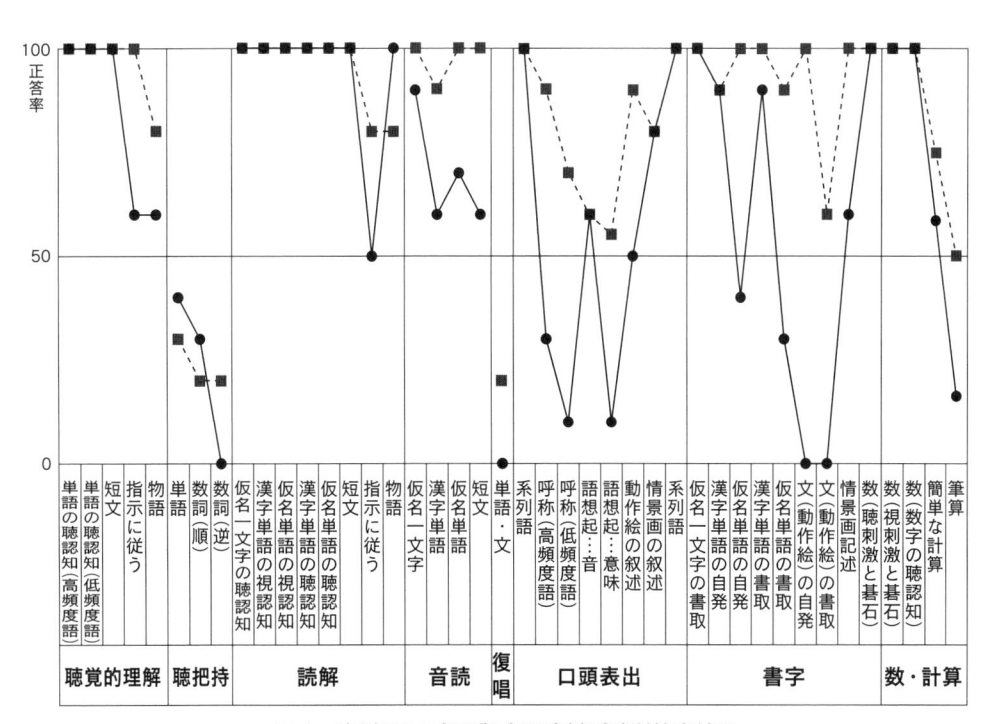

図1　症例 TE の老研版失語症鑑別診断検査結果

―●― 発症後2カ月　--■-- 発症後3年

図2 平仮名書字検査結果

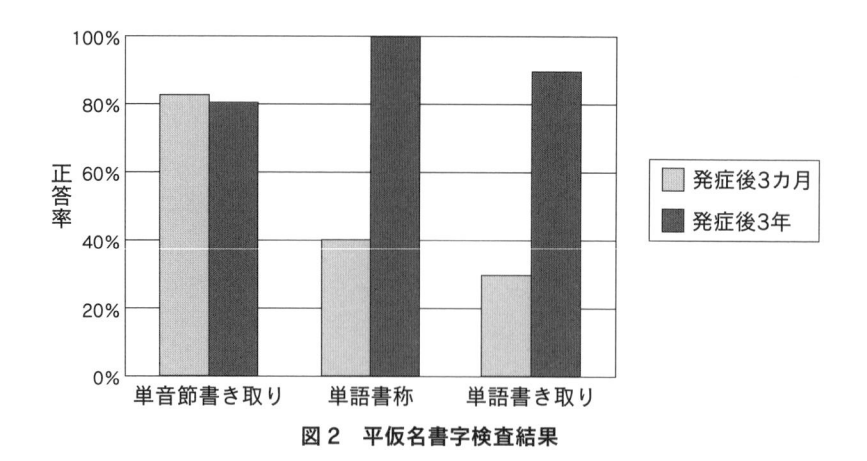

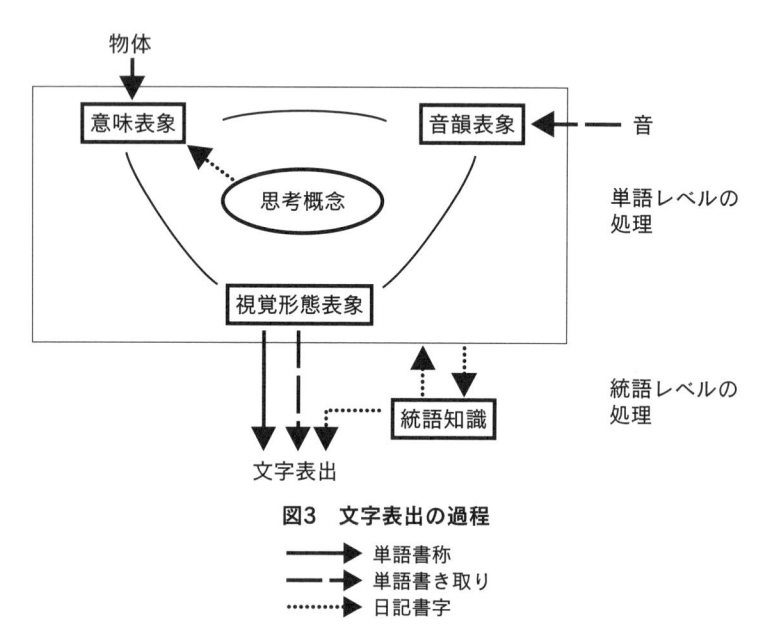

図3 文字表出の過程
　　→ 単語書称
　－→ 単語書き取り
　‥→ 日記書字

仮名単音節の書き取りが83％で，このレベルの書字障害は重度ではなく，また，不完全ではあっても単語レベルの書字が可能であったため，良好な意味表象を軸に，音韻と文字形態とを直接対応づける反復訓練によって，音韻表象と視覚形態表象との連合を安定化する方法を用いた．単語の書字成績が改善するにつれ，文レベルの書字を導入した．

材料・方法（図4）：
単語レベル：音韻表象の安定化のため，仮名単語の書称，書き取りなどの書字訓練を行った．
　①線画の書称：線画を見て対応する単語を書いてもらった．漢字の方が想起しやすいため，まず漢字単語を想起し，その後に仮名を振るようにした．仮名書字が困難であった場合には，音声呈示をした．"て""あめ""いえ"などのモーラ数の少ない高頻度語から開始し，徐々にモーラ数を増やすと同時に，低頻度語や特殊音節を含む語も訓練語に取り入れた．
　②漢字単語の仮名振り：宿題として実施．①と同様，モーラ数の少ない高頻度語から開始し，

```
単語レベル ────────────────────────→
        文レベル ──────────────────→
                              ③日記書字
                      ②四こま漫画の叙述
                ①動作絵の叙述
①線画の書称
②漢字単語の仮名振り
```

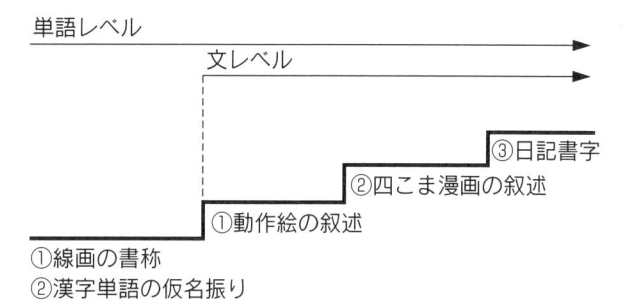

図4　文字表出の過程

家族の団体に楽しく話しています。おとうえやおかさんと、おとと、姉ちゃんとすきな手をーてる。父は新聞を見ているいます。お母さんは編物をしています。弟は本をとりに乗ってす。お姉ちゃは電話をー

図5　老研版失語症鑑別診断検査　情景画の叙述（発症後3年）
　　　錯書は残存しているが，文レベルの書字が可能となっている．

徐々に漢字混じり文へと移行した．

文レベル：仮名単語の書字能力が比較的良好となったため，文レベルの書字訓練に進み，動作絵や漫画の叙述，日記書字を行った．

①動作絵の叙述："水を飲む""靴を履く""電車に乗る"などの単文を表す線画を見て内容を叙述してもらった．あらかじめ口頭で叙述内容を確認し，書字が困難場合には音声呈示を行った．

②四こま漫画の叙述：四こま漫画をまず患者が口頭で叙述し，その内容を書いてもらった．口頭での叙述で喚語困難や錯語が生じた場合には，適宜STが指摘し，自発的な表出を促した．

③日記書字：四こま漫画と同様，患者が口頭で叙述した後にその内容を書いてもらった．錯書に対しては，その都度STが指摘した．

結　果：訓練開始時より週2回（後に月2回），1回40分〜60分の個人訓練を約3年実施した．訓練経過は順調で，言語機能の全般的な改善が認められた（**図1**）．書字面では，仮名の単音節の書き取りでは初回評価と同程度の成績であったものの，仮名単語では明らかな改善が認められた（**図2**）．**図5**は，訓練開始3年後に当たる再評価時の，情景画の叙述である．漢字や仮名の錯書は依然みられるものの，自発的な文章表記が可能となっている．ときにSTの介助を必要とするが，日常的に日記を書くことができるようになっている．

考　察：本症例の場合，訓練開始時より仮名よりも漢字書字の方が良好であり，発話が困難になった場合に自発的に漢字を想起し，それを読み上げる工夫が頻繁にみられた．このことから，喚語はある程度可能であり，仮名1文字の想起もある程度可能であるにもかかわらず，音韻表象の想起が不安定であり，なおかつ，音韻表象と仮名の文字形態との連合も不安定であるために，仮名の自発書字には至らなかったものと思われる．このため，良好な意味を媒介とした仮名単語レベルの書字を訓練初期より積極的に反復訓練することで，仮名の視覚的文字形態の想起が改善され，仮名文字とそれを担う音韻表象との安定化がはかられたものと考えることができる．もともと発話では文章レベルの表出が可能であったことから，仮名単語や漢字単語を確実に書くことができるようになることで，単文から重文，複文を含む文章表現へと比較的スムーズに移行できたものと思われる．さらに，本症例は言語訓練に非常に意欲的で，病前から日記や手紙などの書字習慣を有し，宿題以外にも自ら自発的に書字を行っていたことも，書字能力の良好な改善の一因になっていると考えられる．

（千葉明子，毛束真知子）

文　献

今村恵津子：伝導失語の訓練（竹内愛子，他・編：シリーズ言語臨床事例集第4巻　失語症）．学苑社，2002．

御領　謙：日本語読語過程の実験心理学的分析（認知科学選書　第5巻，波多野誼余夫・編：よむということ）．東京大学出版会，1987．

吉村貴子，他：伝導失語の錯語減少への訓練について－表象安定を目指した方法－．神経心理学 16：135-144，2000．

症例 8-2

構成障害を伴ったブローカ失語例の書字訓練

症　例：KI，女性．46歳．右利き．高校卒．主婦．
原因疾患・発症後経過月数：脳梗塞．5カ月経過．
損傷部位：左中心前回・中心後回．
神経学的所見：右上下肢不完全麻痺．
全体的言語症状：言語訓練開始時，聴覚的理解は日常会話の理解が概ね可能だったが，SLTA（図1）では短文レベル．「口頭命令に従う」では1/10正答．反応の多くは物品を持つのみで，動詞の理解，位置の指示に従うことはできなかった．トークンテスト 44/165．読みの理解は聴覚的理解に大体対応した成績で，単語〜短文レベル．「書字命令に従う」では困難が大きかった．トークンテスト（視覚呈示）70/165．発話は単語〜句レベルが中心で，発話速度の低下，一音節ごとに途切れた発話（例：「と・け・い」），抑揚の平板化，音の歪み，置換，引きのばしが著明な非流暢性発話で，聞き手が内容の推測や確認を必要とした．呼称では10/20の正答．書字面では漢字と仮名の自発書字・書取のいずれの課題においても低下が著明で得点がなかった．

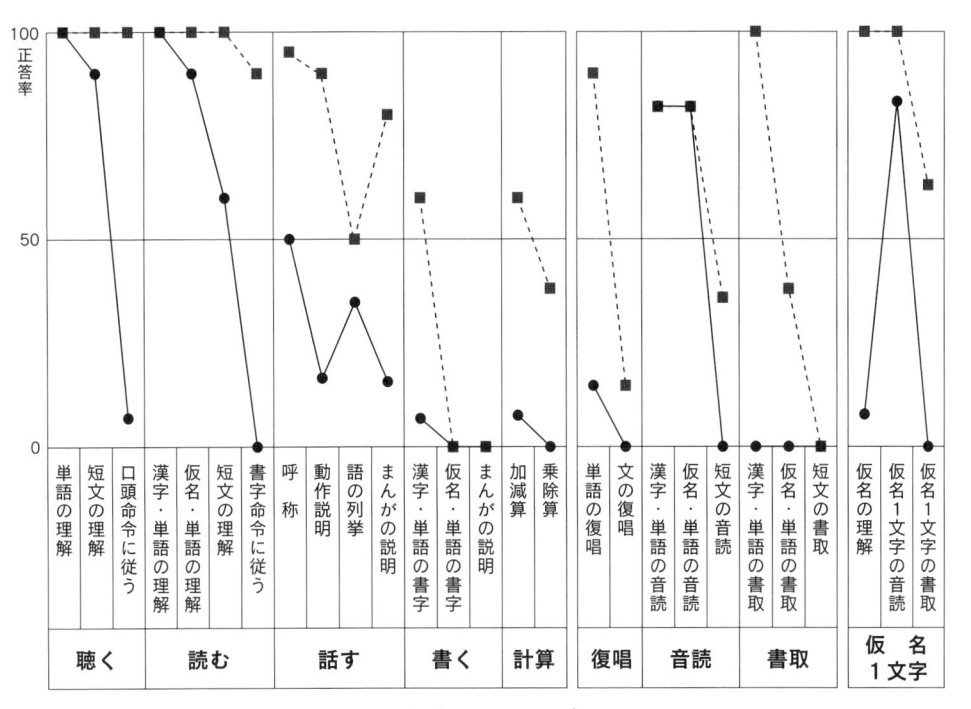

図1　症例KIのSLTAプロフィール

―●― 発症後5カ月　　---■--- 発症後1年5カ月

名前の自発書字でも多くのヒントを要し，漢字単語では無反応や新造文字がみられ，仮名は無反応であった．**計算**は1桁の加算に1問のみ正答し，減乗除算は困難．1〜9までの数字の聴覚的理解は3/9と低い．以上のように本例は，理解・発話面に比べて書字計算面の低下が著明で，通常のブローカ失語に比較し特異的症状を示していた．

失語症タイプ・重症度：構成障害を伴ったブローカ失語．中度．

他の認知・行為面の特徴：入院時より人格，礼節ともに保たれており，訓練，検査には協力的であった．しかし発話面の積極性は低くて自ら話題を提供することはなく，STからの話かけに対して単語または句で応じることが多かった．

失行については，口腔顔面の随意運動で「唇をとがらす」課題に頬をへこます反応を示すなど口部顔面失行が，慣習的動作，手指構成模倣に拙劣な反応，物品使用動作，系列動作に錯行為がみられたことから観念運動失行，観念失行が認められた．

コース立方体組合せテストは粗点2/131．レーヴン色彩マトリックス検査16/36．立方体・変形まんじの模写は拙劣で正確性に欠けており，構成障害が認められた．写字も困難だった．手指の認知（聴覚呈示）4/5，左右認知（聴覚呈示）4/10．失認は認められなかった．聴覚的把持力は単語の pointing span が2単位，ベントン視覚記銘検査（施行方法A）は正確数2，誤謬数18とゆがみが多く認められた．

訓練・治療対象とする症状の特徴：本例の特徴的症状は書字様式にみられた．

漢字書字障害は，呼称の反応でみると目標語の喚語は良好であることから，音韻レベルでの喚語の障害より，むしろ字形想起困難，さらに想起されたものを実行するレベルでの構成障害が影響していると考えられた．図形の模写（図2）は拙劣で，描くべき図形とある程度似ているが，変形まんじでは線の進む方向に誤りがみられた．写字（図3）も偏とつくりの部分的な要素は認められるが細部に誤りがみられ，全体としては手本と違った文字になっていた．非利き手での図形の模写と写字であったが，投げやりな，または努力していないといった態度はみられなかった．

訓練は口頭言語の治療アプローチに並行して，簡単な漢字が書けるように書字訓練を行った．

目　標：

長期目標：年齢が若いことから本人は社会復帰が希望ではあるが，右片麻痺，失語症の重症度を考慮し，家族の希望も入れて家で1人で留守番ができる状態での家庭復帰を目標とした．

短期目標：（1）書字面は名前が書け，写字が可能になるようにする．
　　　　　（2）理解・発話面は，文レベルの理解と喚語および発語失行の改善を目指す．
　　　　　ただし本稿では書字面に関してのみ記述する．

訓練・治療仮説：本例の書字障害は失語症による字形想起困難，および字形の構成障害の2要因によるものと仮定して，写字では画数を徐々に増やしながら改善を促し，また書称では文字想起の手がかりを段階的に減らすことにより字形想起を促した．

材料・方法：失語症があるため，訓練語には抽象度の高い単語より，使用頻度の高い具象名詞（漢字）をできるだけ用いた．課題はプリント形式で字形想起や写字の負荷を取り除いた状態，すなわち絵とターゲットの単語を線で結ぶマッチングからはじめた．マッチング課題に慣れてき

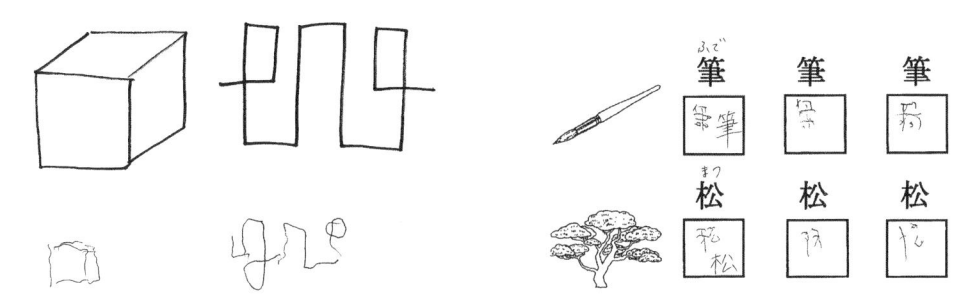

図2　立方体・変形まんじの模写（発症後5カ月） 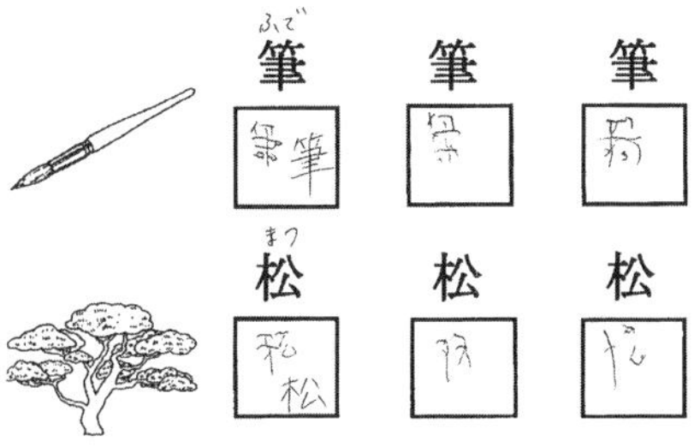　　　**図3　漢字単語の写字（発症後6カ月）**

たところで，1文字で画数の少ない漢字単語（名詞，例：木・犬）の写字課題を行い，写字が可能になってきたところで手がかりを段階的になくし，書称課題へと進めた．具体的には，以下の①〜③を自習課題として渡し，訓練室では同一課題について聴覚的理解，視覚的理解，復唱，音読，呼称をした上で書字（写字や書称）を促した．

①絵と文字のマッチング課題：絵と漢字のマッチング（3者択一）→漢字の写字．
②絵と文字のマッチング課題：絵と漢字と仮名のマッチング（4〜5者択一）→漢字と仮名の写字（**図4**）．
③書称課題（**図5**）：
　a．ターゲット語の漢字の偏，あるいは文字の数画をヒントとして与え，ターゲット語を完成する．
　b．ターゲット語の語頭音の仮名1文字をヒントとして与え，五十音表を見ながら仮名書称をする．

結　果：写字は当初画数の少ない文字であっても手本とかけ離れて見えるほど拙劣であったが，訓練開始後2カ月頃では筆順の誤りの減少とともに文字全体のバランスに改善が認められた．

書字については名前の自発書字が訓練開始5カ月後で可能となり，11カ月後では前日に宿題として渡したプリントの絵の漢字書称がヒントなしでほぼ可能となった．

訓練開始1年後のSLTA（**図1**：発症後1年5カ月）では，すべての言語側面に改善がみられた．書字面では，漢字単語の自発書字（3/5），書取（5/5）ではよどみなく反応して正答となり，得点にならなかった自発書字の2題については1単位のヒントで完成させることができた．仮名書字は書取に改善がみられた（1文字の書取6/10，仮名単語の書取2/5）．短文の書取は得点にはならなかったが，2文字のヒントで完成できたものが1題あった．

考　察：失語性失書の特徴は，自発書字や書取の障害が著しいのに対して，写字は比較的保たれる（鳥居 1982）ことである．本例は自発書字や書取だけでなく，写字においても障害が認められたことから，失書が失語性の失書と構成障害による失書の両方の要因により生じていると考えられた．写字は漢字では画数の多いもので画の脱落がしばしばみられたのに対し，仮名は拙劣ではあったが脱落はみられず，これは漢字と仮名の画数・複雑性の特徴の違いによると考えられた．書称訓練の過程で，まず選択肢の中からターゲット語を選択して写字する課題→与えられている字形ヒントからターゲット語を完成させる課題→文字をはずし絵だけをみて書称する課題といっ

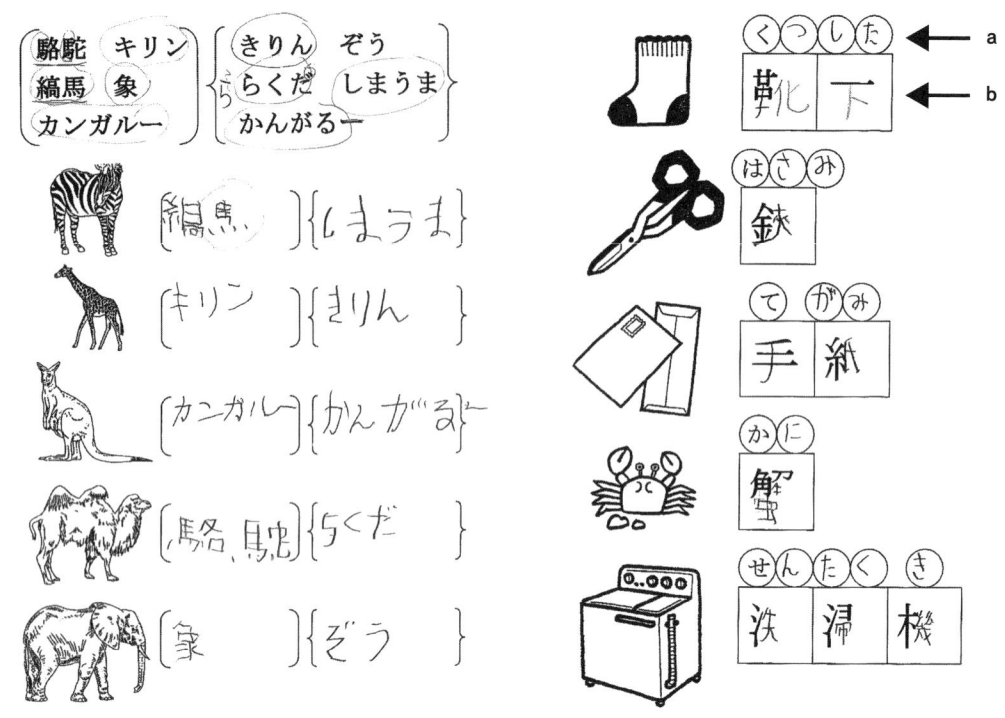

図4 絵と文字のマッチング（写字を兼ねる）課題
漢字と仮名4〜5者択一（発症後7カ月，訓練開始後1カ月）．

図5 漢字の一部および語頭音の仮名1文字ヒントによる書称課題（発症後1年4カ月，訓練開始後8カ月）
a. ターゲット語の語頭音の仮名1文字をヒントとして与え，五十音表を見ながら仮名書称をする．
b. ターゲット語の漢字の偏あるいは文字の数画をヒントとして与え，ターゲット語を完成する．

た，与える手がかりを段階を踏んで少なくする一連の手続きは，障害されている字形想起にいたる有効な手段であったと考えられた．

　構成障害は左右どちらの半球損傷でも生じ，右半球損傷では半側空間無視の影響が大きく，課題に対して手がかりを与えても描画能力の改善はほとんどみられないのに対して，左半球損傷では行為プランニングの障害の影響が大きく，手がかりがあると描画能力に改善がみられるといった，損傷半球間の質的差異が指摘されている（川畑 1988）．KIには筆順を正すような訓練は行なわなかったが，字形想起の改善に伴い筆順の誤りが減少した．また筆順の誤りの減少とともに，文字バランスの改善がみられた．これは筆順通りに書くことが手がかりとなって，文字パターンがより自動的に実現されたと考えられ，上述の左半球損傷例の特徴と共通している．

　半球内の病巣については，左右半球の後方病巣によって生じる報告が多く，KIのような前方病巣による失語症で構成障害を示す症例の報告は少なく，今後の検討が必要と思われる．

〈井口ナホ，荻野　恵〉

文　献

川畑信也：構成障害（岸本英爾，宮森孝史，山鳥　重・編：神経心理学と画像診断）．朝倉書店，1988．
鳥居方策：失読と失書．脳神経 34：531-546，1982．

症例 8-3

重度混合型失語例のキーワード法による仮名書字訓練

症　例：KT，男性．38歳．右利き．高校卒．会社員．
原因疾患・発症後経過月数：脳梗塞．1年3カ月経過．
損傷部位：左中大脳動脈領域広範
神経学的所見：特に問題を認めない．
全体的言語症状：発語は非流暢であり，日常の挨拶や高頻度の単語以外は内容語がほとんどなく，「ここ」，「あの」といった常同言語をくり返す．しかし，ジェスチャーなどの非言語的なコミュニケーションが日常の会話を助けていた．訓練を開始した時期は，臨床像が全失語から混合型失語へ移行していると考えられる時期であった．SLTA（**図1**）では，**聴く**…単語70％，短文30％の正答で，聴覚的理解はほとんど単語レベル．**読む**…漢字単語の理解60％，仮名単語の理解40％で，読みの理解も単語レベルだが，臨床的印象では，読みの理解の方が聴覚的理解より良好であった．**話す**…発話面は全般に障害が重篤で，単語の復唱のみが90％と良好．呼称は

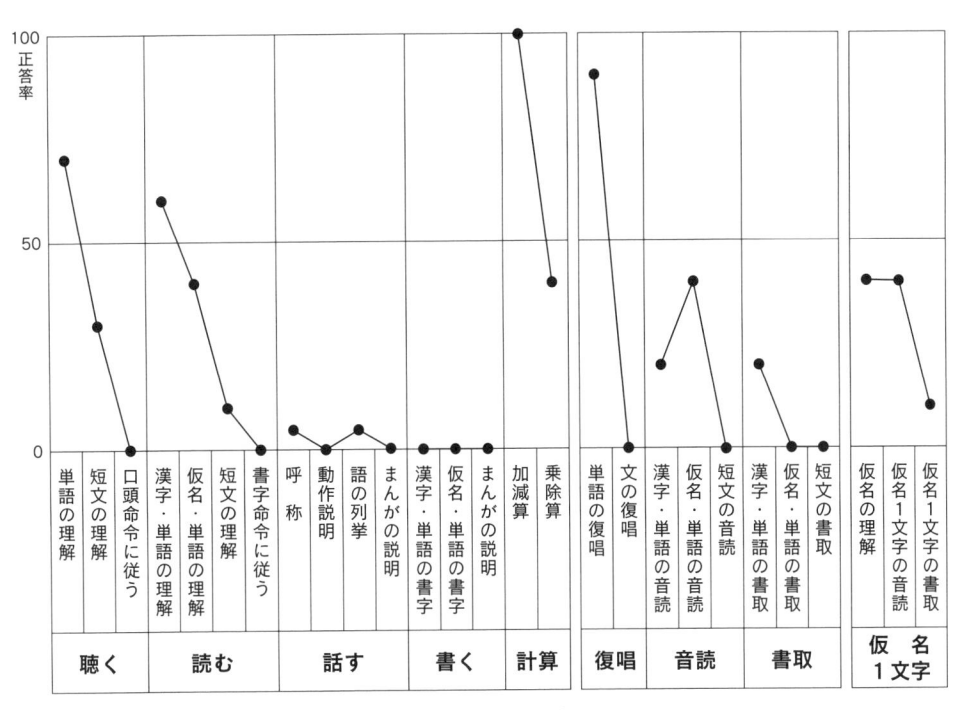

図1　症例KTのSLTAプロフィール

―●― 発症後1年3カ月

5％，親近性のある高頻度語に限り呼称が可能であった．音読は漢字音読20％，仮名音読40％，仮名1文字40％であった．**書く**…書取，自発書字ともにほとんど正答なし．

失語タイプ・重症度：混合型失語．重度．

他の認知・行為面の特徴：レーヴン色彩マトリックス検査34/36，コース立方体組合せテスト粗点116/131であり，精神機能面は良好に保たれている．口腔顔面失行，観念運動失行，構成障害が認められる．

訓練・治療対象とする症状の特徴：比較的良好な仮名の読み書きを確実なものにすることで，仮名書称を利用した呼称訓練に結びつけることを考えた．本例は仮名の音読や書字に際して，自発的に五十音表の列と行を系列的に唱えながら，系列を利用した音や文字の想起を行う．特徴的なのは「あ行」から「は行」までは五十音を順に唱えながら音の探索を行うが，「ま行」は本人の名前の「と○ま○……の，ま……まみむめも」，「ら行」は同じく苗字の「○○はら……ら」からの探索を行っている．五十音表の後半になると，音と文字の対応が曖昧となる傾向がある．五十音表の文字系列を正確に音読するには時間を要し，確実な音読が難しい場合も多いが，仮名1文字の音読には，五十音は有効な手がかりとなっていると考えられる．また，五十音表の書字は「あ行」から「な行」の全文字は書けることが多かったが，後半部分の書字は困難なことが多かった．

目　標：

　長期目標：社会復帰．

　短期目標：仮名1文字の読み書き能力の獲得．

訓練・治療仮説：本例は，自発キュー（self-generated cue）として五十音系列を利用するストラテジーを不十分だがすでに用いていた．そこで，五十音系列を手がかりに仮名1文字を覚える訓練を積極的に導入したが，自発キューで得られた結果以上に五十音を活性化することができなかった．そこで，仮名1文字の読み書きの定着を促進するために，キーワード法による訓練を試みた．

　五十音表による仮名1文字の活性化が難しかった文字に対して，ランゲージパルを用いた訓練を計画した．**図2**の左側にあるように，通常仮名文字は音と文字の直接的な一対一対応である．しかし，この経路に障害が仮定されるために，迂回路の構築を試みた（**図2**右側）．例えば，自習用カードの表には，山（線画）を貼り，対応する目標語の音が「や・・・やま・の・や」と録音してある．その裏には対応する文字「山・やま」が，漢字と仮名にて記されている．このカードを再生し，音を聴き取り復唱する．また，対応する仮名文字を書き写す練習を繰り返していく．可能な場合には，漢字と仮名の両方を書き写すことも行う．この過程を繰り返すことで，音韻表示と文字表示の対連合学習を形成していく．学習が進んで目標語の音を聴き取るのみで，対応する文字を書き取れるようになれば，対連合学習が可能になったと考えられる．**図2**にあるように，例えば「や」という音は（「やま」の/や/）として学習され，同時に「やま」という文字も連合学習により書字可能となる．次の段階として，「やま」という文字列の語頭にある「や」を抽出する訓練を行う．これは音韻・文字操作訓練である．以上の訓練過程を迂回路として形成することで仮名書字の活性化をはかる．

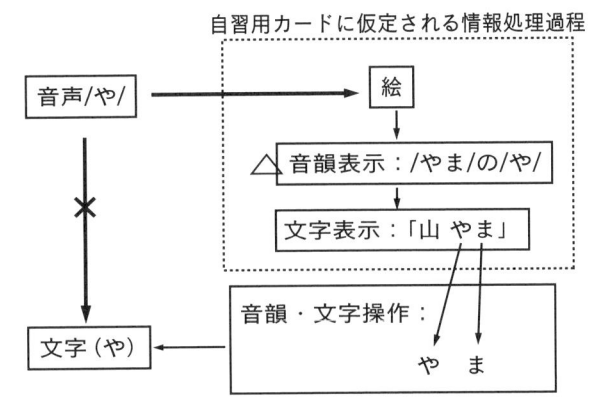

```
自習用カードに仮定される情報処理過程
音声/や/ ──────────→ 絵
   │                    ↓
   │              △ 音韻表示:/やま/の/や/
   ×              文字表示:「山 やま」
   │                    ↓    ↓
   ↓              音韻・文字操作:
 文字(や) ←──────    や  ま
```

×:強く障害　△:障害

図2　症例 KT の仮名1文字の読み書きにおける促通・訓練仮説
文字表示は自習用カードの裏に行う

材料・方法：五十音表のなかで文字の想起と音の想起が困難であり，またランダムに呈示した仮名1文字の書取が困難であった文字を選択した．結果として，五十音表の後半以降の部分が訓練の対象となった．これらのキーワードは以下のは行，ま行，や行，ら行，わ行の19文字である．

　　は行：はさみ，ひげ，ふね，へび，ほし
　　ま行：まくら，みみ，むし，あめ，もも
　　や行：やま，ゆき，よる
　　ら行：らーめん，りんご，るす，れいぞうこ，ろく
　　わ行：わに

それぞれの語に対応する線画を用意し，絵と文字を対応させている．

　はじめに，訓練カードの絵に対する呼称力（喚語力）を高める目的で，ランゲージパルを使用して，復唱的呼称訓練を週5回の頻度で2週間実施した．この復唱的呼称訓練期では，書字の練習は行わない．呼称が難しい場合は，カードの裏の文字を見て音韻化する．それでも難しい場合は，カードに録音した音声にて復唱を繰り返した．自宅においてもランゲージパルによる練習を毎日続け，訓練期終了後2週間にわたり，週に2回の頻度で目標語の書取，書称，音読，呼称を評価した．

　2週間の評価期間終了後に書称訓練期として週5回の頻度で2週間，呼称が難しかった語を含む目標語の書称訓練を行った．この訓練期では積極的な呼称は行わない．ただし，患者がカードにて目標語の音を得る行為は妨げない．第一にキーワード語を文字で書字できるようになることを求めた．また，毎日カードを見て目標語を写字し，書称が可能になるように宿題を課した．

結　果（表1）：ランゲージパルによる復唱的呼称訓練後の各モダリティの定着率は，書取で仮名単語78 %，仮名1文字32 %であり，書称は仮名単語74 %，漢字単語58 %であった．このように復唱的呼称訓練期では，キーワード語の仮名文字による書取・書称の定着率が高く，一方で，仮名1文字の書取成績が低いのが特徴であった．

表1 キーワード語および仮名1文字の訓練後定着率

		復唱的呼称訓練後の定着率	書称訓練後の定着率
書 取	仮名単語	78%	57%
	仮名1文字	32%	36%
	漢字単語	53%	57%
書 称	仮名単語	74%	84%
	漢字単語	58%	73%
音 読	仮名単語	78%	42%
	仮名1文字	78%	42%
	漢字単語	—	42%
呼 称		58%	47%

　その後実施した書称訓練後の定着率は，書取では仮名単語57％，仮名1文字36％であり，仮名1文字はほとんど変化がなかった．一方，仮名単語書取の定着率は復唱的呼称訓練後より低下していた．書称では仮名単語84％，漢字単語73％と高くなっており，仮名単語書称の定着率は良好であった．しかし，上述のように，書称訓練後においても仮名1文字書取の成績に大きな変化はなかった．

　考　察：ランゲージパルによる復唱的呼称訓練後の定着率では，仮名単語の書取で78％の正答を得ており良好である．しかし，その仮名単語の書取成績に比べて仮名1文字の書取成績（32％）は低かった．仮名1文字の書取の成績の低さの要因として，例えば「ま」と聴いて「まみむめものま」，「まくらのま」あるいは「と〇ま〇のま」というように浮動的で，症例KTは与えられた1音から決まったキーワードを想起することの困難が考えられた．すなわち，想起のキーとなる目標語の文字系列から1文字を抽出する音韻操作の障害の影響が強いと考えられた．

　書称訓練後の定着率は仮名単語84％，漢字単語73％と良好な結果を示したが，書称訓練後の仮名1文字書取の成績は36％とほとんど変化がなかった．仮名1文字の書称訓練期の書取定着率が，復唱的呼称訓練と同様に低いのは，仮名1文字の書取に必要な「音→文字」対応が活性化しないことが要因と考えられる．つまり，書称訓練によりキーワードの文字表象は獲得したのだが，仮名1文字書取の音を聴いて，その音が含まれるキーワードの音韻型の想起→文字系列の想起→仮名1文字の抽出の過程が十分機能しなかった．なお，書称訓練後の仮名単語書取成績が低下していたが，書称成績が良好であることから，書称訓練期に利用しなかった「音→意味表象」ルートの活性化が不十分であった可能性が考えられるかもしれない．また，書称訓練後の音読や呼称成績の低下は，仮名キーワード語の書称訓練のみでは本例の喚語力が促進しなかったことを示唆している．

　以上のように，仮名1文字の書取に関しては，1音節を聴いてキーワード語を導いてくるのが困難（**図2**に△で示した）であり，結果として仮名1文字の書取を定着させることは難しかった．特に，「ま」「め」「ら」「り」などは目標語の想起方法に一貫性がないことも原因と考えられた．また，たとえ書字ができても書字に至るまでに長時間を要していた．その他，仮名キーワード語の文字系列から1文字を切り出す音韻の抽出能力や，キーワードの音韻表象を明確に把持

することも重要な要素と考えられた．

　本例の仮名1文字の書字障害にほとんど改善がないのは，基底的に呼称定着率や音読定着率が低く，目標語の語音を自発的に喚語することが困難な点にあると考えられた．一般に，失読失書におけるキーワードを用いた訓練では，喚語力が良好な症例ほど，仮名書字が改善する場合が少なくない．これは，キーワードの目標語音想起に問題がないからと考えられる．このことから，通常の失語症における仮名1文字書取の訓練可能性を推測するには，まず当該患者の音韻レベルでの喚語力を知ることが重要な点であると考えることができる．

　　　　　　　　　　　　　　　　　　　　　　　　　　　　　　　　　　　（金子　真人）

症例8-4

漢字失書例に対する音・訓の同時刺激訓練

症　例：HH，男性，59歳，右利き，大学卒，会社員．
原因疾患・発症後経過月数：脳出血．開頭血腫除去後2週間経過．
損傷部位：左頭頂葉から側頭葉皮質下に限局し，下頭頂小葉を含んでいた．
神経学的所見：意識清明で，上下肢の運動麻痺なし．右同名半盲，失読失書，ゲルストマン症候群．
全体的言語症状：（SLTA，図1）**聴く**…口頭命令を1問誤ったのみで，全体に良好．**読む**…漢字単語は良好．仮名単語は6/10と差があり，短文は4/10であったが，再刺激で訂正できるものがあり，時間をかければ可能であった．書字命令は4/10で，不完全反応2，そのほかは述部の誤りが中心であった．**話す**…呼称は，低頻度語に喚語困難が目立ったが，動作説明は良好．語の列挙は1分間に5語．まんがの説明は，段階4であった．**復唱**…すべて良好．**音読**…全体に5割程度に低下していたが，語頭音のヒントで読めるものが多く，文は，一部に意味性の読み誤りがあった．**書く**…書字，書き取りとも，漢字単語は1問正答したのみで，最も重篤に障害されていた．ただし，仮名単語は，1文字のヒントで完成できるものがあった．**計算**…加減算は桁数に関係なく不確実，乗除算は九九レベルで可能なものがある程度．〔まとめ〕低頻度語の喚語困難を除いて音声言語にはほとんど問題がなく，障害は文字言語で，特に漢字書字で著明であった．
失語タイプ・重症度：失読失書．失読は中〜重度，失書は重度．
他の認知・行動面の特徴：発症1カ月後の頭頂葉検査では，左右，手指の失認は消失．描画は，粗雑であるが可能．模写は良好で，構成失行なし．時計の読み誤りが正時以外で見られた．コース立方体組合せテストは粗点56/131（IQ79）．ベントン視覚記銘検査は，10秒後の再生で正確数6，誤謬数8で，誤りの内容は省略1，歪み7であった．
訓練・治療対象とする症状の特徴：失読，失書の質的側面を明らかにするために，漢字，仮名の掘り下げ検査を行った．平仮名の書き取り42/46，音読46/46，聴覚的理解46/46，片仮名の書き取り44/46，音読45/46，聴覚的理解46/46であった．漢字は，小学1年で学習するものの中から10語を選んでの書き取りで3/10，音読は10/10であり，失読よりも明らかに失書が重かった．また，漢字と仮名を比較すると，漢字の失書の方が重篤であった．経過中，失読は2カ月以内に，仮名の失書は5カ月以内に消失し，著明な漢字失書を残した．漢字失書の内容は，無反応が主で，錯書や部分反応は見られなかった．漢字の正誤判断，正字選択はほぼ良好であったが，訂正はできなかった．

　訓練は，まず高頻度語100単語の絵カードを用いて，呼称とともに漢字・仮名を書くことから始めた．その後（訓練開始2カ月後）は市販のドリルを使って小学1〜3年の漢字の再学習を

行った．ドリルは自分で決めたページ数だけ自習して，翌週（訓練は外来で週1回実施）その書き取りをして効果を確かめるといった方法を繰り返した．

結果は，100単語絵カードは，1回に12語ずつ導入して2カ月で終了．漢字ドリルは，小学1年生用を1カ月，2年生用を3カ月で終了し，それぞれ1週間の自習で9割がた再学習した．しかし，3年生用のドリルには困難があり，動機づけに仕事関係の用語の書き取りも加えつつ，5カ月かけて終了した．この時点で1年生から3年生までの教育漢字398字の書き取りテストを行ったところ，1年生用の漢字が92％であったほかは，2年生用30％，3年生用25％と低く，一度学習したものの効果が長く保持されなかった．そこで，学習が保持されるような，なんらかの別の方法を考案する必要が出てきた．

目　標：
　長期目標：小学4年生レベルの教育漢字が書けるようになること．
　短期目標：小学3年生レベルまでの教育漢字の書字が定着すること．

訓練・治療仮説：本例の障害は，漢字の字形に対する知識はある程度保たれているものの，想起できないことで，書き取りドリルによって漢字の読み（音形）と文字の形（字形）を結びつける，といった両者の対応づけを訓練しても定着しにくかったことである．そこで，読み方に音と訓とがあるという漢字の特性に着目した．音読み，訓読みを同時に刺激として使用すれば，1つの漢字に対して従来の書き取りのドリルを用いた訓練に比べ，倍の情報を想起時に与えることになる

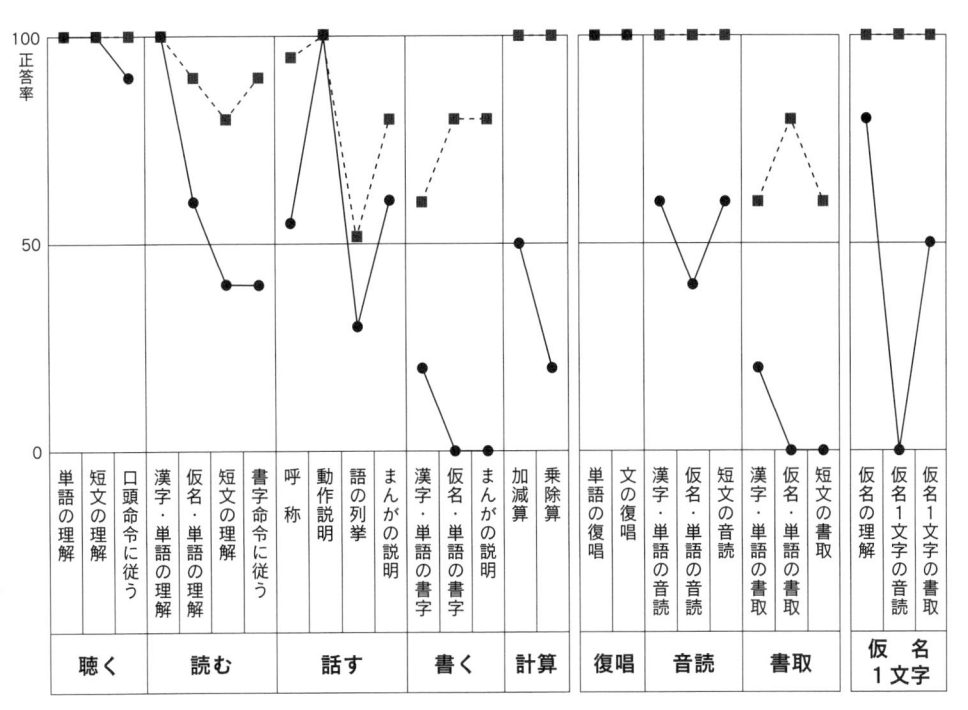

図1　症例HHのSLTAプロフィール
──●──発症後1カ月　 --■-- 発症後3カ月

ため，促通効果が高まるであろう．そこで，訓の意味情報を音読み熟語とともに訓練する方法を考案した．

材料・方法：訓練は週1回，1時間行ったが，新しい方法は訓練開始後14カ月から始めた．仮説に基づき，海保と野村（1983）のリストから音訓両方の読みのある漢字を具体性の高い順に204字選んだ．まず訓読みを仮名で示して漢字の書き取りテストを行った（例：むら→村）．次に，同じ漢字を音読みにした熟語を作り，訓読みと結びつけて学習するために，訓読みからの漢字書字の成績によって，2通りの方法に分けて施行した．訓読みの仮名から漢字が想起できたものにはその音読み熟語の書き取りを（例：そんちょうさん→村長さん），想起できなかったものには音読み熟語中の他の漢字を与えてヒントとし，書き取りを行った（例：そん長さん→村長さん）．この熟語を使って1つの漢字の音と訓を同時に刺激する訓練方法を熟語訓練と呼び，熟語中で目標漢字の書き取りが可能となるまでこの訓練を繰り返した．

結　果：仮名で示した訓読みの漢字書き取りの成績は，最初のテストで61％であったが，同じ漢字を音読みした熟語の中で使って書き取りを行うと，訓読みでは想起できなかった漢字がこのほかに27％想起して書けるようになった．目標漢字をこのようにして繰り返し訓練して書字可能になった後，再検査したところ，訓練後には訓読みからの漢字書き取りは78％となり，書字能力が定着したのみならず，改善に向かった．204字の熟語訓練には，2カ月（8訓練日）を要した．

　本訓練後に教育漢字の書き取りを再度行ったところ，1年生用95％，2年生用76％，3年生用63％と，大幅な改善が認められた（図2）．さらに再検査の場面では，反応に質的変化が見出された．それは，書字が困難であった場合に，まずその漢字を使った音読み熟語を想起し，それをself cueとして目標漢字の一部ないし全部を想起するに至るものが頻回に見られたことであ

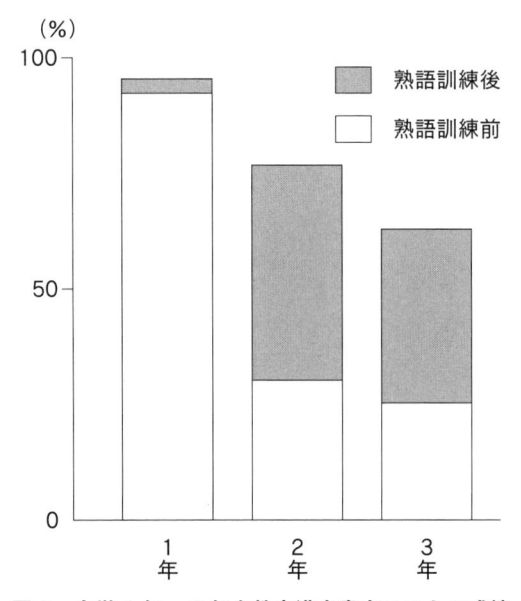

図2　小学1年〜3年全教育漢字書字テストの成績

る．また，字形を想起できないまでも，音読み熟語を想起することがしばしば見出された．

考　察：漢字の想起に選択的な障害を残した症例に対して，市販のドリルを用いて漢字の再学習を行ったが，それは音形と字形を対応させるだけの訓練であるため，記憶保持に限界があった．そこで，目標漢字について訓読みと音読み熟語とを連合させて訓練する方法を考案して，効果を上げた．熟語というのは，目標とする漢字に対して脈絡を与える役割をする．熟語を用いることによって目標漢字に関する syntagmatic な意味情報を付加し，さらに訓読みの伝える目標漢字自体の意味情報とを結びつけたことになる．それによって，書き取りドリルには抜けていた意味の回路を作り，音と意味との結びつきを強化することができた．つまり，1つの字形に対して音・訓2種類の音形が対応するという漢字の特性を利用することにより，音形－字形－意味（例：/mura/－村－人々が集まって住んでいる地域）の回路が賦活され，書字能力が向上したものと考察される．

（今村恵津子）

文　献

今村恵津子：漢字失書の1例に対する訓練．第23回日本聴能言語学会学術講演会予稿集：95，1997.
海保博之，野村幸正：漢字情報処理の心理学．教育出版，pp.146‑181，1983.

症例 8-5

モヤモヤ病により失語・失読・失書を呈した症例の読み・書き訓練

症　例：OK，女性．34歳．右利き．高校卒．無職．
原因疾患・発症後経過月数：モヤモヤ病．1回目手術より10カ月経過，2回目手術より5カ月経過．右3期，左2期のモヤモヤ病の診断を受け，1回目手術後，脳梗塞となり，失語症，失読，失書などを発症．2回目手術後にはこれらの症状が増悪．
損傷部位：左側頭葉～頭頂葉．
神経学的所見：片麻痺・ROM制限なし．感覚も正常範囲．
全体的言語症状：SLTA（1回目手術後10カ月（発症後9カ月）時，**図1**）では，**聴く**…短文7/10，口頭命令は5/10で，日常場面では長く文法的に複雑な文の理解には困難を示した．**話す**…復唱は5～6文節の文が可能．呼称は13/20，anomicで意味性の錯語が若干見られた．語頭音cueは効果なし．日常の簡単なコミュニケーションは喚語困難と意味性錯語があるが，大きな支障をきたすことはなかった．**読む**…失読が顕著で，仮名1文字の音読は3/10．単語・短文の音読では形態把握や文脈効果により，最初の1文字を読んでしまうと正解に達する傾向が見られた．また，音読の際に，書字運動を同時に行い（Schreibendes Lesen；なぞり読み），運動覚促通を図る行為が見られた．それによって音読が促通される場合があった．単語の理解では，漢字・仮名に差が見られ，前者が良好．文レベルの理解は非常に困難．仮名単語と文の理解ではSchreibendes Lesenが見られた．それによって読みが可能となり，理解が成立する場合と，正解に達しない場合があった．**書く**…漢字に強い失書が認められ，書称，書き取りいずれも漢字は全く正答がなかった．一方，仮名の書字は比較的良好で，短文書き取りが仮名書字で4/5の正答．しかし，意味を伴わないランダム順に提示される仮名1文字の想起は困難であった（仮名1文字の書き取り4/10の正答）．**計算**…1ないし2桁の加減算，九九の一部が可能．

　このように，本例にはanomicタイプの失語症が見られる他，失読と失書が特徴的であった．読みでは，漢字のほうが比較的良く，仮名が困難であった．そして仮名であれば文レベルの書字が可能であったが，いったん書き終えると，自分が書いたものも読めないという純粋失読の症状をもあわせ持っていた．書字面では漢字に強い失書が見られた．

神経心理学的所見（表1）：WAIS-Rは，VIQ52，PIQ算出不可，FIQ42．HDS-R，MMSは両者とも20/30で，見当識，記銘，計算，書字などに失点が認められた．仮名ひろいテストでは2分間に作業できたのはわずか3行で，正解数2，見落とし数7で，見落とし率は78％であった．Trail Making Testでは，1～25まで結ぶのに12分41秒かかり，数字と仮名を交互に結んでいく課題は不可能．Reyの複雑図形では模写は35/36，直後再生は10.5/36，40分後再生は11.5/36であった．他の心理検査については**表1**に示したとおりである．物体，色彩，相貌の認知障害，

構成障害はなく，視野障害，半側無視も認められなかったが，視覚入力のチャンネルは処理スピードが総じて遅かった．

失語タイプ・重症度： 流暢型失語，非典型的，軽度．他に漢字に強い失書と純粋失読類似の症状を呈した．

他の認知・行為面の特徴： 明らかな色彩認知や形態認知の異常は認められなかったが，こういった視覚情報の処理には非常に時間がかかり，文字や形の同定，視空間的配列が非常に困難であった．ADLは自立していたが，お金の勘定や交通機関を利用しての移動，家事の遂行には援助が必要であった．仕事は発症の時点で退職している．外来の受付はいちいち指示されないと次に何をしたらよいかわからず，伝票を持って呆然としていることがしばしばあった．訓練室の場所を誤ることはなかった．自分の障害に関しては，うまく話せない，字が読めない，書けないなどの認識があり，そのための訓練を受けたいという強い希望があった．性格は大変明るく社交的，他患との会話に積極的で，訓練スタッフとの関係も良好であった．

以上から，本症例の問題点は①失語，②失読・失書，③視覚情報処理の困難，④ ①～③からくる作業遂行の問題，記憶や学習の問題，⑤社会参加，就労などの制約と整理された．

目　標：

長期目標：部分的保護あるいは援助下での就労．言語面では，日常の会話が支障なくできるようになること，小学校低学年レベルの簡単な読み書きがスムーズにできるようになること．

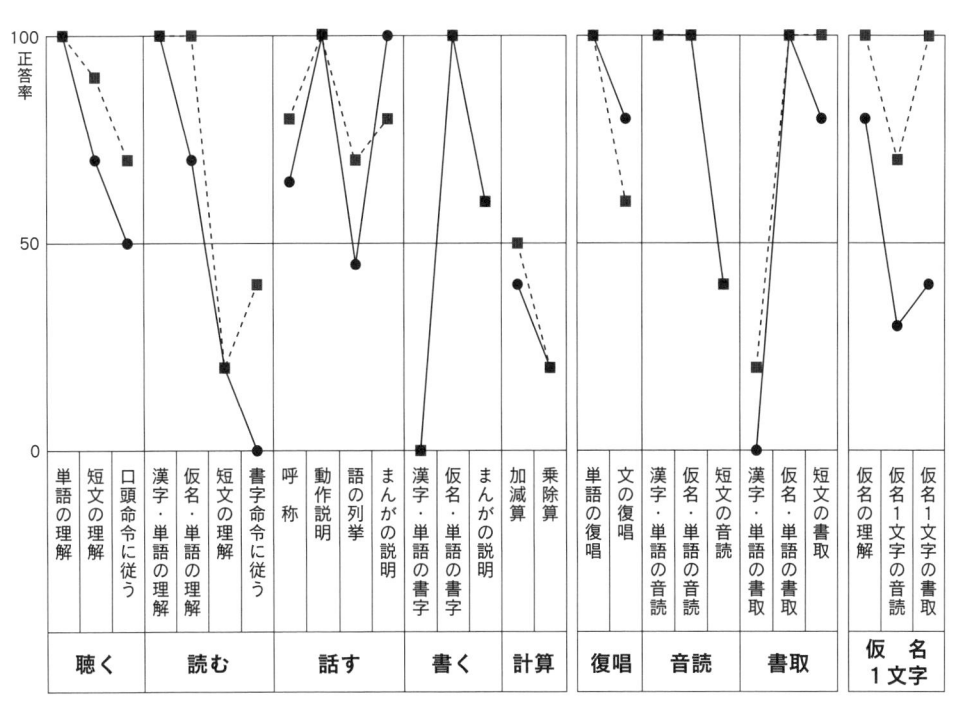

図1　症状OKのSLTAプロフィール
──●── 発症後9カ月　　--■-- 発症後1年6カ月

短期目標：公共交通機関による移動手段の自立，ならびに外来診療受診の自立を目指す．STでは，喚語の促進を図るとともに，ランダムに提示された仮名1文字およびアラビア数字が確実に読めること，2～3文節の簡単な漢字仮名混じり文の読み書きが正確にできることを目指す．

訓練・治療仮説：本症例は仮名1文字や無意味綴りの音読は困難であるが，単語や2文節程度の漢字仮名混じり文の音読はある程度可能であり，音読ができてしまえば意味も直ちに了解するといった特徴を持っていた．このことより，少なくとも意味システムは保存されていること，そして意味を介して音読する回路も比較的良好に保存されていることが考えられた．また，仮名は，1文字，単語，短文レベルまで，その文字の音を表出しながらの書字が可能であり，音から書字への変換も比較的容易に行われると考えられた．訓練は，この比較的良好に保存されている回路（意味を介して音読する回路と音から仮名書字に変換する回路）を活用して読みと書きを促進することを主眼とした．なお，基本的な視覚認知は保たれていたが，その処理に時間がかかるので，視覚情報の処理速度の改善に関連した課題なども並行して行われるとよいと考えた．

材料・方法：読み（音読）書きの促進と視覚情報の処理速度の改善を目的として，Trail Making 課題と，単語および短文の書き取りの課題を行った（他に喚語促進を目的に絵カード（線画）を用いた呼称訓練も行ったが，本稿では省略する）．

Trail Making 課題は，数字，平仮名，片仮名それぞれ10文字からスタートし，15文字，20文字，25文字とその数を徐々に増していった．Trail Making 課題を選択した理由は，この課題が自発的に音としてひき出しやすい系列語を用いることを特徴としているので，課題遂行過程では系列語の認知と音化が必要となり，音読と類似した処理過程を持つと考えたからである．本症例は仮名や数詞の音から書字運動への変換は容易である．そこで，逆にそれらの文字の書字運動を介在させれば，視覚的に提示された文字の同定が可能となり，その文字を読むことがで

表1　症例 OK の評価に用いた検査

知的機能	WAIS-R：VIQ52，PIQ 算出不可，FIQ42，レーヴン色彩マトリックス検査：25/36 HDS-R：20/30，MMS：20/30
記　憶	日本版リバーミード行動記憶検査：標準プロフィール得点11/24，スクリーニング得点3/12 三宅式記銘力検査：有関係 5－9－10，無関係 0－1－1， Rey の複雑図形：模写 35/36，直後再生 10.5/36，40分後再生 11.5/36
言　語	SLTA（正答率%）：聴く 75，話す 71，読む 48，書く 53，計算 30， トークンテスト：26/39(pass-fail scoring)，142/167(weighted scoring)
遂行機能	K-WCST*：達成カテゴリー数 3，ネルソン型保続 14，セットの維持困難 0． Trail Making Test**：検査① 12'41"，検査②実施不可． D-CAT***：作業量(A)56，(B)50，(C)50，仮名ひろいテスト：正解数 2，見落とし数 7，誤り数 0．

*K-WCST：慶應版のウィスコンシン カード ソーティング テスト
**Trail Making Test：アルファベットや数字，五十音などをその順序に従ってできるだけ早く正確に線で結んでいく課題．日本語版は検査①が数字 1～25，検査②は数字（1～13）と仮名（あ～し）を交互に結んでいく（1→あ→2→い→3→……）課題である．
***D-CAT：数字抹消検査．(A)，(B)，(C) の3部構成で (A) は1文字，(B) は2文字，(C) は3文字をランダムに配列された数字列の中から選択し，できるだけ速く正確に抹消していく課題．制限時間は各々1分．

きると予測した．また，この課題は完成までの時間を計測し比較することができ，モティベーションの維持に役立つという側面も持っている．

　書き取りでは，書き取った後に正解と照らし合わせ修正する自己採点の課題と，漢字で表記できる部分は漢字に変換して同文の漢字仮名混じり文を完成させる課題（これはほとんど模写），そして最後にそれらを全部音読する課題を行った．これらは比較的良好に保たれている仮名での書き取り（音から文字への変換）を行いながら，そこに意味システムへのアクセスの容易な漢字を介在させることによって，読み（文字から音への変換）を促通させることがねらいである．

結　果：訓練開始後6カ月，すべての言語モダリティで改善が認められた（**図1**）．依然として漢字に強い失書が認められるが，小学校1年レベルの漢字はほぼ書けるようになった．仮名書字も，書き取りでは2～3語文が可能となり，日常生活で簡単なメモをとる程度のことは自分から行うようになった．読みも書字運動をすること（運動覚促通）によって確実に促進されるようになった．日常の会話もほとんど問題なくなっている．SLTAの成績は以下の通りであった．

　聞く…SLTAの仮名1文字の聴覚的認知は10/10，口頭命に従うも7/10可能となった．**話す**…呼称は13/20から16/20へと改善した．しかし低頻度語の呼称には困難を示すことがあった．音読は漢字・仮名単語ともに5/5となり，仮名1文字の読みも7/10と改善，短文の音読は3/5であった．仮名文字を空書しながら音読する行動がさかんに見られた．**読む**…漢字・仮名単語の理解はいずれも10/10．短文の理解，書字命令に従うにおいても時間内の正答が多くなった．運動覚促通が頻繁に見られた．**書く**…漢字の自発書字，書き取りには依然として困難を示したが，前述のように小学校1年レベルの教育漢字はだいたい書けるようになった．仮名による書字はより正確になった．

考　察：本症例は，自分が書いたものも読めないといった純粋失読に特徴的な症状が見られた症例である．文字をなぞったり，空書しながら読むといった運動覚促通現象も見られた．書字に関しては，漢字に強い失書（仮名は比較的良好に保たれていた）が認められた．しかし，失語症や視覚情報の処理の問題もあわせ持っており，いわゆる失読・失書例とは異なっていた．本例の読みの特徴は，仮名1文字ずつの音韻への変換は困難であるが，最初の1文字を読んでしまうと即座に単語としての認知が可能であり，結果的に音読（意味）が可能となることであった．また漢字の読みは，ある程度保たれていることから，文字・音韻の規則で音読を実現する経路ではない，すなわち「意味」を介在させて音読を実現する経路が働いていることが考えられた．本例に採用された方法は，最初の1文字を読むための方略（運動覚促通）と文字と音韻を結びつけるシステムの強化(Trail Making)，そして，比較的保存されていると考えられる意味経路の促通を図ることによって，障害されている文字から音韻への変換を活性化し容易にすることであった．呼称や単語・短文の書き取り，仮名から漢字への変換などは，失語へのアプローチであると同時に，読みや書きを促通する手段であった．その結果，SLTAでは単語や短文の音読では得点の変化が見られなかったが，仮名1文字の聴覚的認知や音読，書き取りでは改善が見られた．文レベルの聴覚的理解や呼称など，失語そのものの改善も認められた．読みの障害に関しては，近年認知神経心理学的研究の進展が著しく，さまざまなモデルが提供されており今回もいくつか参考とした．

本例の原因疾患がモヤモヤ病であったため，症状がクリアではなかったが，症状の分析やアプローチの観点を探る場合に，こういったモデルが大変参考になった．実際に使用した訓練方法は，失語症の訓練において従来から行われてきた Schuell の刺激法や Weigl の遮断除去（deblocking）法であった．

（細川 惠子）

文　献

濱中淑彦・監修，波多野和夫，藤田郁代・編著：失語症臨床ハンドブック．金剛出版，1999．
竹内愛子，河内十郎・編著：脳卒中後のコミュニケーション障害．協同医書出版社，1995．
宇野　彰，波多野和夫・編：高次神経機能障害の臨床はここまで変わった．医学書院，2002．

心理・社会的問題への働きかけ 9

概説：心理・社会的問題に対する援助の実践

1. はじめに

　失語症は，健常者として生活してきた者が，脳血管障害や頭部外傷などによって大脳の言語中枢に損傷を受けた結果発症する言語障害である．つまり，失語症者は中途障害者という形で障害者になる．しかも，言語は，他者との関係を結ぶ上で欠かすことができない手段である．また，内面的にも人は主に言語によって自己や世界について思いをめぐらす．そのような手段を喪失するのである．その結果生じる心理的問題の深刻さは計り知れない．さらに，家族の誰かが失語症になるということは，家族にとっても，深刻な問題をもたらす．今まで日々意思疎通が可能であった者とコミュニケーションがとれないだけでなく，その人が生計の主体であった場合は，現実的にも心理的にも生活の崩壊の不安に襲われることにもなる．また，その人の療養生活の管理をしたり，その人に代わって対社会的な活動を担わなくてはならないという，幾通りもの新たな役割を担わざるを得なくなる．

　失語症者本人及び家族が障害に直面した結果経験する心理的問題に加えて，障害を負った後の人生・生活における社会的な問題も見過ごすことはできない．例えば，50代後半の男性が脳出血によって失語症と片麻痺になったとする．まずは1人で他者と会えるような場に行くことができない，行ったとしても，言葉が話せない，理解できないために他者とのコミュニケーションに能動的に参加することができない，趣味活動も身体的，精神機能的に以前のようにできない等，活動は大幅に制限され，ごく限られた人としか接することもなく，内容的にも単調な生活となってしまう．そのような日々が続くことの影響は計り知れない．澤ら（2002）が指摘するように，脳血管障害後うつ状態は，情緒的支援ネットワークが低いほど重度である．うつ状態については，診断と治療に加え，同じ障害の患者同士のピア・サポートが有効であるといわれているが，ピア・サポートを作り出すためには，ただ単に介護保険施設等で日中ともに過ごすというだけでは不十分である（澤ら2002）．ピア・サポートのグループやピア・カウンセリングの担い手の育成，個別カウンセリングや個別のリハビリテーション・プログラムの設定等の個別的な対応が可能な

柔軟なシステムの確立が必要であろう．これは，現在医療保険，介護保険及び行政によって制度化されているサービス以外にどのようなサービスが必要であるかを検討し，さらにそれら以外のインフォーマルな資源をどのように開拓し，つなげて行くべきかを考える上で大事なポイントであると思う．以前と比べて，地域のインフォーマルな資源が増えたといっても，これからまだまだ量的かつ質的にも拡大して行く努力が必要であろう．

2．心理的問題

さて，ここで失語症者を含めた脳損傷による障害者が示す心理的問題について整理してみよう．心理的問題には色々あることが知られている．

（1）**脳そのものの器質的な損傷による認知障害や意識障害や精神症状などがある**：そのうち，急性期および亜急性期に生じる意識障害がとれたあと回復可能な様々な症状には，通過症候群という名がつけられている（田中 2000）．通過症候群には，記憶障害，見当識障害，精神機能の低下，注意力障害，無関心，無気力，意欲低下，せん妄，他者への配慮性の欠如などが含まれる．

上記のうち，せん妄は意識水準が低下した状態に，幻覚，錯乱，精神運動性興奮が加わった状態だといわれている（渡辺ら 2000）．夜間に点滴を自己抜去したり，大声で叫んだり，立ち上がって歩き出そうとするなどの問題行動として表出され，医療スタッフを困らせることが多い．渡辺らは，せん妄を呈する患者に対する対処法として，注意力や判断力の低下が患者を危険にさらしている場合には身体的，感覚的，環境的に保護する必要があることを指摘している．そのほか，患者の状態を見てショックを受けている家族への十分な説明をすることの必要性や，薬物療法の可能性についても述べている．せん妄は，意識レベルの低下と，不安や緊張といった精神状態が混在することによって生じるため，脳血流量や脳代謝の低下だけでなく，入院や転院に伴う環境の変化の影響もあると思われる．実際，筆者の自験例の 70 歳代の失語症者は，クモ膜下出血の後遺症で失語症となったため，言語聴覚療法を受けるために急性期の病院からリハビリテーション病院に転院した．しかし，その直後から夜間せん妄の症状が出現し，入院生活の維持が困難となった．そのため，早期に自宅退院となったが，自宅に帰ると，すっかり落ち着き，自分の障害に対する自覚も進み，自宅近くのリハビリテーション病院への外来通院が可能となった．

（2）**うつ状態**：臨床現場で接する脳血管障害の患者の中には，意欲の低下や，無関心などの抑うつ症状を認めることは少なくないが，これは「脳卒中後うつ病（post stroke depression；PSD）」として認知されてきているという（片山ら 2002）．片山らによると，海外での報告例における脳卒中後のうつ病の頻度は，15〜60％と報告例によって差が見られるが，自験例で脳卒中発症後 4 週間の時点でのうつ病の発生率を Zung の SDS を用いて評価したところ 13％であったという．PSD が脳のどのあたりの病変部位で生じるかということについては，Robinson らの左前頭葉障害仮説がかつては有力であったが，否定的な説も多いという（下田 2002）．その上で，下田は，局所脳病変が PSD の責任病巣であるという単一的な考えから前進し，多因子による要因を考慮したアプローチが必要であると指摘している．また，田中（2000）も，患者の病前性

格，生来的素因，脳器質疾患，精神的・身体的変化に対する衝撃と悲嘆，障害の受容をめぐる葛藤など多様な要因が関係しているだろうと考察している．そのため，うつ状態に対する治療としては，抗うつ薬や抗不安薬の投与が効果的な場合もある（三村 2002）一方で，薬は効果がなく精神療法によって軽快する場合もあると報告されている（田中 2000）．

　(3) **様々な機能と自己像の喪失に伴う心理的な反応**：臨床現場ではよく知られていることであるが，同じような障害を負った患者でも，その障害に対する反応はそれぞれ別々である．我が国のリハビリテーション医療の現場では，障害を負った後の心理的な反応については，上田（1980）の影響によって長い間もっぱら「障害受容」という観点からとらえることが行われてきた．しかし，本田（2000）が指摘しているように，欧米では適応（adjustment, adaptation）や対処（coping）がキーワードになっている．しかも，上田の段階説が想定している価値変換が行われたと述べる患者に出会うことはほとんどない．上田の説は，それまでの欧米のさまざまな理論の折衷的な説であり，何も実証的な裏づけがなかったという点で大きな欠陥があるといわざるを得ない．それにもかかわらず，多くの臨床現場において，「この人は障害受容ができていない」と患者や家族について決めつけることが日常的に行われていることが最大の問題であると思う．その問題点については，南雲（1998，2002）が詳しく論じているので参照されたい．

　恐らく，リハビリテーションの過程において重要なのは，本田（2000）が述べているように，「機能障害自体の認知と回復の断念（身体的自覚）」及び「障害を踏まえた上での社会適応（社会的自覚）」であろうと思われる．前者は，リハビリテーション訓練の開始時に行われていない場合に，治療スタッフとの間で齟齬が生じる可能性がある．また，後者については，ADLが自立して退院し，その後の生活における目標を設定する段階になって行われていない場合に，同じく支援スタッフとの間に齟齬が生じる可能性があると本田は指摘している．そのような場合には，何らかの援助が必要になると思われる．いくつかの具体的なアプローチについては，後述する．

　(4) **障害の慢性化による二次的な心理的問題**：これは (3) と重なる部分も多いが，比較的長期にわたって経過を追った場合に明らかになってくる問題である．常に誰かの援助を受けないと他人とコミュニケーションがとれない，外出できない等の生活が続くことは自尊心を傷つける．また，そのような状況下で家に閉じこもりきりになったり，日中家族が働きに出ている間ずっと1人で過ごすという日々が続くことは孤独感を深める．このような感情が増強することは抑うつをますます遷延させることになる．これについては社会参加への後押しが有効と思われる．

3．心理・社会的問題への対処法

　上記の (1) や (2) は精神科医もしくはリハビリテーション医による薬物療法や病棟での環境的な配慮が有効となることが多い．(3)(4) のような心理・社会的問題については，従来は適応的な生活を送っていた人が，発症が契機となって呈する問題である．そのような問題の出かたには個人差が大きいことは以前から指摘されていた（笹沼ら 1978）．そのため，リハ・スタッフは患者や家族の心理面を考慮した援助を行う必要があることが指摘されている（水島 1995）．

しかし，そもそも性格やそれまでの人生経験の異なる患者が呈するもろもろの問題への対処は，多様にならざるを得ない．さらに，援助の担い手たるリハ・スタッフはそれぞれ専門的な技術の教育は受けているが，心理的援助について体系的な知識や技術の教育を受けていることは稀であり，試行錯誤的に実践しているというのが現実だろうと思う．そのような現状を踏まえて，いくつか実践例を紹介しながら検討してみたい．

(1) 重度失語症者へのアプローチを看護師とSTが連携して行った事例（成田ら 1994）：STは失語症者の言語機能の改善を含めて多面的な援助を行うが，入院中の患者の場合，1日の大半は病棟で過ごすため，看護スタッフの役割は極めて大きい．この事例では，看護スタッフとSTが入院当初から連携して援助を行ったことが効を奏したと思われる．具体的には，①STと情報交換しながら発語状態の観察，発語の促し・Yes-Noで答えられる問いかけ・訴えたいことを動作や表情から把握する，等を行った，②STに対して，妻との面接を行い，言語障害者との接し方について説明することを依頼した，③STとともに妻の気持を聞くことによって心理的サポートを行った，④患者の言語能力の改善に伴ってコミュニケーション方法の指導をSTから受けた，⑤患者と妻とのコミュニケーション上のトラブルに介入した，⑥精神科医のリエゾンコンサルテーションを受けた，等である．

STは通常言語療法室で患者と相対しているが，患者も看護スタッフも病棟でのコミュニケーションで困難を感じていることが多い．病棟で日々生じる問題は，「ことばが話せない」「言われたことがわからない」「自分はもうだめだ」等という患者の苦悩を増長しかねない問題である．また，このような病院での体験は自宅や他の療養施設に移った後でも繰り返し経験する可能性がある．そういうことを考えると，病棟でのコミュニケーション活動の改善に具体的に援助できるかどうかはSTの試金石でもある．そこで患者，家族が「失語症になってもお互いコミュニケーションできる」という自信を深めることがまずは最初の一歩として必要であると思われる．一昨年から制度化された回復期リハビリテーション病棟では，今のところ医師，看護師，理学療法士，作業療法士しか定員化されていないが，上記のような連携が可能となるためには，STも定員化されることが望ましい．また，制度上定員化されていなくても，病棟での活動時間を増やしていくことが肝要と思う．

ところで，この事例では，精神科医のリエゾンコンサルテーションが行われているが，その実践については次の事例で紹介することとする．

(2) リエゾンカンファレンスで取り上げた事例（乾ら 2000）：「リハビリ医療の場は，障害の発生直後から障害に適応するまでの葛藤の多い時期で，さまざまな問題を抱えており心理的側面の理解と援助が不可欠である」といわれている（青木 1995）．単なるコンサルテーションと違って，リエゾン精神医学は，患者だけでなく患者・医療者関係，患者・家族関係を扱う．さらに，リハ・スタッフが現場で遭遇する治療拒否，抑うつ状態，依存的傾向，不定愁訴，暴言等の様々な患者の行動や言動に潜む患者の心理のメカニズムを理解し，対処するにあたって示唆を受けることが多いと思われる（福西 1995）．この事例では，初期評価において単なる言語機能の評価ではわりきれない問題をスタッフが感じていた上に，言語訓練課題への拒否が見られた．そのよう

な患者へのアプローチについて外部の心理療法家が参加するリエゾンカンファレンスを開き，患者の心理面への洞察を行った上で，患者の拒否や無視といった行動にもめげず一貫性のある受容的な対応や頻繁なことばかけをすること，本人と仲が良い他の患者との関係をうまく作っていく，家族の喪失感へのケアを行う等の工夫をする案が出された．このような場があることで，スタッフは安心して様々な患者に相対することができるのではないかと思われる．

　失語症患者に対するリエゾン精神医学的アプローチに関する報告は少ない（渡辺ら 1991）．リエゾンカンファレンスを開いていくのは，人材の確保やある程度の準備期間が必要と思われるが，患者や家族の呈する心理的問題の解決のために，それぞれの現場でなんらかの形で精神科医の力を活用することが効を奏する場合がある．筆者自身も，麻痺のない女性の重度の失語症患者が言語療法を目的として転院してきたにもかかわらず，入院初期から訓練拒否となった例を経験した．しかも外泊も拒否し続けた．その際，精神科医の助言を得て，患者の言動に沿った受容的なアプローチを続けた結果，精神的安定が得られ，課題の実施は全面的に断念したが，対話アプローチが可能となった．そのケースの場合は，患者・家族関係の葛藤が以前からあったことが大きく影響したということが，対話の中で明らかとなった．さらに，対話の中で患者の言動を真摯に受け止めた結果，患者は支えられるという体験をすることを通じて障害に直面することが可能となり，10カ月という長期入院の末に自宅退院が実現した（藤林 1988）．

（3）精神科医と連携して心理的側面に配慮した言語療法を行った，頭部外傷による失語症の事例（渡辺ら 1998）：受傷後の精神症状の悪化によって医療保護入院となった失語症患者に対して，近隣のリハビリテーション病院のSTの出張言語療法を依頼した．STとの関係作りは，精神科医及び家族の中で本人とのコミュニケーションの媒介役を担っていた父親の同席のもとで慎重に進められ，本人の精神的安定が得られてから，リハビリテーション病院に転院して本格的な言語治療を行うことになったという．渡辺らは「失語症者にとって，言語聴覚士は"失語症を以前から知っている人"，"自分と意志の疎通ができる人"，"失語症者の苦悩を知っている人"として認識され，時として言語治療の場は，言葉の訓練の場であると同時に，"心理的問題を解決する精神療法の場"，"意志伝達の場"として体験される」と指摘している．だが，この事例のように，精神症状が重症な場合にSTだけでは対処は困難であり，STが精神医学的な知識を持つこと及び精神科医や家族との協力が欠かせないのはいうまでもない．

（4）障害適応を目指してチームアプローチを行った結果，心理的安定が得られた若年失語症の事例（先崎 2002）：リハビリテーション病院を退院後，利き手交換や言語障害者のグループ活動への参加を拒んで，自宅に閉じこもっていた若年の失語症者に対して，専門的な観点からは必要のない歩行訓練を行うことで治療関係をまず作ることをチームで話し合い実施した．歩行訓練の場でコミュニケーション関係を作り，それを契機として言語療法や作業療法を導入していき，少しずつ行動の幅を広げることに成功しつつある．このようなアプローチは，先崎も指摘するように，専門的な役割に固執するような硬直化したチームでは実現しない．この事例のような障害への適応が困難な場合には，先崎が述べているように「まずは医学的な事実を再度告げ，到達可能な目標を話し合って設定し，それを実行してもらうよう努力する．少しでも適応に結びつく行

動がみられたら，結果を肯定的にフィードバックし，ささやかながら達成感をあたえ，訓練への意欲を育てる．こちらに本人を応援する技術と覚悟があることを，身をもって伝える．それを繰り返し，少しでも高みを目指すと同時に，現実的な目標を本人や家族に理解してもらい，治療・訓練契約を再確認する．その積み上げである．訴えには傾聴し確認していく．中立的だが，温かく優しく，といった支持的な対応をする」というチームのあり方が基本であろう．

（5）**描画という非言語的手段によって語り直しを行った事例**（手束 2000）：手束は，「言語治療には，言語障害を人間の深刻な喪失体験として理解し，そうした状況に陥った人間の言葉になりにくい訴えや悲嘆や思いを受け止め，了解し，その『喪の仕事』を共にし，〈障害の受容〉をめざすという役割があるはず」だという前提に立っている．その上で，ほとんど自発的な言語表現ができない患者が描画によって夢の内容を表現したものについて，「問いかけ－想像－言葉にして確認」という方法で理解し，そういうプロセスを通じて患者は他者に自分の思いが伝わったということを経験できたと報告している．言語的手段が極めて限定されている患者への心理的アプローチに関しては，STの側の力量が問われるが，描画や箱庭等が活用できる場合もあると思われる．

（6）**障害が残ることを前提として，家族が一丸となって患者を支えるために結束した事例**（筒井 1999）：発症直後からうつ状態が続いた患者に対して，家族が一丸となってサポートすることを話し合って決めた．そして，交代で病院に顔を出し，回復している「行動」を１つでも見つけて，ともに喜ぶようにした．その結果，もっと多くの他者とつながりが持てる場に出ることもできるようになった．まずは本人の所属する最低の集団である家族に現実的に受け容れてもらえたということがもっと広い集団に出て行く勇気を芽生えさせたと思われる．南雲（2002）が強調している「社会受容」の例といえるだろうと思う．そのようなことが可能となるためには，筒井が指摘しているように受障前の家族関係が大きく影響するが，この事例の場合は，スタッフからの「丁寧な説明」を繰り返したことがそれを可能にしたのだと思われる．ところで，家族にしても，患者にしても，それまでは障害ということと無縁な人生を歩んできた人がほとんどである．また，生き方や感じ方，さらにコミュニケーション能力は人それぞれ異なっている．であるから，著者の経験からいうと「丁寧な説明」といっても，ただ単に詳しく丁寧に話せば良いというのではなく，それぞれに合った説明をすることが必要であると思う．そのためには，まずは患者や家族がそのときに具体的にどう考えたり，どう感じているかをまずは丁寧に聞くことが肝要と思う．そのようなスタッフの態度に接することによって関係が築かれ，患者や家族は考えていることだけでなく，心の奥の気持をもことばにする気になるのだろうと思う．それを一通り聞いてから，それに対応する形で丁寧に説明することがポイントだと思う．

カウンセリングについては，吉野（1991）が，先行研究についてまとめた後に，家族に対して行ったカウンセリングの内容について具体的に紹介している．その上で，言語臨床の中に，自立と受容を目標としたカウンセリングの観点を導入すべきであると提言している．なお，現在のSTの養成課程においては，臨床心理学の概論的知識の講義は行われているものの，系統的なカウンセリングの訓練は行われていない．多様な問題をかかえる事例に対してカウンセリング等の

心理的援助が行えるようになるためには，対人援助を行う人材に対して開かれている民間の心理教育機関や大学，大学院での受講等を通じてきちんとトレーニングを受けることが望ましい．

（7）手記によって家族の体験過程を把握して，家族指導に生かした事例（小薗 1999）：突然の発病による混乱の中，家族は十分な知識がないために，患者への対応で失敗し，混乱に拍車をかけてしまうことがある．それを予防するためには，早い時期から言語障害に対する適切な情報提供が欠かせない．また「自分の健康管理が不十分だったからこのようなことになってしまった」と自責の念にかられることもある．そのような家族の思いに耳を傾けることも必要である．この例は，手記に書いてもらうことによって，対話の中では把握しきれなかった家族の思いや心理状態が把握でき，それをふまえた援助が可能になったのだろうと思われる．また現実的な長期展望にたって療養生活を計画できるようにするために，家族とスタッフの視点のずれを十分把握した上での情報提供も必要である．以上のような対応ができるようにするためには，家族の体験過程の把握がまずは先決であり，対話だけでなく，手記という方法も有用な場合もある．特にSTが日常の臨床の合間に家族との対話に十分時間がとれない場合には，有用な方法と言えよう．但し，対話のように相手の表情が見えるわけではないこと，対話の中で思いがけず深い思いが引き出されるというようなダイナミックスが期待できないこと，「書く」という行為が苦手な人もあること，さらに，患者の介護に追われる中で実際には不可能な場合もあることなどを考慮すると，あくまでも，活用するかどうかはケースバイケースで判断すべきなのはいうまでもない．

（8）地域のセンターにおける多面的な援助の例（中村 2000）：地域の福祉センターにおいて，心理・社会的側面の評価（中村ら 1998）によって個々の患者の状態をとらえながら，言語機能面，実用的コミュニケーションの側面，家族や生活環境の各側面に対して，時期を考慮しながら多面的な援助を行っていることが報告されている．援助の前後で，対人意識，情緒，障害の受容等に関する項目で得点の上昇が見られた症例があることが分かる．ここで大事な点は，急性期，回復期，維持期を通じて，適切な時期に適切な援助が行われるようなシステムを確立していくことだろう．最初に触れたように，ただ単に介護保険施設で，失語症者を含めて他の障害者と共に時間を過ごすというだけでは不十分である．個別的な指導を含めた多面的援助を展開することが肝要である．

（9）ボランティアを活用した例（高橋 1997）：STが友の会活動に参加することには，①日常生活場面でのコミュニケーションの状態を把握できる，②家族の心理的不安や疑問などに継続的かつ具体的にアドバイスできる，③患者の言語能力を集団の場で引き出せる，等の利点があるという．その上で，個々の失語症者の残存能力を活かすためには一緒に取り組んでくれるパートナーとして，第三者とのコミュニケーションの場を設定するため，さらに介助の担い手としてボランティアが必要という観点から，ボランティアを友の会活動に導入することにして，ボランティア講座を開催した．1回目の講座の受講者のうち友の会活動に継続的に参加するようになった人は少数であったが，募集対象を絞って開催した2回目の受講者の中からは継続的に参加する人が数人出ているという．今後は，友の会活動のほかに外出への同行など，援助の範囲を広げて行けるようなシステム作りにSTが参画することを提言している．

その後，東京都の地域ST連絡会が開催母体となって，失語症者の会話を援助するボランティアを養成する目的で「失語症会話パートナー養成講座」が2000年から開催されている（田村ら2001）．新聞，テレビ等で紹介されたこともあって全国的に大きな反響を呼んでいるという．

　（10）地域の失語症センターにおける援助（本多 1999）：本多が紹介しているカナダのAratio Aphasia Centreでは，失語症による社会的不利を会話機会の減少ととらえ，ボランティアを活用して，失語症者に会話のできる場を提供している．そのほか，大型のリソースパッケージを備えたり，失語症者の家族やボランティア向けの教育・訓練プログラムを実施している．このほか，英国のCity大学の失語症センターにおける実践についてはParr（2001）に紹介されている．このセンターでは，「失語症というのは長期的に続く障害であるという事実をふまえ」，「生き方の選択肢へのアクセスの促進，心理的な健康の促進，健康の増進と疾病の予防，社会参加への障壁の明確化，コミュニケーションの促進，最終的に障害をもった自分という新しいアイデンティティへの適応の援助等」を行うことを目的としているという．このような長期的な支援が必要であるということは，日本においても，STの間ではコンセンサスが得られはじめていると思われるが，そのような包括的な支援システムの構築はこれからの課題であろう．

（藤林眞理子）

文　献

青木孝之：リハビリテーション（リエゾン－身体疾患患者のケア）．現代のエスプリ 340：112-121，1995．

藤林眞理子：個人訓練の終了を計画するにあたって考えること．聴能言語学研究 5：72-73，1988．

福西勇夫：リエゾン医療の心理的諸問題とその精神病理－対象喪失と疾病（あるいは障害）受容（リエゾン－身体疾患患者のケア）．現代のエスプリ 340：59-69，1995．

本多留実，他：失語症治療の心理社会的アプローチ．総合リハビリテーション 27：837-842，1999．

本田哲三，他：障害受容の概念をめぐって．総合リハビリテーション 10：819-823，1994．

乾　吉佑，他：リエゾン・カンファレンス－リハビリテーション医療における心理的ケア．慶応義塾大学出版会，2000．

片山泰朗，他：脳卒中後うつ病の疫学．こころの臨床 21：325-328，2002．

小薗真知子：ある失語症患者の妻の手記の分析：STは家族指導において何を考慮すべきか．聴能言語学研究 16：88-92，1999．

三村　將：脳卒中後うつ病の診断の進め方．こころの臨床 21：329-333，2002．

水島繁美：心理的アプローチの重要性について．リハビリテーション医学 32：647-648，1995．

南雲直二：障害受容－意味論からの問い．荘道社，1998．

南雲直二：社会受容－障害受容の本質．荘道社，2002．

中村やす，他：失語症グループ訓練における心理・社会的側面の評価の試み－長期経過を通して．失語症研究 18：234-242，1998．

中村やす：地域福祉センターにおけるSTによる多面的援助の実際：失語症者の在宅生活を支える地域リハビリテーション．聴能言語学研究 17：102-108，2000．

成田絹子，他：重度失語症患者の心理的反応へのアプローチ．月刊ナーシング 14：64-67，1994．

Parr S：Long-term Care Activities for People with Aphasia in the United Kingdom：History and Developments（イギリスにおける失語症者のための長期継続ケア活動－歴史的経過と現在の枠組み）．聴能言語学研究 18：24-34，2001．

先崎　章：チームアプローチの実際(特集：障害受容のチームアプローチ)．臨床リハ 11：490-497，2002．

笹沼澄子，他：失語症の言語治療．医学書院，1978．

澤　俊二，他：慢性脳血管障害者における心身の障害特性に関する経時的研究－心身の障害予測因子に関する分析．茨城県立医療大学紀要 7：69-78，2002．

下田健吾：脳卒中後うつ病と病変部位の関連．こころの臨床 21：335-339，2002．

髙橋洋子：失語症ボランティアの試み．聴能言語学研究 14：29-32，1997．

田村洋子，他：失語症会話パートナー養成の試み．第 25 回日本失語症学会総会講演抄録集：100，2001．

田中恒孝：リハビリテーション患者の心理とケア－A．脳卒中患者(渡辺俊之，本田哲三・編：リハビリテーション患者の心理とケア)．医学書院，2000．

手束邦洋：言語療法における心理的問題(渡辺俊之，本田哲三・編：リハビリテーション患者の心理とケア)．医学書院，2000．

筒井優子：障害者を支える要因について：人とのかかわりから．聴能言語学研究 16：100-104，1999．

上田　敏：障害の受容－その本質と諸段階について．総合リハビリテーション 8：515-521，1980．

渡辺俊之，他：失語症言語治療とコンサルテーション・リエゾン精神医学．精神医学 33：395-401，1991．

渡辺俊之，他：失語症と言語治療の心理的問題－精神障害を合併した外傷性失語の 1 例を通して．総合リハビリテーション 26：165-170，1998．

渡辺俊之，他：技法－B．精神症状への対処(渡辺俊之，本田哲三・編：リハビリテーション患者の心理とケア)．医学書院，2000．

吉野眞理子：失語症者およびその家族のカウンセリング．聴能言語学研究 8：168-176，1991．

症例 9-1

STがカウンセリングと環境調整を中心に行った若年発症の重度皮質下性失語例

症　例：KI，男性．26歳．右利き．高校卒．会社員．6カ月間の入院訓練後，外来で3年10カ月訓練を継続中．

原因疾患・発症後経過月数：脳動脈瘤破裂による脳出血．開頭血腫除去術を施行後2カ月経過．

神経学的所見：四肢の不全麻痺，右側の麻痺が強く右手は廃用手．歩行は車椅子．右同名半盲．

全体的言語症状：発症後2カ月時のSLTAを図1に示す．発語は「これ，あれ」などの代名詞や「やる」という動詞が頻出し，会話は主としてこれらのことばのみで構成される状態であった．聴覚的理解はSLTA単語の理解では8/10であったが，トークンテストでは0/167と1単位の聞き取りも困難で，日常会話の理解も浮動的であった．

失語タイプ・重症度：非流暢な皮質下性失語．重度．

他の認知・行動面の特徴：WAIS-Rの動作性IQは，麻痺のある左手での遂行で46，絵画配列や符合の課題が困難なために低い数値となった．積み木模様は評価点6で構成能力は良好に保たれていた（時間を延長すれば正解できた）．レーヴン色彩マトリックス検査は29/36で，言語能力の低さに比較して知的には良好であった．先行・失認は認められなかった．

家族関係・コミュニケーション：症例は長男で跡継ぎでもあったが，病前から家族関係は不良であり，高校卒業後は技術系の会社に就職して独立して暮らしていた．発症後はそれまで没交渉であった家族（特に母親）と接する機会が増えたため，細かいことでストレスが積み重なり，面会に来た家族と常にトラブルを起こしていた．言語訓練は，はじめのうちは主として基本的な単語レベルのメニューを組み，刺激法を用いながら聴覚的理解と復唱や音読などを中心に訓練した．しかし，ほとんど会話もできなかった状態が1カ月程度で若干改善すると，訓練時間のほとんどは自分なりのことばで家族との問題を訴えることが退院するまで続いた．

家族とのコミュニケーションは，家族が本人の話を最後まで十分聞かないうちに自分勝手な解釈を先に述べてしまい，意思疎通も満足にできない状態であった．また，子どもを思っていろいろ手立てを講じるのだが，それが症例本人の希望や現実とずれているため，状況を冷静に分析できている症例にとっては，そのことがまたストレスになるという状態が頻繁であった．たとえば失語症についてはSTの説明を聞いて理解したと言いながらも「返事をしないのは聞こえていないからですか」と聞いたり，「車の運転は右同名半盲と両側麻痺のために難しい」と本人が主張しているのに「退院後のために」と新車を買ったりしていた．

目　標：前述のように訓練開始後1カ月（発症後3カ月）経過して簡単な会話が可能になってからは，家族との悩みを訴えることが続いたため，訓練方針を刺激法を中心に行う基礎的訓練から，本人に対するカウンセリングと環境調整（家族に対する教育と橋渡し）という2つに転換した．

前者のカウンセリングでは，症例の「話を聞いてもらいたい」という意思をコミュニケーションの大切な要素として，最大限に尊重することとした．症例の話を聞くときには，Rogers のカウンセリングの理論である傾聴の 3 条件を心がけた．その 3 条件とは「共感的理解，無条件の肯定的関心，自己一致」[注1]である．その上でフォーカシングの技法[注2]（池見 1995，1996）を応用し，1 つひとつの問題をやり取りの中で明らかにするように心がけた．このセラピーでは同時にコミュニケーション能力の改善をも目指しており，訓練は結果的にすべてのモダリティを対象としていた．すなわち，自由に話す中で喚語力を高めたり，聞き手の質問をよく聞くことで聴覚的理解の改善を目指したり，音声言語だけでは通じない状況のときに文字を書いたり絵を描いたりして実用コミュニケーション能力を高めるという包括的なものとなった．

環境調整では，家族に対して機会あるごとに失語症の理解を深めてもらうことを心がけ，病院に来た日はセラピーの見学をしてもらう，グループ訓練を見学して他の失語症患者の様子を見てもらう，他の家族と話す機会を作る，リハビリテーションの家族向け講座を受講してもらうなど

注 1) Rogers は仮説として，カウンセリングは，カウンセラーがクライエントにあたかも自分のことのようにわかろうと話を聞く「共感的理解」を示し，無条件にクライエントの話に耳を傾ける「無条件の肯定的な関心」を表し，面接という治療時間の中ではカウンセラーの自己概念と実感，つまり感じていることと言っていることが「自己一致」している場合に成功するとした．

注 2) フォーカシングはカウンセリングしているときに感じる，概念化される以前の感じであるからだの感じに気づき，そこから新しい閃きを得ようとする Gendlin の技法である．傾聴の上に成り立っており，実感からの気づきを促すとされる．

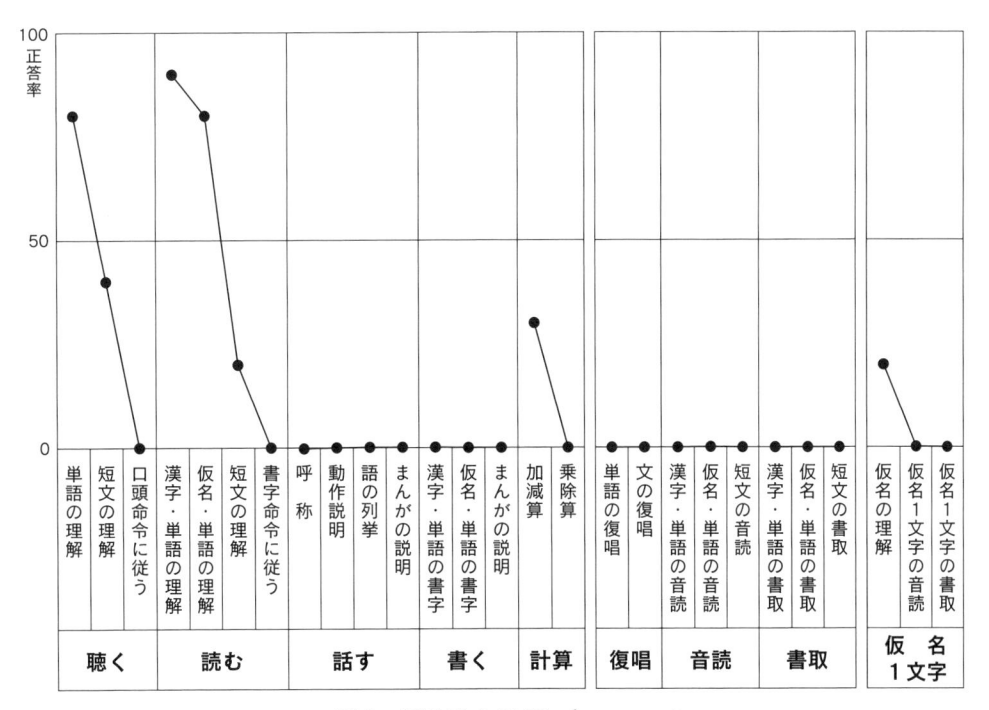

図 1 症例 KI の SLTA プロフィール

―●― 発症後 2 カ月

を随時行った．橋渡しとしての役割は，症例が自分で家族に話してはみたが意図がうまく伝わらなかった話題や，きついことばのやりとりになってしまう場合について，STが家族と本人の間に立ち，お互いの本意を伝えて一緒に対策を考えるということを行った．

結　果：

カウンセリングを応用した言語訓練： カウンセリングは第一に心理的な安定をもたらした．その安定の上に，もっとうまく伝えたいという意欲がわき，言語訓練に改めて積極的に取り組むことが可能となった．本症例はコミュニケーションをとりたいという意思が強固で，しかも伝えたい内容が明確であったため，「伝えたいことをいかにしたら伝えられるか」という手段の選択と獲得に訓練の焦点が絞られた．代替コミュニケーション手段への気持ちの切換えは早く，STに言われなくても自分で工夫して創出するようになった．たとえば名前が言えなくてもこだわったり無理をしたりせず，すぐに実物や写真などで示そうとするようになった．外泊時に自宅の写真を自分で撮り，滑りやすいマットがあって危ないので家族に取り去るようにと言ってくれ，などと伝えられたことはそのよい例である．このようにしてコミュニケーションの伝達効率がアップするにつれ，もっと言語の練習をすればよりよく伝えられるのではないかという訓練に対する動機が生まれ，ドリルなどの反復練習の宿題などは，むしろ訓練開始後6カ月経過した退院後のほうが積極的に取り組めるようになった．現在は実用的なコミュニケーション能力としては，日常の出来事や要求などはほぼ伝えられるようになっている．

環境調整： 家族は失語症に関して，退院間近の頃には「ことばがもとに戻ることはない」「職場への復帰も難しい」ということを理解し，症例の将来の生活を考えて収入の道を開くよう努力をはじめた．しかし「聞く態度」はなかなか変化せず，一方的に話を進めてしまう点は相変わらずで，STの橋渡しが必要な場面は入院中はかなり多かった．

考　察：

心理的な安定について： 失語症の言語の臨床について中西（2001）は「患者が話すところを

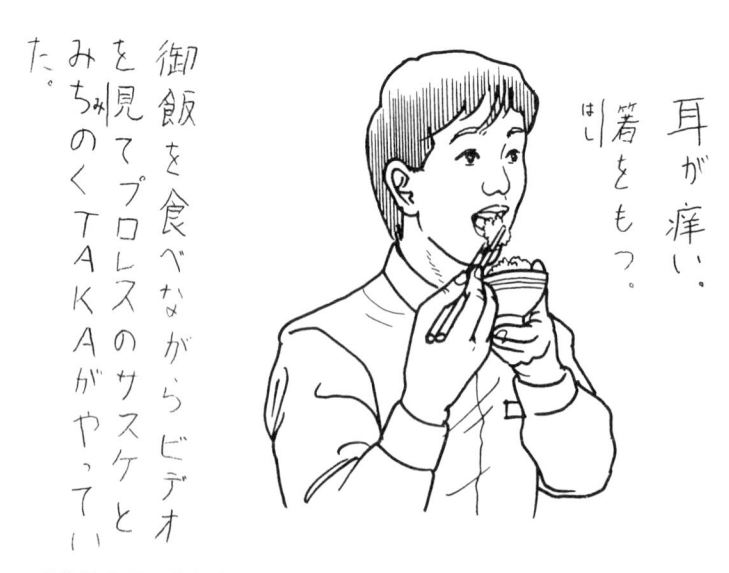

図2　動作絵を見て文を書く課題
　　　左側：自発的に工夫し，長文を書いた（目標とする文は「御飯を食べる」）．
　　　右側：絵から連想した2語文を書き留めた．

聞く」ということが基本的な前提であると述べている．本症例では，失語症をよく理解しているSTが聞く側となることによって，言語障害を気にせずに心を開く場を設けることができた．それが，本人にとってはカウンセリングを受けている状態と同じ状況となり，幼い頃から抱えていた自分と家族の問題を見つめなおすことができたと思われる．本症例の場合は，もともと「心の底では人に受け入れられて自分の力を相応に発揮したい，そんな自分を他者に認められて分かち合って生きたい」（村瀬 2000）つまり「両親に受け入れられてできることは自分でやり，家族の中でうまくやっていきたい」という気持ちがあったのであろう．その問題をともに考える存在としてSTが症例と場を共有し，一緒に考える十分に長い時間を持つことで，心理的な安定を得る援助ができたのであろう．

環境調整役としてのSTについて：環境を調整する1つの役割として，家族への橋渡しがある．症例にとってはSTが家族との間のクッションとなることにより，自分の素直な気持ちを吐露する場ができて心理的にも安定した．一方家族は，STと症例とのやりとりを見て，話し方や接し方をモデリングすることが可能となった．このことは，家族が失語症のある本症例を受容する一助にもなったと思われる．

心理的安定がもたらす「やる気」について：努力すれば認めてくれるひとがいる，ということは「やる気」につながる．本症例は退院後は外来で訓練を継続したが，外来訓練のペースに慣れた退院後3カ月目頃（発症後約1年）から，訓練からなるべく多くのよい結果を得ようと自分から努力するようになった．たとえば与えられた課題をそのまま行うことはなく，必ず自分で工夫して答えにひとひねり加え，オリジナリティーを出そうとしていた．一例を挙げると，3語文をランゲージパルに通して書き取る課題では，課題文が「彼はボクシングのチャンピオンだ」であれば，聞いた文を一旦きちんと理解した上で考えた末に「あしたのジョはK-1のチャンピオンだ（原文のまま）」と書いたりした．動作絵に合う文を書く宿題では，課題文を組み込んださらに長い文章を工夫して書き，さらにその絵から連想される別の文を書き加えたり，漢字に仮名をふったりしていた（図2，「箸を持つ，耳が痒い」は以前に練習したことがある文を自分で絵を見ていて想起し，忘れないうちに書きつけたものである）．このような意欲と努力がいわゆる「拡散的思考」（Chapey 1994）につながり，コミュニケーション能力全般の改善に大きく寄与していることは間違いない．

（石坂 郁代）

文　献

Chapey R：Cognitive intervention: stimulation of cognition, memory, convergent thinking, divergent thinking, and evaluative thinking. In Chapey(Ed.), Adult aphasia. Williams & Wilkins, pp.220-245, 1994.
池見　陽：心のメッセージを聴く．講談社，1995.
池見　陽：傾聴とフォーカシングの臨床心理学．聴能言語学研究 13：213-220，1996.
村瀬嘉代子：柔らかなこころ，静かな想い．創元社，2000.
中西之信：全失語から言語治療を考える（日本聴能言語士協会講習会実行委員会・編集：アドバンスシリーズ／コミュニケーション障害の臨床5　失語症）．協同医書出版社，2001.

症例 9-2

描画の展開とともに精神的変化が認められた全失語例

症　例：FT，男性．57歳．右利き．専門学校卒．自営業．
原因疾患・発症後経過月数：脳梗塞．1カ月半経過．
損傷部位：左中大脳動脈領域の広範な梗塞．
神経学的所見：右片麻痺．上肢は廃用手レベル，歩行不可．
全体的言語症状：単語の聴理解，読解ともにほとんど不可能．Yes-No反応も曖昧で，問いかけに対してにこやかに頷くことが多いので，一見わかっているように見えるが，実際はほとんど理解できていなかった．自発話はなく発語失行のため母音の復唱も困難．問いかけに対して，ときに小さな声で「えーと」「ええ」「うん」などの発語がみられた．復唱では「まど」→/do/，「でんわ」→/wa/等，まれに語尾が出る程度．音読は漢字仮名とも不可．書字は自発書字，書取とも全く不可能で，名前の写字のみ可．計算は1桁の加減算が何とか可能．九九は不可．舌打ちや咳などが模倣でも出来ず，口腔顔面失行が認められた．
失語タイプ：全失語（入院時のWAB分類基準による）．
他の認知・行為面の特徴：レーヴン色彩マトリックス検査23/37．日常場面での状況判断は比較的良好．
訓練・治療対象とする症状の特徴：入院から約1カ月間，通常の言語訓練を行ったが，ほとんど進展がなかった．自ら何かを訴えようとすることもなく，理解できなくても笑顔で頷いていた．抑鬱や拒否的な様子はみられなかったが，訓練に対するモチベーションは低く，消極的で受身的な態度が目立った．病識はないわけではないが，自らの病状についての洞察は欠けていると思われた．
目　標：
　長期目標：FTの病前病後の生活に関連した事柄について，ある程度のコミュニケーションが成立し，病前のFTらしさを回復すること．
　短期目標：FTが身体障害や失語症をどのように認識し，体験しているのかをST側が理解することからはじめる．またFTが笑顔で頷く以外の手段で，他者と関わることを促していく．
訓練・治療仮説：FTは突然生じた片麻痺と重度失語症という危機的状況に対して，心理的防衛機制が働き，意識的な現実検討が機能しない状態に陥っているのではないか．夢や描画などには無意識的な活動が表れることは精神分析で明らかにされており，描画を利用してFTの内的世界への接近が可能になるのではないかと考えた．さらに無意識的な象徴形成を扱っていくことにより，内的・外的現実への気づきが生まれ，心理的な制止状態からの脱却がはかられるとともに，言語療法の展開も可能になるのではないかと考えた．

精神分析的な考察の拠所としては，FreudとKleinを参考にしたが，多くはKleinの対象関係論に依拠している．Klein（1882-1960）は乳幼児の遊びを通して早期分析を確立した．彼女によれば，人間は生まれおちた瞬間から無意識的な内的世界を持ち，その中で自己をとりまくものに対する無意識的な空想としての内的対象と，自己が交流しながら外界対象との関係がつくられていくという．これらの過程は幼児期早期の内的世界における「母の喪失」を乗り越える体験に伴って生じるものであり，「後の人生で悲嘆の体験をする時は幼児期の早期の喪の体験がいつも蘇る」（Klein 1940）という．従って，片麻痺や失語症という危機的状況においても同様に「幼児期の早期の喪の体験」の再現が起こると考えられ，失語症患者の夢や描画にはこのようなテーマが表れてくることがある．

材料・方法：白紙（A4またはB5）と色鉛筆．一部，スケッチブックとクレヨン使用．初回以外は材料を呈示し，自由にFTに描画を行ってもらう．描いてもらった絵を題材にYes-No反応などで絵の内容や連想されることなどを聴いていく．

結　果：入院より1カ月後，自画像を描いてもらう．するとFTはそれまでの捉えどころのない様子とは一変した態度で，1枚の風景画を一気に描いた（図1）．Yes-No反応で聞くと"山と木と川と大地"だという．＜険しい山ですね＞，＜殺風景な感じだけど…＞等，描画から受けた印象をFTに問いかけてもFTは曖昧に首を傾けるだけだった．また，なぜこのような絵を描いたかという質問にも，困惑した様子で首を振る．筆者はこの絵から"厳しい現実とそれに対する不安"という印象を受けた．描画によってFTとの交流がはかれると感じ，描画を継続することにした．その後も山・川・木・大地・雲などのモチーフが絵の中に繰り返し現れた．図2は最初，川の中に人物を描く（図2矢印①）が，筆者が＜これだと溺れてしまいますね＞と言うと，FTは苦笑いしながら川の中の人物を線で消して，山の麓に描き直した（図2矢印②）．＜これは

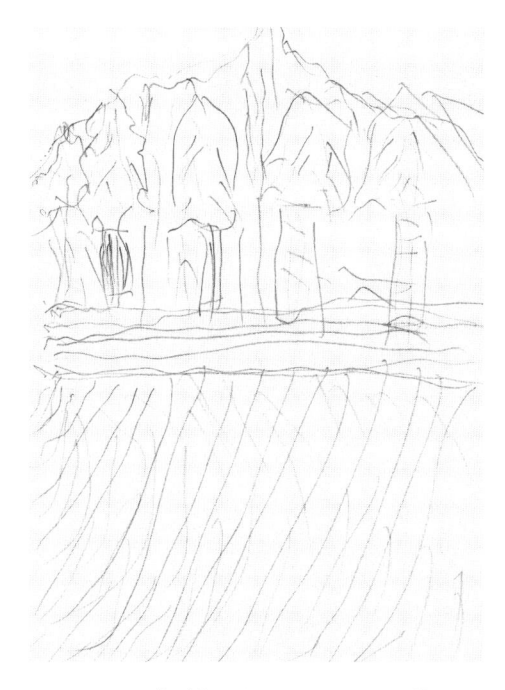

図1　STが自画像を求めたのに対して描いた

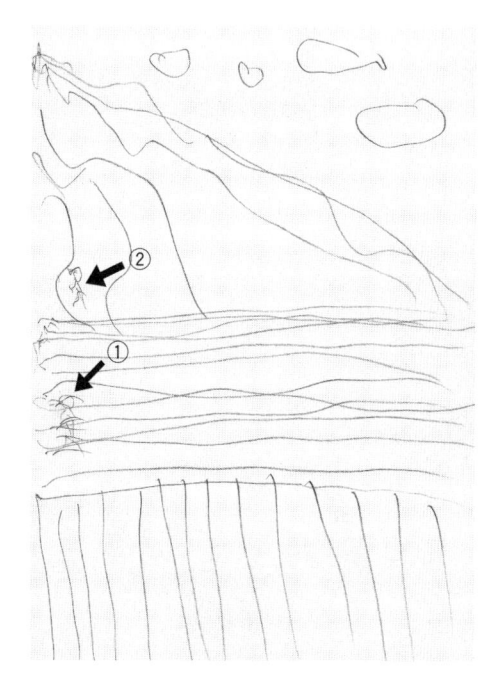

図2　矢印はFTと思われる人物で，STの問いかけに対して川の中から山麓に描き直した

FTさんですか＞と聞くと笑っていた．その後もFTは山の絵を描き続けた．

描画をはじめて3週間後，FTの病室でスケッチブックを見つけた．妻に買ってきてもらい，絵を描いているという．図3を見ながら，＜この人たちは誰＞と聞くと，首を振る．＜わから

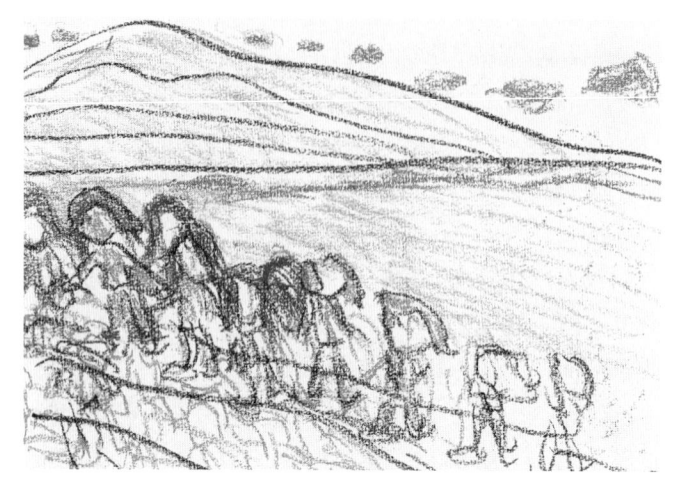

図3 図中に大勢の人物を描くようになった

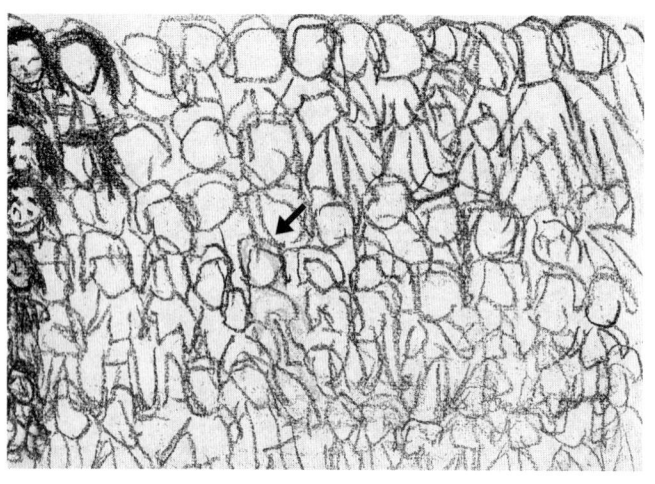

図4 大勢の人物の中心付近に，1人だけ黄色で縁取られた人物（矢印）を描いた

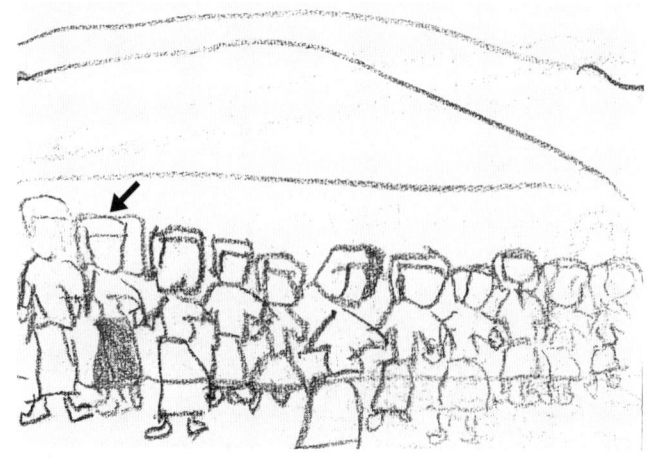

図5 大勢の女性ばかりを描いた．矢印は母親と思われる人物

ない？＞，頷く．＜大勢の人が川を渡っているの？＞，首を傾け考えている．**図4**，＜これは凄いですね．随分たくさんの人がいますね＞，笑う．＜この中に知ってる人いますか＞，首を振る．＜顔の描いてある人たちは誰でしょう＞，首を振る．＜（中心の1人だけ黄色で縁取られた人物（**図4**矢印）を指して）これはFTさんですか＞，笑って首を振る．**図5**，＜これはみんな女の人ですね＞，頷く．＜顔がないみたいですけど＞，頷く．＜何で顔がないんでしょう＞，首を傾ける．絵に描かれた客観的に判断可能な事象について聞くと明確なYes-No反応がみられるが，それらの絵が何を意味しているのかを聞くと，わからないというように首を振るか，少し傾けるかの反応しかみられなかった．

筆者は**図4**の中心の1人だけ黄色で縁取られた人物（**図4**矢印）はFT自身ではないかと感じた．また描画の中に現れた女性像や特定できない大勢の人物像は，おそらくFT自身の身近な人々を表していると考え，FTの母，妻，娘等のことを聴きながら，FTの生活歴全般についても聴いていった．FTは妻と娘夫婦と同居しており，孫が1人いる．妻は勝ち気な性格で，家庭内のことは概ね彼女が取り仕切っているという．詳細は省略するが，職歴や家族史などについて話を聴くことができた．筆者からFTに様々な質問をし，FTがYes-Noで答え，ときに文字や絵で確認しながらこれらのやりとりを進めた．FTの理解力は入院時より改善しており，このような身近な内容の会話の理解は何とか可能だった．FTは対話の合間に思い出したように描画を行い，その絵も対話のテーマになった．はじめは山と地平と人物が中心だったが次第に人物像が明確になり，その中の女性像を娘や妻であると認めるようになった．**図6**では男性像も現れたが，大きさや位置からその絵の中心的モチーフではなく，FTもそれをFT自身であるとは認めなかった．

描画開始から2カ月後，いつも人物を描きはじめる左端の位置に大きな男性像が現れた（**図7**）．＜これはFTさんですか？＞と聞くと笑顔で頷く．＜ちょっと絵が変わって来ましたね＞，

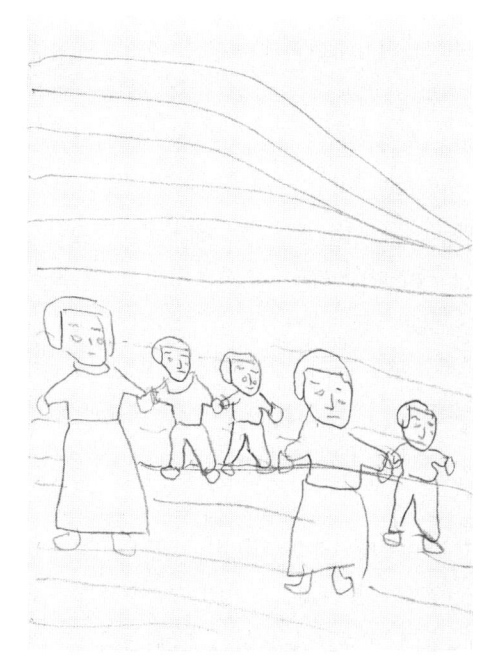

図6 図中の女性を娘や妻と認めたが，男性はわからないという

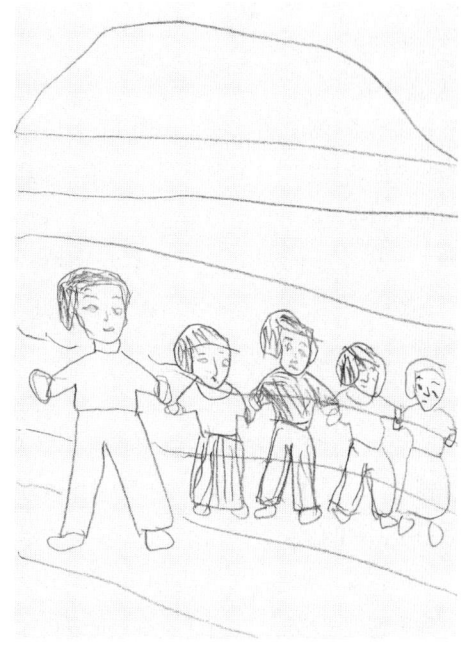

図7 左端にはっきりとFTと思われる人物を描いた

「うん」．＜ここにFTさんが戻って来たんですね＞，笑いながら「うん」．＜だいぶよくなってきたのかな＞，頷く．

　この後，WAB失語症検査施行（発症後4カ月1週）．聴理解が改善し，身近な内容に関するYes-No反応の信頼性はかなり高くなる（単語の聴覚的認知9/60→21/60，Yes-No 33/60→42/60）．自発話はほとんどみられないが，語頭音ヒントや復唱にて単語レベルの表出がある程度可能となる（単語復唱0/100→39/100）．読みは単語レベルにて漢字仮名とも若干改善．書字は名前と数字の改善がみられた．最も大きな変化は，理解できなくても笑顔で頷いてしまうという反応がみられなくなり，看護スタッフや同室者の話でも，FTが以前より落ち着いており，他患の冗談に笑ったり，一緒に行動するような場面が増えたことが確認された．病気になったことについてFTに尋ねると，はじめは辛かったが今はそれほどでもないと答えた．入院より4カ月3週後，自宅退院．

考　察： FTの入院時の態度を仮に脳損傷に伴う疾病への無関心，もしくは感情鈍麻や発動性の低下として捉えてみた場合，急性期を経過するなかで，次第に自分に起こっている事態に気づきはじめ，精神活動が活発になるとともに，言語療法も進展していったという見方も可能かもしれない．しかし，STが描画を勧める以前と以後では，明確にFTの対応は異なっており，その後の展開も心理学的な方法論による経過説明が十分成立すると思われ，以下の検討を行った．

　まず，FTの発病後の態度をFreud（1856-1939）の『悲哀とメランコリー』（Freud 1916）を参考に考えてみたい．FTは身体と言葉の機能の喪失という危機的な状況に対して，当然あり得る悲嘆や怒り等の反応がなく，淡々としていて笑顔すら見せていた．これは，Freudが指摘している対象喪失に対する不可解な態度，「メランコリー」に相当するものではないだろうか．メランコリーは「なんらか意識されない対象喪失に関連し，失われたものをよく意識している悲哀とはこの点で区別される．患者は自我感情の著しい低下，はなはだしい自我の貧困を示す．悲哀では外の世界が貧しく空しくなるのだが，メランコリーでは自我それ自体が貧しく空しくなる」という．

　そのような状況の中で描かれたFTの最初の描画は，危機的状況におけるFTの内的世界の無意識的な形成物と考えられる．自画像と要請されて描いた絵の中に，FT自身の姿はないが，FTの内的世界を反映したものではあっただろう．険しくそびえる山の麓に立つ樹木が，川の向こうで燃えさかる大地の炎の色（**図1**の大地の部分は，鉛筆画の上から，さらに赤鉛筆で斜線が入れられている）に照らされて（樹木は鉛筆画の上から赤紫の線が入れられている）立ちすくんでいるようである．FTの内的世界は明らかに崩壊の危機に瀕していたと思われる．FTにとって身体と言葉の喪失体験は，笑顔で頷いている外面とは裏腹に，内的には，すさまじい迫害として体験されており，迫害対象に対する激しい恐怖と憎悪に満ちた世界（Klein（1946）のいう「妄想分裂態勢」）に，FTはいたのではないだろうか．

　数日後，FTは水の中で溺れるおそらくはFT自身の姿を描いたが（**図2**），STの「溺れてしまう」の言葉に呼応して，反射的に水の中の人物を山の麓に救い出した．FTのさりげない反応は，対象喪失を超えて生存することを選びとる行為であったのかもしれない．それまでは，ほと

んど雑音に過ぎなかった他者の言葉が，意味を持つ言葉としてFTに受け取られたのだと筆者は実感した．こうした間主観的（相手が考えていることを，相互に了解し合える構造が成り立っているということ）なやりとりは，それまでの課題的な言語訓練の中では全く生じることはなかった．筆者は絵を描き対話することの意義を確認し，それを続けていった．

図3では山，川，大地の同じモチーフの中に，たくさんの特定できない人物群が出現してきている．これは入院生活とリハビリテーションという現実体験の中で，周囲にいる多くの人たちの記憶痕跡が無意識的な空想の世界に侵入してきたものだと考えられる．しかし，顔のない人物群や赤い雲，図4の矢印で示した周囲に押し潰されそうな黄色く縁取りされた人物などに象徴されるように，妄想分裂態勢からの脱却はみられていない．FTは自ら妻にスケッチブックとクレヨンを用意させ，このような絵を描かざるを得なかった．それは防衛機制としての空想による現実からの逃避と考えられるが，その空想には現実体験が侵入しはじめ，内的世界と外的現実の相互作用が働きはじめてもいるのである．

図5では人物群がたくさんの女性像に変化している．描画をテーマにした対話の中で，FTは女系家族の中で生まれ育ったことがわかった．左から2番目の1人だけ青で描かれた女性（図5矢印）は，FTにとって特別な意味を持つ存在，すなわち「母親」ではないだろうか．それまでの妄想的で断片的な対象群の絵から，統合された母親像を中心とした絵への変化から，FTが「妄想分裂態勢」から「抑鬱態勢」（Klein 1940）に移行してきていることが推察される（「抑鬱態勢」とは，Kleinの精神発達理論の中で，初期の妄想分裂態勢にとってかわるもので，内的な母の喪失に対する喪の苦しみと，償いの仕事が遂行される時期である）．FTは妄想的な内的世界から徐々に抜け出し，現実検討能力を高めながら，最終的には図7のような現在の自己像を取り戻すことができたのである．

当初は自我の貧困に陥っていたFTだが，描画を契機に象徴形成の過程（「対象との関係でかきたてられる不安を処理しようとする自我の活動」（Segal 1957））が働き出したのではないだろうか．そして描画から言葉，言葉から描画というFTとSTの間での相互的なやりとりを通して，「内的なものと外的なもの，主体と対象，早期の体験と後期の体験を統合する過程」（Segal 1957）が展開し，FTはFTらしさを取り戻しながら，対話も可能になっていったのではないかと考えられた．

（吉原　博）

文　献

Freud S：Mourning and Melancholia. Standard Edition14, The Hogarth Press, London, 1916（井村恒郎・訳：悲哀とメランコリー（フロイド選集10　不安の問題）．日本教文社，1969）．

Klein M：Mourning and its Relation to Manic-Depressive States. Love, Guilt and Reparation（chapter19）, THE FREE PRESS A Division of Macmillan, Inc., New York, 1940（西園昌久，牛島定信・訳：喪とその躁うつ状態との関係（メラニー・クライン著作集3　愛，罪そして償い）．誠信書房，1983）．

Klein M：Notes on some Schizoid Mechanisms' in The Writing of Melanie Klein 3：1-24, 1946.

Segal H：Notes on Symbol Formation. International Journal of Psycho-analysis 38：12-19, 1957.

症例 9-3

職場復帰に向けて援助を行ったブローカ失語例

症　例：AH，男性．54歳．右利き．高校卒．会社員．
原因疾患・発症後経過月数：左被殻出血．定位的血腫吸引術施行．7カ月経過．
損傷部位：左被殻．
神経学的所見：右片麻痺．右感覚障害．
全体的言語症状：聴覚的理解はSLTA（図1）で短文レベル．長い文や文法的に複雑な文では低下が認められる．日常会話の理解は良好．**読解**も聴覚的理解同様，短文レベル．**自発話**は喚語困難に加え発語失行が重度のため有意味な語の産生は少なく，ときおり単語で伝えることができる程度．**復唱・音読**も，2～3文節文程度．漢字の自発書字は高頻度の単語でも浮動的．口頭での表出が困難な時に**漢字書字**で代用できることもあるが，実用レベルには至っていない．漢字の書き取りは自発書字よりは若干良好であるが，字形の想起ができないこともある．**仮名書字**は自発書字，書き取りともに困難である．**計算**は加減算が2桁同士で可能だが，乗除算は1桁同士まで．
失語タイプ・重症度：ブローカ失語．中度．
他の認知・行為面の特徴：口腔顔面失行（＋）．他の失行・失認は認められない．レーヴン色彩マトリックス検査29/36，コース立体組合せテスト粗点112/131（IQ106）と知的低下は認められず，病識や見当識も保持されている．
訓練・治療対象とする症状の特徴：
　（1）**言語機能面の訓練**：喚語障害と重度の発語失行のため表出が非常に限られ，書字を併用できることもあるが，多くの場合は聞き手が内容を推測しながら確認する形でのコミュニケーションであった．書字は代替手段として実用的なレベルには至っておらず，言いたいことばがうまく出てこないと「もういい」とあきらめてしまうことが多かった．理解面では日常会話の理解にはほぼ支障なかったが，話がこみいってくると完全には理解できないこともあった．言語訓練では，文レベルの理解の改善と喚語困難および発語失行の改善を目指した訓練を行った．
　（2）**社会復帰に向けての訓練**：現在は妻のパートと会社からの傷病手当で生活しているが，子ども4人のうち2人が在学中ということもあって，傷病手当が出なくなってからのことをAHも妻も心配しており，入院当初から復職の必要性を訴えていた．MSWを通して傷病手当に関する規程および復職の可能性を会社に確認したところ，3年間は傷病手当が出る，また復職希望であれば配置転換も考慮する，との返事であり受け入れ態勢は良好であった．そのため，言語訓練に加え職場復帰に向けての訓練も並行して進めることとした．
　職場復帰に向けた訓練の計画に先立ち，発症前のAHの仕事について会社の関係者に問い合わせて得た情報によると，製造部に所属し，作業機械の部品の調達に加え，修理とメンテナンスと

いうかなり専門的な仕事を担当していたということであった．この仕事には両上肢を使用しての作業と，会社の敷地内の頻繁な移動が必要とされ，また機械の状態の聞き取りや相手に対する説明など言語的な要求も高いことから，現状の身体機能（屋内ならば杖なし歩行可能だが，右上肢は廃用），言語機能では前職への復帰は困難と思われた．

　入院後1カ月半経過したところで会社の方との話し合いを行った．当院からは担当PT，OT，ST，MSWが出席，会社からは製造部の上司と同僚が来院した．リハビリテーション・スタッフからは，現状の身体機能および言語機能と，発症から時間も経過しているため今後の大きな改善は難しいという見通しを説明した．特にSTからは，失語症の影響で自分から何かを伝える必要がある仕事は困難であること，理解も複雑な内容では確実ではないことなどを伝えた．会社側もこの話し合いに先だって社内で検討しており，社内で最も単純と思われる部品管理部署での仕事からはじめてみてはどうかという話があった．具体的には，貸し出した部品が返されてからその状態を記録し，書類に必要事項や計測結果等を書き込んだ後，清掃して倉庫内の決められた場所に戻すのが主な業務とのことであった．電話を受ける必要もなく，書類の記入も決まったフォームに数値を記入すればいいようになっているとのことで，記入項目や書き方に慣れれば職場復帰可能と思われた．

　会社側との話し合いの後，OTが実際の職場を見学し，作業の様子をビデオに撮影した．関係スタッフでそのビデオをもとに再び話し合いを行った．すでに屋内杖なし歩行を獲得しており，

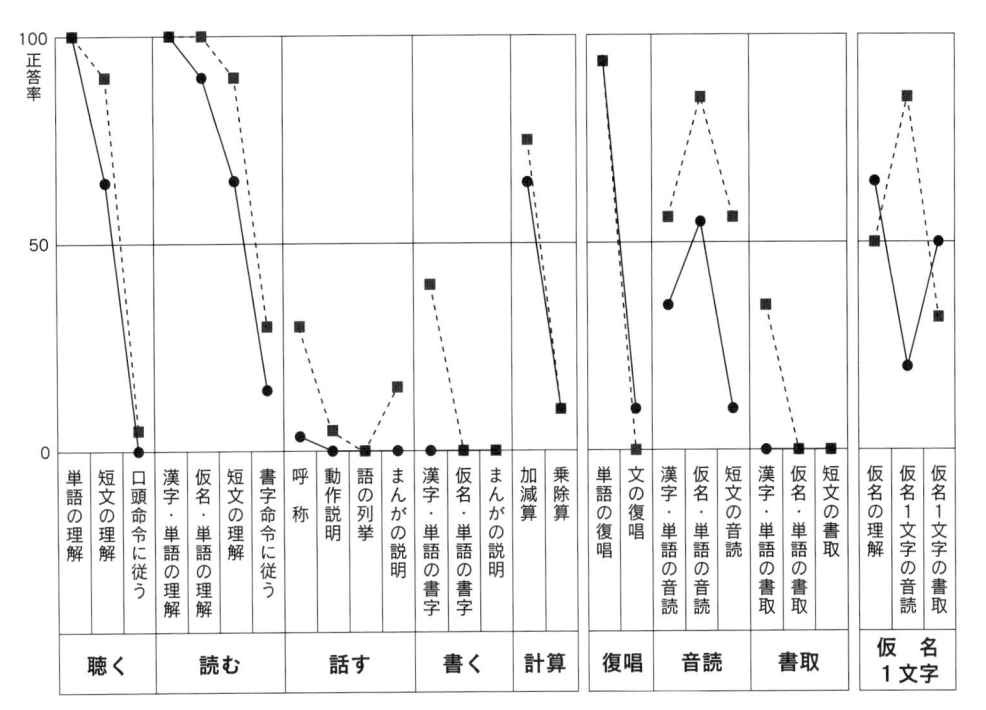

図1　症例AHのSLTAプロフィール
──●──　発症後7カ月　　----■----　発症後15カ月

下肢の機能としては，現状で復帰可能であると判断され，PT（理学療法）でも今後上肢の機能訓練を重点的に行うこととなった．OT（作業療法），STでは職場で実際に行う作業を模した訓練を課題として取り入れることとした．

目　標：

長期目標：

(1) 代替手段も利用した実用的コミュニケーション能力の向上．

(2) 配置転換をして職場復帰．

短期目標：

(1) 言語機能面：発語失行，喚語の改善および書字の改善．長文レベルの聴覚的理解の改善．

(2) 職業復職に向けて：実際の作業を模した課題に慣れる．

材料・方法：

(1) 言語機能面：表出面の言語訓練では，単語の復唱と音読が比較的良好に保たれていたため，発語失行の改善を目標として，単語の絵カードを使用した目標語の復唱，音読を行った．続いて喚語の改善のために同じ目標語の呼称を行い，呼称できない場合は書称を促した．読みの理解の訓練は自習課題として短文の文章完成課題を渡し，訓練室では同課題を聴覚的理解の訓練として使用した．また訓練開始時と終了時に自由会話を行い，口頭のみでは伝わらない場合には，書字や描画の利用を促した．

(2) 職場復帰に向けて：STでは「芯口金管理台帳」記入を行った（**図 2**）．実際に会社で使われている台帳の用紙を複写させてもらい使用した．工場で口金を借り出した担当者が記入する「芯口金貸出票」（**図 3**）に，STが数値を入れたものを10枚用意し，それを見ながら台帳に口金の使用月日，機械番号，使用メートル数，返却月日，芯金の内径（水平・直交）を記入し，使用メートル数に関しては前の数値に足した数を書き込む訓練を行った．毎回所要時間を計測した．

芯口金管理台帳（13,52　）

品名		整理番号		サイズ	
購入先		受入サイズ		真円度	
購入年月日		サーバー高さ		仕上がり	
廃却年月日		先端外形		メッキ処理	
		受入検査結果		摩耗限界値	

使用 月／日	機械No.	使用m数	返却 月／日	内径（mm） 水平	直交	テーパー高さ	判定
13.4.19	22	170.1	13.4.19	42.1	40.6		
13.4.17	19	337.9	13.4.18	42.5	41.5		
13.4.17	22	500.2	13.4.19	41.8	43.5		
13.4.17	19	671.0	13.4.19	40.8	40.5		
13.4.15	17	828.5	13.4.16	40.7	41.6		
13.4.16	18	998.2	13.4.18	41.8	40.9		
13.4.18	21	1,157.5	13.4.19	40.0	42.1		
13.4.18	18	1,329.6	13.4.19	40.2	41.5		

図 2　芯口金管理台帳

芯口金貸出票

黒枠内は貸出者記入

品名サイズ		芯金管理No.	
形　式		芯金サイズ	
機械No.	22	口金管理No.	
使用月日	13.4.19	口金サイズ	
検出者	マ	返却月日	13.4.19
使用m数	170.1	返却者名	マ

不具合事項記入（使用前・使用後）

返却時チェック項目

芯金		口金	
内径	42.1	内径	
	40.6	キズ	※
キズ	※ ○	キズ	※
変形	※ ○	変形	※

※欄は記号を入れる。　○良　×悪い

判定　○囲み

合格	修理	廃棄

台帳チェック（有・無）

図 3　芯口金貸出票

OTでは職場の見学に基づき実際の業務に沿った訓練として，①戻された口金（実物ではない）の汚れを拭き取り，記号に合った場所に戻す作業を立位で行う訓練，②電子工作と工作に使用する部品の分類，③パソコン入力作業—エクセルの表計算を使用して，ある月に工場で使われた芯口金の使用メートル総数の計算とその確認，④伝票記入作業，を行っている．

結　果：

(1) 言語機能面では自由会話時に単語が出ることが増えた印象があり，途中であきらめずに伝えようとすることが多くなってきているが，依然として喚語困難は重度に認められる．検査上はSLTAの呼称課題と音読課題に若干の改善が見られた他は著変ない．

(2) STで行った「芯口金管理台帳」記入訓練は，はじめのうち書き込む場所を間違えたり数字を写し間違えたりすることがあったが，何度か試すうちにほとんど誤りはなくなった．また台帳記入にかかる時間も徐々に短くなった．OTの訓練でも同様に，回数を重ねると誤りは少なくなり，かかる時間も短縮された．②の部品の分類は，絵がついていれば容易に分類できるが，部品の名前のみで分類してもらうと，現在でもときおり誤るとのことである．

職場復帰に向けた訓練をはじめた後に自宅退院となり，その後は週1回OT，STの外来リハビリテーションを継続している．OTでは引き続き実際の業務に沿った訓練を行っているが，STは時間が少なくなったことから，現在は言語訓練を中心に行うようになっている．

考　察：表出面の障害が比較的重度に残存している失語症者に対し，OTと連携して職場復帰を目標として訓練を行った．傷病手当の期間が数カ月残っているため，実際の職場復帰はまだ果たしておらず，通勤手段等（車を改造して運転できるようにはなっている）検討しなければならない課題も残ってはいるが，復職に向けて援助することが可能であった．その要因として，会社側が最初から復職を前提として考えていてくれたこと，配置転換に対しても考慮してくれたこと，またリハビリテーション・スタッフの職場の見学許可や，実際に使われている書類を提供してくれたことなど，受け入れ側の全面的な協力が得られたことが挙げられる．

（荻野　恵，井口 ナホ）

症例 9-4

家族の期待が高く，障害受容が困難だったブローカ失語例

症　例：SU，女性．52歳．右利き．高校卒．手芸講師．
原因疾患・発症後経過月数：脳出血（同日開頭血腫除去術）．3カ月経過．
損傷部位：左中心溝周辺の前頭葉から頭頂葉に至る皮質，皮質下．
神経学的所見：右片麻痺（下肢より上肢の方が重度）．口部顔面失行．
全体的言語症状：SLTAの結果は図1の通りである．発症11カ月後には，**理解**面は日常会話レベルなら可能だが込み入った内容になると不正確，**表出**面は語彙や文字の想起は良好となったが，発話に関しては発語失行症状が残存していた．
失語症タイプ・重症度：ブローカ失語．中〜軽度．
リハビリテーションの経緯：発症後3カ月は他院で急性期治療を受け，その後，リハビリテーション目的で当院へ転院し，PT・OT・STを4カ月行った．発症から現在までの大まかな流れを図2に示す．

　発症後7カ月の当院退院時，移動については装具とT杖で屋内外独歩可能，ADLはほぼ自立，失語症は時間はかかるものの会話での意志疎通が可能となった．そこで，リハスタッフは在宅療養に向けて環境調整を開始し，本人も家へ帰ることを楽しみにしていた．しかし，家族は主治医への相談なしに遠方のリハビリテーション専門病院へ転院するように話を進めていた．転院後，言語訓練を5カ月間施行されたが，機能自体の改善はあまり得られなかった．

　発症後12カ月に在宅となり，リハビリテーションは当院へ月2回の頻度で通院することにした．しかし，訓練場面では熱心に課題に取り組むものの，家では抑鬱症状が見られるようになってきた（後述）．このことに関してリハスタッフは精神科受診を勧めたが，家族は機能改善が得られれば好転すると考え，自宅から比較的近いリハビリテーションセンターへの入所を決めた．

　発症後26カ月から再度在宅療養を開始したが，まもなく抑鬱症状が増悪し，娘との確執や自殺企図も生じたために当院精神科に4カ月間入院することとなった．退院後は当院に月1回の頻度で通院し，維持目的の運動訓練とSTグループ訓練に参加している．

本人および家族の心理的側面：

　（1）**元来の性格傾向**：SUは自宅で手芸教室を経営して教授するほか，児童向けの朗読劇，合唱，舞踊を行うなど病前は大変活動的な生活を送っていた．明るく，社交的な性格で友人が多く，自らが感じ取った事柄をことばや芸術作品にして表現することを日々の楽しみとしていた．

　夫は都心で会社を経営しており，活力に満ちたタイプであった．仕事が多忙にもかかわらず，SUの様々な活動に協力的であった．子どもは娘1人であり，SU発症時は大学4年で進路を考える時期と重なった．勉学の傍ら，バンドでボーカルを担当するなど活動的・積極的であった．

(2) **発症後の家族の期待**：病前，SU は家事や子どもの教育をきちんとこなしながらも自分の能力を生かして仕事や趣味活動を広げていた．このような妻（母）は家族にとっては大変好ましく，誇らしい存在であったと推察される．実際，一家は仲が良く，取り交わす会話は愛情にあふれていた．家族は突然の脳出血発症と麻痺・失語症に戸惑いながらも，機能回復につながることならばどんなことでもしていこうという気構えであった．主治医やリハスタッフから疾患や後遺症の説明を受けていたが，回復期待が高かった．このような期待は，第一に本人のためを考えてのことであるが，一方では家族の仕事や進路計画になるべく支障をきたさないためでもあった．それまで，一家は支え合って生活しながらも，SU の脳出血発症時は夫，妻，娘はそれぞれに充実期・転換期にあった．従って，個々が自立して自分のことに専念することを相互に求めていた時期でもあったからである．リハビリテーションによって病前と同じレベルまでは到達しなくても，少なくとも精神的・身体的に自立して日中 1 人で過ごせるようになることが家族の希望であった．

(3) **発症後から精神科入院前までの SU の反応**：急性期治療後，当院で訓練を受けていた間は入院時から退院時まで終始明るく，ADL やリハビリテーションに対して意欲的であった．外泊時にはたびたび自宅に友人が集まって夫がもてなし，SU が交流をした．また，娘とは車椅子で都心の有名ブティックや喫茶店に出かけた．毎回，「楽しかった」と ST に報告した．転院先の病院での日々についても，「自宅から遠く離れていたが，手紙を書いたり作品を作ったりして本当に楽しかった」と後に述懐していた．発症 1 年経過後の在宅は一定時間ヘルパーを頼んだが，

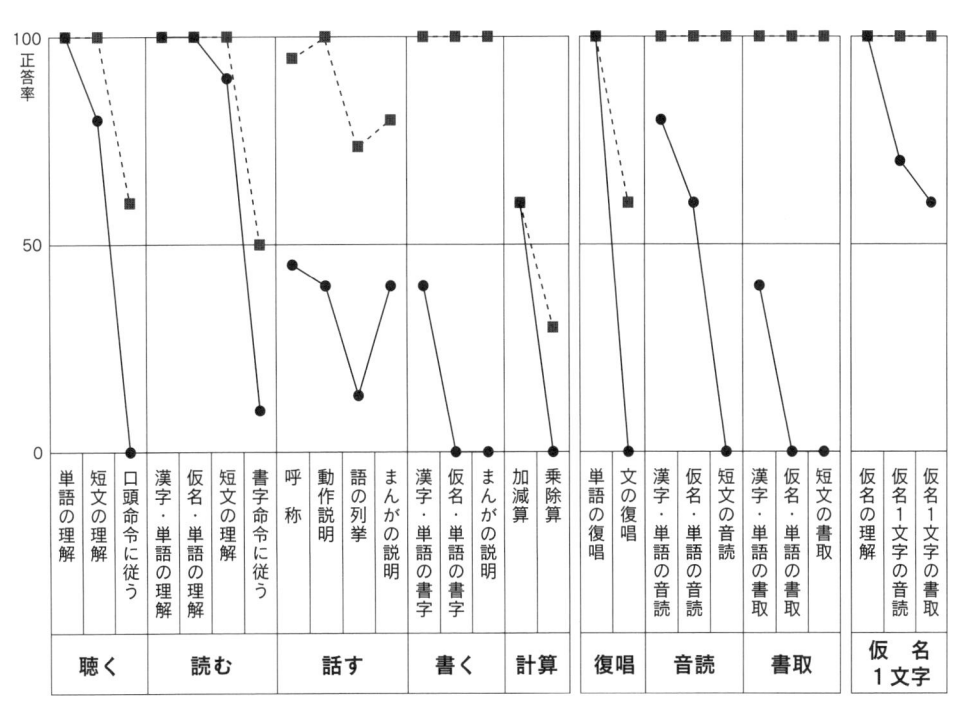

図1　症例 SU の SLTA プロフィール
―●―発症後3カ月　--■--発症後11カ月

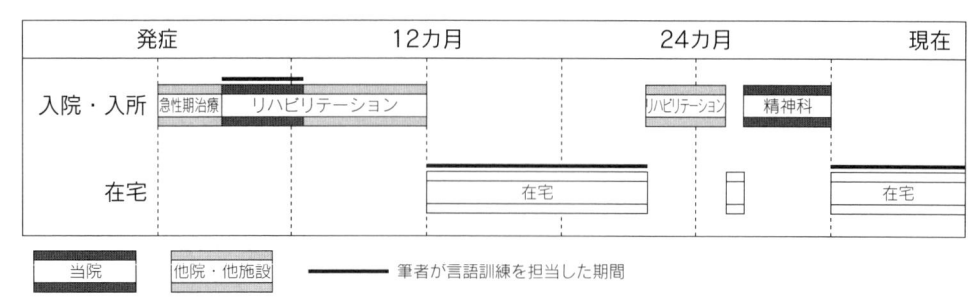

図2　発症後のリハビリテーションの経緯

娘が夕刻からの塾講師の職に就いたために夫と子どもが交代でSUをサポートした．しかし，在宅2カ月目より咽頭や足部の原因不明の痛みに悩まされるようになり「ときどきとても悲しくなる．家に帰ってはじめて自分の障害のことがよくわかるようになった」と訴えるようになった．このような状態に対して娘は激励したり焦燥感をぶつけたりしていた．その後，リハビリセンターへ入所することになったが，SUに気持ちを尋ねると「家族は本当に良くしてくれる．少しでも自分でできるようになるために努力しなければならない」と答えていた．しかし，退所後の在宅療養でもSUは相変わらず悲観的で「全てのことが心配」「（夫は）仕事に行かないでほしい」などと述べたり，娘と言い争って家を出ていこうとするなどして抑鬱症状が顕著となった．

障害受容に向けた方針：

　長期目標：在宅でのQOL向上．

　短期目標とアプローチの内容：

　（1）**抑鬱症状の改善**：主治医やリハスタッフから精神科受診を強く勧めた．精神科では入院加療することとなり，抗鬱剤を処方された．また，この間は休養のためにリハビリテーションの訓練を行わず，病棟でゆっくりと過ごすことにした．

　（2）**家族の障害および障害者心理に関する理解促進**：STが家族面談を行った．特に娘との面談時には，娘自身の介護の工夫を尋ねながら失語症状や機能的予後について説明し，SUの気持ちをともに考えた．また，夫にも障害の性質について説明するとともに，娘の介護負担軽減とSUの母親としての役割感からの解放について話した．そのために，従来より多くのヘルパーを導入することを提案した．

　（3）**SUの障害適応促進**：精神科退院後，STグループ訓練前に個人的に会話をする時間を30分間設けて，心理支持や日常活動に関して助言を行った．SUは，当初，病前に携わっていた手芸教室や趣味を継続したいと考えていたが，不十分にしかできないことや仲間のペースについていけないことで障害感を強めていた．そこで，病前とは異なる内容だがSUが自発的に取り組め，マイペースでできる絵手紙や日記を日課にした．グループ訓練はほぼ同年代でブローカ失語の女性2人とSUからなり，左手での家事動作に関する情報交換，家族の話題，そしてSUの絵手紙の鑑賞などを題材に会話をした．

結　果：精神科に入院してから抑鬱症状は徐々に軽快していった．家族は頻回に面会に来たり，SUを外泊に連れて行ったりした．精神科入院期間中，家族関係は良好であった．娘は自分の人

生設計を立てるようになり，やがて実家近くにアパートを借りて別居することになった．ヘルパーが交代で入るようになったが，娘の支えが必要なときにはいつでも来られる態勢であった．別居について，SUは娘の自立を喜ばしいこととして賛成した．夫は，SUが精神的に落ち着いてきたことにまず安心し，機能訓練には次第に固執しないようになった．

　SUは精神科退院後の生活において，独力で難しいことは積極的にヘルパーに頼むようになった．日課の中では絵手紙を大変好み，多くの友人や家族に喜んでもらえることに満足気であった．グループ訓練では中心となって話し，最初は障害に関する相談が内容として多かったが，やがて自己や家族についての肯定的な発言に移行していった．娘とその恋人に連れられて3人で海外旅行したときの様子をとても生き生きと話してくれた．

考　察：本症例SUと家族には共通する志向性があった．それは，向上心と活動性である．SU発症前は家族各々が仕事，学業，趣味において努力して取り組むことで成果を上げ，自信を持って生活をしていたように見受けられた．従って，リハビリテーション目的の入院中は一定の改善が得られていったので，SUも家族も精神的に安定して過ごしていたのだろう．当院退院時，SU本人は生活の中で障害を実感するところまでは至っていなかったため，麻痺や失語症が残存したままで在宅になることに特に抵抗を示さなかったが，家族は医療スタッフから機能的予後の説明を受けても「リハビリを続けることで改善が得られるはずだ」と考えて情報収集を重ね，SUの転院や入所を決めていった．障害は受け入れられなかったのである．しかし，訓練を続けても発症後11カ月以降，障害像はあまり変わらなかった．このような家族の回復期待の高さはSUにとっては知らず知らずのうちに負担になっていたのではないだろうか．また，SU自身も現実に直面し，努力しても効力感が得られないという，それまでにない体験をして不安となり，障害も含めた自己受容ができなくなったと考えられる．一般に，病前，趣味が多く活動的・社交的だった人は障害受容を図りやすいと考えられている．しかし，そのような人々の要求水準は高い傾向があるかもしれない．また，本人と同様に周囲の環境も活動的ならば，障害を被った後に再度，そのなかで適応的に行動することは困難であることが推察される．実際，SUも右片麻痺とブローカ失語のある状態では以前の友人グループのスピードにはついていけず，自信を失っていった．このように在宅になってから判明する事柄もあることから，本人と家族の心理面に配慮した外来フォローアップは是非とも必要であると考える．

　SUの場合，娘が独り立ちしていく時期に発症をしたので，役割感や介護に関して双方に葛藤があり，SUの抑鬱症状の一因となっていった．このことに関しては，精神科医と連絡を取り合いながらSTが本人や家族と面談をした．心理的問題に対しては，専門医の適切な治療とチームアプローチが不可欠であろう．

　脳血管障害後の麻痺や失語症は後遺症として残存することが多く，障害の理解や受容は生活への再適応の成否を決める鍵といえる．SUのように障害受容に関して好条件を備えているように見えながら実際には困難を極めた症例もあることから，STは一般論だけで推し量らずに患者・家族とよく話し合い，必要に応じて各専門領域に橋渡しする役目を担っていると思われる．

〔土橋三枝子〕

症例 9-5

社会参加を果たした重度ブローカ失語例

症　例：ST，男性．64歳．右利き．高校卒．レストランシェフ．
原因疾患・発症後経過月数：左脳内出血．開頭血腫除去後 14 年経過．
損傷部位：不明．
神経学的所見：右片麻痺，右半盲，口腔失行．
全体的言語症状：SLTA（図1）で**聞く**ことは単語 10/10，短文 0/10．簡単な日常会話なら理解できる．**読む**ことは，漢字単語，仮名単語とも確実ではない．**話す**ことでは非流暢な短いジャーゴン様の発話がある程度．復唱は単語 4/10．仮名単語の**音読**が 3/5 可能．**書く**ことは名前，生年月日，住所の一部が可能．書字は，自発・書き取りとも不可であった．描画で犬の絵を描くよう口頭で指示したが意味がわからず，漢字で示すとそれを写字するなど，課題の理解が悪かった．簡単な絵の模写は可能．こちらの質問に対しては首を振って「はい，いいえ」を表すことが多かった．数字の理解はよく，センターの送迎バスの時間を自分で確かめ，正確な時間に所定の場所で待っていることができた．**計算**は繰り上がりのない 1 桁同士の加算のみが可能．
失語タイプ・重症度：ブローカ失語．重度．
他の認知・行為面の特徴：特に問題なし．
訓練・治療対象とする症状の特徴：発話は短くジャーゴン様でほとんど伝達性はない．声も小さい．自分から話しかけたり，はたらきかけたりすることはめったにない．本症例の問題点は家庭復帰後，妻との会話以外コミュニケーションの場がほとんどなく過ごしてきたことである．その上日常生活では，妻は夫の要求がだいたいわかってしまうので，会話はそれほど必要とされていなかった．妻が仕事に行っている間は 1 人で散歩をしたり，テレビを見たりして妻の帰宅を待ち，在宅生活は一応問題なく送られていた．
目　標：
　長期目標：残存能力を引き出し実用的なコミュニケーションをスムーズにすることと社会参加を促すこと．
　短期目標：(1)日常コミュニケーションにおいて簡単なことばによるやりとりができるようなる，(2)低いレベルにとどまっていたコミュニケーション意欲を引き出す，(3)身振りや描画などの代替手段を積極的に使用してもらう，(4)コミュニケーションの実用を図る，(5)妻の理解，協力を得る．
訓練・治療仮説：
　(1) 個別訓練：本症例に適したレベルでの発声，発語の訓練を行い，発話面の改善を促す．その際，母音のイントネーションを強調した繰り返し（アー，アッ，アーア，ア？，エー，エー

エー，エ？等）を導入し，次に母音を中心とした自然な発話，簡単な呼びかけのことばや単純な表現を練習する．

　(2) **グループ訓練：** 言語障害者のグループ訓練にも参加してもらう（参加者は失語症者5名，構音障害者2名．スタッフはST1名，保健師1名，看護師1名である）．グループでは中村らの心理・社会的側面の評価表を参考に，他の参加者やスタッフとの交流の状態，感情・情緒面，自己評価，関心・興味の広がりに注目して，それらの点が改善されるように援助する．そこでは参加者が安心して無理なく自己表現できるように配慮され，ことばやその他のコミュニケーション手段を積極的に使うことが奨励される．スタッフの援助を受けながらことばにこだわらず，身振りや文字，描画を使ってもコミュニケーションが可能であることを経験する．それまでうまくいかなかったコミュニケーションが成り立ち，孤立感や無力感やあきらめなどが軽減され，だめだと思っていた自分を再評価するようになる．そうすることにより，人との関わりを積極的にもとうとする姿勢が生じる．

　(3) **生活場面でのコミュニケーション訓練：** この訓練では贈答品のやりとりや電話場面のシミュレーションをしたり，実際に近隣へ外出してエレベーターや自販機を使用したり，公共施設，スーパー，喫茶店に行き，そうした経験が実生活の中でも生かされるように指導する．また家庭には訓練での様子を伝えたり，家庭での変化を報告してもらい，家族との連携を深める．訓練室だけでは対処できない問題に関しては保健師，看護師が主治医と連絡をとったり，訪問して直接

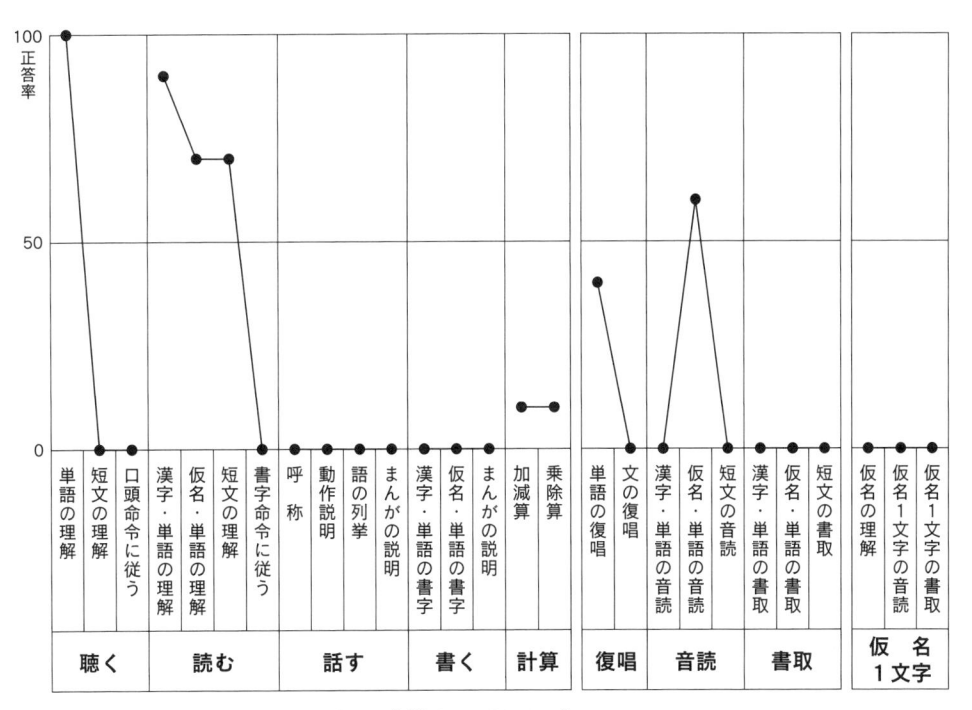

図1　症例STのSLTAプロフィール

―●― 発症後14年

家族と会ったりするなどサポート体制も整える．

結 果:

個人訓練: はじめは母音の引き延ばしでも目的音の後ろに異なる音を付けてしまったり，母音を短く区切ること（「アッアッアッ」）もできなかったが，それらが徐々に可能となり，簡単な擬音語，短い呼びかけのことばなどを正しく2〜3回繰り返せるようになった．名前や挨拶，相づち，数唱などを自信をもって大声で言えるようになり，指さしや簡単な身振りで自分の体の様子なども伝えられるようになった．

グループ訓練: はじめは下を向いて表情を硬くし，何かを話す番に当たっても首を横にふるばかりであったが，2〜3カ月後より他の参加者からの呼名に対し，「はい」と大きい声で手をあげて返事をしたり，「元気ですか」という問いに「元気」，と復唱を使って答えたり，指でOKの形を作って示したり，具合の悪いときは胸を押さえて，首をかしげる身振りなどを行うようになった．またうまく言えなかったときも笑って照れるようなしぐさをして，言えなかったことを気にする様子も見られなくなった．

新聞の切り抜きの課題では，はじめは野球の写真ばかりを選んでいたが，文字付きのものも選ぶようになった．お茶をいれたり，花をいけたりなど頼まれた役割はこなし，好きな野球チームの話題では，前日の試合の結果に喜んだり，悔しがったり，バットを振る身振りをして笑いをさそうなど他の参加者と感情を共有し，楽しむことができるようになった．

また本人の情報（名前，住所，生年月日，病名，病気になった日，家族構成，入院した病院，言語訓練の経過，出身地，趣味，好きな食べ物）や家族やペットの写真を入れた葉書大のファイルを作り，訓練のときには持ってきてもらい，自分の前に置いておくようにしてもらった．自らそれを開いて使用することはなかったが，他の参加者やスタッフがそれを開いて会話の答えや話題を見つけることができた．

家庭・地域での生活: 家では妻に話しかけたり，妻が話すことに相づちを打ったり，「悪いね」とねぎらいのことばが出ることもあり，会話が楽しくなった，1回話せば話が通じるようになった，との報告があった．また野球の結果を数字を書いて知らせたり，必要な服の絵を描いて知らせることも見られるようになった．電話使用に関しては，妻はこちらが理解出来ると思って内容を伝えられても困る，とはじめは消極的であったが，実際に夫が自分から娘や姉に電話して喜ばれたのを見てから，評価するようになった．反対に姉からの電話を受けて，姉の名前をメモして残したこともあった．毎日の散歩の途中で自販機で飲み物を買ったり，近隣の私鉄駅前のベンチで休み，知り合いが通ると声をかけたり，逆に声をかけられたりするようになり，新しい知り合いもできた．いつもの時間にベンチにいないときにはかえって心配されるなど，地域に本症例の存在が認知されてきた．自分の欲しい食べ物なども自分で買ってくるなど，行動の枠も広がった．

考 察: 本症例は発症後6カ月間リハ病院で言語訓練を受けた後，家庭復帰したが，その後10年あまり家族以外との交流がほとんどないまま在宅生活を送ってきていた．2年間の当センターでの訓練終了後，SLTAはほとんど変化はなく，また趣味等の活動に積極的に参加する，ということにも至らなかった．しかしコミュニケーション意欲が増大し，多様なコミュニケーション手

段の使用により，一番身近な家族とのコミュニケーションが改善したということは，在宅生活では重要な変化である．本症例は簡単な発話，描画，身振りが訓練開始後数カ月で出るようになったが，それは長い間コミュニケーションがほとんど必要とされなかったため，それらの残存能力が使用されない状態だったからではないかと思われる．また本症例は以前から散歩をしていたが，そのときは黙々と歩くのみであった．訓練後は商業地域である家の周辺を毎日散歩するときに住民と交流が出来るようになり，居住地域の中で認知されてきたということは意味があると思われた．

近年，環境的社会的要素や個人的個別的要素も含めて障害をよりトータルにとらえる方向が示されている．失語症のリハビリテーションにおいても失語症者を社会全体から支え，訓練・援助していく視点が注目されるようになってきており，またその必要性も示されている．社会参加というと，就職や何かのグループに参加していくことが強調されがちであるが，本例のように日常での身近な「社会参加」も重要であると思われた．さらに，失語症者がより積極的に様々な社会の側面に参加するための方法・手段については今後の実践，研究が期待される．そのためにも病院で獲得された言語機能が地域に帰った後に活かされるように病院と地域との連携，地域の中でのネットワーク作りが今まで以上に真剣に考えられなければならないと思われる（**図2**）．

(野副めぐみ)

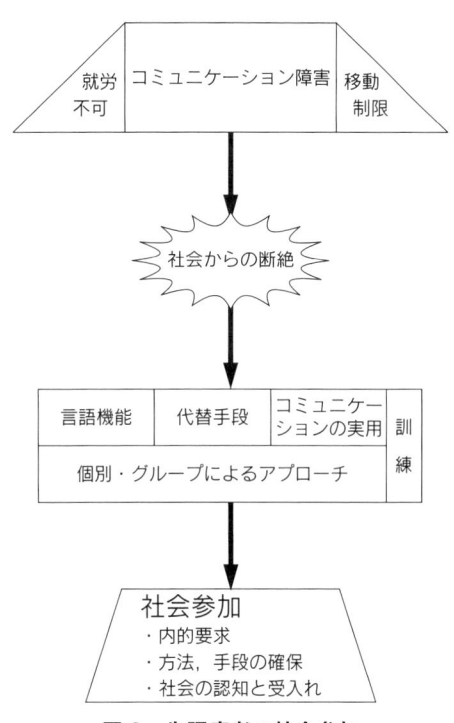

図2　失語症者の社会参加

文　献

伊藤元信，他：新編：言語治療マニュアル．医歯薬出版，2002．
南雲直二：社会受容．荘道社，2002．
中村やす，他：失語症グループ訓練における心理・社会的側面の評価の試み．失語症研究 18：234-242，1998．
Pound C, et al：Beyond Aphasia. Winslow, 2000．
吉畑博代，他：失語症の評価．総合リハ 24，337-343，1996．

症例 9-6

友だち作りから地域のサークル活動参加へ
―重度ウェルニッケ失語の2例―

症例1：TF，男性．67歳．右利き．大学卒．医師．
原因疾患・発症後経過月数：脳塞栓．2週間経過．
損傷部位：左中心後回〜後頭葉皮質及び皮質下．
神経学的所見：麻痺はなく，失語症と行動異常にて発症．心房細動．
全体的言語症状：聴く…単語レベルから障害があり，再刺激による訂正が単語で1，短文で5問あった．読む…言語様式の中では漢字単語の読解が最も保たれていた．仮名単語は，正答以外は刺激を見せ続けても理解に至るものがなかった．短文は，聴くことと同レベル．話す・復唱・音読・書字…この時点ではすべて不能で，不完全反応やヒント訂正もなく，ただ自発話で「サッと出ない」という訴えを繰り返していた．また，課題の絵や文字をなぞって考える様子が観察された．落ち着いて訓練を受けられるようになってからは，発話は音韻性錯語を含み，流暢，多弁で典型的なウェルニッケ失語の特徴を示していた．計算…加減算は満点，乗算は加算してしまい，除算は1問だけ可．
失語タイプ・重症度：ウェルニッケ失語．重度．
他の認知・行為面の特徴：ウェルニッケ失語に起因するものであるが，喚語困難以外の症状に対しては病識が乏しく，聴覚理解に問題があることを指摘されても，自覚できない．そのため，聞きのがしが多く，話が噛み合わない，また話の一部をとらえても文脈の理解が悪いため，話を違う方向にそらしてしまうなどの問題が生じ，妻としばしば喧嘩になった．他方，読解が良好であるため文字に頼り過ぎる傾向があり，日常生活の中でも聴く態度が形成されにくかった．他者との関係では，妻が相手にあらかじめ失語症であることを伝えておくのを良しとしなかった．

　コース立方体組合せテストは粗点71/131（IQ86）．

症例2：MH，男性．57歳．右利き．大学卒．会社員．
原因疾患・発症後経過月数：脳塞栓．発症後1カ月経過．
損傷部位：左内頸動脈の閉塞により，左中大脳動脈領域に広範な梗塞．
神経学的所見：右不全麻痺が出現したが，間もなく軽快した．心房細動．失語症．
全体的言語症状：聴く…単語レベルから重篤な障害があり，再刺激による訂正は，単語，短文とも2問のみ．読む…言語様式の中で読解が最も良く保たれており，中でも漢字単語が良好，仮名単語は6割，短文は4割で，聴く場合よりも良かった．書字命令は，文中の物品を1個だけ理解した．話す・復唱・音読…すべての口頭表出課題で有意味語は表出されなかった．反応は無反応ないしジャーゴン（例：こたびの，それからこまりと…まあ，これ，これは，きのんでるの，

いって，ぶりかおって・・・）となった．しかし，自発話での訴えには，ジェスチャーを交えて了解可能なものもあった（例：右半身のしびれについて「こっからここがね，ずーっと」と，身体部位を指して訴えた）．**書く**…自発書字・書き取りとも，すべて無反応．文字の一部のヒントによる被刺激性もなく，写字するのみ．**計算**…加算が1題のみ可能．

失語タイプ・重症度： ウェルニッケ失語．重度．

他の認知・行為面の特徴： ことばが障害されたことに悩み，読解が比較的保たれていることから，解決を求めて子どもの本，辞書，医学書まであさり，ノートに書き写すなど不要な努力をしてかえってストレスを溜めてしまう傾向があった．元来，理論派で納得するまでとことん突き詰める性格であるため，止めてもきかず，うまくいかないと長時間，大声を上げて妻に当たることが多かった．はじめの数カ月は，通院のバスの中でも1人で話し続けるなど，ジャーゴンが抑制できなかった．

コース立方体組合せテストは粗点116/131（IQ108）．

個人訓練： 各人にほぼ同じ方法で，聴き取りに重点を置いた個人訓練を行った．すなわち，音節の弁別，リズム・イントネーションの聴き取り，擬音語の理解，単語の理解，音的・意味的に類似した単語の理解，構文の理解へと段階づけた．症例1は，音韻性錯語を含みつつも復唱から自発へと有意味語が増え，発話が改善していったが，症例2は，復唱，音読ともできず，ジャーゴンのままであった．絵画配列は，両者とも可能で，配列後の説明では，症例1は迂遠で冗長な表現をし，症例2は，こうした比較的自由度の高い課題で，ジャーゴンの中にもキーワードが表出されるようになった．

　実用化を目指して絵，文字，ジェスチャー，地図を総動員し，コミュニケーションを行った．また日記を書く習慣を作り，日記を中心に会話を発展させた．日記には，後にニュースも入れるようにした．症例1の日記は，2〜3行からはじまって1ページ以上に至るまで，改善とともに長くなっていった．症例2は，親戚や会社の人の名前を書いてリストにし，電話を受けたら家族に指さして示すなど，日記がポインティング・ノートの役割も果たした．このほか，カレンダー，時計，1日のスケジュール，バスの時刻表，散歩コースの地図なども書いていた．

グループ訓練： 両者は発症日が近く，個人訓練も同じ月にはじめたが，訓練開始後5カ月目に一度顔合わせをして家族ともども紹介し，コミュニケーションをはかる機会を持った．

　グループ訓練としては10カ月目から，発症3カ月目の伝導失語の人を加えて3人で月2回行った．互いに近況を報告する際に，日記をもとに発話，絵，ジェスチャー，地図，文字と，あらゆる手段が使用された．症例1は，孫と遊んだ話を中心に日記を多少言い換えながら読み，症例2は，外出した話を中心に地図，パンフレット，日記を見せつつジャーゴンで発表した．

　グループ訓練での両者の反応を相互性の観点から分析すると，症例1は，症例2の伝えようとする事柄をノートないしパンフレットから音読し，かつ質問した．症例2は，それに対して単語を書いたり，地図を書いたりして答えた．症例2は，STの一斉の問いかけには口頭で応答できないが，ニュースを取り上げると，当該人物の名前を書いたり，自分のスクラップ・ブックから

該当する記事を探して示すなどして参加し，その他知っていることを絵を描いて補足説明することもあった．他者の話で関心のあることには感嘆詞を発し，「はい，わかりました」などの受け答えも見られた．自発的には，旅行記を作って人数分コピーして配り，ジャーゴンで長く話した．そのため，STはいつ，どこ，何など要点を絞って簡潔に文字を書いてくるように指導した．

趣味活動：症例1は，水泳，テニス，ダンスが趣味であった．テニスは激しいので止めたが，水泳は発症3カ月目に孫を連れてプールに行くことから再開した．ダンスは，5カ月目に家族と行ったとき，忘れていてリズムに乗らなかったという．1年目に，以前習っていた先生の所へ再び通いはじめ，1年10カ月時，公民館のダンスサークルに加わった．これは，少し前に福祉会館のサークルを訪ねたところ，聴覚理解が悪いために断わられ，妻がそのことを話すと，症例2の妻が日頃利用している公民館に打診して照会されたものであった．

症例2は，囲碁，カラオケ，旅行が趣味であった．囲碁は，発症1カ月後からテレビで見ていたが，実際に碁会所に行くようになったのは，6カ月目であった．カラオケも3カ月目には誘いを断わったが，5カ月目に付き合いに応じるようになった．旅行は，近所の友人が運転して2カ月目からドライブに行くようになった．このほか妻は，病気で突然失職した夫に何かさせようと思って，5カ月目に自分が習っていた絵画教室に誘った．彼は絵の経験はなかったが，幻想的な優しい雰囲気のある独自の画風を開いていった．

絵画教室のグループ展が症例2の発症1年10カ月後に開かれた．それを見に行った症例1は，自分も絵を描きたいと言い出した．このときも症例2の妻がリハビリとして習ってもいいか，あらかじめ講師に打診した．しかし，症例1の妻は，無理だろうと思って帰宅後に断わりの電話を入れたという．結局その2カ月後に新しい人が入ったのを機に，再び症例2の妻から誘いがあり，始めることになった．

グループ訓練1周年の折りに，家族も参加して趣味を発表する機会を持ったところ，症例2の妻が自作の木目込人形を持ってきて見せてくれた．そしてその後，症例1の妻も同じサークルに入って習うことになった．以上の趣味活動が行われているのは，すべて同一の公民館である．

その年の秋には，両夫婦が一般のバスツアーにともに参加して，日帰り旅行を楽しんだ．症例1は，発症3年半後にダンスサークルの旅行に1人で参加した．

考察：患者が病前の趣味を再開するにあたって，最も障害となることは，手足の麻痺であるが，実際，麻痺がなくても意欲低下や引きこもりのため，以前と同じように趣味を楽しむことがむずかしいこともある．2人が発症した年からスムーズに趣味を再開し，また新しい趣味を開発できたのは，両者を取り巻く家族，親戚，友人の力に負うところが大きい．

症例1には，発症4カ月時に孫が誕生し，その前後に上の孫2人を自宅に預かったことで自分が必要とされ，かつ適切な言語刺激を発達途上の孫から与えてもらう結果になった．兄弟仲が良く，弟が来ては将棋，囲碁，花札，オセロなどをやり，昔のアルバムを持ってきて話しかけてくれた．ダンスは，妻も妹も共通の趣味であり，適切な時期に誘い出してくれた．絵をはじめて1年後に展覧会に出したときには，妹が見に来てくれた．結婚して外国に住む娘は，毎週ファックスを送って励まし，それが文字に依存しがちなウェルニッケ失語症者には，負担のないコミュニ

ケーション手段となっている．

　症例2は，生家に住んでいて，親の代からの近所付き合いがあり，その人たちがドライブやカラオケに誘い出してくれた．近くに住む姉妹も多く，正月などで集まったときは，その夫たちが患者を囲んで話し相手になってくれたという．妻は，公民館を拠点に多くの趣味と友人を持ち，夫を自然に公民館活動に引きこむことができた．

　2人は，性格は違うが，グループ訓練では互いのスクラップ・ブックを交換して興味の違いを認識し，健常者にはわからないようなところで通じ合っていると思えることがある．絵画教室では，良きライバルでもある．サークルのメンバーが症例1の絵を褒めると，症例2は自分の絵を見てくれと働きかけ，講師が新しい人についていると，症例1の絵を見てあげるように非言語的に伝えたという．症例1は，うまく絵が描けなくて一度は行きたくないと言ったことがあったが，妻は「行かなくてもいいけれど，きょう行かなかったら，来週は行けないよ」と言って，うまくそれを乗り越えさせた．現在では，夫の絵の一番のファンだという．

　両者の妻は，個人訓練，グループ訓練とも毎回見学して互いに友人となり，常に2人に目配りして見守ってきた．両者とも頑固な部分があり，素直に乗せられたというわけではないが，妻たちとそれを取り巻く人間関係の相乗効果の中で，全体として望ましい方向で社会参加できた例である．各種の趣味活動が家族ともども同じ公民館で行われ，共通の人間関係が作られたという地域性も重要であったと考察される．

（今村恵津子）

症例 9-7

心理・社会的問題へのアプローチを中心としたグループ訓練

1. 最近の動向

　私たちは臨床の現場でしばしば失語症者の「私はダメになってしまった」「言葉がだめだから何もできない」「もう終わりだ」などの深刻な嘆きや訴えを聴く．特に入院でのリハビリテーションの時期を過ぎて在宅生活を開始した失語症者は，図1（中村ら 1996）に示すように家族関係の変化や仕事などの社会的役割の喪失，身体機能上の不自由さ，表現手段の喪失，思考の混乱など，さまざまな能力の喪失，役割の喪失，関係の喪失の現実に直面させられる．こうした喪失体験による抑鬱や社会的孤立，自己評価の低下，喪失感，病気や障害に対する恐れ（Sarno 1993）のほか，自己感覚（sense of self）の危機（Brumfitt 1993），自己アイデンティティの喪失などの心理・社会的問題を多くの失語症者が抱えている．Sarno（1993, 1997）は，失語症リハビリテーションにおける心理・社会的側面のリハビリテーションは言語機能やコミュニケーション方法への対処と同じく重要であり，患者の自己再建を援助する過程であると述べている．すなわち，私たちSTには失語症者が抱えるさまざまな心理・社会的問題をリハビリテーションの過程でともに考え，さらには失語症者の自己再建と社会参加を可能にするためにアプローチすることが求められているといえる．

　実際にはどのようなアプローチがあるだろうか．カウンセリングやグループ訓練，さらにはグループ活動によるコミュニケーション援助を中心とした地域ベースのアプローチなどがある（本多ら 1999）．

　ここではグループ訓練と地域ベースのアプローチについて紹介したい．

　グループ訓練がもたらす心理・社会的利点については，1990年代に入ってKearns（1994）がそれまでの文献を概観し，その心理・社会的利点を強調したのをはじめとし，グループ訓練の心理・社会面についての方法論や評価法も示されるようになり，その利点として，「社会的アイデンティティと社会的役割の再構築を可能にする・コミュニケーションのためのさまざまな手段を試みるための安全な環境である」（Fawcus 1992），「メンバーからの支えや共感が得られる」（ElmanとBerstein-Ellis 1999），「コミュニケーションの役割交代や話題の維持などの実用的スキルなどを上達させることができるとともに，軽度失語症者では協同して問題解決する能力を高めることができる」（Marshall 1999），「仲間との交流が得られ社会への再参加を可能にする」（Kaganら 1993）などが挙げられている．

　一方，地域ベースのアプローチはこれらのグループ訓練の利点を活かしてカナダのノース・ヨーク失語症センター（North York Aphasia Centre, 現 Pat Arato Aphasia Centre）でKaganと

Gailey (1993) によってはじめられた．Kagan らは，失語症者は会話に参加する機会が減ることや，社会や地域でのコミュニケーションアクセス（家庭内の話し合いへの参加や家庭医とのやりとりなど情報を得たり，意思を伝えたりすること）が困難になることで，心理・社会的な健全さやQOLにおいて直接的な不利益を受けていると考えた．そこで，失語症者の心理・社会的後遺症の軽減，社会参加，地域への再統合，長期にわたる支援などを目的として，失語症者が社会により受け容れられやすいコミュニケーション環境を作るために会話パートナーと呼ばれるボランティアを養成し，SCA（supported conversation for adults with aphasia）アプローチを行った（Kagan 1998）．SCAアプローチは，失語症者に自立してコミュニケーション・ストラテジーを使うことを求めるのではなく，対話者とコミュニケーションの負担を分かち合い，失語症者に自律的な感情と自信，真の大人の会話，相互作用の機会を保障するものである．身体障害者にとっての車椅子用スロープと同様，失語症者のコミュニケーションアクセスや社会参加を可能にするために「コミュニケーションのスロープ」として会話パートナーや失語症者の会話を助ける資料（Pictographic Communication Resources）などを用いて，コミュニケーション障害のバリアを減らし，環境の改善をはかろうとするアプローチである．会話パートナーの養成は，1日の基礎的な講習（基礎知識の講習，失語症者とのロールプレイ演習，自己評価練習）からはじまり，その後STの下で実際的訓練を受けたり，さまざまな重症度の失語症グループに関わるなど継続的な養成プログラムで行われる．会話パートナーとの会話が失語症者に与える効果について，Kaganら（2001）は訓練されたボランティア及び訓練を受けていないボランティアと失語症者との半構成的インタビューのビデオ分析により比較検討している．その結果，失語症者の会話への参加レベルは対話者が訓練を受けているボランティアである場合の方が，コミュニケーションへの意欲を測る「相互作用」とコミュニケーション代償手段の使用状況を測る「情報交換」がともに有意に向上したと報告している．また，同じカナダのヨーク・ダーラム失語症センター（York-Durham Aphasia Centre）でも同様のプログラムを行い，心理的幸福感を測る Ryff Psychological Well-being Scale の簡易版とその短縮版を訓練前後に家族と失語症者にそれぞれ実施して，その効果について検討している．その結果，失語症者，家族ともに良好な変化が認め

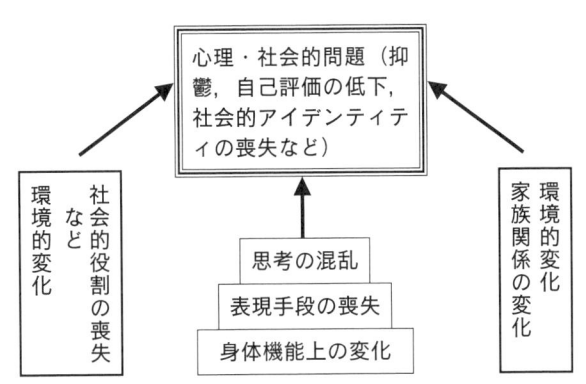

図1　失語症者が抱える心理・社会的問題
（中村ら 1996）

られ，ヨーク・ダーラム失語症センターのプログラムは両者の心理的幸福感を高めるのに貢献していると報告している（Hoen ら 1997）．

こうした地域の失語症センターで養成されたボランティアを導入してグループ活動を行うシステムは，一方で医療費削減政策のために，失語症治療への対価が制限されるという共通の事情も加わり，米国や英国にも広がりをみせている．カリフォニア失語症センター（Aphasia Center of California）（Elman と Berstein-Elis 1999）では，失語症を慢性的な障害と捉え，失語症者のコミュニケーション・スキルの拡大と心理・社会的な改善をもたらすことを目的に，継続的な会話グループ活動を提供している．また，英国にあるコミュニケーション障害の組織「コネクト」（Connect the communication disability network）では，個別機能訓練，カウンセリングとともに，多様なグループ訓練，会話パートナーを入れたグループ活動，自主グループ支援などを行っている（Pound ら 2000）．ここでは，グループ内での社会参加に留まらず，広く社会にあるコミュニケーション障害のバリアを失語症者とともに取り除いていく活動を展開したり，自己アイデンティティの回復の他に，障害者としての新しい社会的アイデンティティや，政治的な意識をもった集団的アイデンティティを築くためのアプローチを試みるなど，失語症者自らが，障害者アイデンティティのもとに環境への働きかけの主体となることを目標としている．また我が国でも近年地域の保健，福祉センターをはじめとして友の会，病院などでボランティアの導入や会話パートナーの養成が進められつつある（山本と池田 1998，地域ST連絡会失語症会話パートナー養成部会 2001，林 2002）．

以上のように，失語症センターのシステムは，失語症者だけに機能の改善やコミュニケーション代償手段の使用などによって環境への適合を求めるのではなく，環境側にも受け入れへの改善を求めてアプローチする点で，人間と環境の相互作用を障害理解の基本におき（佐藤 2002），「個人因子」の他に「環境因子」を明確に位置づけた新しい国際生活機能分類ICF（International Classification of Functioning, Disability and Health：第1章で詳述）の考え方にも合致するものである．

このように障害者に対する環境，社会の果たす役割が概念化され，その改善の必要性が明確にされる一方で，上田（2002）は今回のICFの改訂は，依然として客観的な障害しか扱っていない点で未だ不十分であると指摘している．そして今後の課題として「主観的障害」（体験としての障害）の概念化と追加を挙げている．それは障害者の心の中に存在する悩み・苦しみ・絶望感（同時にそれらを克服するために生まれてくる心理的コーピング）であり，障害者自身の心の中に内面化され，現実的に客観的な障害の克服のための工夫や努力に心的エネルギーを向けることが困難なほど，障害者自身を苦しめている場合が多いと述べている．すなわち「機能障害」や「活動制限」がそれほど重くなくても"自分は人間として価値を失い，生きる意味のない存在となった"と思っている場合は社会への「参加」が大きく制約される（「参加制約」）こととなるわけである．これこそ障害受容や障害適応に代表される心理・社会的側面の問題である．

特に失語症者の場合，主観や心理を捉えることは難しく，その改善をはかることはさらに難しいが，今後はより一層リハビリテーションの重要な側面として心理・社会的側面が明確に位置づ

けられ，グループ訓練をはじめ，前述してきたようなさまざまなアプローチにより，方法論や評価を工夫して取り組むことが期待される．

2. 症例

以下に心理・社会的側面の改善を目的として心理・社会的グループ訓練を行った症例を示す．

症　例： HT，男性．51歳．右利き．大学卒．自営業（建築業）．
原因疾患・発症後経過月数： 脳梗塞．2年10カ月経過．
損傷部位： 不明．
神経学的所見： T字杖歩行可能，ADLはほぼ自立．
全体的言語症状： 来所当初（発症後2年10カ月），SLTA（図2）では，**聴く**…複雑な口頭命令の理解は，聴覚的把持の低下や統語の障害により困難であった．簡単な日常会話の理解は可能．**読む**…聴く面と同程度に障害されており，書字命令文の読解は困難．**話す**…非流暢で発話量は少ない．呼称は13/20であったが，日常生活では喚語困難が顕著で，聞き手の援助がない場合は自分の意思を伝えることが困難であった．**書く**…重度障害．名前の自発書字は可能だが，住所は不可．検査課題でも漢字がわずかに書けたのみで仮名1文字の書き取りも困難であった．
失語タイプ・重症度： ブローカ失語．中度．

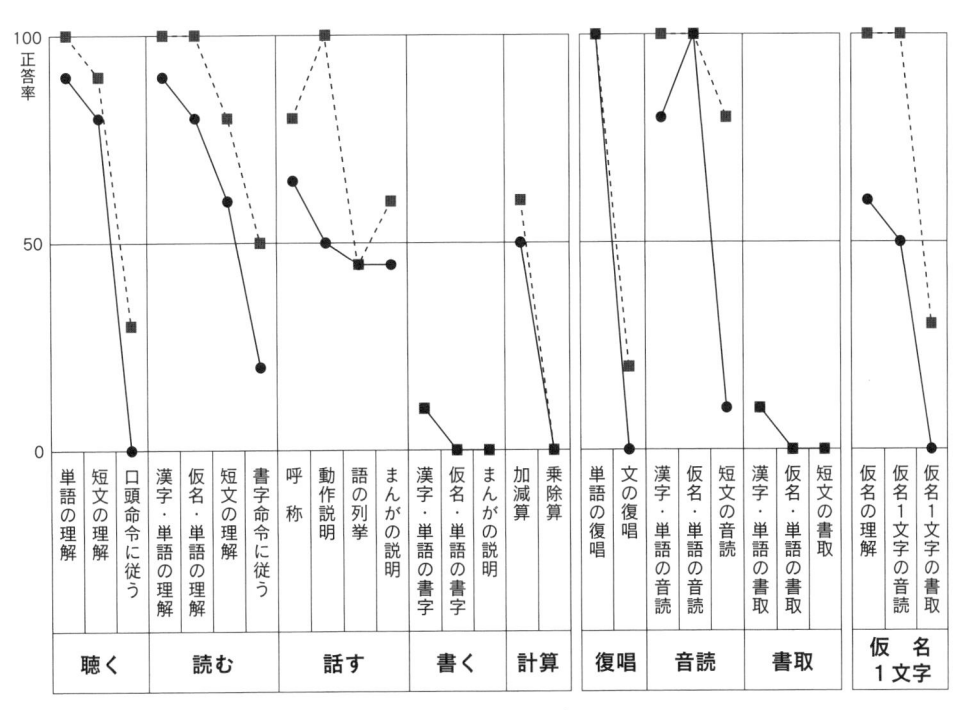

図2　症例HTのSLTAプロフィール

―●― 発症後2年10カ月　--■-- 発症後8年4カ月

他の認知・行為面の特徴：軽度の口腔顔面失行．

訓練・治療対象とする症状の特徴：本例は4カ月の入院訓練終了後，2年6カ月を在宅で過ごしたが，再び言語訓練を開始した．図3に，グループ訓練内での行動観察評価を示した（中村ら1998）．参加当初，表情が乏しく，他人の話や発表にも関心を示さず，「わかんねえよ」を連発して参加自体にも気が進まない様子であった〔①参加意欲（−2）〕．情緒的にも不平やイライラを示すことが多く，安定していなかった〔⑧情緒的安定（−1）〕．一度言い出すとこだわって言い続けるなど頑固さも認められた〔⑨頑固さ（−1）〕．自分の言語症状については「話せるけど書けない」と曖昧な認知であった〔⑩自己認知（−1）〕．反面，手が動かないので何もできないと訴え，症状やできないこと，障害へのこだわりが強かった〔⑪障害へのこだわり（−2）〕．また人前に出ることや昔の知り合いに会うことを嫌がり，ほとんど人と会おうとせず，障害を持った自己を表すこと（自己開示）への抵抗が強かった〔⑫自己開示（−2）〕．「できないよ」「だめだよ」と何かにつけて自分を卑下することも多く，自己評価も低かった〔⑬自己評価（−2）〕．家でボーっとしていることが多く，関心が身体機能や言語障害に限られており，関心の範囲や行動の範囲も狭かった〔⑭関心の範囲の拡大（−1），⑮行動範囲の拡大（−1）〕．また風呂で身体を洗うことなどはできるにも拘わらず妻の介助を要求し，妻の付き添いなしには散歩にも出かけないなど，妻への強い依存も問題と思われた．以上のように本例は病院退院後，妻に強く依存し

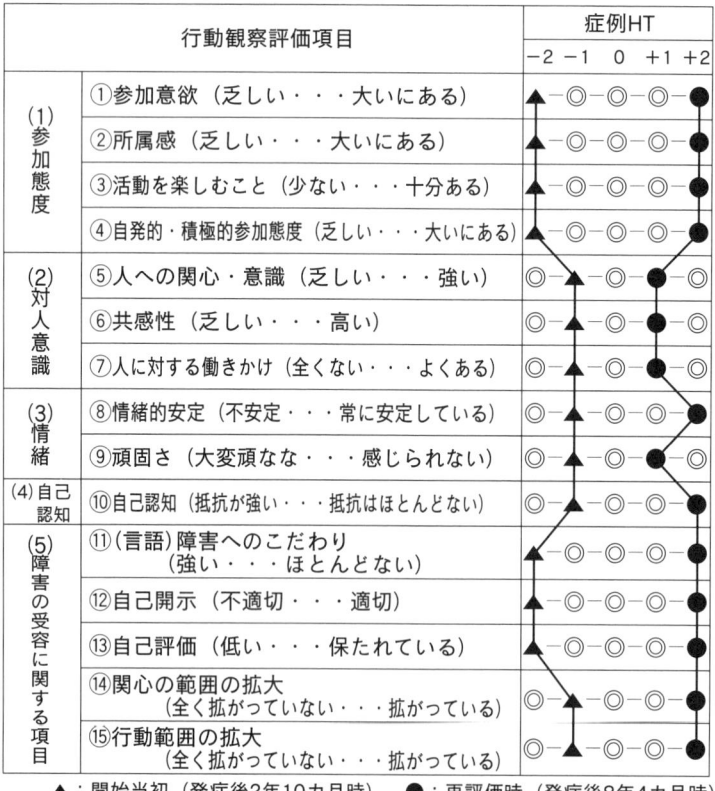

行動観察評価項目		症例HT −2 −1 0 +1 +2
(1)参加態度	①参加意欲（乏しい・・・大いにある）	▲—◎—◎—◎—●
	②所属感（乏しい・・・大いにある）	▲—◎—◎—◎—●
	③活動を楽しむこと（少ない・・・十分ある）	▲—◎—◎—◎—●
	④自発的・積極的参加態度（乏しい・・・大いにある）	▲—◎—◎—◎—●
(2)対人意識	⑤人への関心・意識（乏しい・・・強い）	◎—▲—◎—●—◎
	⑥共感性（乏しい・・・高い）	◎—▲—◎—●—◎
	⑦人に対する働きかけ（全くない・・・よくある）	◎—▲—◎—●—◎
(3)情緒	⑧情緒的安定（不安定・・・常に安定している）	◎—▲—◎—●—◎
	⑨頑固さ（大変頑なな・・・感じられない）	◎—▲—◎—●—◎
(4)自己認知	⑩自己認知（抵抗が強い・・・抵抗はほとんどない）	◎—▲—◎—◎—●
(5)障害の受容に関する項目	⑪（言語）障害へのこだわり（強い・・・ほとんどない）	▲—◎—◎—◎—●
	⑫自己開示（不適切・・・適切）	▲—◎—◎—◎—●
	⑬自己評価（低い・・・保たれている）	▲—◎—◎—◎—●
	⑭関心の範囲の拡大（全く拡がっていない・・・拡がっている）	◎—▲—◎—◎—●
	⑮行動範囲の拡大（全く拡がっていない・・・拡がっている）	◎—▲—◎—◎—●

▲：開始当初（発症後2年10カ月時），●：再評価時（発症後8年4カ月時）

図3 症例HTの「失語症グループ訓練における心理・社会的側面の評価表」評価プロフィール

た形で閉じこもりに近い生活を送っていたが，評価結果から，失語症者となった自己を受け容れられず，心理的に適応できないままでいることが窺えた．

目　標：

　長期目標：心理・社会的問題の改善（再社会化，障害の受容，自己の再統合）をはかり，社会参加を促す．

　短期目標：自己評価の向上，自己開示への抵抗を減らす，関心や行動の範囲を広げる，障害へのこだわりを減じる．

訓練・治療仮説：失語症者の多くは心理・社会的側面の問題を抱えている．本例についても，障害へのこだわりや自己開示への抵抗，自己評価の低下などの心理・社会的問題が評価表で捉えられた．これらの心理・社会的問題に対して，再社会化，障害の受容，自己の再統合を目的とし，グループダイナミックスを活用してグループ訓練を行った．

方　法：心理・社会的グループ訓練の目的と内容は**図4**に示す通りで，2側面からの援助が必要であると考えた．1つは交流の場の保障・所属の場の提供・社会的活動の再獲得という社会的側面である．失語症者の多くは本例のように病前の仕事や社会的活動，立場などを失い，人との交流の場や所属の場を失うこととなる．グループはまず交流の場としての意味を持つ．もう1つは自己不全感や自己イメージの傷つきからの回復という心理的側面である．失語症者の多くは言葉を使って論理的，統合的思考によって自身の障害を理解し，受け入れていくことが難しい．そこでグループダイナミックスを活用し，5つの心理・社会的活動の体験を通して，心理・社会的側面の体験的再統合をはかった．その5つの心理・社会的活動プログラム（**表1**）とは，【1】活動を楽しむ，【2】自己表現，【3】自己開示，【4】社会的役割・活動，【5】主体的参加，である．

　さらに心理・社会的グループ訓練では，以下に示す2つの援助方略を用いた．(1)個人の理解：①言語能力や②評価表により心理・社会的側面の状態を捉えることは元より，③コミュニケーション代償手段の使用状況，④認知・注意・記憶障害等高次脳機能障害の問題をはじめ，⑤家族関係や経済状況，⑥病前の職業，趣味等生活全般にわたる個人情報や⑦生活史の概要を捉えておく．(2)STの援助：①心理的側面の援助：受容，共感，称賛，激励を示しグループの場を受容

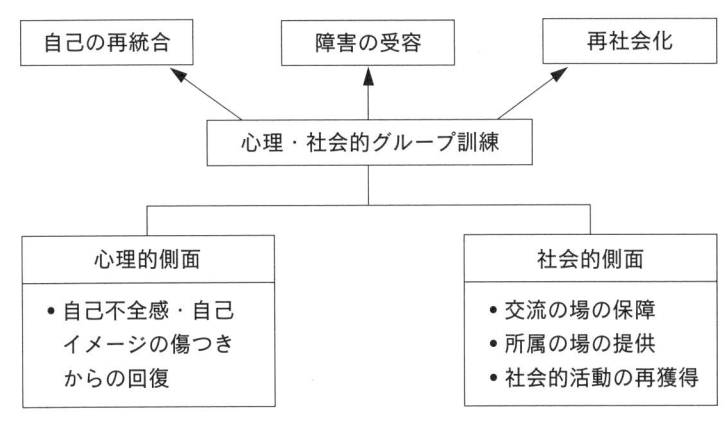

図4　心理・社会的グループ訓練の訓練仮説
（中村ら 1996）

的で共感的な場としていく，②言語面の援助：言語理解障害に対しては，他メンバーの話を分かりやすいように文字や図，絵を用いて解説したり，言語表出障害に対しては十分言葉が出るのを待つことをはじめとして，言葉の補足，「はい」「いいえ」で答えられるような質問で答えを引き出す，地図やカレンダー，文字，絵などの選択肢を示して答えを引き出す，描画や身振りなどコミュニケーションの代償手段の使用を促すなど，③構造面の援助：やり取り場面を設定することや目的によって小グループを作って活動することなどグループダイナミックスに働きかける援助である．

本例は訓練開始約1年後には，グループを交流の場と感じ，安定した参加ができるようになった．

そこでその頃から，グループ全体で行う上述5つの活動プログラムの中で本例に対して，心理・社会的活動の体験を重視した具体的な援助を以下に示す順序で導入した．①【2】自己表現：会話の中でよく話に出ていた故郷の描画を勧めた．幾つかの風景画の原画から自分が描きたいと思う原画を選んで模写を行った．②【3】自己開示：故郷の風景画の模写を作品展にも出し，そのことを契機に，その後はさらに故郷の資料や地図を丁寧に書き写し，グループで故郷の紹介を楽しみにするようになった．こうしてグループの場での自己開示に少しずつ慣れてきて，司会役も勧めれば引き受けるようになるなど，人前に出ることや人前で話すことへの抵抗も少なくなって

表1 心理・社会的グループ訓練の活動プログラム

心理・社会的活動 プログラム	内　　容
【1】 活動を楽しむ	緊張を和らげ楽しめるようなゲーム，相互のやりとりが引き出されやすいゲームを行う． 例：さまざまなゲーム （ジェスチャーゲーム，風船バレー，歌当てゲームなど）
【2】 自己表現	さまざまな自己表現活動を行う（特にことばを使わない活動を入れる）． 作品を披露して鑑賞し合う． 例：絵，習字，俳句，年賀状，絵手紙などの製作や，行事での歌，芝居，ハンドベルなどの表現活動を行う．
【3】 自己開示	言語障害を持った自分をオープンに表していくことに慣れ，相互に認め合う雰囲気を作っていく． 例：近況報告，自己紹介，好きな食べ物から故郷や家族，仕事，発症時の様子，テーマを決めて，自分自身について話す．
【4】 社会的役割・活動	グループの運営に協力するような役割・活動を行う． 例：司会，板書，会計，会場準備，片づけ，お茶出しなどの役割を分担して行う．
【5】 主体的参加	自分の意見をグループに反映させることなど，主体的参加と自己決定の体験を持つ． 例：行事や活動の前に準備のための話し合いを持ち，話し合いで決定していく． 行事後には反省会を持ち，ビデオや写真なども見て感想を出し合う．

いった．3年目にようやくそれまで失語症のために嫌がっていた同窓会にも出席して，昔の知り合いに会うことを受け容れ，病後はじめて再会を果たした．その後グループ訓練の仲間と「自分たちでもっと話す機会を増やそう」と喫茶店に集まって話をするようになり，さらに仲間で散歩に出かけるなど行動範囲も拡がった．③【4】社会的役割・活動及び④【5】主体的参加：司会などの役割は引き受けていたが，より社会的役割・活動の機会を多くするために本例を入れた中度，軽度の失語症者6名に会の運営を行うよう勧め，会への主体的参加態度を促していった．その後は特に顕著な変化を見せ，自分から気づいて準備や役割を引き受けたり，行事について自分の意見や希望を出したり，自発的・積極的な参加態度が見られるようになった．対人意識の面でも休んだ人を気に掛けたり，自分の年齢が言えない他メンバーを助けて年齢を伝えたりするなどの援助的働きかけが見られるようになった．「できない」というメンバーに対して「頑張れば大丈夫，できないからやるんだよ」と励ますことも見られるようになった．

結　果： 訓練開始後5年6カ月（発症後8年4カ月）には，図3に示すように，情緒的にも安定して，活動を楽しむゆとりもでき，不平やイライラを示すことは全く見られなくなった．妻への依存的な態度も減り，夫婦関係にも変化が見られた．頑固さの点でも徐々に考えを合わせたりできるようになったが，思考の切り替えの難しさがあり，自分の主張にこだわり続けるという場合も依然として見られる．障害の認知についてはほぼ正しく認知され，「できないから頑張る」という気持ちを表現し，「勉強を続けたい，書けるようになりたい」という希望を持っている．自己評価の面では，自分を卑下するような発言はなくなり，他メンバーに自分の経験を話して励ますこともできる．関心や行動の範囲もさらに拡がって，仲間と旅行を計画してしばしば楽しんでいる．

考　察： 失語症により病前の，家庭人として，職業人として，社会人としての役割を失い，本例は新しい生活と自己を再建することができないまま，社会的引きこもりに近い形で生活の全ての面で妻に依存して過ごしていた．この状況を前述したICFで捉えれば，社会参加ができないこと（「参加制約」）により活動が減少し（「活動制限」），廃用性により「機能障害」を悪化させる危険性もある状況であったと表すことができる．またその「参加制約」をもたらした要因として，コミュニケーション障害とそれに伴うさまざまな心理・社会的問題 —— 低い自己評価や関心の範囲の狭さ，障害者である自己の開示への抵抗，障害へのこだわりなど —— が挙げられた．すなわち上田の指摘する障害者自身の心の中に内面化され，障害者自身を苦しめている「主観的障害」（体験としての障害）である．これに対してその改善を目標として心理・社会的グループ訓練を行い改善に，5年余りを要したが，心理・社会的側面の改善に到った．BrumfittとClarke（1989）はグループ訓練がもたらす心理・社会的利点として，注意深く運営されているグループにおいては失語症者は社会的アイデンティティと自己評価を再確立し，自信を取り戻すことができることを挙げている．Fawcus（1992）もまた失語症はパーソナリティの中核に打撃を与え，その結果起こる役割の喪失はさらに破壊的な側面であるとし，グループは社会的アイデンティティと社会的役割の再構築を可能にすると述べた．

　言語障害者となった事態や障害への思い，新たに経験した事柄などを言葉で統合して納得して

いくことが難しい失語症者にとって，グループ訓練の場は，同障の仲間とSTによる援助を受けて，安心して失語症者であることを体験できる場となる．すなわち失語症者としてコミュニケーションを行う体験，家族以外の人と交流する体験，社会的な場で再び社会的役割を果たす体験など，さまざまな体験が可能となる場である．

本例もグループ訓練の中で心理・社会的側面の諸活動を繰り返し体験することにより，自分の状態をほぼ正しく認知し，自己評価を保ち，関心の範囲や行動の範囲を拡げ，その人らしい生活を取り戻し，"障害の受容，再社会化，自己の再統合の状態"に近づくことができたと思われる．

現在，言語訓練は終了しているが，本例は当障害者福祉センターで実施している介護保険制度の下でのデイ・サービスに週1回通所するとともに，センターで仲間となった失語症害者，言語障害者，また言語障害を持たない脳卒中患者とともに20名ほどの自主グループを作り，週1回話し合いをしたり，旅行や散策を計画して自主的な活動を続けている．竹内（1991）のいう同障者グループ内だけでの第一次社会参加に留まらず，より拡大した第二次社会参加を果たしているといえよう．またこの自主グループでは言語障害のない者が事務的な作業を担当しているが，会長役はむしろ失語症者が務めており，同時期に心理・社会的グループ訓練を受けた仲間達が核となってグループの凝集性や求心性を維持する役割を担っている．このことから，失語症者ができない部分の援助を受けながら，自分達の意思を反映させる形での社会参加を果たすことは，十分可能であることがわかる．そして，この自主グループが心理・社会的グループ訓練に続けて自然発生的に誕生している事実から，グループ訓練を活用した心理・社会的側面の改善へのアプローチは失語症者が新しい生き方を見い出し，生活と自己を再建することに貢献できたのではないかと考える．

（中村 やす）

文　献

Brumfitt S : Losing your sense of self ; what aphasia can do. Aphasiology 7 : 569-574, 1993.

Brumfitt S, Clarke P : An application of psychotherapeutic techniques to the management of aphasia. In C Code, D Muller(Eds.), Aphasia Therapy. Whurr Publisher Ltd, London, pp.89-98, 1989.

地域ST連絡会失語症会話パートナー養成部会・編：失語症会話パートナー養成テキスト．2001．

Elman RJ, Bernstein-Ellis E : Aphasia group communication treatment ; the Aphasia Center of California approach. In RJ Elman(Ed.), Group treatment of neurogenic communication disorders ; the expert clinician's approach. Butterworth-Heinemann, Boston, pp.47-56, 1999.

Fawcus M : Group Work With The Aphasic Adult. In M Fawcus(Ed.), Group Encounters in Speech And Language Therapy. Whurr Publishers, London, pp.77-87, 1992.

林　耕司：楽しみの極北をめざすコラボレーションセラピー—コミュニケーション障害やその環境と協働し，響同するSTの役割．聴能言語学研究 19：236-241，2002．

Hoen B, et al : Improvement in Psychological well-being of people with aphasia and their families ; evaluation of a community-based programme. Aphasiology 11 : 681-691, 1997.

本多留美，他：失語症治療の心理社会的アプローチ．総合リハビリテーション 27：837-842，1999．

Kagan A, Gailey G : Functional is not enough ; training conversation partners for aphasic adults. In AL

Holland, MM Forbes (Eds.), Ahasia treatment ; world perspectives. Chapman & Hall, London, pp.199-221, 1993.

Kagan A : Supported conversation for adults with aphasia; methods and resources for training conversation partners. Aphasiology 12 : 816-830, 1998.

Kagan A, et al : Training Volunteers as Conversation Partners Using "Supported Conversation for Adults With Aphasia" (SCA); A Contorlled Trial. Journal of Speech, Language and Hearing Research 44 : 624-638, 2001.

Kearns KP : Group Therapy for Aphasia; Theoretical and Practial Considerations. In R Chapy (Ed.), Language Intervention Strateges in Adult Aphasia, 3rd Ed. Williams & Wilkins, Baltimore, pp.304-321, 1994.

Marshall RC : Introduction to Group Treatment for Aphasia ; design and management. Butterworth-Heinemann, Woburn, 1999.

中村やす, 他：失語症者に対する心理・社会的グループ訓練及び評価の試み－長期経過を通して．第5回言語障害臨床学術研究会：65-82, 1996.

中村やす, 他：失語症グループ訓練における心理・社会的側面の評価の試み－長期経過を通して．失語症研究 18：234-242, 1998.

Pound C, et al : Beyond Aphasia ; Therapies for Living with Communication Disability. Winslow Press, Bicester, pp.33-61, 126-177, 2000.

Sarno MT : Aphasia rehabilitation ; psychosocial and considerations. Aphasiology 7 : 321-334, 1993.

Sarno MT : Quality of life in aphasia in the first post-stroke year. Aphasiology 11 : 665-679, 1997.

佐藤久夫：ICFと今後の障害評価．総合リハビリテーション 30：983-986, 2002.

竹内孝仁：グループの効用－「集団」のリハ的意味．理学療法 8：245-248, 1991.

上田　敏：基調報告－WHO国際障害分類の改定の経過と今後の課題．リハ研究 111：2-10, 2002.

山本睦美, 池田京子：ボランティア導入による失語症友の会設立と運営．聴能言語学研究 15：160, 1998.

索 引

【欧文】

ABA 除去法（ABA withdrawal design） 40
auditory-pointing 92
BDB（Back to the Drawing Board） 20, 162
CADL（Communicative Abilities in Daily Living） 24, 160
CAN（Communication Assist Network） 24
CAPPA（Conversation Analysis Profile for People with Aphasia） 17
CC（Conversational Coaching） 159
C-VIC（iconic computer-based communication inter-face） 134
deblocking 法→遮断除去法 を参照
Dejerine 266
DRC（Dual Route Cascaded）モデル 231, 232
fMRI（機能的磁気共鳴画像法） 7, 131
Freud 318
GANBA（Global Aphasic Neuropsychological Battery） 187
Garrett の文産出モデル 129
ICF（International Classification of Functioning, Disability and Health）→国際生活機能分類 を参照
ICF の構成要素 4
Kleist 230, 268
lexical deficit →語彙レベルの障害 を参照
Luria 10
MIT（Melodic Intonation Therapy） 31
MOR（Multiple Oral Rereading）法 235
odd object out（仲間はずれ）課題 98, 116
PACE（Promoting Aphasics' Communicative Effectiveness） 16, 23, 24, 31, 71, 132, 157, 169, 173
　　　――の相互作用に対する評価尺度 158
PALPA（Psycholinguistic Assessments of Language Processing in Aphasia） 13, 14, 54, 272
PET（positron emission tomography） 132
PICA（Porch Index of Communicative Ability） 24, 161
pointing span 106, 284
QOL（生活の質） 6, 212, 337
　　　――の向上 37, 326
Rey の複雑図形 296, 298
Rogers 311
Ryff Psychological Well-being Scale 337
SCA（Supported Conversation for Adults with Aphasia） 160, 337
Schreibendes Lesen →なぞり読み を参照
Schuell 8, 95, 183, 187, 194
　　　――の刺激法 10, 95, 300
　　　――の治療仮説 9
　　　――の治療原則 8, 33
self-cueing 34
self-generated cue →自発キュー を参照
SLTA（標準失語症検査） 27, 187, 189
SLTA の"不完全反応" 35
TCM →超皮質性運動失語 を参照
TCS →超皮質性感覚失語 を参照
Trail Making Test 296, 298
Trail Making 課題 298
VAT（Visual Action Therapy） 20, 161
VCP（Visual Cue Programme） 133
WAB 失語症検査 27, 185, 238, 244, 258
WAIS-R 68, 72, 119, 122, 152, 198, 249, 254, 296, 298, 310
Weigl 9, 110, 300
Wepman 8, 95
wh-movement 133
WHO（世界保健機関） 4, 21, 24
wh 疑問文 133
Wisconsin Card Sorting Test 119

【あ】

アイコンタクト 190, 198, 210, 212
アイデンティティの崩壊 3
アクセスの障害 95, 131
アクセント→強勢 を参照
新しい情報の交換 16
アナグラム 212

【い】

移行グループ 22, 23
維持期 40, 42, 43
維持グループ 22, 23
意思疎通の方略 195
1 音節 1 語として読める漢字 1 文字 89
一時的な言語性記憶→作業記憶 を参照
意図性 91, 222, 223
易疲労性 35
意味関係 129
意味記憶 97, 115
　　　――障害 116
意味キュー 34
意味システム 51, 52, 97, 98, 105, 111,

　　　　232, 235, 257
　　　　　　——の障害　98
　　　　　　——へのアクセス障害　104
意味情報　138, 293, 294
意味処理　101
　　　　——過程　102
　　　　——優位のストラテジー　112
意味性錯書　253, 254
意味性痴呆（semantic dementia）　98
意味セラピー　32
意味的関連語　34
意味的選択制限　129
意味的手がかり　113
意味的類似　33, 101, 121
意味ネットワーク　52
意味表象　55, 130, 232, 272, 279
意味役割（主題役割）　129, 137, 138, 144
　　　　——の付与　130

【う】
ウェルニッケ失語　26, 77, 80, 99, 101, 108,
　　112, 152, 183, 230, 332
迂回　49, 50, 52
　　　　——表現　26, 34
　　　　——路　77, 78, 79, 288
受身文　132
迂言　52, 79, 152
鬱（うつ）　38, 183, 187
埋め込み式文完成問題　154
運動覚　260
　　　　——心像　234, 242, 263
　　　　——促通　296, 299
　　　　——利用　235
運動障害性構音障害　38
運動的側面に重点を置いた書字の神経学的モデル
　　271
運筆練習　261

【え】
絵を見て呼称するプロセス　52

【お】
音韻回路　228
音韻キュー　32, 34
音韻形の想起　9
音韻システム　232
音韻出力辞書　232
音韻処理過程　60, 62, 101
音韻処理機構　255, 274
音韻心像　103, 114

音韻セラピー　32
音韻操作訓練　255
音韻抽出能力　274
音韻の選択障害　230
音韻の探索行動　279
音韻表象　94, 232, 279
　　　　——の安定化　280
音韻符号化　94
音韻変換　255
　　　　——回路　228
音韻・文字操作訓練　288
音形　129, 295
音声表示　130
音節文字　226
音素の先取り　73
音素文字　226
音的類似　121
音と仮名の対応能力　274
音読　34, 108, 250
　　　　——障害　248
　　　　——練習　101
音と文字の対応　74
音の系列化　53
音の先取り　75
音の選択　62
音の脱落　73, 75
音の抽出　75, 250
音読み　249, 254, 293

【か】
下位概念　119
絵画教室　334
外傷　38
改善・維持期（社会適応期）　37
改善なし群　190
階層　129
　　　　——構造　119
外的補助手段　11
解読　129
海馬　89
回復期リハビリテーション病棟　304
回復に影響する要因　38
回復良好群　188
外来治療　37
会話　159
会話技術　17
会話指導（CC：Conversation Coaching）　17,
　　24
会話における対等な役割の分担　16
会話の改善に向けてのアプローチ　17

会話パートナー　24, 337
会話場面　172
会話分析（CA：Conversation Analysis）　14, 17
カウンセリング　117, 306, 310
可逆文　129, 138
角回　230, 270
格関係　148
拡散的思考　313
拡散的治療　43
拡散的な手法　40
学習規準　40, 42
格助詞　137, 138, 148
覚醒レベル　210
拡大・代替コミュニケーション（AAC：Augmentative and Alternative Communication）　20
家族　39, 157, 207, 334
家族関係の変化　337
家族指導　307
下側頭回後部　227
家族のカウンセリングと支援のためのグループ　22
家族への質問紙　29
活性化　92
活動制限（activity limitations）　4, 338
合併障害　2, 38
カテゴリー特異性　98
カテゴリー分類　116, 119
カテゴリー問題　251
仮名書字訓練　274, 287
仮名の失読・失書症　249
仮名1文字音読強化　84
仮名ひろいテスト　296
構え（セット）　79
カリフォルニア失語症センター　338
環境調整　310, 312
関係節　152
喚語　33, 78
喚語訓練　77
喚語困難（障害）（word finding difficulty）　9, 49, 51, 64, 68, 77, 106, 279
　　　──の評価項目　54
観察学習　21
漢字・仮名問題　227
漢字完成課題　247
漢字語と仮名語を読むネットワーク　233
漢字失書　292
漢字処理　271
漢字の構成要素（構造）　240, 243

漢字の失読・失書症　249
漢字の純粋失書　273
漢字の書字訓練　273
漢字の読字訓練　238
患者・家族との信頼関係　31
患者個人の因子　38
患者の行動観察　34
患者の受容　39
患者のニード　7
患者－"人"中心　15
　　　──のセラピー　7
間主観的な感覚　221, 222
間主観的なやりとり　318
緩徐進行性失語　115, 117
間接的介入　159
間接的治療アプローチ　194
間接的な言語治療グループ　23
関連情報　25

【き】
キーワード法　11, 235, 275, 287, 288
記憶・情緒面の問題　187
擬音擬態語　78, 79
規則適用レベルの障害（procedural deficit）　139
機能語　128, 130, 228
機能再編成（reorganization）　7, 10
　　　──法　32, 79, 95
機能障害（impairments）　4, 338
機能的コミュニケーション治療　192
機能の代償　260
基本語順　129
急性期　35
キューの階層（ヒエラルキー）　33, 34
「キューの体系」アプローチ　57
教育漢字　293
共感　336
　　　──的理解　5, 311
強勢（アクセント）　99, 131

【く】
空書　79
具象性　174
具象・抽象性　33
具体語　98
グループカウンセリング　22
グループ訓練　336
グループダイナミックス　342
グループ治療　32
グループによる治療アプローチ　21

クロスオーバー法（crossover design）　42
空間的認知の障害　249
訓読み　249, 254, 293
訓練会　37
訓練効果　212
訓練のプライオリティ　71

【け】
経済的な文体（economy of effort）　130
形態素　127
　　──文字　226, 227
形態想起障害　268
形態想起法　274
形態的失文法　130
形態面の障害　127
傾聴　311
　　──態度　88
軽度失語症　6
原因疾患　38
健康状態　38
「言語機能」・「実用的コミュニケーション能力」
　　"以前"　217
言語情報処理（過程）のモデル　51, 96
言語処理モデル　15, 27
言語性意味理解障害　98
言語単位の長さの制限　64
言語中枢の側性化　66
言語治療
　　──効果　37
　　──の形態　39
　　──の適切性　39
　　──の頻度　39
言語治療者の人格　39
言語能力の社会化　37
言語野　26
言語様式内での代償－促通ストラテジー　18, 19
言語要素　9, 11
検索　94
　　──方略　55
見当識　108

【こ】
語彙　91
語彙化（lexicalization）　102, 255
　　──錯読　254
語彙経路　231, 232
語彙焦点化セラピー　55
語彙性判断検査（判定課題）　99, 125

語彙選択性失名詞失語（word selection anomia）　79
語彙特性　34
語彙の選択　130
語彙表象　94
語彙リスト　117
語彙レベルの障害（lexical deficit）　138, 139, 143
構音運動のプログラミング　73
構音点　200
構音表示　130
構音様式　200
口形（口型）模倣　174, 199
交叉性失語　130
高次機能障害　1
構成障害　178, 186, 191, 283, 287
構造の解析（parsing）　137
口頭言語　30
　　──様式　35
口頭文完成問題　154
高頻度語　280
高頻度名詞単語　109
構文　156
　　──訓練　132, 148
交連線維　235
コース立方体組合せテスト　60, 72, 80, 168, 187, 191, 278, 284, 287, 292, 320, 332, 333
語音同定　96, 97
語音認知（語音弁別）　97, 100, 106, 154
語音の認知　156
語音弁別→語音認知 を参照
語音弁別検査　96, 98, 112, 125
語間代（ロゴクロニア）　86, 88
語義失語　115, 118, 230
語義ネットワーク　116, 117
語義理解　119, 120
語義聾（word-meaning deafness）　97, 97, 103
国際生活機能分類（ICF）　4, 21, 24, 338, 343
語形変化　128
語形聾（word-form deafness）　96, 97
五十音系列書字　262
五十音表法　274, 275
語順　129, 156
呼称　49, 78
　　──訓練　77, 287
個人治療　31, 32, 37, 40
語想起　34, 49

諺の補完現象　90
コネクト（Connect the communication disability network）　338
語の意味カテゴリー　33
語の音韻型　73
　　　──同定　101
語の音韻分析障害　102
語の長さと構音の容易性　33
コミュニケーション環境　176
コミュニケーション手段の自由な選択　16
コミュニケーション・ストラテジー　6
　　　──獲得　17
コミュニケーション態度　211
コミュニケーションの意欲　328
コミュニケーション能力の障害　3
コミュニケーションの感覚　221
コミュニケーションの実用　14, 328
コミュニケーションのスロープ　337
コミュニケーション・ボード（ノート）　20, 163, 187, 192, 193, 194, 199
誤用　127
語用論　14
語列挙　49
語聾　96
　　　純粋──（word-sound deafness）　96, 99
根拠（エビデンス）のある言語訓練　49, 51
混合型失語　178, 202, 206
　　　重度──　287

【さ】
再学習（relearning）　7
再帰性発語　16, 219, 222, 223
再帰性発話　26, 50, 183
再社会化　341
最重度失語　177, 201
最重度失語症群の非言語・言語能力　184
在宅・地域でのリハビリテーション　37
材料の複雑性・難易度　32
作業記憶（working memory）　102, 106
錯語　49, 51, 68, 83
　　　音韻性（字性）──　26, 35, 50, 57, 58, 60, 80, 250, 257, 279
　　　語性（意味性）──　26, 27, 50, 56, 90, 94, 103, 106, 108, 112, 118, 125, 152, 250
錯書　152, 268, 279
　　　意味性──　267
　　　音韻性──　267
　　　字性──　253, 254
　　　類音的──　267
錯読　152
　　　意味性──　253, 254, 268
　　　視覚性──　253
　　　字性──　252
　　　類音性──　230
錯文法　83, 127, 152
左中後頭回　227, 230
作働記憶　131
参加　4
参加制約（participation restrictions）　4, 24, 338
残語　50, 212
残存機能　192
残存能力　5, 6, 188, 193, 213

【し】
シェイピング　70
ジェスチャー　2, 16, 20, 78, 79, 168, 186, 189, 190, 206, 220, 238
ジェスチャー・サイン　161
ジェスチャー表出訓練　180
シェマ　134
　　　外的──　134
　　　内的──　134
視覚形態表象　279
視覚失認　244
視覚情報処理　97
視覚心像　246
視覚的意味理解　101
視覚的記憶心像　230
視覚入力レキシコン　111
視覚（的）認知　230, 245, 246
視覚分析システム　111
色彩失認　238
視空間的記憶の訓練　124
視空間の認知-構成障害　186
字形　295
　　　──想起困難　284
　　　──の構成障害　284
刺激（stimulation）　8, 92
刺激材料　31
　　　──の選択　32
刺激-促通（促進）法　32, 42, 92
刺激入力の様式　33
刺激の提示方法　33
刺激の併用　193
刺激の明瞭度　33
刺激法（stimulation approach）　8, 71, 92, 95, 201, 212

自己アイデンティティ　338
自己開示　342
自己感覚の危機　336
自己修正　60, 101
自己の再統合　341
自己評価　328, 343
　　──の低下　337
自己表現　342
支持グループ　22
自習機器を用いた治療　32
システム間再編成　10
システム内再編成　10
姿勢　16
時制の誤り　153
自然治癒（回復）　29, 35, 36, 38, 39, 42, 201, 212
自然治癒期　36
自然治癒力　9
失行　1, 38
　　観念運動──　20, 90, 178, 186, 191, 198, 214, 216, 220, 275, 287
　　観念──　90, 178, 186, 191, 198, 214, 216, 220, 221
　　口腔顔面──　178, 287
　　口腔──　214, 220
　　構成──　90, 220, 249
　　口舌顔面──　68, 174, 198
　　口部顔面──　186, 191
　　純粋発語──　51
　　発語──　1, 33, 35, 38, 50, 57, 65, 66, 68, 69, 70, 71, 190, 200
失構音　173
失語指数（AQ：Aphasia Quotient）　27
失語症回復の経過　36
失語症会話パートナー養成　308
失語症鑑別診断検査　27
失語症候群　25
失語症構文検査　139
失語症サービスの拡大　24
失語症者の心理・社会面　1
失語症重症度　38
失語症センター　308
失語症総合重症度　15
失語症治療の目標　5
失語症治療理論　31
失語症友の会　22, 37
　　──活動　307
失語症の回復　37
失語症の鑑別診断　12
失語症リハビリテーションの目標　5

失語性孤立（aphasic isolate）　188, 191
失語タイプ　12, 25, 308
　　──と重症度　25
失書（agraphia）　248, 265, 292
　　意味性（semantic）──　269
　　音韻性（phonological）──　269
　　空間性（spatial）──　266, 268
　　語彙性（lexical）──　269
　　構成（constructional）──　266, 268
　　失行性（apraxic）──　265, 268, 275
　　失語性（aphasic）──　265
　　失読──→失読失書 を参照
　　純粋（pure）──　265
　　──症状　265
　　深層性（deep）──　269
　　前頭葉性純粋──　266
　　頭頂葉性純粋──　258
　　──の訓練　273
　　──の分類　265
失読（dyslexia）　244, 292
　　音韻性──（phonological）　103, 233, 234
　　失語性──　230
　　純粋──　229, 244, 296, 297, 299
　　深層（性）──（deep）　103, 234, 253
　　体性感覚性──　231
　　注意性──　231
　　半側──　231
　　表層（性）──　233, 256
　　無視性──　231
失読失書（alexia with agraphia）　230, 238, 248, 266, 267, 292
　　角回性の──　258, 267, 268
失認　1, 38
失文法　11, 127, 142, 149
　　──のサブタイプ　130
失名詞失語　26, 34, 79
失名辞失語　235
実用化　333
　　──訓練　177
実用コミュニケーション　2, 37
　　──能力　157, 174, 311
　　──の治療アプローチ　15
実用性重視のグループ　23
実用性重視の治療アプローチ　5, 21, 181
自発キュー（self-generated cue）　78, 79, 287, 288
自発書字　78
自発話　26, 78
　　──減少　26

ジャーゴン　　26, 80, 83, 100, 332, 333
　　　──様の発話　　328
社会化（socialization）　　21
社会参加　　1, 37, 195, 328, 331, 335, 341
　　　第一次──　　344
　　　第二次──　　344
社会参加の制約に対する援助　　24
社会受容　　306
社会的アイデンティティ　　336, 343
　　　──の喪失　　337
社会的不利　　24
社会的役割　　336
社会役割・活動　　342
社会的役割の喪失　　337
社会への再参加　　336
ジャクソニズム　　222
　　　拡大──　　222
写字　　234, 248, 284
視野障害　　178
写像（mapping）　　132, 137, 151
遮断　　92
遮断除去（deblocking）法　　9, 53, 69, 90, 92, 95, 110, 300
自由会話場面　　117
重症度　　12
重度失語症検査　　6, 27, 84, 162, 168, 178, 183, 194
　　　──の行動観察表　　184
主観的違和感　　221
主観的障害　　338, 343
手記　　307
熟語　　294
熟字訓　　251, 254
主語繰り上げ文　　133
主体的参加　　342
主題役割　　138 →意味役割　も参照
述語－項構造の生成　　130
趣味　　199, 200
　　　──開発　　195
　　　──活動　　334
受容　　21
　　　障害──　　303, 324, 327, 341
　　　障害の理解と──　　194
上位概念　　119
　　　──語　　34
障害構造についての仮説　　25
障害志向型の臨床　　6
障害の相互関係的モデル　　1
障害の理解　　327
小グループ訓練　　206

小字症　　275
象徴機能　　181
象徴形成　　319
情緒的安定　　21
常同言語　　90, 287
常同語（残語）　　202
傷病手当　　320
使用頻度　　33
情報交換　　337
情報処理モデル　　11, 231
情報伝達の成功度に基づいたフィードバック　　16
情報の乏しい発話　　26
省略　　127
除去期　　40
職場復帰　　320
書字　　168
　　　──機構　　270
　　　──訓練　　283
　　　──言語　　30
　　　──言語の神経学的モデル　　271
　　　──の情報処理過程　　272
助詞　　129
　　　係──　　128
　　　構造的──　　128
　　　終──　　128
　　　接続──　　128
　　　副──　　128
　　　──の穴埋め課題　　154
　　　──の意味役割　　151
　　　──の誤用　　152
　　　──の正誤判定課題　　152
　　　──の脱落　　153
叙述的発話　　159
叙述の展開　　149
書称　　65
　　　──訓練　　78, 79, 289
初頭音　　34
　　　──の口型　　34
神経学　　229
神経心理学　　229
心像性　　33, 98, 103
心身の機能と構造　　4
新造語（neologism）　　50, 106, 108, 112
深層構造　　130
深層失語（deep dysphasia）　　102
深層の格　　129
親密度　　33, 98
心理・社会的グループ　　22
　　　──訓練　　341

心理・社会的側面　328
　　　──の評価　307
心理・社会的適応　22
心理・社会的評価表　340
心理・社会的変化　2
心理・社会的問題　336
　　　──の改善　341
　　　──への対処法　303
心理的安定　188，194
心理的傾向　39
心理的サポート　36
心理的支援　22
心理的支持　36，39，188，195
心理的問題　302

【す】
"すでにしてしまっている"あるいは"しそうな"
　コミュニケーション　217，222
ステレオタイプ　91
ストラテジー　7
　　　──の切り替え　79
スモールステップ　213

【せ】
性格傾向　39
生活機能（functioning）　4
　　　──の障害（disability）　4
正誤判断　156
性差　39
正字選択　247
生成文法　130
生成変形文法　130
接辞　127
セッション　30，35
　　　──のための手続き　32
　　　──目標　31
接続詞　153
線画　78
全言語のサブタイプ　188
前刺激　9，92
全失語　9，26，183，214，217，220，314
　　　──の回復型　189
　　　──の分類　188
　　　──例　210
選択書称問題　251
選択的障害　12
せん妄　302
全モダリティ刺激法　92

【そ】
総合的失語症検査　39，40
相互作用　157，337
相互性　333
走査　245
相談・援助業務　5
促音　75
側性化の特異性　39
促通（facilitation）　7，8，55，92，230
　　　──効果　39，94，268，294
促通の方略（facilitative strategies）　18
側頭葉後下部　238
損傷の大きさ　185
損傷部位とその拡がり　26

【た】
対象喪失　318
体性感覚連合野　230
代償手段　7，168
　　　──の獲得　159
　　　──の実用化　171
代償ストラテジーの獲得アプローチ　18
代償的方法（compensation）　7
代償的方略（compensatory strategies）　18
代替コミュニケーションの手段　186
代替手段　187，328
大脳半球の優位性　186
代表的な単一事例研究法　40
多層ベースライン法（multiple baseline design）
　41
多弁　26，83
多面的援助　307
多目的グループ　23
多要素の治療　34
単一事例研究（single-subject designs）　40
単一事例（による）治療研究　13，40
単音節認知　112
短期記憶の障害　104
短期目標　30
単語の読みの情報処理モデル　228
探索行動　64
談話　83
　　　──マーカー　157

【ち】
地域の中でのネットワーク作り　331
チームアプローチ　305，327
遅延反応　49
逐字読み　235，250，255
地誌的障害　238

痴呆　38, 183
注意　210
　　　——集中　35
抽象語　98
抽象的意味理解障害　97
長音　75
聴覚心像　60
聴覚的意味理解障害　113
聴覚的意味理解力　100
聴覚的記憶心像　230
聴覚的言語把持検査（pointing-span test）　102
聴覚的な音韻の把持障害　102
聴覚的な語彙性判断能力　27
聴覚的把持　102, 104, 105
　　　——障害　106
　　　——としての短期的記憶の役割（phonological store）　102
　　　——力　152, 258, 284
聴覚的理解障害　95, 97
　　　——の認知神経心理学的構造　96
聴覚的理解の言語情報処理過程　103
聴覚入力レキシコン　111
聴覚分析システム　111
聴覚理解　332
長期目標　29
超皮質性運動失語（TCM：Transcortical Motor Aphasia）　26, 131, 148
超皮質性感覚失語（TCS：Transcortical Sensory Aphasia）　26, 27, 90, 97, 118
聴理解　108
直接刺激　10
直接対応法　273
直接的治療アプローチ　192
直接的な言語治療グループ　23
貯蔵　94
治療－回復過程　39
　　　——についての仮説　7
治療仮説　25, 27, 40
治療期　40, 42
治療期間　31
治療技法　32
　　　——の決定　32
治療グループ　22
治療計画　25, 28
　　　——の立案　31
　　　——を立てるための情報源　28
治療形態　31, 32
治療効果　39, 40
　　　——の測定　39

治療材料　29
治療ストラテジー　192
治療適応期（治療集中期）　36
治療的キュー　34
治療的働きかけの変化　35
治療手続き　25, 28, 31, 32
治療のヒエラルキー　30
治療頻度　32
治療方略　13
治療目標　29

【つ】
対語　96
対連合学習　235, 288
通過症候群　302
通常表記　251
積木問題　238

【て】
デイケア　37
提示速度・回数　33
低頻度語　280
適応（adjustment, adaptation）　303
手順の変換　164
転置　255
伝導（性）失語　26, 57, 60, 230, 279
伝統的刺激法　8
電文体　127, 130

【と】
同音異義語　269
同義語　34
　　　——判定課題（synonym judgement）　97
動機づけ（motivation）　8, 21, 35
統語　142, 152, 153
統語構造　127, 132, 139, 151
　　　——の貧困化　138
統語障害　156
統語情報　138, 143
統語的失文法　130
統語的側面の障害　128
同語反復（パリラリア）　86
統語理解　128, 142
動作絵　78
動作性課題　202, 204
頭頂連合野　263
頭部外傷による失語症　305
トーキング・カード　69
トークンテスト　104, 159, 258, 298
トータル・コミュニケーション・アプローチ

（total communication approach）　16, 17,
　　18, 164, 192
読字障害のメカニズム　225
読解　108, 250
トップダウン処理　96, 101, 113
トップダウン・マクロ構造的アプローチ　66
友の会活動→失語症友の会 を参照
トライアングル・モデル　232, 233
努力性　26

【な】
内的世界　315
内容語　129, 228
　　　──の欠如　64
なぞり書き　78
なぞり字　234
なぞり読み（Schreibendes Lesen）　241, 246,
　　258, 296
　　　左手──　258
　　　平仮名1文字の──　238

【に】
ニード　31
二重経路モデル　231
二方向治療比較法（alternating treatments design
　　：ATD法）　42
ニューラル・ネットワーク　232
認知神経心理学　51, 96, 122, 134
　　　──的アプローチ　43, 53
　　　──的手法　11, 14
認知心理学　229
認知ストラテジー　138
認知的アプローチ（cognitive approach）　15

【ね】
年齢　38

【の】
脳機能画像診断法　131
脳虚血　258
脳血管障害後うつ状態　301
脳卒中（脳梗塞，脳血栓）　38
脳卒中後うつ病（PSD：post stroke depression）
　　302
脳損傷に起因する因子　38
脳損傷の部位と広がり　38
脳損傷部位　185
脳動静脈奇形　258, 263
ノース・ヨーク失語症センター　336

【は】
肺炎後遺症　84
配列　62, 76
拍　60
8ステップ法　70
撥音　75
発語行為　159
発語速度　99
発症後経過月数　38
発症後初期（経過観察期）　35
発症後の時間経過　35
発話開始困難　26
発話訓練　80
発話－言語治療グループ　23
発話の特徴　26
発話表出辞書　94
発話量の減少　26
般化　39, 42, 43, 209
半球側性化　130
反響言語　26, 90
半側空間無視　51, 286
反対語　34
反応規準の設定　33
反応選択肢の数　33
反応的呼称　33
反応方法の決定　33

【ひ】
悲哀のしごと　3
ピア・カウンセリング　301
ピア・サポート　301
非可逆文　129, 138
被殻出血　111
非言語的課題　198
非言語的記号能力　2
非言語的コミュニケーション手段　2
非言語的手段　16
非言語的代償ストラテジー　18
非言語的聴覚認知　187
非言語的な意味理解　27
非言語的な記号能力　17
非言語的な状況判断　112, 114
非言語的な代償手段　177, 178
非言語的認知機能障害　15
非言語的認知・行為の障害　1, 186
非言語的認知テスト　15
非言語的・非記号的やりとり　214
非言語面の行動特徴　35
非言語面の治療　194
非語　255

非語彙経路　231, 232
皮質下性失語　122, 310
左側頭葉後下部　230
　　　──の二重回路仮説　227
非治療期　41
ピック病　115
100語呼称検査　70
表意文字　226
表音文字　226
描画　2, 16, 20, 161, 168, 186, 161, 238, 306, 314
　　　──訓練　20, 162
　　　──能力　28
病後の非言語的・知的能力　38
表語文字　226
病識　244, 332
標準高次動作性検査　90
標準抽象語理解力検査　105
標準レーヴン・マトリックス検査　187, 191
表情　16
表象の障害（competence）　131
病前の生活歴　29, 32
表層構造　130, 140
平仮名清音1文字　252
非流暢　122, 328
非流暢型　1
　　　──失語　185
非流暢性　64
頻度　31
　　　──効果　115

【ふ】
フィードバック　101, 158, 176
フォーカシング　311
復唱　34
復唱的呼称訓練　289
不合理発見　121
負の感情　3
プライミング　131
フラッシュカード訓練　235
プラトー　29, 37, 38, 170
ブローカ失語　26, 43, 64, 68, 72, 168, 174, 230, 267, 284, 320, 324, 328, 339
　　　重度──　173, 185
プロソディ　66, 67, 99, 132
　　　──重視の訓練　64
文意　154
文完成問題　153, 251
文生成過程　130
文の線形図式の障害　149

文法関係　129
文法機能語　140
文法形式　139
文法形態素　130, 142
文法障害　127, 148, 156
文法性判断　132
　　　──課題　143
文法判断課題　138
文脈　34, 154
文脈層　232
文脈的な手がかり　79
分裂文　132

【へ】
並列分散処理型モデル（コネクショニスト・モデル）　231
ベースライン期　40, 41, 42
変形文　140
ベントン視覚記銘検査　284, 292

【ほ】
ポインティング・ノート　333
乏血状態　263
補完　90, 91, 153
　　　──現象　92
ボストン失語症診断検査　27
ボストン重度失語症検査（BASA）　193
保続　35, 50, 91, 125, 178
ボランティア　37, 157, 160, 307, 337

【ま】
マッチング課題　285
マッピング　132, 138
　　　──仮説　137
　　　──訓練　137, 139, 142, 151
　　　──障害　132, 138
　　　──障害仮説　138, 143
マニュアル・サイン　161
周りの人々の援助　39
慢性期全失語の特徴　188

【み】
右同名半盲　244
右半側空間無視　186
右無視　249
未然形　153
未分化ジャーゴン　86

【む】
無意味語　96

無反応　49

【め】
名詞句　138
命題設定　80
メタ言語　120

【も】
妄想分裂態勢　319
モーラ　60
モーラ数　34, 73, 74, 100
モーラ抽出　76
　　──訓練　74
　　──能力　75
モーラ配列　76
モーラ分解　75, 76
　　──能力　274
目的語分裂文　133
目標モダリティ　92
文字−音変換　257
文字数効果　235
文字想起困難　279
文字チップ　74
文字入力辞書　232
文字の大きさの障害　275
文字の種類　226
文字の違いによる症状の相違　226
文字の歪みの障害　275
文字表象　232
モジュール型モデル　231
モジュール構成仮説　12
モダリティ　174, 204, 213
　　──特異性　98
モチベーション　32, 33, 39, 190, 192
モデリング　158, 175
モヤモヤ病　296, 299

【や】
役割の喪失感　3
やりとり訓練　207

【ゆ】
優位側角回　230

ユーモアの理解　121
指さし　188, 192, 206, 207, 220
　　──訓練　179

【よ】
要素的な言語訓練　210
要素的な治療　192
ヨーク・ダーラム失語症センター　337, 338
抑鬱　337
　　──症状　324, 326
　　──態勢　319
予後関連要因　185
読み書き障害　248, 271
読みの障害の病態機構　226

【ら】
ランゲージパル　87, 200

【り】
リエゾンカンファレンス　304
リエゾン精神医学　304
理解障害　156
理解のみ改善群　190
リソースパッケージ　308
流暢　83
流暢性　26
　　──失語　85, 258

【れ】
レーヴン色彩マトリックス検査　72, 77, 115, 142, 152, 186, 191, 198, 238, 244, 247, 249, 254, 260, 278, 284, 287, 298, 310, 314, 320
連鎖的方法　9
連想法　274
連絡路（アクセスルート）　11

【ろ】
老研版失語症鑑別診断検査　279

装幀…岡　孝治

失語症臨床ガイド
症状別—理論と42症例による訓練・治療の実際

2003年 9月15日　第1版第1刷　発行
2013年 2月15日　　　　　　第8刷　発行

編　　集　竹内　愛子
発 行 者　木下　攝
発 行 所　株式会社 協同医書出版社
　　　　　東京都文京区本郷 3-21-10　〒113-0033
　　　　　電話(03)3818-2361　ファックス(03)3818-2368
　　　　　URL　http://www.kyodo-isho.co.jp/
　　　　　郵便振替口座 00160-1-148631
印刷 製本　横山印刷株式会社

ISBN4-7639-3037-0　　　　　定価はカバーに表示してあります

|JCOPY| 〈(社)出版者著作権管理機構 委託出版物〉
本書の無断複写は著作権法上での例外を除き禁じられています．複写される場合は，そのつど事前に，(社)出版者著作権管理機構（電話 03-3513-6969，FAX 03-3513-6979，e-mail: info@jcopy.or.jp）の許諾を得てください．
本書を無断で複製する行為（コピー，スキャン，デジタルデータ化など）は，「私的使用のための複製」など著作権法上の限られた例外を除き禁じられています．大学，病院，企業などにおいて，業務上使用する目的（診療，研究活動を含む）で上記の行為を行うことは，その使用範囲が内部的であっても，私的使用には該当せず，違法です．また私的使用に該当する場合であっても，代行業者等の第三者に依頼して上記の行為を行うことは違法となります．